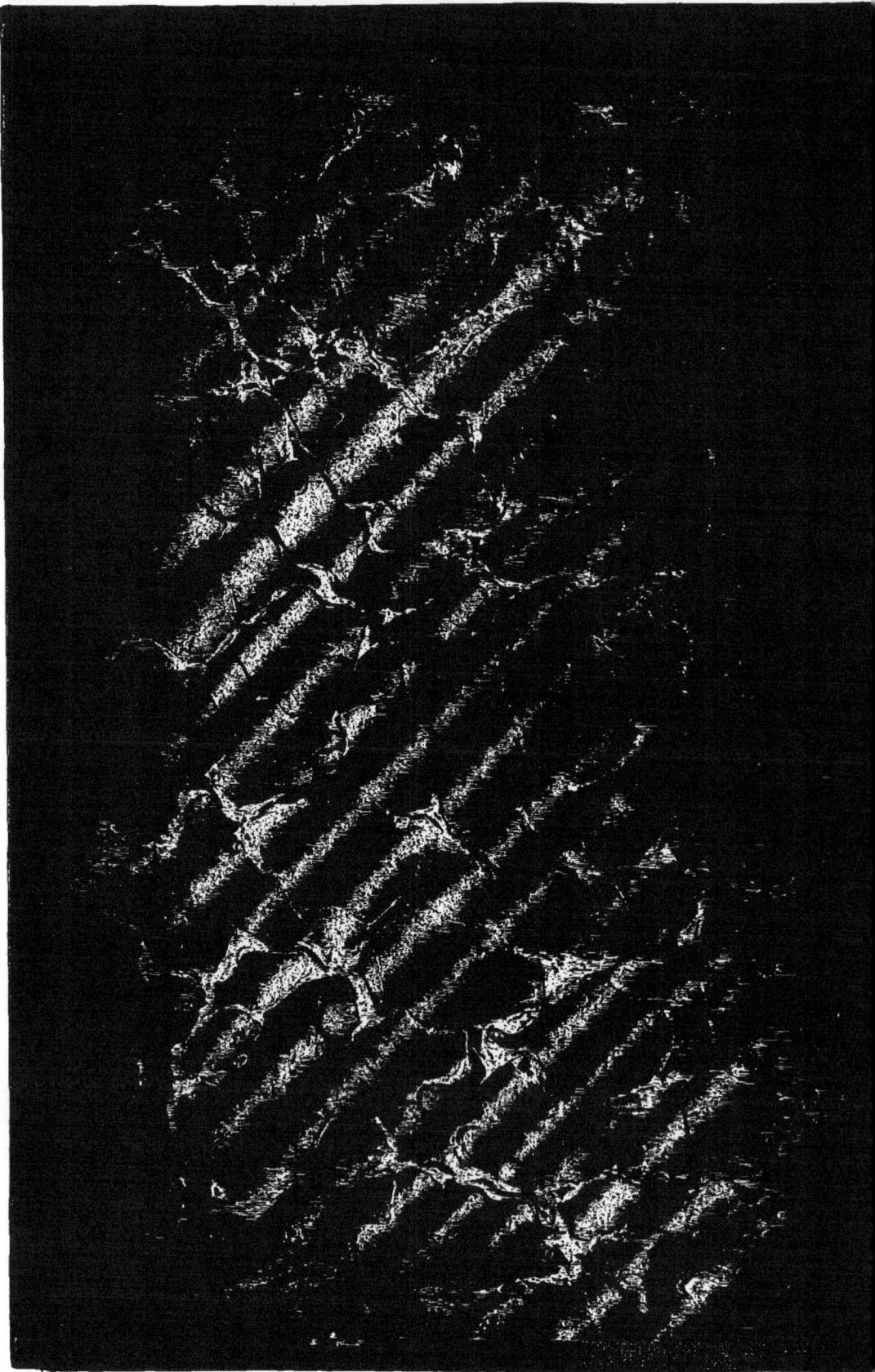

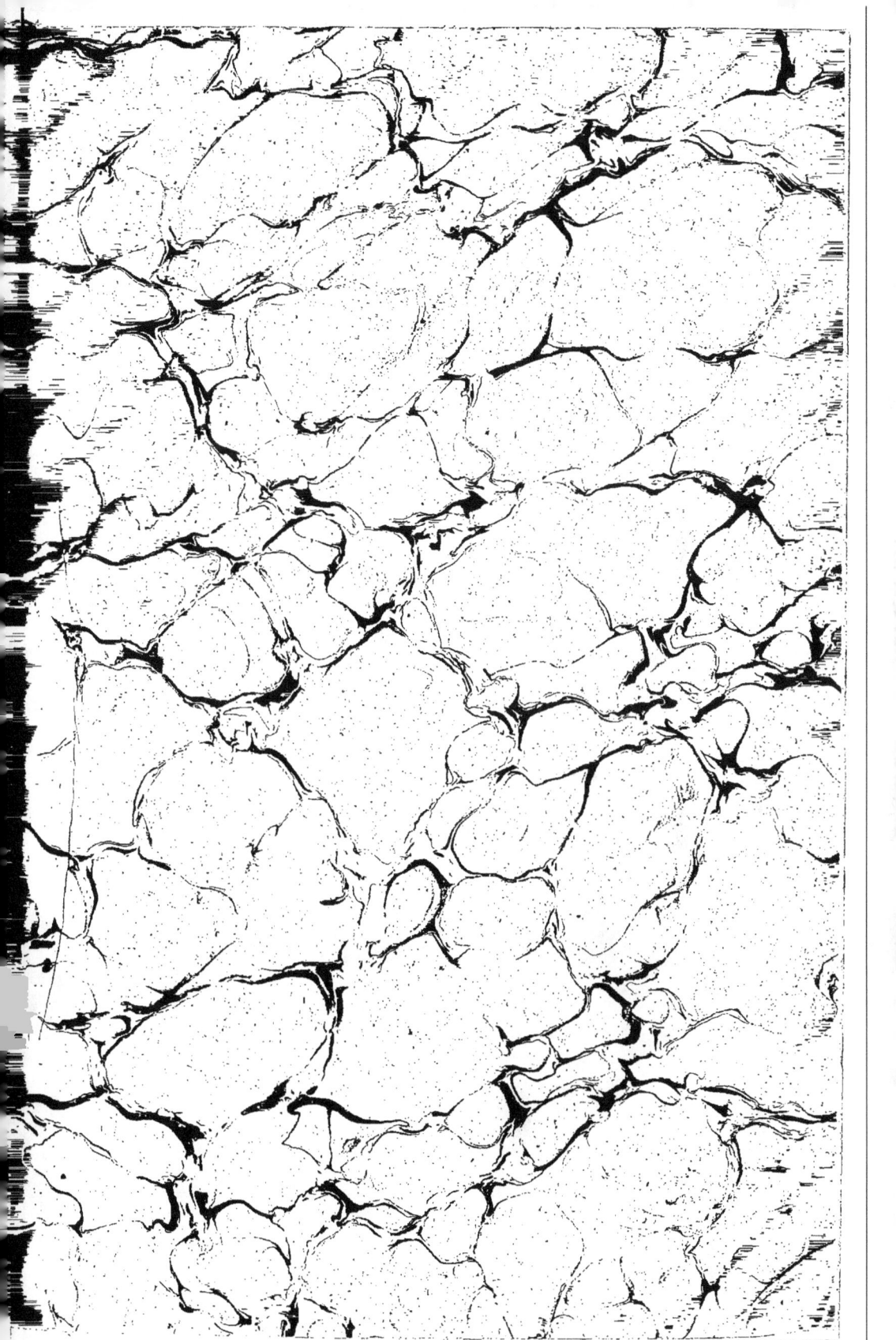

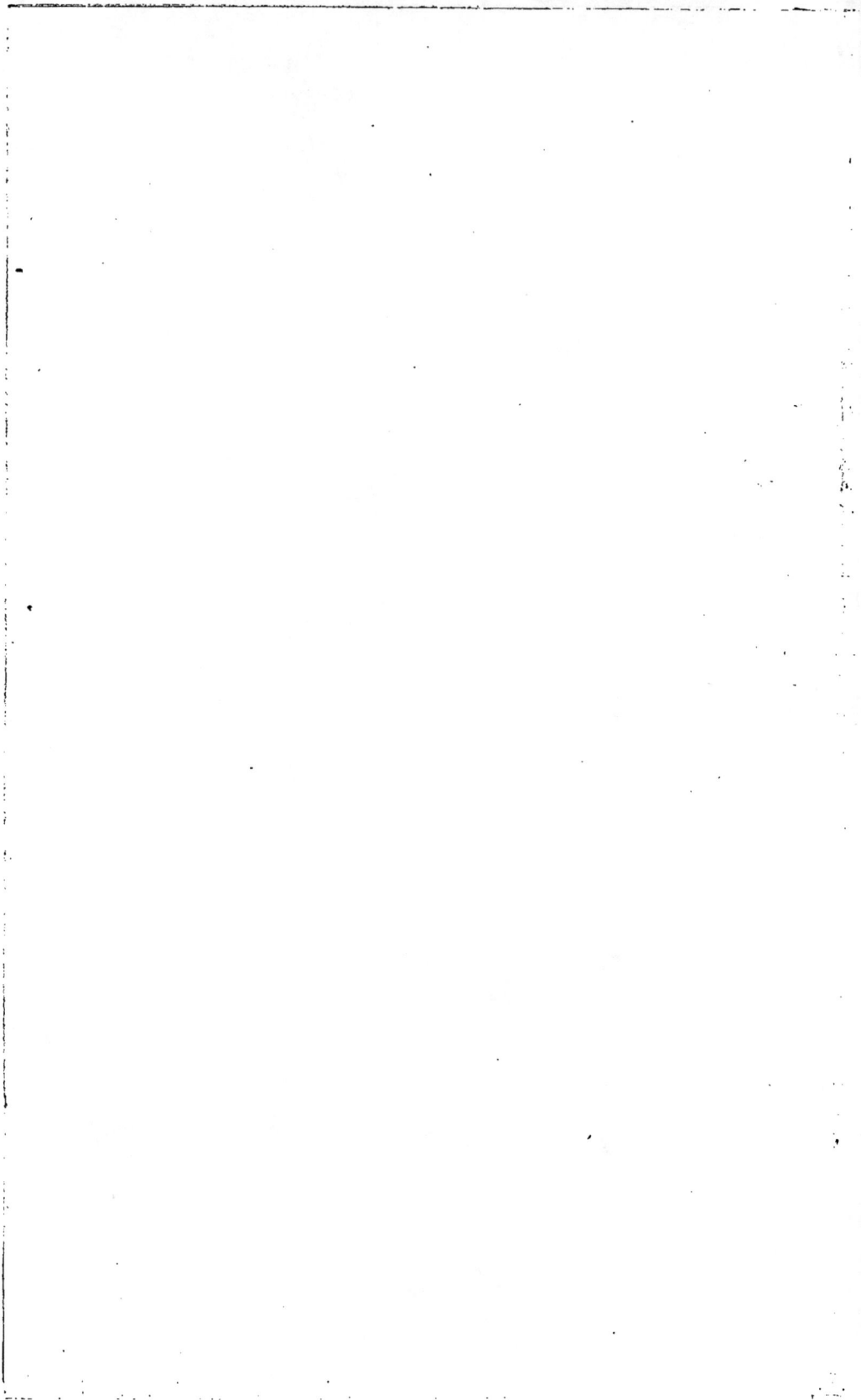

Dr W. NICATI

Physiologie Oculaire

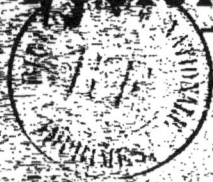

Humaine et Comparée

Normale et Pathologique

PARIS

SCHLEICHER Frères, Éditeurs

1909

58
47b
144

Librairie C. REINWALD. — SCHLEICHER frères, Éditeurs

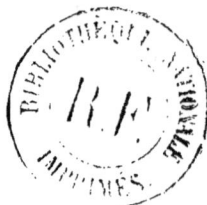

DU MÊME AUTEUR

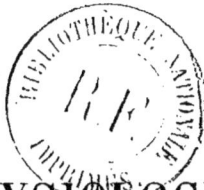

PHYSIOLOGIE OCULAIRE

HUMAINE ET COMPARÉE

NORMALE ET PATHOLOGIQUE

PHYSIOLOGIE OCULAIRE

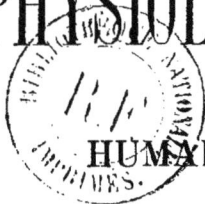

HUMAINE ET COMPARÉE

NORMALE ET PATHOLOGIQUE

PAR

Le Dr W. NICATI

————— ◄ ► —————

PARIS

LIBRAIRIE C. REINWALD

SCHLEICHER Frères, Éditeurs

61 — Rue des Saints-Pères — 61

1909

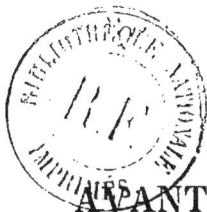

AVANT-PROPOS

———

Ce livre a été écrit pour ranger dans un ensemble didac-
tique, complet et clair autant qu'il est en mon pouvoir, le
résultat d'investigations personnelles. Traité expérimental,
il est avant tout le fruit de l'observation clinique et des
recherches de laboratoire, MM. les professeurs Alfr. Richaud,
J. Macé de Lépinay, M. Rietsch, successivement ravis à
mon amitié, y furent mes précieux collaborateurs.

Je remercie mon fidèle assistant M. le docteur F. Chailan
de ses dix années de journalier concours.

Je remercie M. Sasportas de son zèle à me seconder dans
le dernier labeur de l'impression.

J'adresse mon hommage au maître bien aimé M. Ranvier.

Son œuvre histologique est une mine de profonde physiologie où j'ai abondamment puisé.

L'ouvrage qui résume toute une vie professionnelle mérite d'être offert à l'ami et confident de toute la vie. Je dédie celui-ci à M. le docteur Oswald Heer, de Lausanne, en souvenir de notre studieuse jeunesse et pour honorer la mémoire de notre commun professeur, le savant botaniste et paléontologue, l'admirateur de la nature dont il continue le nom respecté.

W. N.

Marseille, 26 octobre 1907.

Fini d'imprimer en Mars 1909.

PHYSIOLOGIE OCULAIRE

HUMAINE ET COMPARÉE, NORMALE

ET PATHOLOGIQUE

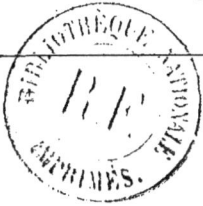

INTRODUCTION

La physiologie oculaire, plus compréhensive que l'optique physiologique des auteurs, embrasse et les fonctions optiques liées immédiatement au jeu de la lumière et les fonctions mécaniques qui leur sont subordonnées. Il en résulte la division naturelle en deux parties :

1ᵉ Optique ;
2ᵉ Mécanique.

A l'*Optique* appartiennent les problèmes de l'émission, de la réfraction et de la sensation lumineuses.

L'Émission lumineuse a droit à la première place en optique physiologique, comme en optique physique. On doit aux publications de Panceri, de Stars, de Joubin et aux mémorables études de Raphaël Dubois les principales découvertes sur ce sujet neuf encore et plein d'avenir.

La Réfraction, science jadis éclose avec l'invention de la chambre obscure, et dès lors incessamment développée, a illustré les noms de Léonard de Vinci au XVᵉ siècle, de Képler, Descartes, Scheiner au XVIIᵉ, Pourfour du Petit au XVIIIᵉ, Th. Young, Purkinje, Max Langenbeck, Helmholtz, Listing, Donders au XIXᵉ, tandis que, plus près de nous, s'y attachent ceux de Nagel, Monoyer, Landolt, Javal, Hess, Tscherning, Cohn, Sulzer et beaucoup d'autres. Mon exposé de la réfrac-

1

tion débute par un aperçu de physiologie comparée, soulève, à propos de la réfringence, le problème physiologique de la transparence qu'il résout avec Ranvier par l'histologie, traite sommairement de l'œil comme instrument d'optique, et décrit les écarts de réfraction nécessaires à connaître de qui veut aborder expérimentalement l'étude de la physiologie oculaire.

La S e n s a t i o n, champ depuis moins de deux siècles ouvert aux investigations scientifiques, offre au physiologiste d'admirables perspectives. C'est en expérimentant sur la Sensation lumineuse que Bouguer, au milieu du **XVIII**e siècle, a, pour la première fois, rencontré la loi fondamentale de la sensibilité, loi de Bouguer ou des relations psycho-physiques. Nous reconnaîtrons cette loi dans le domaine du *clair-obscur*, de ses harmonies et de leurs applications aux couleurs.

Dans le domaine sensoriel du Clair-obscur, seront exposées mes vues sur l'acuité visuelle, une grandeur en relation avec la surface impressionnée et la quantité d'impression autant qu'avec l'écartement des points éclairés, objet sur lequel je demeure en contradiction avec Landolt. Des Harmonies de la couleur je demande que l'on retienne mon exposé des intervalles et accords des hauteurs de la sensibilité, d'après des mesures faites en commun avec J. Macé de Lépinay. Aux Contrastes des couleurs, j'ai appliqué les expériences de C.-A Young sur l'apparition papillotante des lumières instantanées de faible intensité, qui en fait manifestement un phénomène de récurrence ou contre-sensation, non le résultat d'induction psychique admis par Helmholtz. J'ai mis au point de l'actualité le thème des Fatigues lumineuses, en y comprenant les recherches de Broca et Sulzer, celui des Phosphènes et du Champ visuel.

J'ai recherché l'explication physique de la sensation lumineuse, qui en est vraiment la théorie et l'ai rattachée à ses trois organes : 1° l'Épithélium, organe pigmenté sécréteur de pourpre rétinien, dont la découverte immortalise le nom de Fr. Boll, siège de l'absorption et de la transformation chimique de la lumière en la force électrique nerveuse constatée dans la rétine par Fr. Holmgren; 2° le Ganglion rétinien, siège de premier ébranlement nerveux et des premières propagations, intellections et réflexions nerveuses ; 3° le Cerveau visuel, multiloculaire foyer de réflexes composés et combinés, et finalement foyer de la connaissance.

J'ai étudié la phylogénèse de la sensation lumineuse et ses déchéances.

J'ai affecté enfin, appendice nécessaire, un court chapitre aux autres sensations de l'œil, la Thermique, la Tactile et la Tactilo-chimique.

A la *Mécanique* proprement dite sont rattachées toutes les variétés de mouvement en rapport avec la forme, l'entretien, l'emplacement et la protection de l'œil, autrement dit toutes les variétés de mouvement non lumineux ou non directement et immédiatement rattaché au contact de la lumière.

Le Mouvement de formation a été étudié aux divers points de vue de l'embryoplastie, des réparations et des cicatrisations et relié autant que possible aux théories chimiques qui s'imposent désormais en ce domaine. Les néoplasies et les malformations sont l'objet d'un aperçu.

Le Mouvement de nutrition, acte également chimique, sera considéré dans ses rapports avec le fonctionnement de l'œil, avec la circulation et avec l'innervation. J'ai mis à profit les travaux de Ranvier sur la cornée, ceux de Magendie, de Snellen sur le trijumeau, ceux de Pourfour du Petit, de Cl. Bernard et les miens propres sur le sympathique, enfin les travaux divers de Waller, Recklinghausen, Chodin, Gudden, Wagenmann et autres.

Aux Mouvements de circulation lymphatique, j'ai appliqué mes expériences sur la glande de l'humeur aqueuse. Les noms de Schwalbe, d'Ehrlich, de Leber méritent d'être cités et ici encore celui de Ranvier pour son génial exposé de l'éponge lymphatique qu'est le tissu conjonctif, pour l'application qu'il en a faite à la cornée demeurée jusqu'à lui le champ clos des prétendus canaux du suc, et aussi pour l'application qu'il en fit à la rétine par sa description des cellules de soutien.

Les chapitres Mouvements de circulation sanguine et ophtalmotonus sont le développement de mon mémoire sur l'hydrostatique oculaire. Le premier, je crois y avoir démontré expérimentalement la loi qui relie l'ophtalmotonus à la pression capillaire et celle-ci au volume de l'animal et à la pression atmosphérique, et en avoir fourni l'explication mécanique liée aux nécessités du cours du sang. Contrairement à l'école de Leber demeurée sourde à mes démonstrations, je persiste à revendiquer pour la choroïde le rôle d'un muscle tenseur, antagoniste de la pression sanguine, co-facteur de la pression intra-oculaire ; j'en ai recherché l'innervation.

Au chapitre Mouvements accommodatifs du cristallin, j'ai montré le dédoublement du soi-disant muscle-ciliaire en deux muscles antagonistes, l'antérieur ou rémotal et le postérieur ou proximal, et j'en ai exposé l'innervation distincte conforme aux prévisions de Morat et Doyon.

Précieux instrument de diagnostic offert à la sagacité de médecin, les Mouvements de la pupille ont conservé des obscurités. Je pense les avoir éclairées en insistant sur le réflexe pupillaire ophtalmotonique et son innervation exclusivement intra-oculaire.

Les Mouvements des globes oculaires observés sur l'homme obéissent à la loi des rotations suivant les diamètres équatoriaux fixée dans sa simplicité par Donders et Listing. Je la montre, par ses relations avec la pesanteur, assurant l'orientation visuelle de l'espace suivant un principe connu de l'orientation par l'ouïe. J'étudie les mécanismes articulaire, musculaire et nerveux de ces mouvements. J'en étudie aussi la physiologie comparée, et montre à ce propos comment les torsions compensatrices des inclinaisons de la tête jouent, pour les yeux latéralement dirigés, le rôle d'orientation ailleurs dévolu aux rotations équatoriales. La pathologie enfin soulève des problèmes intéressants.

Le chapitre Mouvements des paupières se recommande par un aperçu détaillé de mimique oculaire où sont rectifiées les erreurs de Darwin sur ce sujet.

Dans le chapitre Mouvements des larmes j'appelle l'attention sur mes recherches non encore publiées concernant le mécanisme de leur évacuation.

PREMIÈRE PARTIE

Optique

CHAPITRE PREMIER

Émission lumineuse

SOMMAIRE

1. Lumière protoplasmique, sa nature, sa genèse. — Intensité, analyse spectrale, pouvoir calorique, influence de l'ébranlement, influence de la chaleur, influence de la lumière étrangère, influence de l'électricité. Chimisme, la luminosité protoplasmique un phénomène de chimie-luminescence résultant de la combinaison de deux albumines, luciférine et luciférase, combinées en présence de l'eau et de l'oxygène, comparaison avec la lumière du radium.

2. Appareils lumineux. — Sécrétions lumineuses, feux nodulaires, lanternes à projection.

3. Fonctionnement des appareils. — Action réflexe et volontaire du système nerveux, centres, voies centripètes et voies centrifuges de l'innervation. Deux modes de transformation neuro-lumineuse, la mécanique et l'électrolytique. Relations avec les pulsations sanguines; colorants et toxiques.

4. Êtres lumineux. — Champignons, Bactéries, Mousses, Graminées, Euphorbes, fulguration des fleurs; Infusoires; Coelentérés (Polypiers, Méduses et Cténophores); Echinodermes; Vers; Articulés (Myriopodes, Insectes et Crustacés); Mollusques-lamelli-branches, gastéropodes et céphalopodes; Tuniciers; Poissons.
Conclusion.

---

1. L'apparence de la lumière protoplasmique est communément d'un blanc verdâtre. Les feux franchement verts, bleus, rouges ou jaunes n'appartiennent qu'aux animaux supérieurs et sont dus à des phénomènes accessoires de fluorescence ou d'absorption.

Lumière protoplasmique.

L'intensité de cette lumière fut estimée pour un seul des organes thoraciques du Pyrophore à 1/150 de bougie. Approchés à quinze millimètres de fins caractères d'imprimerie,

Intensité.

deux de ces organes permirent la lecture à une distance de 0ᵐ, 33.

La lumière protoplasmique ne contient pas de rayons polarisés.

Analyse spectrale. On a fait l'analyse spectrale de la lumière des insectes et notamment des Pyrophores (1). Le spectre en est continu, sans raies. Il s'étend de la région B à la région F, c'est-à-dire qu'il est un peu limité du côté du rouge et très limité à l'extrémité opposée. Son maximum est en E. Toutes les couleurs y sont représentées, excepté le violet.

Pouvoir chimique. La lumière protoplasmique possède une action chimique très lente. Il n'a pas fallu moins de cinq minutes de pose pour obtenir, avec l'organe le plus brillant du Pyrophore, une épreuve photographique de plaques assez sensibles pour donner, avec la lumière solaire, la même image en une fraction de seconde. La chlorophylle a manqué totalement aux végétaux que l'on y fit germer. Du sulfure de calcium exposé à la clarté de quinze Pyrophores ne montra pas traces de phosphorescence. Une très faible fluorescence fut cependant constatée à l'éclairement des solutions très sensibles d'éosine, de fluorescéine et d'azotate d'urane.

Pouvoir calorique. Le pouvoir calorifique de cette lumière est infinitésimal, comparé à celui des flammes de même pouvoir éclairant. Pour le mettre en évidence, il a fallu recourir aux plus subtiles dispositions de la thermo-électricité : un galvanomètre, dont l'aiguille était littéralement affolée sous l'influence de variations inaccessibles à notre sensibilité, a marqué une différence de une ou deux divisions seulement entre le milieu de l'organe et les autres parties du corps. On en peut conclure, avec Dubois, que, à l'inverse de la lumière de nos lampes qui représente à peine 2/100 de l'énergie employée à la produire, celle-ci donnerait un rendement inverse d'au moins 98/100, ce qui établit en sa faveur un incommensurable avantage. C'est une *lumière froide*, et l'avenir économique, appartiendrait certainement à de telles lumières, si l'industrie savait en produire.

(1) Dubois. *Leçons de physiologie normale et comparée*, Carré et Naud, 1894.

La fonction lumineuse du protoplasma obéit à des conditions physiques multiples. Le repos et l'ébranlement, la température, la lumière, l'électricité ont été étudiés dans leurs effets sur cette fonction. Bactéries et Champignons lumineux luisent dans l'état de repos.

Mais la lumière ne serait pas spontanée pour certaine Euphorbe, dont le latex, ordinairement obscur, brille quand on le frotte ou qu'on l'échauffe.

La lumière n'apparaît pas spontanément non plus dans les Noctiluques miliaires, Infusoires quelquefois semés par myriades à la surface des mers et qui surmontent alors les vagues d'une lueur blanchâtre. Dans les bocaux où on les recueille, toute lueur cesse après un temps de repos, mais pour apparaître au moindre ébranlement, s'éteindre ensuite pour réapparaître et faire place en cas de violente secousse à une luminosité fixe, signe de mort prochaine. Si l'on comprime l'animal sous le verre du microscope, il se forme un anneau de points lumineux sur son pourtour. Si on l'écrase, il se produit un éclair assez vif, après quoi les lambeaux morcelés du corps se plissent et dégagent une luminosité fixe.

Des Polypiers étudiés par Panceri (1), les Plumes de Mer, ne brillent pas non plus spontanément de leurs huit cordons lumineux au contenu graisseux, mais seulement quand on les ébranle ; et il arrive alors que, si on les touche en un point, la lumière se communique de proche en proche comme un courant qui accompagnerait les vibrations mécaniques produites par le toucher. Des Cténophores du genre Béroë ne brillent guère non plus de leurs saillies en forme de côtes, que quand on les touche.

Les mucosités lumineuses sécrétées par les glandes de la peau de certains Vers, Myriopodes, Mollusques et Poissons brillent d'une façon passagère au moment de leur expulsion et pendant les instants qui suivent. Les Étoiles de Mer, auxquelles appartient cette merveilleuse Brissinga des côtes de Norvège,

(1) *Atti dell Accad. Sc. di Napoli*, vol. VII, 1878.

ne brillent elles-mêmes, comme un joyau, de mille feux, que sous l'empire de leur propre mouvement.

Enfin, en ce qui concerne des Insectes et en particulier le Pyrophore observé par Dubois (1) les actions mécaniques ont pour effet d'exciter toujours la production de lumière, aussi bien dans l'intérieur de l'œuf avant sa fécondation que dans la larve et l'animal adulte. Cependant toute émission lumineuse cesse en vertu de l'épuisement au delà d'une certaine durée ou intensité de choc.

L'ébranlement du protoplasma est en somme une condition fréquente, mais non absolue de sa luminosité.

Influence de la température.

Les conditions de température de la luminosité protoplasmique ont été plusieurs fois étudiées.

On rapporte que la luminosité du Champignon de l'Olivier faiblit vers 4°, mais ne s'éteint pas, même au-dessous, qu'elle a son optimum entre 18° et 20°, diminue vers 45° pour s'éteindre définitivement entre 50° et 55° (J.-M. Fabre).

Diverses Bactéries, et en particulier le *bacterium sarcophilum*, cultivées dans des bouillons peptonisés et salés de 2 à 3°/₀, présentèrent leur optimum de luminosité à + 12°. La lumière pâlit au-dessus et s'éteignit à 50°. Elle pâlit également par le refroidissement, mais ne put être éteinte à — 7°, en pleine congélation (P. Dubois).

L'Euphorbe phosphorée luit par son latex quand on l'échauffe.

Un Mollusque Gastéropode méditerranéen, le Phyllirrhoë Bucéphale, lumineux par la surface de son corps et les longs tentacules qui le prolongent, soumis à l'échauffement dans l'eau de mer produisit un éclair à 35°6, émit une lumière permanente dès 44°, lumière pâle et qui s'éteignit à 61° (Panceri).

Le Pyrophore a son optimum de luminosité entre 20° et 25°. Soumis au refroidissement jusqu'à congélation, il meurt, mais sa luminosité persiste. Elle fut même trouvée encore existante après l'exposition d'un quart d'heure à — 100°. Soumis à l'échauffement, il perdit toute faculté lumineuse dès 46° à 47°, alors que

---

(1) Son mémoire sur *les Elatérides lumineux (Bull. de la Soc. zoologique de France*, 1886) et thèse de la Faculté des Sciences de Paris, même année.

la sensibilité et la motilité des sujets était pourtant conservée (Dubois).

En résumé, la luminosité du protoplasma présente un optimum dans les moyennes températures. Elle est, par le froid, affaiblie, jamais éteinte. Elle est, par la chaleur, anéantie quand approche la température de coagulation des albumines.

La lumière extérieure influence le pouvoir d'émission lumi-neuse du protoplasma. Exposés à la lumière de jour, les Infu-soires noctiluques perdent leur faculté lumineuse pour ne la récupérer qu'après un séjour d'au moins une demi-heure dans l'obscurité. Une heure est nécessaire pour que l'intensité atteigne de nouveau le degré maximum observé dans la nuit (F. Henneguy). *Influence de la lumière extérieure.*

De même, le Béroë et tous autres Cténophores perdent, sous l'influence du jour et des lampes, leur pouvoir lumineux, que le choc et la chaleur sont alors impuissants à provoquer.

L'électricité joue-t-elle un rôle direct et immédiat dans la production protoplasmique de la lumière? Dubois relate que des décharges violentes de condensateurs accouplés furent impuissantes, appliquées sur l'organe isolé du Pyrophore, douze heures après la mort, à en modifier la luminosité. *Influence de l'électricité.*

Nous verrons en revanche, en traitant de l'innervation des appareils éclairants des animaux supérieurs, que les courants interrompus excitent leur luminosité et qu'il en faut attribuer la cause aux ébranlements provoqués par la contraction des muscles insérés sur leurs parois.

Quant aux courants continus, ils provoquent un développe-ment de lumière au pôle positif, non au pôle négatif, et l'on va voir sous quelles dépendances.

La fonction lumineuse a son chimisme qui est certainement, à l'heure actuelle, le point le plus intéressant de cet intéressant sujet. *Chimisme Premières expériences.*

L'eau est indispensable à la production de lumière protoplas-mique. Pourtant il ne semble pas que l'eau doive être considérée comme une partie constitutive du plasma lumineux, car une dessiccation totale ne réussit qu'à l'éteindre passagèrement sans nullement l'altérer. A-t-on poussé la dessiccation du Pyrophore à

ses dernières limites dans le vide en présence de l'acide sulfurique, on peut pulvériser sa substance au mortier sans éveiller
un soupçon de lumière, alors que l'humecter avec un peu d'eau
suffit à la faire jaillir. Et il en est de même du Pholas dactyle,
Mollusque bivalve du fond des mers également étudié par
Dubois et dont la luminosité supprimée par la dessiccation a pu
reprendre après plusieurs semaines tout son éclat par l'immersion dans l'eau.

L'oxygène n'est pas moins indispensable à la production
lumineuse. La lumière s'éteint dans l'air raréfié, dans l'hydrogène, dans tous les milieux réducteurs, tels les sulfhydrates et les
sulfites. Elle s'éteint au pôle négatif de l'appareil à électrolyse
où se dégage de l'hydrogène réducteur à l'état naissant. Et pourtant les réactifs oxydants, l'ozone, l'eau oxygénée, l'oxygène
pur (même à la pression de plusieurs atmosphères) n'augmentent
pas l'intensité du phénomène lumineux. Bien plus, les réactifs
oxydants énergiques suppriment la lumière sans augmentation
préalable de son éclat ; et c'est ainsi qu'elle s'éteint lentement au
pôle électrolyseur positif où elle est d'abord apparue.

Les réactifs coagulants de l'albumine, tannin, bichlorure de
mercure et autres, suppriment toute faculté lumineuse à l'égal
de la chaleur ; et rien ne peut ensuite la faire revivre. Le phénol,
le thymol, tous antiseptiques et antifermentescibles font de
même.

Ces constatations préliminaires ont conduit Dubois sur la voie
qu'il devait poursuivre avec tant de succès.

Voici d'abord son expérience sur les Pyrophores. Il enlevait
les deux organes thoraciques bien lumineux de l'un de ces animaux. Il broyait l'un jusqu'à ce que la lumière eût entièrement
disparu. Il éteignait l'autre brusquement par immersion de
quelques secondes dans l'eau bouillante, et l'écrasait ensuite.
Les deux substances isolément obscures devinrent lumineuses
à nouveau quand elles furent mélangées en présence de l'eau.

Dubois songea ensuite (1) à utiliser le mucus lumineux
sécrété en abondance par la Photade dactyle, Mollusque dont il

_____

(1) C. R., 17 octobre 1887.

fut déjà question à propos d'expériences de dessiccation.
Mélangé à l'eau et filtré, ce mucus fournit une liqueur bien
lumineuse que l'on divisa en deux parties égales. L'une de ces
parties fut éteinte par l'agitation prolongée. L'autre fut éteinte
par le chauffage porté à l'ébullition qui donna naissance à une
précipitation floconneuse. Les deux liquides, qui, isolément,
ne pouvaient être rendus lumineux, émirent de la lumière par
leur mélange en présence de l'air.

Il devenait dès lors évident que le phénomène lumineux est
le résultat d'une réaction chimique entre deux substances en
présence de l'eau avec fixation d'oxygène; et que, de ces deux
substances, l'une est un colloïde de l'ordre des albumines,
Dubois l'a nommée *luciférase* pour son analogie avec les zymases
ou ferments solubles ; l'autre est cristalline, il l'appelle *luciférine*. C'est un exemple entre beaucoup prouvant l'hétérogénéité
de composition du protoplasma, substance vivante non par elle-
même, mais par le conflit entre les éléments mélangés dont
elle est formée.

Dubois a depuis isolé plus complètement ces deux substances
de la pulpe raclée au couteau de la paroi interne du siphon de
grosses Pholades bien vivantes, et voici comment : 1° La pulpe
est broyée avec du sable et de l'alcool à 90°, macérée pendant
douze heures en vase clos et filtrée. La liqueur alcoolique, produit de cette filtration, évaporée est de la luciférine à l'état
impur. On en trouve dans tout le corps de la Pholade, et non
pas seulement dans le parenchyme lumineux. 2° la partie
demeurée sur le filtre, lavée par l'alcool, pressée, est broyée et
mise à macérer pendant quelques heures dans l'eau chloro-
formée. Le produit de cette macération filtré, additionné de
cinq à six fois son volume d'alcool à 95°, abandonne la luciférase à l'état d'un précipité floconneux blanc, que l'on peut
recueillir par filtration ou évaporation dans le vide après décan-
tation de l'alcool.

*Luciférine et
Luciférase.*

Il apparaît de ce qui précède que la radiation lumineuse du
protoplasma appartient aux phénomènes de chimie-luminescence
à basse température du genre de ceux que produit sur beaucoup
de composés organiques carburés l'addition de soude ou de

*Chimie-
luminescence.*

potasse en présence de l'air très légèrement échauffé. Liée aux évolutions du protoplasma, cette sorte de radiation peut être donnée comme un exemple de dissociation de matière en éléments de force comme en produit le radium. Un point d'analogie unit les deux corps (radium et protoplasme lumineux) leur extrême complexité de structure : le radium, atome complexe puisque de poids atomique élevé, et le protoplasma, molécule hydrocarburée et azotée placée tout au sommet dans la hiérarchie des enchevêtrements atomiques. Ainsi du moins s'expliquent les choses à la lumière de cette théorie énergétique de la matière que j'ai autrefois soutenue d'arguments multiples, dès avant les récentes découvertes qui semblent devoir l'imposer finalement à la foi scientifique de notre génération.

Appareils lumineux.

2. La fonction lumineuse, dans les Végétaux et les Protozoaires, indépendante de toute particularité connue de structure est, dans les animaux pluricellulaires, localisée en des éléments et appareils distincts. Trois sortes principales d'appareils nettement différenciés ont été reconnus et plus ou moins étudiés 1° les glandes à sécrétion lumineuse ; 2° les feux nodulaires ; 3° les lanternes à projection.

Secrétions lumineuses.

Des appareils glandulaires producteurs de sécrétion lumineuse se rencontrent dans nombre d'espèces animales.

L'*Orya barbarica* est un grand Myriopode de 10 à 12 centimètres habitant le Sud-Oranais, où il vit sous les pierres dans les endroits pas trop secs. La luminosité se montre sur les lames sternales et parties avoisinantes, où sont des pores manifestes, qui servent par leur disposition à la différenciation des espèces ; ces pores sécrètent une matière visqueuse émettant une lumière assez intense d'un bleu verdâtre, lumière qui s'attache aux objets et les rend lumineux pendant quelques instants. Elle émane de glandes hypodermiques sous la forme de gouttelettes (J. Gazagnaire). Ces gouttelettes prises à tort pour de la matière grasse, elles ne noircissent pas sous l'action de

l'acide osmique, offrent les caractères du protoplasma albumineux. Aussitôt après leur exposition à l'air elles présentent
au centre un corps refringent qui de colloïdal devient cristallin,
en même temps qu'il émet de la lumière. Au bout de quelques
instants la préparation microscopique est remplie de magnifiques
cristaux en feuilles de fougère ou en longues aiguilles. Les cristaux se forment aussi dans la secrétion des espèces voisines non
photogènes, mais ils sont fort différents. L'air et l'eau sont également nécessaires à la production de la lumière ; la matière
desséchée rapidement perd son éclat, mais peut le reprendre si
on l'humecte, même après deux mois d'exposition à l'air sur
papier filtré. Cette sécrétion est acide, et cela établit une distinction d'avec d'autres animaux dont la substance photogène donne
de la lumière par oxydation lente en milieu alcalin. Traitée par
l'alcool absolu, elle s'éteint subitement, mais le coagulum peut
être rendu lumineux après évaporation de l'alcool (R. Dubois).

Les Pholades sont des Mollusques lamellibranches marins
à coquilles bivalves minces, allongées, égales, vivant dans
des trous au fond de l'eau. Leur propriété photogène connue
de Pline fut reconnue par lui appartenir au mucus qu'elles
répandent, rendant lumineuses les mains de ceux qui les
touchent et jusqu'à la bouche de ceux qui les mangent. Panceri et R. Dubois en ont particulièrement étudié l'espèce Pholade dactyle.

Des nuages lumineux apparaissent dans l'eau où sont
plongés ces animaux quand on l'agite ; et dans le liquide qui
baigne leur corps à l'ouverture des valves. Ce liquide répandu
sur les objets conserve la luminosité et la leur communique.
Lavé dans un filet d'eau et débarrassé par lui de toutes mucosités, le corps de l'animal reste lumineux en certaines parties
qui sont des organes photogènes. Ce sont : 1° un arc correspondant au bord supérieur du manteau et qui se prolonge jusqu'à la moitié des valves ; 2° deux petites taches à l'entrée du
siphon branchial ; et 3° deux longs cordons parallèles situés
dans le même siphon. Quand le filet d'eau vient à cesser, tout
l'animal se recouvre de nouveau d'un mucus lumineux ; cela
n'arrive pas si l'on ampute les parties en question. La substance

photogène est contenue dans les cellules de l'épithélium ciliaire.

Un système important de cavités ou canaux mucipares occupe la peau des poissons. Ces canaux sont ouverts en dehors par des pores multiples. On trouve les pores distribués de chaque côté le long de la ligne latérale du corps, de la nageoire caudale aux ouïes, prolongés sur le crâne par une branche infra-orbitaire et une branche supra-orbitaire qui peut atteindre jusqu'au museau, prolongés aussi le long de la machoire inférieure en contournant l'opercule. La paroi des canaux, recouverte d'épithélium est traversée par des nerfs qui se terminent en boutons à la manière des nerfs sensoriels. Les fonctions de ce système, jusqu'ici inconnues, paraissent être, pour une part au moins, en relation avec la luminescence, et ce qui le fait dire, c'est qu'on aurait observé, sur des individus récemment capturés, que le mucus exprimé des canaux entourait l'animal d'un nuage lumineux. Le système mucipare atteint son développement maximum sur certains poissons des profondeurs marines appartenant à la famille des Ophiidés et des Macruridés dépourvus de tous autres appareils photogènes.

Feux nodulaires.   Des feux nodulaires sans appareil de projection sont le lot des Insectes, Coléoptères de la famille des Malacodermidés et des Étatéridés ou Insectes sauteurs, porteurs en même temps, les uns et les autres, d'yeux bien développés. La coloration de leur lumière est blanche pour les Lucioles, verdâtre pour les Lampyres, jaune verdâtre pour les Pyrophores, verte pour le Photyris, orangée pour le *Pyrolampis xantophotis* de l'Amérique centrale, rouge au fanal de tête du Phengodes, qui possède en outre de nombreux feux incolores sur les flancs.

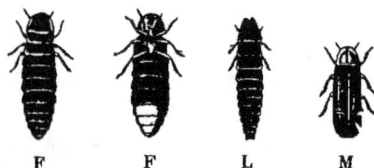

F   F   L   M
Fig. 1. — *Lampyre noctiluque*
(grandeur naturelle)
F femelle, L larve, M mâle.

Le Lampyre noctiluque diffère d'un sexe à l'autre. La femelle est le « Ver luisant » dont on connait l'aspect larviforme aux élytres soudées indistinctes et

la lumière localisée à la face ventrale des trois derniers articles
abdominaux. Elle est brune, vue de jour, les anneaux lumineux
exceptés, qui sont blanc jaunâtre. Le mâle, lui, est pourvu d'élytres
et d'ailes bien développées; sa couleur est également brune,
excepté aux deux derniers anneaux qui sont blanc jaunâtre et
émettent, par leur face ventrale, une faible lumière. La femelle du
Lampyre se traîne lourdement à terre, capable seulement de marcher et grimper aux herbes, relevant son abdomen de façon à
mettre en évidence la belle lumière qui en émane et qui semble
destinée à la signaler aux mâles. Beaucoup plus nombreux, les
mâles volent alentour, attirés par la lumière, à preuve qu'on
les voit s'abattre sur la nappe blanche de nos tables éclairées à
l'heure du soir.

La nymphe, la larve et même l'œuf du Lampyre sont également lumineux. Les œufs luisent par leur protoplasma jusque
dans les ovaires avant toute segmentation. Dans leur ultérieur
développement, la luminosité demeure localisée aux cellules
profondes de l'ectoderme, d'où procède l'organe photogène de
la larve et de l'insecte parfait.

L'organe lumineux des Lampyres est formé, ainsi que celui

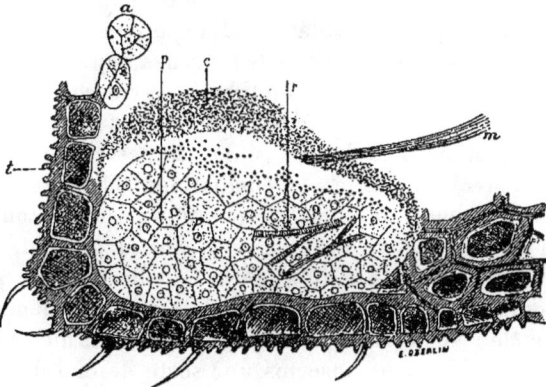

Fig. 2. — *Organe lumineux du Lampyre mâle* (coupe d'après R. Dubois,
120 gross.). — *a* cellules adipeuses, *m* faisceau musculaire, *c* couche crayeuse,
p parenchyme cellulaire lumineux, *t* tégument.

des Lucioles et des Pyrophores, d'un nodule parenchymateux

de claires cellules polygonales à gros noyau immédiatement adjacentes à la cuticule tégumentaire. Un revêtement *crayeux* les limite à l'intérieur, formé de cellules à contenu granuleux cristallin, non lumineux par lui-même et devant, semble-t-il, jouer le rôle d'un réflecteur. De nombreuses trachées respiratoires s'étalent sur sa surface et la traversent pour se terminer dans les interstices des cellules. Le sang le baigne. Des muscles s'y insèrent, qui reçoivent leur innervation de la chaîne ganglionnaire. On voit de minces filets nerveux s'étaler sur les trachées, mais aucun ne pénètre dans le parenchyme.

La Luciole italique a pour habitat l'Europe méridionale. Les deux sexes sont pourvus d'ailes, mais les mâles volent seuls, les femelles restant sur le sol. La lumière se dégage de la face ventrale de l'abdomen, pour le mâle des deux derniers segments, pour la femelle de l'anté-pénultième et pénultième. On voit voltiger les mâles de 8 heures et demie à 11 heures du soir dans les nuits de juin ; les femelles ne sortent qu'un peu après quand les mâles sont en pleine excitation. L'expérience suivante a été faite par Émery dans les fossés le long des murs de Bologne.

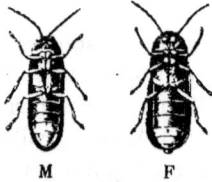

Fig. 3. — *Luciole italique*
(grandeur naturelle)
M mâle, F femelle.

Une femelle fut mise dans un tube en verre clos, livrant passage sans obstacle à la lumière, mais non aux émanations odorantes, et deux autres dans des boîtes percées de trous d'épingles livrant passage aux émanations odorantes, non à la lumière. Quelques minutes d'excitation passées, toutes trois avaient cessé d'émettre de la lumière, quand un mâle survint, émettant la sienne. Aussitôt, de la femelle du tube jaillit un feu, promptement suivi d'un second et d'un troisième, tandis que le mâle s'allait poser dans l'herbe non loin du tube. Alors eut lieu entre les deux insectes une sorte de duo de lumières, leurs appareils s'éclairant tour à tour, et le mâle se rapprochant de la femelle. Puis le mâle scintillant fortement se mit à tourner autour du tube, cherchant à y pénétrer ; pendant ce temps la femelle n'émettait plus de lumière. Mais un second mâle vint à passer et la femelle du tube l'appela de la même façon qu'elle avait fait pour le premier. Il en fut ainsi pour un troisième et un quatrième. Quant aux femelles des boîtes, elles furent délaissées.

Cette expérience établit que l'émission de lumière est liée certainement à la fonction visuelle, servant en particulier aux mâles pour la recherche de la femelle, et aux femelles pour l'appel du mâle.

Le Cucujo, Pyrophore noctiluque, Coléoptère de l'Amérique inter-tropicale, spécialement étudié par Dubois, est un insecte sauteur, apte aussi à la marche, au vol et à la natation. Sa taille est de plus de deux centimètres, le mâle un peu plus petit que la femelle, mais semblable à elle. La luminosité, comme pour le Lampyre, appartient à toutes les périodes de l'évolution à partir de l'œuf dès avant sa fécondation dans l'oviducte. Habitants des endroits humides à la lisière des bois et dans les plantations de cannes à sucre dont ils se nourrissent, les Pyrophores allument leurs feux à la nuit, et prennent leur vol emplissant l'espace de brillantes lumières. De jour ils se tiennent comme endormis à l'abri des feuilles, sans émettre nulle clarté apparente.

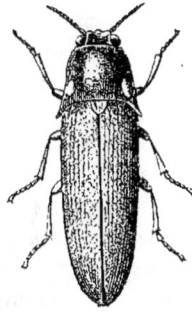

Fig. 4. — *Pyrophore noctiluque (Cucujo des Antilles)* montrant ses deux lanternes prothoraciques (grandeur naturelle) d'après R. Dubois.

Leurs feux s'éteignent aussi dans la nuit, quand on approche d'eux une lumière, et ils se tiennent alors immobiles.

Trois organes composent l'appareil photogène du Pyrophore : les deux premiers, dorsaux, forment deux corps arrondis légèrement saillants aux deux angles postérieurs du prothorax ; le troisième, impair et ventral, occupe la région médiane entre le thorax et l'abdomen. L'insecte étant au repos, l'organe ventral est masqué ; il devient apparent dans le vol ou la natation par le soulèvement et l'écartement de l'abdomen ; sa lumière est alors très vive et plus intense que celle des deux organes dorsaux réunis.

2

On prouve de la façon suivante que le Pyrophore met à profit, pour se guider dans l'obscurité, la lumière qu'il produit. Un des deux appareils thoraciques étant obturé avec de la cire noircie : l'animal, au lieu de cheminer en droite ligne, incurve sa marche fortement du côté éclairé. Cette direction n'est pas déterminée par le poids de la cire, car, si on la place tout près de l'appareil éclairant, sans l'obturer, l'allure redevient rectiligne. Enfin, si les deux appareils thoraciques sont masqués à la fois, la marche devient hésitante, irrégulière ; l'animal oblique tantôt à droite et tantôt à gauche, tâtant le terrain avec ses palpes et ses antennes, pour ne pas tarder à s'arrêter. (Observation enregistrée dans l'obscurité, en déposant l'insecte sur une feuille de papier enduite de noir de fumée).

Lanternes
à projection.

Portée à son plus haut perfectionnement, la fonction lumineuse est localisée en des organes de forme analogue à des yeux, longtemps considérés comme tels, mais qui sont en réalité des lanternes à projection : les *photosphères*. La confusion des photosphères avec des yeux n'a rien d'étonnant, la ressemblance étant la même qu'entre l'appareil photographique et la lanterne à projection des physiciens [1]. G.-O. Sars en a le premier, paraît-il, sur des Crustacés du genre *Euphausia*, reconnu la fonction.

De pareils organes ont été signalés sur des Crustacés, des Céphalopodes et des Poissons. On les a trouvés pour les Crustacés accolés aux yeux dans le pédoncule oculaire, dans le joint coxal de la première paire de pattes, sur le thorax et sur l'abdomen. Les Céphalopodes les montrent annexés aux yeux, ou portés sur des tentacules autour des yeux, ou bien à la face ventrale du corps. Les Poissons les ont surtout distribués autour des yeux ; quelques-uns en ont sur deux rangées parallèles le long des flancs du corps, où ils apparaissent de jour comme autant de perles multicolores.

Je ne connais pas d'expériences établissant le rôle fonctionnel des globes lumineux comme lanterne éclairant la voie des ani-

(1) CAULLERY, *Revue gén. des Sc.*, 15 avril 1505, (Les yeux et l'adaptation au milieu chez les animaux abyssaux).

maux qui en sont porteurs. Mais quel doute pourrait-on bien émettre à ce sujet, étant donné qu'ils possèdent la fonction visuelle manifeste à des yeux très développés et que la disposition des photosphères autour des yeux assure l'illumination de leur champ visuel ?

La structure anatomique des Photosphères fut étudiée sur les Crustacés, notamment par Chun (1). La voici dans ses traits essentiels. Un corps strié central est le siège de la lumière. Le fond de l'organe est formé par un réflecteur hémisphérique extérieurement revêtu par une couche pigmentaire. En avant du corps strié se trouve une lentille réfringente. Un nerf arrive latéralement à l'organe, qui est en outre abondamment baigné par un sinus sanguin.

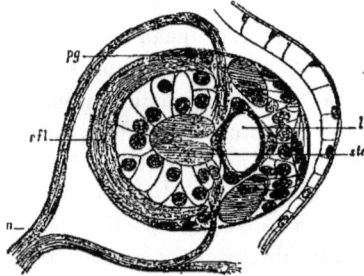

Fig. 5. — *Organe lumineux thoracique de Nematosectis rostrata* (coupe longitudinale d'après Chun). — *Str* corps strié lumineux, *Rfl* réflecteur et son pigment *pg*, *l* lentille, *n* nerf du corps strié.

Il est d'autres sujets dans lesquels le nerf pénètre par le pôle postérieur à la manière de nerf optique.

Des Céphalopodes lumineux furent signalés avec leurs colorations variées par Vérany (2), à Nice, dès 1834. Les organes eux-mêmes n'en furent étudiés qu'à partir de 1893, en France par Joubin (3), en Angleterre par Hoyle (4), en Allemagne par Chun (5).

M. Joubin (6) vient de décrire ceux d'un Céphalopode très rare recueilli entre les Canaries et les Açores, le *Leachia Syclura*.

(1) *Leuchtorgan u Facettenauge* (*Biol. Centralbl. 1893*).
(2) Céphalopodes Méditerranéens 1851.
(3) *Bull. Soc. méd. de l'Ouest 1893*.
(4) *Manchester litt. et philos. society, 1901-1902*.
(5) *Verhdl deutsch. zool. gesellsch, 1903*.
(6) *Bull. océanographique de Monaco*, avril 1905.

Les yeux de ce Poulpe ressortent, sur les côtés de la tête, comme deux gros boutons noirs qui tranchent sur la teinte jaune et la transparence du corps. Leur cristallin, fortement proéminent, est enchâssé au milieu de la surface noire. Et, sur le bord ventral de l'œil, on remarque cinq perles lumineuses enchâssées dans la peau du globe, une sixième se trouvant isolée sur la face plane entre le cristallin et le bord ventral. Les organes eux-mêmes ont l'aspect d'une cupule surmontée d'une lentille transparente enchâssée dans un cercle pigmenté noir, devant lequel la peau s'arrête ou continue formant cornée accompagnée de photophores.

Un autre Céphalopode également rare, le *Meleagrotheutis Hloglei* (Pfeffer), capturé par 600 mètres de profondeur aux environs de Sumatra, présentait ses feux en grand nombre sur la face ventrale de la tête, des bras et du corps. Chaque organe comprend, en outre, des parties déjà décrites et communes à tous, noyau lumineux, miroir et lentille, un cercle de chromatophores noirs, et, au-dessus de la lentille, un gros chromatophore rouge. Tous les chromatophores étant fermés, la lumière émise est blanche et atteint son maximum. Les chromatophores noirs venant à s'ouvrir masquent toute lumière; le rouge s'ouvrant seul, le rayon central devient rouge, pendant que les blancs persistent autour; la lumière devient totalement rouge si l'ouverture des chromatophores noirs intercepte seulement le cercle des rayons blancs. Il existe aussi des chromatophores jaunes et il en serait même de bleus. J'estime ces phénomènes être l'indice d'une sorte visuelle de langage.

Fonctionne-
ment des
appareils.

Innervation.

3. Sur le fonctionnement des appareils, il est possible de se faire dès aujourd'hui une idée nette, d'après les expériences de Dubois.

Nous savons déjà que les organes lumineux des Pyrophores ne brillent pas pendant la lumière du jour, et qu'ils cessent aussi de briller dans la nuit si on les expose à la lumière. L'expression « placer ses lanternes en veilleuses », désigne cet état de repos.

Surpris à l'état de veilleuses, les feux du Pyrophore s'allument aux excitations du toucher. Il suffit de promener à la surface des téguments la barbe d'une plume pour voir aussitôt apparaître la lumière dans les organes dorsaux. Ce résultat est obtenu, quel que soit le point du corps touché. Il n'est pas même nécessaire de toucher le tégument, mais seulement les poils tactiles dont il est semé.

L'animal, s'il n'est épuisé par de longues trépidations, est impuissant à se soustraire à cet effet ; touché, il brille alors même qu'il fuit et cherche à se cacher. Les excitations de l'odorat produisent un résultat analogue, moins intense (celles du son furent inefficaces). On en doit conclure que l'éveil de la luminosité est un réflxe obéissant aux deux sortes indiquées d'excitations sensibles.

Une action identique est obtenue par le seul effet de la volonté de l'animal. Ce qui le prouve, c'est que l'éclat des feux peut surgir subitement en dehors de toute excitation sensible. Ce qui le prouve surtout, c'est que l'éclat des feux peut manquer dans les mouvements spontanés de l'insecte, qui souvent se met en marche sans éclairer ses lanternes.

Si l'on extirpe le ganglion *frontal* du Pyrophore, opération qui supprime la faculté de coordination dans les mouvements, les feux s'éteignent, sans que pour cela le réflexe lumineux soit aboli, car toujours l'excitation mécanique est suivie de son effet ordinaire. Dans ce ganglion réside donc une faculté d'ordre supérieur analogue à celle qui caractérise l'écorce cérébrale des Vertébrés.

A-t-on détruit l'un des ganglions *cérébroïdes*, opération qui frappe de parésie les pattes du côté opposé, et imprime à la marche une direction circulaire, la fonction photogénique n'en est pas modifiée. Mais, si les deux ganglions sont détruits, le réflexe lumineux est aboli : l'animal peut marcher, étendre ses ailes, mais non pas éclairer (ni sauter). La décapitation produit le même résultat. C'est donc dans les ganglions cérébroïdes que doit être fixé le centre du réflexe, avec possibilité de suppléance d'un côté par l'autre.

Les voies centripètes de l'innervation sont certainement tous les nerfs de la sensibilité tactile et ceux de la sensibilité olfactive, puisque les excitations des deux ordres ont le pouvoir d'animer le foyer lumineux.

Les voies centrifuges de l'innervation ne peuvent être que les neurones aboutissant aux muscles de l'appareil photogène puisqu'il n'est pas de nerfs dans le parenchyme lumineux. Les neurones ont leur corps et leur noyau dans le ganglion prothoracique pour l'appareil dorsal, et le sous-œsophagien pour l'appareil ventral.

Des excitations électriques interrompues ont produit, portées au voisinage de l'appareil, une excitation lumineuse soutenue ou intermittente suivant que les interruptions furent plus ou moins rapprochées.

Portés sur le même point, les courants continus ont produit de la lumière à la fermeture des courants ascendants et à l'ouverture des courants descendants.

Transformation neuro-lumineuse, mode mécanique. Il paraît évident que les effets lumineux des précédentes expériences, qu'ils résultent de l'excitation des nerfs ou de l'excitation directe des muscles, empruntent l'intermédiaire d'un ébranlement du parenchyme, moyen connu d'exciter la luminosité du protoplasma.

On se représente aisément quel peut être, dans l'appareil

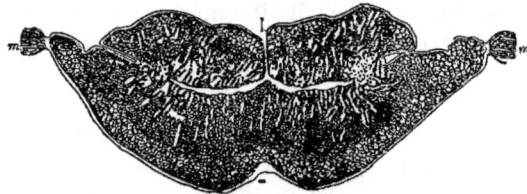

Fig. 6. — *Coupe horizontale de la plaque lumineuse ventrale du Pyrophore* (d'après R. Dubois) — *m* muscles latéraux tenseurs de la plaque, *I* hiatus du sinus sanguin profond.

ventral du Pyrophore, le mécanisme de cet ébranlement, à voir la reproduction ci-dessus de cet appareil en coupe transversale d'après Raphaël Dubois. Deux muscles y sont insérés latéralement, qui ont pour effet inévitable, en exerçant des deux côtés une traction sur l'enveloppe, d'en comprimer le contenu. Effet secondaire, ils écartent la fente qui sert d'accès au sinus sanguin profond et peuvent favoriser, avec la circulation du sang, l'oxygénation de parenchyme. D'où cette conclusion que, pour être muée en lumière, l'énergie développée dans les nerfs du Pyrophore subirait une transformation préliminaire motrice.

Une action motrice précède aussi la production de lumière par les sécrétions lumineuses, témoin ce qui a lieu dans la Pholade. Les organes lumineux (corps et triangles de Poli) situés superficiellement à la face interne du siphon y sont formés d'une cellule à trois segments, éléments neuro-myo-photogène aisé à reconnaître par dissociation après un séjour prolongé dans la liqueur de Müller : segment superficiel épithélial, segment intermédiaire contractile en forme de fuseau et segment profond neural. A l'état frais, les segments épithéliaux (organes caliciformes glandulaires de Panceri) sont remplis d'une substance qu'ils rejettent à l'extérieur quand on les excite ; on trouve alors à la surface des organes lumineux une innombrable quantité de gouttelettes ou de fines granulations réfringentes représentant de la luciférine (R. Dubois).

Mais les appareils lumineux ne sont pas tous susceptibles de compression. Il en est, notamment parmi les Céphalopodes abyssaux décrits par Chun qui, on nous le dit formellement, ne possèdent pas de muscles. On doit en conséquence chercher des éléments de transformation neuro-lumineuse plus directement liés au phénomène chimique précédemment reconnu être à la base de toute production physiologique de lumière. Ces éléments apparaissent avec évidence dans l'expérience d'électrolyse précédemment relatée. *Transformation, neuro-lumineuse mode électrique.*

Je rappelle les phénomènes décrits par Dubois. Les électrodes d'une pile étant immergées dans un bain de mucosités raclées du siphon de la Pholade, de la lumière apparaît au pôle positif où a lieu un dégagement d'oxygène, non au pôle négatif. Les mêmes électrodes choisis en forme d'aiguille étant implantées dans un organe lumineux excisé du corps du Pyrophore, de la lumière apparaît également au pôle positif, et à celui-là seulement.

Or des phénomènes électriques accompagnent l'activité des nerfs, avec laquelle on est même en droit de les assimiler. Exerçant sur les parenchymes leur naturel effet chimique, ils sont producteurs de lumière par action catalytique, en présence de l'oxygène naissant.

Il ressort de tout ce qui précède qu'indifféremment la nature emploie pour faire de la lumière avec la force nerveuse, l'ébranlement par les muscles ou l'action directe du courant nerveux sur le protoplasma. Ces deux moyens tendent à une seule fin qui est, par mélange ou par décomposition, la mise en présence des éléments luciférine et luciférase au contact de l'oxygène. Et il est bien évident que c'est par la seule voie chimique que s'opère en dernière analyse le phénomène de la transmutation neuro-lumineuse.

Effet des pulsations sanguines.

Le parenchyme lumineux d'un Pyrophore ayant été mis à nu, si l'on y fait une blessure, on voit se former une gouttelette de sang, fluide, vert foncé, opalescent, spontanément coagulable et brunissant à l'air.

Le volume de la gouttelette augmente avec les pulsations plus ou moins irrégulières qui soulèvent le parenchyme. Ces pulsations ont été observées aussi dans les organes lumineux des Lampyres et des Lucioles ; elles y sont rythmiques et isochrones avec celles du vaisseau dorsal plus étroitement contigu à l'appareil. (Pour observer les pulsations du vaisseau dorsal, enlever le dos des articles abdominaux) ; leur nombre est de 60 à 110 à la minute. On observe que le nombre des pulsations s'accroît à chaque excitation de l'animal, en même temps que grandit l'éclat de ses feux.

Effet des colorants et toxiques.

Diverses substances ont été injectées par Dubois sous le tégument des Pyrophores.

De l'éosine a produit un très curieux changement dans la coloration de la lumière, qui, de jaune verdâtre, devint rouge-feu. Cela permet de supposer que la couleur naturelle du sang, est une des causes déterminantes de la qualité de la lumière.

De la strychnine a provoqué, en coïncidence avec des secousses tétaniques précédant la mort, de brusques éclairs suivis de luminosité brillante, de durée égale à celle de la secousse.

La cocaïne a suscité des phénomènes analogues à ceux de la strychnine.

L'atropine, la morphine, le chloroforme ont abaissé les feux en même temps que disparurent la sensibilité et la mobilité. Elles n'ont nullement affecté la luminosité fondamentale et son excitabilité sous l'influence des attouchements directs.

4. Voici enfin, relevées dans leur ordre de classification, à commencer par les Végétaux, les principales espèces douées du pouvoir apparent d'émission lumineuse, et à leur sujet les principales constatations qui n'ont pas trouvé place dans les pages précédentes. Cet aperçu complète l'état actuel de la question ; il permettra au chercheur de s'orienter en vue des expériences à faire. Nombre de détails en sont empruntés aux sources déjà citées ; d'autres sont tirés de seconde main de l'ouvrage de Gadeau de Kerville : « *les Animaux et les Végétaux lumineux.* (1) »

Etres lumineux.

L'Agaric couleur de miel est un Champignon qui vit en parasite dans les racines et la partie inférieure de la tige des arbres. Il possède des filaments en forme de racines qui ne sont autres que l'appareil végétatif ou thalle du Champignon. Ces filaments luisent d'une lueur blanche continue et sans oscillation pour autant qu'ils sont exposés à l'air. L'intérieur en est d'abord obscur, mais brille à son tour après une exposition prolongée au contact de l'air (observations de B. Tulasne, faites en juin par 22° de température).

Champignons lumineux.

L'Agaric de l'Olivier, commun en octobre et novembre au pied des arbres de Provence, est un Champignon à chapeau. Sa face inférieure, portant les organes de la fructification d'une belle couleur jaune, luit dans l'obscurité d'une lumière fort brillante, blanche et continue sans scintillations (Delile, Tulasne). On n'a pu localiser ce phénomène dans aucun élément spécial. Toute luminosité disparaît quand le Champignon vieillit.

(1) Paris, J.-B. Baillière, 1890.

L'exposition à la lumière ne l'affecte aucunement d'après les uns ; d'après d'autres elle exercerait une action inhibitrice. L'intensité lumineuse varie avec la température : elle s'abaisse vers 4°, mais même au-dessous de ce point, ne s'éteint pas entièrement. Vers + 45°, elle diminue, mais pour retrouver son état normal à la température ordinaire. L'extinction est définitive entre 50° et 55°. La température optima se trouve entre 18° et 20°. Si le champignon perd une certaine quantité d'eau, on le voit s'éteindre, puis se rallumer dès que l'humidité nécessaire lui est rendue, mais il ne faut pas que la dessication ait été poussée trop loin. La présence de l'oxygène est nécessaire, toute luminosité disparait rapidement dans l'acide carbonique et autres gaz non oxygénés (A. Dubois).

Des Agarics lumineux sont signalés en grand nombre en Australie ; ils portent les noms caractéristiques de *phosphoreus, lampas, candescens, noctilucens, illuminans* ; L'*A Gardneri*, commun au Brésil, développe une lumière verte, et l'*igneus*, une lumière bleue.

Bactéries lumineuses. On doit à une Bactérie, le *Micrococcus phosphoreus*, la luminosité maintes fois observée comme phénomène de putréfaction sur le poisson de mer rapporté mort de la pêche, sur la viande de boucherie ou même sur des cadavres entiers d'hommes. Le *Bacillus phosphorescens* a été trouvé sur les poissons morts de la mer des Indes. Le *Bacterium phosphorescens*, de plus grande dimension bacillaire a été trouvé sur ceux de la mer du Nord. Leur lumière est d'un blanc bleuâtre. Un bacille lumineux vit normalement dans le mucus sécrété par le manteau d'une Pélagie noctiluque (*Bacterium Pelagia* Dubois). Un autre bacille également lumineux vit dans les parois du siphon de la pholade dactyle (*Bacillus Pholas* Dubois).

Des études ont été faites sur les bactéries lumineuses par R. Dubois qui les a relatées dans ses *Leçons*. En voici le résumé :

Les photobactéries se cultivent facilement dans les bouillons neutres et alcalins additionnés de peptone à la condition de les saler de sel marin dans les proportions de 2 à 3 0/0. Les cultures en sont également lumineuses. Certaines ont pu être inoculées à des animaux marins qu'ils ont rendus lumineux, mais malades en même temps. La luminosité des cultures de l'une d'elles le *Photo-bactérium sarcophilum* eut son optimum à 12°, pâlit au-dessus et s'éteignit à 50°; elle pâlit également par le refroidissement, mais ne put être éteinte à — 7° en pleine congélation.

Filtré sur de la porcelaine le bouillon de culture, débarrassé de ses Bactéries, fut privé de toute lumière propre. Une végétation prolongée sur gelée-agar fit apparaître sur les bords des formes sphériques, agrandies, riches en granulations biréfrigentes comme on en voit dans les organes phosphorescents des insectes.

La coloration de la lumière est blanche ou plus ou moins bleu-verdâtre dans le *phosphoreus*; elle est verte dans le *Pflügeri*, orangée ou jaune dans le *Fischeri*. Toutes ont leur maximum d'intensité dans la raie b du spectre.

La luminosité disparaît dans les vapeurs de chloroforme, mais pour reparaître si le contact n'a pas duré plus d'une demi heure. Dans le protoxyde d'azote, l'hydrogène, l'acide carbonique à la pression ordinaire, elle dure longtemps. Elle s'éteint rapidement et définitivement dans l'acide carbonique comprimé à 5 atmosphères.

L'oxygène non comprimé ne produit aucune modification, mais à la pression de 5 atmosphères la lueur s'éteint progressivement et définitivement. Les vapeurs d'acide acétique provoquent l'extinction, mais leur neutralisation ultérieure par celle d'ammoniaque rétablit la clarté primitive.

La luminosité cesse avec la vie de la Bactérie par le sulfure de carbone, le sublimé, l'acide phénique, etc.

L'oxygène est nécessaire à la production de la lumière bactérienne. Les photobactéries ne conservent leur pouvoir éclairant qu'autant qu'elles ont fait provision de ce corps ou qu'il s'en trouve soit en dissolution, soit en liberté dans le milieu ambiant. Dans le cas contraire, elles deviennent réductrices d'oxygène et ce pouvoir est assez grand pour décolorer l'indigo. Si l'on ajoute à un bouillon liquide lumineux de l'indigo bleu, puis de l'hyposulfite de sodium de façon à supprimer l'oxygène, la lumière disparaît et le bleu se décolore ensuite. En agitant alors la liqueur au contact de l'air, la clarté revient et ensuite la coloration bleue.

Il a été impossible d'isoler la matière photogène des bactéries.

Autres végétaux lumineux. La luminosité d'une petite Mousse (*Schistostega osmundacea* Dicks), doit être ici rappelée. Elle est de couleur émeraude. On a signalé celle du rhizome de quelques Graminées des Indes survenant dans la saison des pluies. Le latex d'une Euphorbe (*Euphorbia phosphorea* Martius) brillerait, dit-on, quand on le frotte ou qu'on l'échauffe entre 20° et 36°.

Phénomène d'un tout autre ordre, les fleurs des Capucines, des Lis, des Tubéreuses, des Pavots, des Œillets, du Souci des jardins, des Verveines écarlates et en général les fleurs jaunes et rouges seraient par les temps de grande sécheresse le siège d'éclairs en miniature; lueurs mobiles allant de l'une à l'autre à la manière des lueurs électriques. La fille de Linné en aurait été, dit-on, témoin, et après elle diverses personnes également dignes de foi :

Infusoires lumineux. Le pouvoir d'émission lumineuse appartient à divers Rhizopodes et Infusoires vivant à l'intérieur ou à la surface des mers. Le plus connu est la Noctiluque miliaire, objet des études de Quatrefages et plus récemment de R. Dubois.

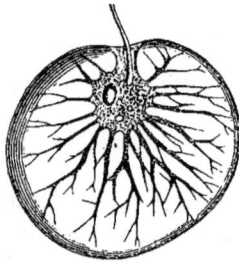

Fig. 7. — *Noctiluque miliaire* 80 gross.

Cette Noctiluque est un animalcule unicellulaire de 1/4 à 1 millimètre de diamètre, transparent, de couleur rosée, muni d'un flagellum contractile aux mouvements lents, d'une enveloppe percée près du flagellum pour la nourriture de l'animal, d'une masse protoplasmique douée de mouvements amiboïdes et d'un noyau visible seulement après la mort.

De densité un peu inférieure à l'eau de mer la Noctiluque est
flottante à sa surface et paraît habiter surtout les côtes, qu'elle
éclaire parfois d'un éclat nocturne étrange. Elle couronne les
vagues d'une flamme bleuâtre qu'on a comparée à celle d'un
bol de punch, et, tout près du rivage, les rend semblables à de
l'argent fondu semé d'étincelles en nombre infini d'un blanc vif
ou d'un blanc verdâtre. Dans les vases, après le repos, la lueur
apparaît au moindre ébranlement. Elle s'éteint rapidement, pour
réapparaître plus blanche après une violente secousse, et faire
place à une luminosité fixe, signe de mort prochaine.

A un faible grossis-
sement, la lumière des
Noctiluques paraît dis-
séminée par taches
dans le protoplasma. A
un grossissement de
150 diamètres, chaque
point lumineux se
montre, sorte de né-
buleuse, composé d'un
semis de petites étin-
celles instantanées très

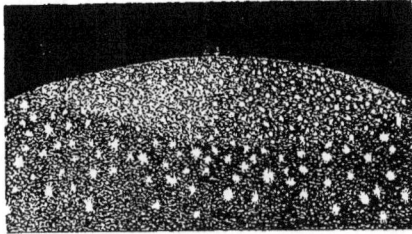

Fig. 8. — *Points lumineux du corps d'une Noctiluque* **240** gross. (d'après R. Dubois).

rapprochées au centre, clairsemées sur les bords. Si l'on comprime l'animal sous le verre du microscope, il se forme un
anneau lumineux sur le pourtour. Si on l'écrase, il se produit
un éclair assez vif, après quoi les lambeaux morcelés du corps
se plissent et dégagent une luminosité fixe.

L'adjonction à l'eau de mer d'eau douce ou de sel en excès,
ou d'un acide ou d'une base, d'alcool ou d'essence éveille
d'abord de vives étincelles, tôt suivies d'une luminosité
blanche et fixe cessant ensuite avec la mort.

Exposées à la lumière du jour les Noctiluques perdent leur
luminosité pour la recouvrer après un temps de séjour dans
l'obscurité.

L'embranchement des Cœlentérés compte des espèces lumineuses dans ses groupements principaux des Spongiaires, des

*Cœlentérés
lumineux.*

Anthozoaires, des Méduses et des Cténophores. La luminosité y fut étudiée surtout par Panceri.

Les Plumes de Mer, Polypiers de la famille des Pennatulidés, sont formées d'animaux associés comme les barbes des plumes le long de tiges pouvant atteindre jusqu'à un mètre. La lumière s'y manifeste au toucher sous la forme de lueurs qui semblent jaillir du point de contact, et s'étend ensuite en un courant régulier dans les autres parties du polype. Elle apparait même quand on touche sa tige près de la base où ne se trouve aucun Polype, et se transmet alors sur toute la longueur et dans tous les prolongements semblant accompagner les vibrations produites par l'ébranlement. La lumière y émane des cordons lumineux, au nombre de huit, qui adhèrent à la surface externe de la cavité gastro-vasculaire et se continuent dans chacune des papilles buccales, mais seulement des Polypes sexués et rudimentaires. Ces huit cordons, très mous, très fragiles, sont formés de cellules au contenu graisseux. Echappé par la pression, le contenu adipoïde de la cellule devient lumineux lui-même et donne l'apparence lumineuse aux corps qu'il souille.

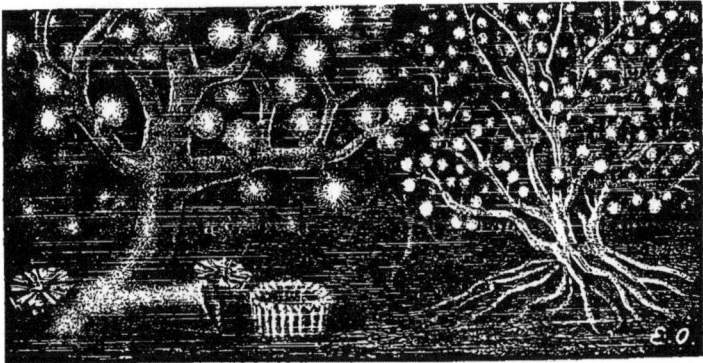

Fig. 9. — *Mopsées* (R. Dubois).

Les Mopsées, les Gorgonias, les Iris, Polypiers de la famille des Gorgonidés, ont été trouvés (expédition du *Talisman*) former dans les profondeurs du golfe de Gascogne de véritables forêts lumineuses. Amenés sur le pont du navire, ils ont projeté des jets de feu dont les éclats s'atténuaient et se ravivaient passant du violet au pourpre, au rouge, à l'orangé, au bleu, à différents tons de vert et parfois même au blanc du fer surchauffé. La clarté était si vive qu'on put lire à une distance de 6 mètres.

Les Méduses sont, dit-on, généralement lumineuses. Je sais des gens fort intrigués pour avoir vu la mer reluire dans la nuit, qui, le lendemain, ont trouvé sur la plage de petites Méduses échouées par myriades. La luminosité s'y produit à la surface du chapeau et des tentacules ou bien dans les organes internes où l'on a vu les glandes génitales briller d'un éclat qui les fit comparer à un globe de lampe éclairé par sa flamme. Transparente comme du cristal la *Cumina albescens* répand une lumière azurée assez in-

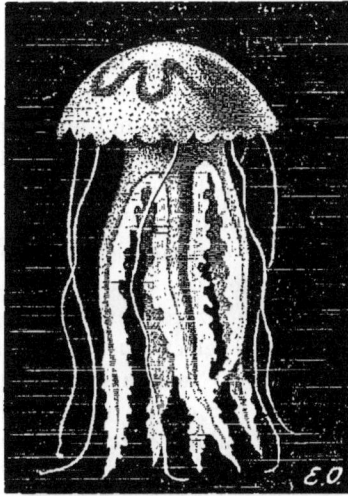

Fig. 10. — *Pélagie noctiluque* 0,5 gross. (R. Dubois).

tense pour être vue en plein jour sous l'ombre de la main. La Pélagie noctiluque brille successivement par toute la surface du corps lorsqu'on en touche un seul point. C'est l'épithélium, tant épidermique que glandulaire qui enferme en ses cellules la substance lumineuse formée, comme celle des Polypiers, de fines granulations jaunes réfringentes autant que de la graisse. On l'enlève de la surface du corps et toute luminosité avec lui, en essuyant seulement l'animal avec un linge fin.

Les Cténophores, animaux de forme variée, globuleuse, rubannée, mitrale, ont en commun des sortes de côtes saillantes, qui sont parfois le siège du phénomène lumineux. Abandonnés à eux-mêmes, ils brillent à peine ; par contre, si on les touche seulement, ils émettent par leurs côtes des courants lumineux très vifs allant du point touché vers les deux extrémités, et présentant une couleur azurée ou vert émeraude. Une illumination rapide de toutes les côtes du *Béroé Forskali*, le plus étudié de ces animaux, est produite si l'on prend un individu dans le creux de la main et que brusquement on l'en fasse passer dans le creux de l'autre main. Elle peut être répétée de quarante à cinquante fois dans une minute, après quoi la luminosité cesse de se manifester, mais pour réapparaître après le repos d'un quart d'heure. Écrasé dans l'eau de mer, l'animal emplit le récipient d'une multitude de points brillants qui s'éteignent bientôt, mais s'allument à nouveau quand on agite l'eau du récipient. Une côte blessée laisse échapper une multitude de points brillants qui se répandent dans le liquide.

L'échauffement de l'eau de mer dans laquelle sont contenus les sujets en expérience détermine l'émission d'éclairs discontinus; mais toute luminosité cesse entre 40° et 50°. Le refroidissement jusqu'à zéro n'exerce aucune influence.

Le courant électrique est sans effet si l'on place l'animal entier, qui est mauvais conducteur d'électricité, entre deux électrodes ; par contre un fragment de côte étant isolé brille chaque fois qu'un courant le traverse.

Exposés à la lumière du jour et à la lumière des flammes de pétrole ou de gaz, ces animaux perdent pour un temps tout pouvoir lumineux. Placés ensuite dans l'obscurité, ils le récupèrent progressivement et totalement après un quart d'heure à demi-heure. L'eau douce rend fixe la lumière des Béroés, la faisant durer pendant une heure entière sans interruption ; elle réussit encore à rendre lumineuse la substance photogène alors qu'elle semble avoir perdu cette faculté par d'autres moyens.

Un Béroé plongé dans l'alcool, l'éther, l'ammoniaque, devient lumineux pour un moment. Les acides forts détruisent promptement tout pouvoir de luminosité. La dessiccation détruit également le pouvoir lumineux d'une façon complète. Le pouvoir lumineux ne survit pas enfin à la mort de l'animal. Comme dans les cas précédents, on a constaté que le pouvoir de luminosité est lié à une substance granuleuse, de couleur jaunâtre, en partie soluble dans l'éther et dans l'alcool. Cette substance engaine les troncs vasculaires des côtes.

L'embranchement des Echinodermes compte un certain nombre d'espèces lumineuses parmi les Astéroïdes ou Étoiles de mer abondantes dans les grandes profondeurs marines. Tantôt les bras et tantôt le disque de ces animaux, quelquefois l'un et l'autre ensemble, sont le siège du phénomène qui paraît avoir été signalé pour la première fois par le norwégien Asbjoernsen dans les espèces du genre qu'il nomma *Brisinga*, du nom de l'étincelant bijou attribué par la mythologie scandinave à l'un de ses dieux. La lumière en est verte et siège surtout aux articulations dans une petite espèce voisine signalée par Quatrefages, dont les cinq bras se mettaient en mouvement lorsqu'on les touchait, en même temps qu'ils devenaient lumineux d'un bout à l'autre par une série de points correspondants aux articulations.

Echinodermes lumineux.

Le phénomène de la luminescence appartient, dit-on encore, à toutes les classes de Vers.

Vers lumineux.

Le *Lombricus phosphoreus* est un petit ver de 4 à 5 centimètres sur 1 à 5 millimètres, possédant cent dix anneaux environ, assez transparent pour laisser voir les organes, et portant à sa partie antérieure un bourrelet ou *clitellum*, qui est une glande génitale émettant à certaines époques, de juillet à décembre, une lumière aussi brillante qu'un Ver luisant. C'est lui probablement qu'observa déjà Flaugergues au xviiie siècle. On le rencontre sur la terre de nos jardins où la lumière apparaît sous les pieds du marcheur. Frotté entre les mains, il en rend la surface toute lumineuse, en y abandonnant une substance muqueuse, produit de sécrétion glandulaire, qui paraît être le siège du phénomène.

Le *Chaeropterus variopedatus*, trouvé lumineux par Will en 1844, émet une lumière de couleur de saphir, l'*insignis* une lumière dont le spectre est entre les lignes E et G du spectre solaire. La production de la lumière y a lieu d'après Panceri dans les cellules épithéliales de glandes cutanées mucipares.

Les *Polynoë* sont des Annélides Polychètes possédant des

3

écailles dorsales ou élytres qui sont lumineuses par leur face
interne près de la base. Le *P. turcica* a été étudié par Panceri
qui localise la production lumineuse dans les cellules épithéliales de l'hypoderme. Le *Polynoë* à collier a été étudié par
Et. Jourdan, qui a localisé la phosphorescence dans la zone
centrale de l'élytre ayant l'aspect des cellules à mucus des Vers
annelés, ce qui laisse supposer que l'émission de lumière ici
répond à une sécrétion (1).

D'autres espèces errantes ou sédentaires sont lumineuses par
les antennes, d'autres par la peau, et le phénomène y paraît lié
à la production d'une mucosité épithéliale.

Articulés
lumineux.

On connaît des espèces lumineuses dans toutes les classes
d'Articulés, excepté les Arachnides.

Il en est dans les Myriopodes de la famille des Géophilidés, et
le phénomène y paraît attaché à une sécrétion glandulaire de la
surface de la peau, telle nous l'avons décrite pour l'*Orya barbarica*.

Le Scolioplane crassipède est un Myriopode assez commun
dans l'Europe centrale. Dubois raconte l'avoir rencontré cheminant sur la terre qu'il sillonnait de véritables fusées de lumière,
verdâtre, visible à une dizaine de pas et assez forte, approchée
d'une page imprimée, pour en permettre la lecture. La lumière
vient de la paroi ventrale de toute la longueur du corps par
deux points de chaque anneau et provient de fines gouttelettes
vraisemblablement issues de deux ouvertures glandulaires.

L'émission lumineuse acquiert une grande importance parmi
les Insectes, dans l'ordre des Coléoptères, familles des Malacodermidés et des Elatéridés. Elle y est localisée dans des nodules
ou luminaires; la fonction de ces organes est manifestement
liée à l'exercice de la vision, nous en avons exposé les preuves
expérimentales pour les Vers luisants, les Lucioles et pour le
merveilleux Cucujo des Antilles.

On ne connaît, en dehors des Coléoptères, d'autre Insecte

(1) *Structure des élytres de quelques Polynoë* (*Zoolog. Anzeiger de Carus*,
mars 1885, Leipzig.)

lumineux que le *Lipura* du groupe des Thysanoures, dont la luminosité a été signalée dès 1850 par Allman, à Dublin. R. Dubois l'a rencontré dans les environs de Heidelberg en remuant superficiellement le sol d'une houblonnière. La terre se trouva comme constellée de petites étoiles visibles à 40 centimètres, que l'examen montra formées d'un petit insecte de 2 à 3 millimètres. Tout le corps de l'Insecte était brillant d'une lueur blanc-bleuâtre, sans localisation ; exposé à la lumière, il paraissait d'un blanc mat. Écrasé sur papier tournesol, l'Insecte colore ce papier en rouge, et la luminosité y persiste néanmoins, indiquant qu'elle se produit en milieu acide.

Très nombreux sont les Crustacés lumineux, tant de la profondeur que de la surface des mers.

Les *Euphausia*, et les espèces voisines de la famille des Euphausiidés, sont des Crustacés schizopodes, de petite dimension, vivant en si grand nombre à la surface de la mer qu'ils en rendent l'apparence laiteuse dans la nuit. Ils émettent des lueurs intermittentes ; les plus vives se manifestent quand l'animal vient d'être sorti de l'eau, les lueurs subséquentes sont de moins en moins vives. Le phénomène y est localisé pour la première fois dans des photosphères, organes de production lumineuse et de projection à la fois (G.-O. Sars) occupant l'entour des yeux, le thorax et l'abdomen. La première paire est de chaque côté dans le pédoncule oculaire ; la seconde occupe le joint coxal de la première paire de pattes ; la troisième est à la base de l'avant-dernière paire de branchies. A l'abdomen, ils sont situés sur la ligne médiane de la face ventrale, un sur chacun des quatre segments antérieurs.

Des globes lumineux analogues ont été trouvés dans plusieurs espèces de Décapodes recueillis dans les grands fonds. On y voit aussi des bandes, et nodules lumineux, témoin celles d'un Crustacé macroure recueilli par 500 mètres à bord de l'expédition du *Talisman* ; il était lumineux par le bord d'une écaille oculaire, par des lignes et des taches sur ses antennules et sur ses pattes.

La luminescence appartient à plusieurs Mollusques Lamellibranches, Gastéropodes et Céphalopodes.

Mollusques lumineux.

Les Pholades précédemment décrites et étudiées à propos des appareils glandulaires producteurs de sécrétion lumineuse sont des Lamellibranches.

Les Phyllirrhoës sont des Gastéropodes de l'ordre des Opisthobranches, Mollusques sans coquille au corps allongé d'apparence vitrée.

Le Phyllirrhoë bucéphale est une espèce méditerranéenne particulièrement lumineuse étudiée par Panceri. En agitant l'eau dans laquelle il se trouve, en le touchant, en le stimulant par une goutte d'ammoniaque, on voit une vive lueur azurée jaillir de la surface de son corps et des longs tentacules qui le prolongent. Cette lueur est plus intense vers les parties supérieure et inférieure du corps. L'échauffement dans l'eau de mer produisit à 35°6 un éclair ; à 44°, la lumière était permanente, pâle et son émission continua jusqu'à 61°. La lumière du jour, même la lumière solaire directe. ne modifie nullement la luminosité de ce Mollusque. L'eau douce détermine d'abord une luminosité par éclairs, puis une luminosité fixe. Les individus morts desséchés ou en putréfaction peuvent émettre encore de la lumière sous l'influence de l'eau douce ou de l'ammoniaque.

La substance photogène du Phyllirrhoë a son siège dans les cellules nerveuses ordinaires de la périphérie et des ganglions centraux, et aussi dans des cellules spéciales. Ces cellules accolées aux plus fines ramifications nerveuses de la périphérie du corps, nommées par Panceri cellules de Müller, enferment à côté du noyau un corpuscule sphérique jaune et réfringent.

Des photosphères sont enfin l'apanage de plusieurs espèces de Mollusques céphalopodes et y atteignent un développement remarquable. Nous en avons précédemment relaté les principaux exemples et voulons seulement ici donner la reproduction de l'un d'eux le *Leucoteuthis Diadema* recueilli par 1.500 mètres de profondeur par M. Chun, d'après la photographie qu'il en a prise sur le vivant et publié dans son bel ouvrage (1). On y voit autour des cornées de chaque œil, une couronne complète de

(1) *Aus den Tiefen des Weltmeeres*, 1903. Je remercie l'éditeur, M. G. Fischer à Iéna, d'en avoir autorisé la reproduction.

feux. Des taches lumineuses se trouvent aussi sur les tentacules et, en deux rangées circulaires, sur la région abdominale et caudale.

L'embranchement des Tuniciers offre des exemples de luminiscence fort intéressants pour leur qualité polychrôme changeante.

Les Appendiculaires sont un ordre de Tuniciers solitaires et nageurs de forme ovale allongée, pourvues d'un appendice caudal. Enrico Giglioli a signalé dans plusieurs espèces d'entre eux une émission de lumière vive, siégeant dans l'appendice caudal et passant alternativement, pour l'une du rouge foncé au bleu azuré et au vert, pour l'autre du blanc au même bleu et au vert.

Les Salpes sont un autre ordre de Tuniciers tantôt solitaires et tantôt agrégés, mais errants et formant parfois des bandes de plusieurs centaines de lieues dans le Pacifique, comme d'immenses

Tuniciers lumineux.

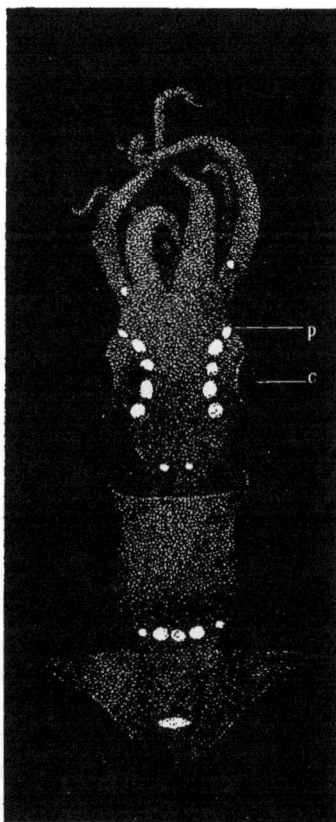

Fig. 11. — *Leucotheutis Diadema*, grandeur naturelle (d'après Chun). — *p* Photosphères, *c* cornée de l'œil.

voies lactées. Il en est qui émettent une lumière d'un rouge intense. La faculté photogène est localisée dans le nucléus ou appareil digestif pelotonné de la bête.

Les Pyrosomes, genre de l'ordre des Ascidies salpiformes, sont des associations animales dont les membres agissent de façon concordante comme feraient les parties d'un même animal. La colonie présente la forme d'un dé hérissé de filaments, elle est transparente, composée d'un très grand nombre d'individus greffés sur l'axe commun. Chaque individu a une forme allongée munie d'un orifice externe et d'un orifice interne communiquant avec la cavité centrale faisant fonction de cloaque.

Le Pyrosome atlantique est, à l'état de repos, jaune opalin mêlé de vert. Dans les mouvements qu'il exerce spontanément ou au moindre contact, il s'embrase et devient d'un rouge vif de fer fondu pour se teinter ensuite d'orangé, de vert et enfin de bleu, avant de reprendre sa couleur jaune opalescente (Péron).

Le Pyrosome géant, que l'on trouve dans la Méditerranée, a été étudié par Panceri. Sa luminosité d'azur clair est mobile et accompagne les mouvements de la colonie. Elle est formée d'une myriade de petits points situés par deux à la base du cou de chaque individu. Ces points correspondent à autant d'organes photogènes situés dans l'espace lacunaire sanguin et appartiennent à la couche externe du tégument. Ils sont formés de cellules sphériques que l'on dit sans noyaux, contenant une substance soluble dans l'éther et une substance albumineuse. On s'imaginera l'aspect étincelant de cette colonie si l'on songe qu'elle peut, longue de 8 centimètres, compter 3.200 individus et briller par conséquent par 6.400 points. Le choc, le frottement, le simple toucher suffisent pour déterminer l'émission de la lumière. L'animal étant touché en un point, avec précaution, la lumière chemine de proche en proche à la manière d'un courant rappelant, avec beaucoup plus de lenteur, celui des Pennatules.

Si l'on en mâche un fragment et qu'on ouvre ensuite la bouche, il en sort une quantité de lumière suffisante pour permettre de distinguer les traits d'une personne approchée. La lumière du jour n'a pas d'action sur le pouvoir photogénique de ce Tunicier; la chaleur portée à 60° l'éteint; le froid jusqu'à 0° ne l'affaiblit pas. Trempé dans l'eau douce, le Pyrosome luit après quelques minutes et la lumière durera pendant plusieurs heures d'une façon continue jusqu'à la mort. L'alcool et l'éther déterminent immédiatement l'émission de la lumière et la font durer également jusqu'à la mort qui a lieu après un quart d'heure d'immersion dans ces liquides ; mais si ces derniers arrivent en contact avec la substance photogène, toute lumière cesse aussitôt.

Si on écrase la bête dans un linge, il s'en écoule un liquide d'abord lumineux, qui ne tarde pas à s'obscurcir ; l'adjonction d'eau douce et le choc le font luire à nouveau d'une vive lumière ; l'adjonction d'alcool ne produit aucune lumière, et l'éteint s'il est lumineux.

La lumière n'est émise d'une façon certaine dans l'ordre des Vertébrés que par des poissons. Elle l'est surtout par ceux qui habitent les grandes profondeurs marines au-delà de 400 mètres, extrême limite de pénétration de la lumière solaire. Elle peut y être très brillante. *Poissons lumineux.*

Trois dispositions se présentent : mucosités lumineuses, nodules lumineux, et enfin photosphères.

Les mucosités lumineuses paraissent fréquentes sur les poissons et nous en avons relaté la provenance aux dépens de canaux glandulaires cutanés.

D'autres poissons présentent en grand nombre des taches lumineuses nettement localisées, correspondantes à autant de nodules ou tubercules de la surface du corps. On les voit disposés en une ou plusieurs rangées le long des flancs et en divers points de la tête, et jusque dans les cavités branchiales, placés ou non dans les canaux mucipares et toujours recouverts par le tégument transparent. (genres *Halosaurus, Malacosteus, Photonectes, Photichtys*, etc.)

Enfin il est un certain nombre de poissons porteurs de taches oculiformes jadis prises pour des yeux, en réalité photosphères comme celles des crustacés, animées des lueurs les plus vives. Elles occupent sur deux rangs les flancs de l'animal dans leur partie inférieure, la tête, la base des rayons branchiaux et l'opercule dans les genres Photonectes, Stomias et autres.

Il semble même qu'il y ait au moins un poisson dont l'œil

éclaire. Ainsi l'affirme l'explorateur J.-B. Rolland de Kessang qui m'a déclaré l'avoir vu dans les eaux de Malacca, glissant sur les bas fonds des côtes entre les Palétuviers où ses gros

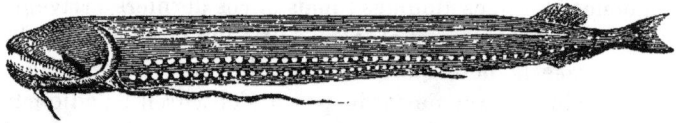

Fig. 12. — *Echiostome barbu*, 0,50 gross. (R. Dubois).

yeux en feu permettent de le suivre dans l'obscurité. Il m'en a remis un exemplaire qu'il a pêché lui-même. C'est un petit animal appartenant au groupe des Balistes et répondant pour M. le professeur Jourdan à la description de *l'Ostracion cornutus* (Willughby). Il est revêtu d'une carapace à figures hexagonales, porteur de ventouses à la face ventrale, porteur de cornes au sommet de la tête et de quatre éperons à l'arrière. Le

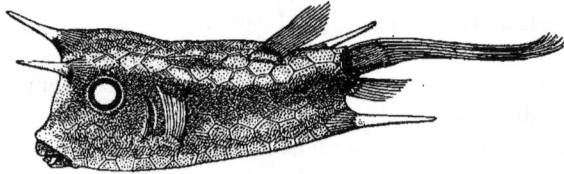

Fig. 13. — Poisson à l'œil lumineux des côtes de Malacca
Ostracion cornutus (?) 0,50 gross.

dessin que j'en donne est la reproduction de l'animal desséché, partant amaigri. Il n'est pas possible de reconnaître sur la pièce la présence de saillies cornéennes représentant des photosphères telles qu'on les décrit sur l'œil des Céphalopodes, et la supposition peut être émise que de pareils organes s'y trouvent derrière la cornée à l'encoignure de la chambre antérieure comme il en a été décrit pour d'autres animaux.

Conclusion.   Somme toute, la faculté d'émettre la lumière est très répandue dans le monde organique où elle appartient aux végé-

taux de diverses classes et à des animaux de tous embranchements ; et cela justifie l'hypothèse qu'elle pourrait bien être une
banale expression de vie protoplasmique au même titre que la
chaleur, l'électricité, le mouvement, le pouvoir digestif. D'abord
diffuse ou disséminée par taches dans le protoplasma des êtres
unicellulaires, elle est ensuite différenciée en des parties distinctes de l'individu pluri-cellulaire, attachée pour les uns aux
sécrétions cutanées et servant ainsi de défense ou d'amorce,
fixée enfin dans des organes clos avec le rôle évident d'éclairer
le champ visuel. Elle atteint son summum dans les profondeurs
abyssales des mers (inaccessibles dès 400 mètres aux radiations
solaires) d'où les récentes plongées ont retiré des êtres inférieurs
lumineux, en très grand nombre et des êtres supérieurs porteurs
d'appareils éclairants les plus perfectionnés.

La lumière protoplasmique est-elle enfin destinée à de nouveaux perfectionnements parmi les animaux, ou bien décroit-
elle après une période de plus riche expansion datant de
l'époque où d'épaisses fumées obscurcissaient, dit-on, l'atmosphère ? Il paraît impossible de donner une réponse à ce problème, à moins que l'on ne vienne à reconnaître en quelque œil
pinéal ou autre le dernier vestige du flambeau qui a pu
marquer le front de nos ancêtres, ou que l'homme en son ingé-
niosité ne réussisse à développer le pouvoir latent de luminosité masqué dans ses organes. (1)

*
* *

Les habitants de la surface de la terre, éclairés par les astres
ne produisent plus habituellement la lumière, ils l'utilisent
seulement, et possèdent à cette fin le pouvoir de *réfraction*, qui
est de drainer et collecter pour leur usage les ondes lumineuses,

---

(1) Je remercie M. Etienne Jourdan et M. Raphaël Dubois de leurs obligeantes
communications, et ce dernier pour m'avoir autorisé à reproduire les figures
empruntées à ses *leçons de physiologie générale et comparée.*

messagères du monde extérieur. L'étude de cette fonction a été, pour la clarté de l'exposé, divisée en chapitres de courte étendue :

Réfraction comparée,
Transparence,
Réfringence,
Toute-réfraction,
Principe et pratique de l'ophtalmoscope,
Accommodation,
Hypermétropie,
Myopie,
Dissymétropie,
Emploi des lunettes.

CHAPITRE II

Réfraction comparée

SOMMAIRE

Les progrès de la réfraction sont par la nature jalonnés en trois étapes, dont la première isole optiquement l'élément de la sensibilité lumineuse, dont la seconde oriente sur des éléments nerveux liés en gerbe saillante une grossière image droite de l'espace, dont la troisième enfin projette sur les éléments étalés en creux de l'œil inverti l'image renversée de l'espace.

Ces trois étapes constituent les trois formes principales : 1° de la réfraction *plastidulaire* et *bacillaire* ; 2° de la réfraction *facettaire*, celle de l'œil extrorse ou ommatie; 3° de la réfraction *camérulaire*, celle de l'œil introrse ou chambre obscure.

1. Universellement sensible à la lumière, d'une sensibilité manifeste à des réactions chimiques, électriques et motrices, le protoplasma est primitivement transparent et de structure granulaire, aréolaire ou réticulaire, c'est-à-dire, formé d'au moins deux substances diversement réfringentes représentant l'une la « gangue » du protoplasma, l'autre ses grains, vacuoles ou réticules, les « plastidules » du protoplasma. Du pigment déve-

Réfraction plastidulaire et bacillaire.

loppé dans l'intérieur du protoplasma, a la faculté d'absorber la lumière et d'en obtenir des réactions plus intenses ; non indispensable à la fonction lumineuse, le pigment en est un stigmate.

Plastidule réfringent des Protistes. Une différenciation de réfringence a été trouvée annexée au grain de pigment dans l'organisme unicellulaire des Protistes. G. Pouchet l'a signalée dans le *Gymnodium Polyphemus*, sous la forme d'un globule transparent, fortement réfringent, contigu au grain de pigment propre à cet Infusoire. Une telle formation a pour résultat de concentrer la lumière sur le pigment ou à côté de lui suivant l'incidence. On est en droit de lui attribuer un rôle dans ces sortes d'orientations motrices vers la lumière ou de sens inverse qui constituent le phénomène de l'*héliotropisme* commun à plusieurs espèces d'Infusoires.

Bâtonnet réfringent dermatoptique. La sensibilité lumineuse des êtres pluricellulaires, localisée dans le tégument prend le nom de *fonction dermatoptique*.

Cette fonction est manifeste à des mouvements de distinction entre l'ombre et la lumière. Telle on la connaît de l'ortie de mer qui s'épanouit à l'ombre et se ferme sous l'action directe des rayons solaires.

Elle permet aussi de différencier les grandes directions de la lumière d'après l'inclinaison des surfaces éclairées. C'est ainsi que les larves des Mouches, bien que privées d'organes visuels proprement dits, se dirigent du côté obscur des appartements où on les place, et que les Méduses ont l'habitude contraire de se rassembler sur les points éclairés des aquariums.

La première différenciation anatomique visuelle apparaît dans la peau sous la forme de la cellule visuelle : une cellule à expansion nerveuse, pigmentée elle-même ou bien accolée à une cellule pigmentée. Des exemples de la première variété se rencontrent dans toutes les classes d'invertébrés. La deuxième variété se présente dans les Vers : témoin le *polyophtalmus*, un annélide limivore porteur de points noirs sur les faces opposées d'un grand nombre de segments. Le point y est formé d'une mince cellule pigmentée enchassant la face profonde d'une grosse cellule nerveuse transparente située sous la cuticule tégumentaire. Toutes les rétines de l'œil plus complexe des vertébrés se rattachent à ce type.

Une différenciation intracellulaire donne naissance au *bâtonnet*, production cuticulaire transparente de la surface, organe réfringent de la cellule visuelle.

Considéré dans ses résultats optiques, le bâtonnet agit comme un prisme qui présente sa base à la lumière. Il est pénétré exclusivement par la lumière dirigée suivant son axe. Il canalise cette lumière, empêchant la dispersion en vertu des phénomènes de la réflexion totale. Il la localise sur une seule et même cellule visuelle, qui s'en trouve optiquement individualisée, étant rendue accessible à une seule et unique incidence de la lumière.

Physiologiquement le bâtonnet a donc pour résultat de donner au sujet qui en est porteur un pouvoir affiné de localisaion des impressions lumineuses et de distinction des incidences.

On trouve des bâtonnets dans toutes sortes de formations visuelles, des plus élémentaires aux plus complexes. Il serait oiseux d'en citer des exemples. On doit seulement retenir qu'il en est de deux sortes : 1° Les uns, grossièrement bacillaires, ont le diamètre de la cellule visuelle. C'est le cas le plus général. 2° Les autres, finement bacillaires, sont une division ciliée de l'extrême digitation de la cellule visuelle non pigmentée ; on les décrit ainsi dans les Vers.

Groupées en nombre sur un petit espace, les cellules visuelles forment des taches : les *taches visuelles*, dont le rôle primitif est de concentrer la fonction précédemment disséminée sur toute la surface du corps et d'en accroître d'autant la sensibilité lumineuse.

Taches visuelles, leur disposition plane, extrorse et introrse.

Les taches visuelles peuvent être planes, ou bien affecter deux autres modes d'étalement : en convexité et en concavité. Convexe, la tache est éclairée du côté d'où lui vient la lumière ; c'est la disposition *extrorse* ou droite. Concave, elle est éclairée du côté opposé à celui d'où lui vient la lumière ; c'est la disposition *introrse* ou invertie. Prélude des dispositions ultérieures de l'œil droit et de l'œil renversé, ces dispositions assurent à chaque tache la plénitude hémisphérique du champ visuel, et le pouvoir de déterminer les directions de la lumière.

Les taches visuelles abondent dans toutes les classes d'animaux inférieurs.

Réfraction facettaire.

2. Un organe réfringent commun à une agglomération de cellules visuelles distingue les yeux proprement dits des taches. Il en est de deux sortes suivant que le groupement s'est fait en convexité ou en concavité, ou, pour en revenir au terme consacré du langage botanique, qu'il est extrorse ou introrse.

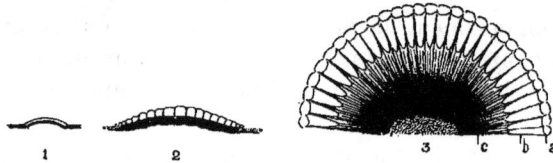

Fig. 14. — *Schéma de perfectionnement de l'œil extrorse.* — 1 tache visuelle extrorse; 2 formations épithéliales prismatiques; 3 œil composé : *a* cornée, *b* cône-cristallin, *c* rétinule.

L'œil extrorse mérite le nom d' « ommatie », du grec ὀμμά-τειον, qui signifie « une manière d'œil ».

Ommatie des Échinodermes

Aux ommaties appartiennent les formations décrites par les frères C. F. et P. B. Sarasin pour le *Diadema setosum*. Cet animal, un Oursin de la mer des Indes, est très sensible à la lumière et sait en suivre la direction au point de tourner ses piquants vers l'objet qui le masque. La surface de son corps est constellée de taches bleues d'iris sur fond noir de velours. Les taches, autant d'yeux, doivent leur coloration à un phénomène d'interférence. Elles se décomposent au microscope en une mosaïque de plusieurs centaines de prismes à cinq ou six pans fortement réfringents, dont l'extrémité profonde, apointie en forme de cône, plonge dans un lit de cellules pigmentées. Chaque prisme est constitué par un assemblage irrégulier de cellules épithéliales.

Les exemples d'ommaties sont rares dans les Vers. On les observe cependant dans les Annélides Polyclètes serpulacés du genre *Branchiomma*. L'œil de ces animaux entoure d'une petite sphère la terminaison de quelques-uns de leurs filaments branchiaux. Sa partie réfringente est formée de plusieurs centaines de cônes transparents à base superficielle, à sommet profond. Une gaine pigmentée les isole les uns des autres.

Ommatie des Vers.

On range dans les ommaties les yeux extrorses de certains Mollusques Lamellibranches, les Arches, et en particulier de l'*Arca Noae*. Le bord du manteau de ce bivalve est pourvu de trois crêtes, dont la moyenne — elle a nom pli ophtalmique — porte des yeux saillants pyriformes au nombre de plus de deux cents. Chaque œil présente de dix à quatre-vingts facettes formées chacune d'un cône transparent, fortement réfringent, à base convexe tournée en dehors, à sommet tronqué interne reposant sur le corps de la cellule visuelle. Cette cellule est elle-même transparente et entourée d'éléments cellulaires pigmentés. On dit le cône facetté de l'Arche de Noé être une production cuticulaire de la cellule visuelle, au même titre qu'ailleurs le simple bâtonnet; et cette circonstance aurait pu faire ranger son œil dans les taches visuelles. Mais la forme dégagée de l'organe, autant que la régularité de ses facettes solidement reliées entre elles, en a fait un organe plus élevé en dignité, de l'ordre des ommaties.

Ommatie des Mollusques.

Aux ommaties appartiennent surtout les yeux céphaliques latéraux dits *yeux composés* des Arthropodes (Insectes, Crustacés et quelques Myriapodes), formations hémisphériques facettées, au nombre de deux, symétriquement situées, une de chaque côté de la tête, dont les éléments facettaires sont complexes au point de mériter le nom de petits yeux ou « ommatidions ».

Ommatie des Arthropodes.

Chaque ommatidion — on en compte autant que de facettes — se compose essentiellement de trois parties : 1° la cornée, 2° le cristallin, 3° la rétinule. Leur description, hérissée de termes spéciaux doit être rappelée pour les besoins de la physiologie, qui en a fait un thème d'étude classique.

La cornée de l'ommatidion, est de forme hexagonale;

quelques crustacés seulement font exception et l'ont carrée. Sa surface est convexe, sa composition chitineuse. De structure lamellaire épidermique, elle procède de quatre cellules, dites cornéagènes, dont les noyaux occupent la face postérieure.

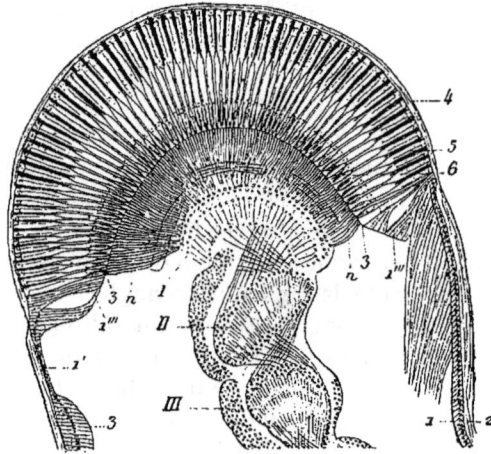

Fig. 15 — *Œil composé d'Astacus fluviatilis* (Décapodes) d'après Carrière. — 1 hypoderme, 2 cuticule, 3 membrane basale, 4 Cornée, 5 cône-cristallin, 6 rétinule, *n* fibres nerveuses. I II III IV Ganglions optiques.

Le cône-cristallin de l'ommatidion est une masse transparente, conique, contiguë à la cornée par sa base, à sommet dirigé vers l'intérieur. Il procède de quatre cellules, dites cristallo-gènes, dont les noyaux touchent à ceux de la cornée (noyaux de Semper). Sa consistance varie de l'extrême dureté à l'état fluide. On dit « eucones » les yeux porteurs d'un cône grand et très réfringent comme celui des Libellules. On dit « pseudocones » les yeux porteurs d'un cône fluide comme par exemple celui des Mouches. On dit enfin « acônes » les yeux dont le cône est effacé, témoin les Punaises. Des cellules pigmentées isolent les cônes les uns des autres.

La rétinule de l'ommatidion, plus profondément située est excavée en entonnoir pour recevoir la pointe du cône. Sept cellules la composent, cellules visuelles transparentes engainées dans un lit de cellules pigmentées. Elles sont allongées, extérieurement protoplasmiques et portant noyau, soudées intérieurement sur toute la longueur pour former un bâton réfringent, le « rhabdome » de la rétinule (du grec ῥάβδος = bâton). Les sept parties soudées du rhabdome ont nom « rhabdomères ». Le rhabdome est finement lamellé dans le sens transverse à la manière des bâtonnets des Vertébrés. Son axe seul est homogène et de faible réfringence, ce qui a fait dire de lui qu'il serait tubulé. Une membrane basale commune traversée de fibres nerveuses supporte les rétinules.

Un regard d'ensemble jeté sur cette description en trois parties permet de ramener l'ommatidion en tant qu'appareil réfringent à une unité prismatique à base ou face extérieure convexe, à extrémité profonde conique.

Le rôle de l'Ommatidion ne peut être que de concentrer les rayons lumineux et de les canaliser. Et c'est bien cela qu'enseigne l'observation de l'œil au microscope par sa face profonde, montrant les extrémités des cônes, occupées par des points lumineux, qui sont autant de minuscules images renversées des lumières.

Le rôle de l'entière ommatie apparaît dans l'observation microscopique de sa face profonde, à considérer l'ensemble des points lumineux qui occupent l'extrémité des cônes. Cet ensemble constitue une représentation réduite, droite, de l'espace extérieur, une image droite du dehors, comme l'avait déjà vu J. Müller (1) il y a bientôt un siècle. L'appareil peut en être défini un système réfringent orthoptique.

Le pouvoir d'analyse de l'ommatie, évidemment proportionné au nombre des foyers distincts qui

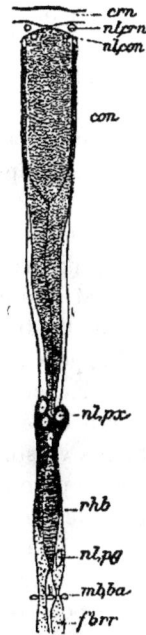

Fonctionnement de l'œil extrorse.

Fig. 16. — *Coupe transversale d'un ommatidion d'Astacus,* 130 gross. (d'après Parker). — *crn* cornée, *nlcrn* noyau de cellule cornéagène, *nlcon* noyau de cellule cristalline, *con* cône-cristallin, *nlpx* noyau de cellule rétinienne, *rhb* rhabdome, *nlpg* noyau de cellule pigmentée *mbba* membrane basale, *fbrr* fibre nerveuse.

(1) *Zur vergleichenden Physiologie des Gesichtssinnes.* Leipzig, 1826.

4

composent l'image, doit augmenter avec le nombre des facettes. On en compte cinquante dans la plupart des fourmis, cinq cents dans les fourmis rouges, douze mille dans les yeux de certain papillon, le Sphynx Atropos, vingt-cinq mille enfin dans les Libellules. Or l'expérience enseigne que des fourmis passent à côté de leurs larves sans les voir, tandis que les Libellules savent attraper au vol de petits insectes. L'acuité visuelle, estimée d'après la grandeur relative des objets reconnaissables dans l'image droite vue au microscope, serait d'un angle limite de 1 degré (S. Exner) alors que la nôtre est d'une minute. Cette différence peut bien correspondre à la réalité des faits, car, s'il est vrai que les insectes sont attentifs aux moindres mouvements du chasseur, il est non moins vrai que le chasseur échappe à leur vue s'il sait ralentir ses mouvements.

S. Exner (1) a constaté, dans ses observations de l'ommatie au microscope par la face profonde, que les foyers lumineux d'éléments voisins se superposent et fusionnent partiellement lorsque le pigment vient à manquer dans les interstices des cônes. C'est le cas des Insectes et Crustacés nocturnes, et en particulier de la Luciole. Les images ainsi composées d'éléments distincts moins nombreux sont appelées par l'auteur images de superposition pour les distinguer des images ordinaires de pure apposition.

Le fond de l'ommatie vu de dehors paraît entièrement noir quand l'organe est fortement pigmenté. Leydig (2) y a signalé de la lueur oculaire sous les mêmes conditions qui la produisent dans l'œil humain, et surtout par l'ophtalmoscope. Elle diminue à la suite de l'éclairement prolongé, ce que l'on explique par un mouvement du pigment rétinulien en avant, sous l'influence de la lumière. Ce mouvement aurait pour effet d'engainer plus complètement l'ommatidion.

Il est un cas où les côtés de l'ommatie vus à l'œil nu jettent un reflet circulaire comme d'iris, c'est quand le pigment des cônes près de la cornée, au lieu d'être noir est de couleur claire.

(1) *Die Physiologie der facettirten Augen.* Leipzig et Vienne 1891.
(2) *Das Auge der Gliederthiere.* Tubingue 1864.

Le milieu resté noir simule alors une sorte de pseudopupille qui offre la particularité de suivre les déplacements de l'observateur, en même temps que recule le pseudo-iris.

3. L'œil introrse procède de la tache visuelle creuse, comme l'extrorse de la tache saillante, par progressif perfectionnement. On en rencontre toutes les étapes, depuis la simple dépression jusqu'à la forme d'un sac constituant la *camera obscura* des physiciens.

Réfraction camérulaire

Déjà la tache visuelle simplement déprimée présentait ses déclivités aux lumières de direction opposée et en recevait som-

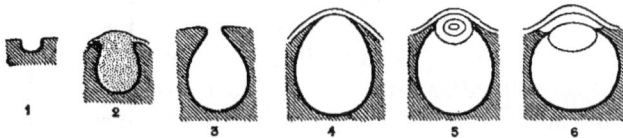

Fig. 17. — *Schéma de perfectionnement de l'œil introrse.* — 1 Tache visuelle creuse, 2 cavité emplie de matière cornée transparente (ocelle des arthropodes, Lizzia), 3 cavité ouverte (Nautilus), 4 cavité fermée avec humeur vitrée et cornée, 5 cavité fermée avec humeur vitrée et cristallo-cornée, 6 cavité fermée, cornée et cristallin séparés par une chambre antérieure.

mairement la projection renversée de l'espace. L'œil introrse devenu chambre obscure projette sur son fond l'image réelle, réduite et renversée des objets extérieurs.

La forme la plus simple de chambre obscure consiste en une poche ouverte au dehors. On en cite des exemples rudimentaires dans les Mollusques inférieurs et jusqu'aux Gastéropodes. Le *Nautilus,* espèce de Mollusque Céphalopode en offre le type le plus développé dans ses deux gros yeux pédiculés placés chacun sur un côté de la tête. L'orifice, large d'un à deux millimètres, y donne accès dans une cavité sphérique de trois centimètres de diamètre, dont le fond est tapissé par la rétine. Dépourvu d'une capsule spéciale, cet œil est entouré de tissu conjonctif

Chambre ouverte.

riche en fibres musculaires ; il y en a peu autour de l'orifice et il ne semble pas que le diamètre en puisse être modifié notablement. La surface extérieure de l'œil autour de l'ouverture est garnie d'un tapis de cellules épithéliales cylindriques à cils vibratiles qui se continuent dans la cavité oculaire, y perdent leurs cils, se chargent en arrière de pigment tandis que l'avant demeuré transparent est transformé en un long bâtonnet.

Cristallo-cornée.   Ailleurs intervient un épaississement globuleux de l'épiderme. Transparente et très réfringente, cette formation pénètre dans la cavité et l'emplit.

C'est ainsi que les *Lizzia* genre de Méduses (Coelentérés) sont porteurs, à la base des tentacules, de corps pigmentés visuels que le microscope décompose en une vingtaine de longues cellules incurvées autour d'un globe réfringent. Ce globe est formé aux dépens de l'épiderme ; il pénètre en coin dans l'orifice laissé libre entre les cellules (O. et R. Hertwig).

Sur un certain nombre de Mollusques gastéropodes, au dire d'E. Jourdan (1), une formation analogue serait le produit de sécrétion des cellules visuelles elles-mêmes, dont elle figurerait les bâtonnets fusionnés.

Une masse cornée transparente pénétrant dans la cavité, et l'emplissant figure l'appareil réfringent de l'œil simple ou « ocelle » des Arthropodes que l'on trouve seule (Myriapodes, Arachnides, Scorpions) ou conjointement avec les yeux composés (Insectes). L'ocelle consiste en un globe chitineux enchassé dans la cavité oculaire qu'elle ferme en avant. Une couche de cellules cornéagènes en occupe la face profonde et la sépare de la rétine. La rétine est formée de cellules visuelles pigmentées aux formations bacillaires variées tantôt libres comme on l'observe dans les Insectes, et tantôt soudées par groupes en des sortes de rhabdomes (Scorpion). La vision au moyen des ocelles est des plus faibles. Les myriapodes semblent ne guère distinguer plus que l'ombre de la lumière. Les araignées voient les déplacements d'une mouche à quelque dix

_____

(1) *Les sens dans les Animaux inférieurs*, Paris 1889.

ou vingt centimètres, mais ne la peuvent reconnaître pour se précipiter et la saisir qu'à un ou deux centimètres ; il en est de même du scorpion. Quant aux Insectes, la privation des ommaties les empêche totalement de se diriger ; ils s'élèvent verticalement vers le ciel à une grande hauteur comme ils font lorsqu'on les a complètement aveuglés tandis que la privation exclusive des ocelles paraît ne les gêner en rien (Plateau). Forel attribue aux ocelles la perception de la lumière dans les milieux faiblement éclairés et la distinction des objets approchés. D'après Jourdan les ocelles, seuls organes visuels des chenilles, permettraient à cet animal de distinguer des objets à une distance d'un centimètre.

Humeur vitrée. — Une sécrétion fluide, de consistance plus ou moins gélatineuse, l' « humeur vitrée », est interposée ailleurs entre la rétine et la cornée, dont la forme varie d'une lame aux faces parallèles à un globe cristallo-cornéen. En ce dernier cas, la puissance focale du système est augmentée de toute la réfraction opérée sur la face postérieure de la cristallo-cornée.

L'Annélide carnassière, *Nereis cultrifera*, possède sur chaque côté de la tête deux yeux, formés chacun d'une cavité creusée dans l'épiderme. Cette cavité est emplie d'une liqueur transparente ; elle est fermée au dehors par la cuticule aux faces parallèles, qui revêt l'entière surface du corps. Dès éléments sécréteurs de l'humeur vitrée se trouvent semés dans la rétine entre les cellules visuelles.

Une Méduse (Cœlentérés), le *Charybdea Marsupialis* possède une cristallo-cornée très réfringente, à face antérieure sphérique et face profonde conique, séparée de la rétine par une cavité emplie de liquide.

Les Alciopes, vers Annelés, présentent des deux côtés de la tête un œil à cornée saillante membraneuse, doublée intérieurement d'un corps sphérique, réfringent, le tout formant cristallo-cornée. Une abondante humeur vitrée la sépare de la rétine où l'on trouve, comme dans l'Annélide carnassière, des éléments sécréteurs intercalés entre les cellules visuelles.

L'œil de Pecten, Mollusque Lamellibranche, doit être rap-

proché des précédents au point de vue physiologique. Sa particularité consiste en ce que l'humeur vitrée serait remplacée par
un épais ganglion nerveux rétinien transparent interposé au
devant des cellules visuelles et des bâtonnets tournés en arrière
comme ceux des vers et ceux des vertébrés.

Des cristallo-cornées séparées de la rétine par l'humeur vitrée
sont communes à beaucoup de limaces et limaçons, Mollusques
gastéropodes, prosobranches, dont les yeux, très petits, sont
situés à la base ou à l'extrémité des tentacules. Leur vision
plusieurs fois étudiée est rudimentaire. Elle ne permet pas de
voir les obstacles à plus d'un centimètre et d'en reconnaître
l'image à plus d'un ou deux millimètres.

Humeur aqueuse.
Mobilisation
du cristallin.

Le dernier perfectionnement de l'œil développé en chambre
obscure consiste en l'isolement et la mobilisation du cristallin,
avec formation de chambre antérieure, à contenu d'humeur
aqueuse, développement du diaphragme iris et apparition d'un
muscle à attache cristallinienne.

La mobilisation du cristallin a pour objet fonctionnel l'adaptation aux distances ou accommodation.

On constate la mobilisation du cristallin parmi les Invertébrés
dans les seuls Mollusques Céphalopodes (Seiches et Poulpes
marines), animaux porteurs de deux yeux céphaliques volumineux autant que ceux du chat. La chambre antérieure très
étendue entoure le globe de l'œil jusqu'à la base ; elle est perforée à l'avant et communique avec l'extérieur dans les Céphalopodes Oigopsidés (οἴγνυμι = ouvrir) ; elle est close dans les
Myopsidés (μύω = fermer). Un muscle circulaire sert d'attache
au cristallin. Des études ont été faites par Th. Beer (1) sur la
réfraction et l'accommodation des Céphalopodes. Il a constaté
que la réfraction varie dans l'eau de plus de dix unités prouvant l'existence de la faculté accommodatrice. Une excitation

(1) Les études de Beer ont paru dans Pflüger's Archiv f. d. ges. Physiologie.
Elles ont porté sur les oiseaux (1893), sur les poissons (1894), sur les Céphalopodes (1897), sur les reptiles (1898), sur les Amphibies (1898). Nous les retrouverons avec plus de détail a propos des mouvements du cristallin dans la deuxième
partie de cet ouvrage.

électrique du globe de l'œil produit le recul de la lentille sans changement de courbure.

L'existence de la chambre antérieure est constante dans tous les Vertébrés. L'appareil de la mobilisation y varie suivant les classes produisant tantôt le recul ou l'avancement du cristallin et tantôt sa seule déformation. La rétine des Vertébrés a les bâtonnets dirigés en arrière vers un épithélium pigmenté. Une lame au reflet métallique, le *tapetum*, occupe souvent la face interne contiguë de la choroïde; on lui donne pour rôle de réfléchir la lumière dans la direction de son incidence, c'est-à-dire normalement à la surface, et d'en accroître d'autant l'effet par un choc en retour; le tapetum est surtout le propre des animaux nocturnes dont il augmenterait la sensibilité lumineuse.

Beer a étudié la réfraction des Poissons. Il a constaté, les examinant sous l'eau, des variations de neuf unités (myopie de 12 à 3) ce qui implique l'accommodation aux distances. Nous en étudierons ailleurs le mécanisme attribué à un déplacement du cristallin par le muscle de la campanule. Une forme intéressante d'yeux de poissons particulière aux profondeurs marines est la forme « télescopique » signalée par Leuckart et décrite récemment par Chun (1) comme appartenant à diverses espèces (Disomma anale et d'autres) : les deux yeux très allongés et fortement myopes, sont dirigés non latéralement, mais parallèlement en avant ou en haut à la manière de lunettes jumelles, un muscle intérieur de l'accommodation assure le recul du cristallin pour la vision à distance. (Une pareille disposition a été trouvée aussi par Chun sur un Céphalopode du genre Amphitretus).

Beer a étudié également la réfraction des Amphibiens. Il l'a trouvée ordinairement adaptée au milieu où ils vivent le plus habituellement, l'air pour les Crapauds et les Grenouilles, l'eau pour les Salamandres. Un faible degré d'accommodation fut observé, coïncidant avec de la projection du cristallin en

---

(1) Aus den Tiefen des Weltmeeres, Iéna 1900.

avant par une sorte de constriction du globe oculaire, et il en a été de même pour les Serpents.

Les autres Reptiles (lézards, tortues, crocodiles), les Oiseaux et les Mammifères ont l'accommodation liée aux changements de courbure du cristallin. Tous ces animaux sont communément hypermétropes. Le singe seul serait emmétrope et doué d'une accommodation égale à celle de l'homme (10 à 12 unités) ; le chien aurait encore une puissance accommodatrice de trois unités, le chat d'une unité, le lapin n'en aurait pas.

Tel est un aperçu général de la réfraction oculaire dans la série animale. Il dessine sa phylogénèse, développement de la fonction dans l'animalité à travers les âges. Notre tâche est maintenant d'aborder en détail les problèmes physiologiques que cette question soulève pour l'œil parvenu à son état de plein développement dans les animaux supérieurs et l'homme en particulier.

CHAPITRE III

Transparence

SOMMAIRE

1. Cause et condition de la transparence. — Homogénéité de réfringence. La mort, l'imbibition aqueuse, la compression et l'extension, la congélation, l'ébullition, le choc électrique, causes d'opacification, détruisent cette homogénéité.

2. Défaut de transparence. — L'œil reconnaît ses propres opacités, détermine leur siège (opacités entoscopiques). Limitation du bord pupillaire. Opacités accidentelles. Ombres des vaisseaux rétiniens. Ombres de la tache jaune. Apparences interférentielles.

1. Remarquables sont la transparence des milieux intérieurs de l'œil et celle de la cornée qui les revêt extérieurement. Pour en comprendre la cause, il est nécessaire de remonter aux conditions de la transparence en général rappelées par Ranvier en ces termes (1) :

Cause et condition de la transparence.

« Voici un bloc de verre ; il est parfaitement transparent. Nous le brisons de manière à le réduire en un grand nombre de fragments que nous recueillons dans un verre à expérience ; ils forment, avec l'air pourtant transparent qui les sépare, une masse opaque. Nous ajoutons de l'eau ; nous rendons à cette masse une partie de sa transparence. Pour qu'elle devînt absolument transparente, il faudrait faire pénétrer entre ses différents fragments du baume de Canada, dont l'indice de réfraction est à peu près celui de verre ».

Homogénéité de réfringence.

Un corps quelconque est, en effet, transparent lorsque tous ses éléments, si nombreux soient-ils et différents au point de vue de la structure, sont d'égale réfringence.

(1) *Leçons sur la cornée*, J.-B. Baillère, édit., 1881.

Ils sont à peu près égaux en réfringence les éléments innombrables qui composent chacun des organes oculaires transparents : cellules épithéliales, lame antérieure de Bownan, fibres et cellules conjonctives, lames postérieures de la membrane de Descemet, fibres suturales, épithélium postérieur de la cornée, sérosité homogène de l'humeur aqueuse où flottent de rares cellules lymphatiques ; membrane capsulaire, épithélium et fibres du cristallin, humeur vitrée, enfin, composée d'eau et de vagues éléments fibrillaires. La preuve en est manifeste, pour qui cherche à les examiner vivants sous le microscope dans la chambre humide, à l'impossibilité d'en distinguer les contours dans leur milieu naturel.

Elles sont aussi à peu près d'égale réfringence les parcelles qui constituent chacun de ces éléments : enveloppe, corps, noyau, nucléole de la cellule et grains de protoplasma, ciment intercellulaire, fibrilles conjonctives. Et la preuve en est qu'on n'en peut rien distinguer sous le microscope à l'état vivant.

Sans doute l'humeur aqueuse et l'humeur vitrée n'ont pas la même réfringence que la cornée et celle-ci diffère du cristallin ; il y a même de la différence entre l'écorce et le noyau du cristallin. Mais ces différences, propres à coopérer à la concentration des rayons lumineux pour la formation des images sur la rétine, n'intéressent pas la transparence de chaque organe considéré pour lui-même.

Ainsi l'uniforme réfringence des éléments constitutifs d'un tissu est bien la condition de sa transparence : cela ressort également des circonstances suivantes dans lesquelles disparait accidentellement la transparence des milieux oculaires.

Trouble cornéen passager effet de la mort.

Une opacité passagère de la cornée survient après la mort. Signalée jadis par le chirurgien Louis (1), elle a été étudiée par Ranvier dans ses leçons sur la cornée et plus récemment par J. du Bourguet (2).

Ce dernier auteur observant sur l'homme, l'a vue survenir

(1) OEuvres diverses de chirurgie, 4ᵉ lettre.
(2) *Thèse de Montpellier*, 1882.

après douze heures, apparaître simultanément aux deux
cornées, affecter au début la forme d'anneaux concentriques,
fusionner ensuite en une plage uniforme et disparaître ensuite
sans laisser de traces.

Ce trouble expliqué par M. Ranvier tient à ce que les cellules
fixes de la cornée acquièrent une réfringence relative supérieure
à celle du milieu. En effet, si l'on considère au microscope une
cornée sur laquelle le trouble vient de se produire, toutes les
cellules s'y montrent nettement, et leur noyau lui-même, d'abord
indistinct dans l'intérieur de la cellule, ne tarde pas à s'y révéler : l'un et l'autre sont plus réfringents que le milieu, ainsi
qu'il apparaît à la luminosité plus grande des parties centrales
quand on éloigne l'objectif.

La cornée est rendue opaque par l'imbibition aqueuse de son   *Opacité d'imbibi-*
parenchyme fibrillaire. On l'obtient sur le vivant à l'exemple de   *tion.*
Leber (1) par l'écorchure de la face postérieure (membrane de
Descemet), en contact avec l'humeur aqueuse. Ici encore les
cellules sont devenues apparentes sous le microscope. N'absorbant pas l'eau, elles ont conservé une réfringence plus élevée
au milieu de fibres devenues moins réfringentes par leur gonflement. Lorsqu'il s'agit du tissu conjonctif ordinaire, il suffit de la
macération dans l'eau pour démontrer sa structure fibrillaire ;
c'est ainsi qu'un fragment de tendon macéré se résout en un
véritable pinceau de fibrilles, tandis qu'on n'obtient de la cornée
qu'une striation incertaine et que toute dissociation est
impossible. Les fibrilles de la cornée se gonflent, dit Ranvier,
à la manière de la gélatine desséchée, qui est celle des matières
colloïdes.

Le cristallin est, lui aussi, rendu opaque par l'imbibition
aqueuse de son parenchyme fibrillaire. On l'obtient en écorchant
la capsule qui le sépare de l'humeur aqueuse. L'explication du
phénomène réside ici dans un mélange de l'eau avec des éléments doués de réfringence supérieure.

A l'opacité cornéenne par imbibition appartient l'opalescence

(1) Graefes Archiv 1873.

remarquable signalée après la narcose au chlorure d'éthylène par Raphaël Dubois (1). Mélangée à l'air à saturation, cette substance produit une bonne narcose chirurgicale pour le chien ; mais le chirurgien qui l'appliquerait à l'homme aurait la désagréable surprise de voir, après quelques heures, la cornée, frappée d'une opacification indélébile ou qui, pour le moins, met quelques mois à disparaître. L'imbibition est apparue à l'auteur comme un phénomène de réaction ou d'accident en retour comme il a lieu *in vitro* lorsque, ayant exposé la cornée aux vapeurs du chlorure, on la plonge ensuite dans l'eau.

Opacité de compression et d'extension.

La compression et l'extension rendent la cornée opaque. Les oculistes le savent bien, ayant appris à reconnaître dans cette forme d'opacité un signe d'extrême tension de l'intérieur du globe de l'œil, dans l'affection morbide connue, sous le nom de glaucome.

On l'obtient artificiellement par la compression du globe en son entier. On l'obtient également par la compression directe de la cornée entre deux lames de verre et aussi par la traction exercée en sens inverse sur deux bords opposés de la membrane. Le degré en est proportionné à l'intensité de la force employée à la produire. Elle cesse avec la pression, et renaît avec elle à volonté.

L'examen de la membrane cornéenne sous le microscope donne l'explication du phénomène en faisant apparaître dans la cornée comprimée une striation fibrillaire qui dénote un changement de réfringence par rapport au milieu liquide échappé aux effets de la compression.

L'examen de la cornée au microscope à polarisation fait reconnaître une augmentation de biréfringence des fibres tendues (v. Fleischl) (1) ce qui est par soi-même un changement de réfringence. On le voit, à l'accentuation de la croix noire, qui apparaît sur la cornée vue de face quand les nicols sont croisés. Le phénomène de la croix communément observé sur

(1) C. R 1887 et *Archives de physiologie*, 1888.
(2) Wiener Akad 1880.

tous corps constitués de couches concentriques, tel le grain d'amidon, provient de ce que les éléments fibrillaires laissent passer la lumière polarisée alors seulement qu'ils forment un angle de 45° avec le plan de polarisation. Si l'on fait tourner la cornée sans rien changer aux nicols, la croix noire de la cornée comme celle du grain d'amidon ne change pas d'orientation.

Opacité de congélation et d'ébullition.

La congélation rend la cornée opaque, et cette opacité disparaît avec le dégel. Le même phénomène se produit avec le cristallin, d'où l'on doit conclure que, dans le cristallin, comme dans la cornée, certaines parties plus riches en eau sont plus fortement soumises au changement de réfringence qui accompagne la congélation.

La chaleur de l'ébullition opacifie également la cornée et le cristallin. Elle rend apparentes sous le microscope les fibres, les cellules et leurs noyaux désormais distincts les uns des autres, différents par la réfringence. De même, dans l'opacification du blanc d'œuf par la chaleur, il se fait une séparation de particules d'inégale réfringence, et cela démontre aussi l'hétérogénéité de structure et de composition du blanc d'œuf, diversement modifié dans ses différentes parties par l'action de la chaleur.

Décharges électriques.

Les décharges électriques provoquent également, lorsqu'elles sont intenses, l'opacité de la cornée. Ses cellules tuées et leur noyau rupturé développent une réfringence nouvelle qui les fait distinguer au milieu du parenchyme fibrillaire. (1) Le cristallin aussi s'opacifie et devient cataracté. On en connaît des exemples sur l'homme frappé par la foudre. C. Hess en a reproduit artificiellement les effets par les décharges répétées d'une puissante bouteille de Leyde (1). Tôt après la décharge et pendant quelques heures, la transparence du cristallin demeure intacte. Le trouble apparaît ensuite pour gagner progressivement tout ou partie de l'organe. On comprend à la lenteur de cette apparition

(1) Voir les détails de cette expérience, d'après Ranvier, au chapitre de la nutrition.
(2) Congrès opht. de Heidelberg, 1888.

qu'il ne peut être question ici ni d'une coagulation par la chaleur, ni d'un effet électrolytique, décomposition chimique qui serait également immédiate, mais des suites d'une rupture capsulaire, telle la rupture de l'enveloppe nucléo-cellulaire dans des expériences analogues faites sur la cornée. Cette interprétation est corroborée par le fait que la matière opacifiée du cristallin a été vue gonflée, et cela permet de supposer une infiltration aqueuse au travers de la capsule fissurée.

Défauts de transparence

2. Accidents toujours nombreux dans l'intérieur de l'œil, même en état de santé, les défauts de transparence y peuvent être reconnus par le sujet lui-même sans nul artifice. On en facilite la distinction de la façon suivante.

L'œil reconnaît ses opacités, détermine leur siège.

Percer un trou d'aiguille dans un carton, le couvrir de papier fou, regarder au travers en le plaçant au foyer antérieur de l'œil (15 millimètres en avant de la cornée), de façon que les rayons diffusés en tous sens en soient réfractés parallèlement sur la rétine. On voit de la sorte une plage lumineuse circulaire limitée par la pupille. Les images des objets situés dans l'œil s'y dessinent très visiblement : les objets opaques manifestes à l'ombre qu'ils projettent, et les objets transparents à des images lumineuses comme font les bulles d'air ou les gouttelettes d'huile dans l'eau. Plus réfringents que le milieu, les objets transparents concentrent la lumière et apparaissent moins clairs sur les bords qu'au centre ; moins réfringents, ils sont au contraire plus clairs sur les bords.

On détermine la place des objets intra-oculaires relativement au plan de la pupille par leurs déplacements apparents. Situés dans le plan de la pupille, ils conservent la même position relative quelle que soit la direction de la ligne visuelle ; placés plus profondément, ils semblent se mouvoir dans le même sens qu'elle ; placés moins profondément, ils semblent au contraire se mouvoir en sens inverse. On mesure même leur position relativement à la rétine et à la pupille. A cet effet, porter le regard dans la direction de deux points lumineux placés côte à côte et faisant voir deux plages lumineuses à travers l'orifice.

Les images de l'intérieur de l'œil projetées sur deux cercles sont vues doubles, on mesure leur écartement et la distance qui les sépare du bord de l'un des cercles. Le rapport entre ces mesures est égal au rapport entre la distance de l'objet à la rétine et celle de la pupille à la rétine.

Des objets visibles de la surface et de l'intérieur de l'œil, il faut citer en première ligne le bord même de la pupille, ses irrégularités, ses contractions et dilatations faciles à produire en couvrant ou découvrant l'autre œil.

Limitation du bord pupillaire

De petits cercles, dont le centre est brillant, mobiles d'un mouvement de haut en bas, et que déplacent les battements des paupières, sont produits par des gouttelettes de la surface de la cornée. Des stries horizontales qui montent et descendent, quand on fixe au loin, sont dues à la couche des larmes déplacées par le clignement des paupières. Des stries horizontales fixes et persistant plusieurs heures après un travail prolongé de lecture ou de clignement des yeux, pour peindre, par exemple, sont attribuées à des plissements de la cornée à sa surface. Un aspect moucheté qui apparaît quand on a frotté l'œil avec force, et disparaît peu après a pour cause des irrégularités de même nature et de même siège.

Opacités accidentelles.

De petits disques ronds, tantôt brillants, entourés d'un bord noir, tantôt sombres avec un bord brillant, répondent à des grains du cristallin. Une figure étoilée, tantôt brillante, tantôt sombre avec des bords un peu plus lumineux, dessine le lieu de convergence des fibres de cet organe. Les opacités pathologiques du cristallin se dessinent avec une grande netteté et un malade intelligent peut suivre pas à pas le développement de sa cataracte.

Placées plus près de la rétine, les irrégularités et opacités du corps vitré sont visibles sans artifice. Mobiles, elles montent et descendent quand les globes oculaires sont mus avec rapidité ; fixes, elles accompagnent les mouvements du regard comme des mouches que l'œil poursuivrait sans les pouvoir jamais atteindre. Elles ont pris le nom de mouches volantes. Les myopes en sont surtout affectés.

Placés sur la rétine, les vaisseaux sanguins sont ordinaire-

Ombre des vaisseaux rétiniens.

ment invisibles. On explique cela par le fait de leur situation
peu au devant du lieu de formation et d'impression des images.
L'ombre en doit, dit-on, disparaître dans le cône de la lumière
convergente vers ce point. On l'explique aussi par le fait de
l'habitude que nous en avons, et qui nous aurait appris à négliger
des apparences aussi insignifiantes.

On rend apparentes les ombres des vaisseaux rétiniens en
faisant mouvoir sur la rétine un faisceau de rayons parallèles
ou divergents obtenu par un point lumineux : orifice recouvert
de papier fou, placé comme précédemment au foyer antérieur ou
placé plus près. Les ombres vasculaires apparaissent très finement dessinées, les verticales seules dans les mouvements
horizontaux et les horizontales seules dans les mouvements verticaux.

Les ombres des vaisseaux rétiniens apparaissent encore,
mais très agrandies par l'artifice qui consiste à éclairer la
rétine de façon indirecte, à travers la sclérotique, soit par une
flamme promenée sur elle au-devant d'une lentille convergente,
soit par une bougie que l'on fait mouvoir circulairement à
quelque distance autour du point fixé. Venant en direction
insolite, tamisée par la sclérotique ou réfléchie par les côtés de
la rétine, la lumière produit des ombres également insolites
capables pour ce motif d'éveiller l'attention et c'est ainsi que
l'on en explique la perception.

Ombres
de la macula. Il n'y a pas de vaisseaux dans la région centrale de la rétine,
aussi n'y voit-on pas d'ombres vasculaires. Une petite ombre
mouvante, en forme de croissant, apparaît cependant tout au
centre, projetée par les bords de la cavité centrale ou fossette
rétinienne. Autour du centre, encore dans la partie dépourvue
de vaisseaux, l'on indique, apparaissant surtout dans la lumière
bleue, la présence d'une auréole ombrée (anneau de Maxwell)
tantôt circulaire, tantôt losangique et de grand diamètre horizontal d'un peu plus de deux degrés (Helmholtz). Cette ombre
paraît répondre à la coloration jaune de la macula, ou tache
jaune rétinienne centrale, dans sa partie la plus épaisse. Un
anneau plus clair l'entoure (anneau de Loewe) ; il paraît répondre
aux parties moins épaisses, mais pourtant teintées de la tache

jaune. On attribue enfin à un pouvoir biréfringent (1) de la rétine dans sa partie jaune les houppes (houppes de Haidinger) que l'ont voit se dessiner dans la lumière blanche et surtout bleue quand elle est polarisée, ainsi dans le ciel bleu vu à travers un prisme de Nicol. Quelques personnes la voient même sans ce prisme. La tache jaune se dessine en somme dans le champ visuel par une zône ombrée entourant la plage de vision nette correspondante à la fossette centrale (2).

Divers phénomènes d'interférence sont enfin relatés. La « couronne ciliaire » consiste en une infinité de radiations multicolores observées autour du point lumineux lorsqu'il est suffisamment intense. Elle varie incessamment de grandeur dans la lumière homogène et cette mobilité la fait attribuer par Tscherning à la diffraction par les bords de la pupille. Elle atteint jusqu'à 8 degrés. Un spectre annulaire « premier anneau coloré » aux couleurs concentriques, le rouge en dehors, le bleu en dedans, a été observé par Tscherning dans les mêmes conditions et rapproché par lui d'un phénomène analogue facile à développer autour de l'image des points lumineux quand la lentille qui les produit est couverte de grains de lycopode. Il l'attribue à quelque inégalité de réfringence dans les cellules épithéliales de la surface de la cornée. Un peu en dehors du précédent, toujours dans la couronne ciliaire un « deuxième anneau coloré » a été trouvé après la dilatation de la pupille, il est plus prononcé, fait de stries radiaires (Druault, Tscherning) et attribué au réseau fibrillaire du cristallin. La striation fibril-

Interférences.

---

(1) La biréfringence est, d'après F. Dimmer, le fait des fibres externes ou fibres à cône propres à cette seule région de la rétine (Graefe's Archiv., LXV, f. 3, 1907).

(2) Un procédé récent pour faire apparaître maintes ombres consiste d'après Fortin (C. R., 29 juill. 1907) à regarder à travers le trou sténopéique, placé au foyer antérieur, la lumière concentrée bleue des vapeurs de mercure obtenue par l'éclairage électrique des tubes Cooper Hewitt. Cette lumière, dépourvue de radiations rouges, montre le réseau capillaire de la région maculaire semblable à une toile d'araignée dessinée en bleu-noir sur fond bleu-clair ; elle montre, surgissant de tous côtés dans le champ visuel, de fins tubes coudés très lumineux représentant les capillaires et à leur intérieur de petits disques noirs rapidement entraînés qui sont les globules rouges du sang ; elle fait voir aussi très nettement avec le nicol les houppes de Haidinger.

laire des filaments nerveux de la rétine produirait enfin une figure ovalaire de deux arcs horizontaux très subtils, colorés en bleu : il faut, dit-on, pour la voir, fixer le regard dans un écran noir un peu à côté d'une fente lumineuse verticale (Tscherning). A la même catégorie appartiennent les cercles colorés accidentels des yeux frappés d'opacité cornéenne profonde d'origine glaucomateuse et les anneaux colorés variés produits par les mucosités mobiles de la surface de la cornée. Chacun connaît enfin les phénomènes de diffraction produits par les bords des paupières et par les cils quand on regarde, à travers la fente étroite des paupières presque fermées, une lumière lointaine : de longs rubans lumineux émanent de la flamme, et paraissent zébrés de franges alternativement brillantes et obscures.

CHAPITRE IV

Réfringence

SOMMAIRE

L'indice de réfraction, l'épaisseur des parties et la courbure des surfaces, toutes conditions résumées dans la puissance focale déterminent le pouvoir réfringent des milieux oculaires.

1. L'indice de réfraction est un objet de mesure directe exécutée sur les parcelles isolées des tissus. *Indices de réfraction.*

Brewster a utilisé pour cette mesure le changement apporté à la distance focale d'un microscope par l'interposition alternative, entre le porte-objet et l'objectif, d'eau pure et de parcelles oculaires.

W. Krause, sur la proposition de Cahours et Becquerel, a fait de nombreuses mesures en utilisant pour le calcul le changement apporté au grossissement du microscope par la même interposition.

Helmholtz mesura à l'ophtalmomètre la grandeur des images réflétées par la lentille convexe que forme l'interposition de la substance à examiner entre un plan et la face concave d'une *Procédés de réfractométrie, instrument.*

petite lentille plan-concave, pour en déduire par le calcul la distance focale et, par elle, l'indice de réfraction.

En ces derniers temps on a fait usage de l'appareil prismatique à réfraction totale, *réfractomètre* d'Abbe.

D'une application facile, dépouillée de calculs, le réfractomètre d'Abbe donne, par une seule lecture, l'indice de réfraction de toute substance liquide ou molle introduite entre les deux prismes qui en sont l'organe essentiel. Prismes triangulaires juxtaposés par leurs hypoténuses, de façon à représenter ensemble une lame épaisse aux faces parallèles, ils laissent entre eux un espace capillaire constituant une lame mince à faces parallèles. La lumière tombée obliquement sur le prisme d'entrée, de façon à en rencontrer l'hypoténuse sous une incidence égale ou inférieure à l'angle-limite, traverse la lame liquide, chemine dans le second prisme et émerge parallèlement à sa direction d'entrée. Au contraire, tous les rayons qui rencontrent l'hypoténuse sous une incidence supérieure à l'anglelimite, réfléchis totalement, ne traversent pas le système. L'appareil, placé dans un tube à microscope, reçoit la lumière du ciel réfléchie par un miroir concave. Une lentille est placée sur le trajet des rayons émergents.

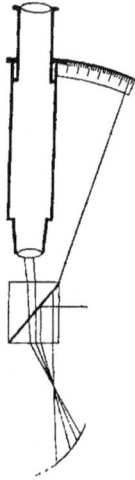

Fig. 18. —
*Réfractomètre
d'Abbe.*

Dans ces conditions, une moitié du champ apparaît lumineuse, et l'autre moitié obscure pour une certaine inclinaison de l'appareil, variable avec l'indice du liquide. On en lit le chiffre sur le cadran qui mesure l'inclinaison. (Un prisme compensateur est annexé à l'instrument pour neutraliser le phénomène de la dispersion de la lumière, inévitable quand on n'opère pas avec des rayons monochromatiques).

Résultats   Les mesures effectuées ont donné les chiffres suivants pour les indices des milieux oculaires :

Indice de l'air . . , ... 1
  — des larmes 1.3365
  — de la cornée. . . . , ... 1.3507
  — de l'humeur aqueuse. 1.3365
  — de l'humeur vitrée. 1.3365
  — du cristallin (écorce) 1.4053
  —   — (couche intermédiaire). . 1.4294
  —   — (noyau) 1.4541
  —   — (indice moyen) 1.437

Larmes et humeur aqueuse

    La liqueur lacrymale qui baigne de sa continuelle lubréfaction la face antérieure de la cornée, est de même indice que l'humeur aqueuse. Il en résulte que la cornée proprement dite, lame aux faces parallèles (dans toute sa partie centrale) comprise entre deux milieux également réfringents est sans effet dioptrique. Telle la vitre de nos appartements, lorsque, bien faite, elle n'altère aucunement la vue du dehors. Les larmes et l'humeur aqueuse forment donc ensemble le premier milieu oculaire réfringent offert à l'accès des rayons lumineux.

Cristallin.

    Le cristallin vient ensuite. Sou indice n'est pas le même dans toutes ses parties. Plus considérable dans le noyau (Th. Young), il est plus faible dans l'écorce; plus considérable près de l'axe, il diminue au pourtour. Pour ce fait, le cristallin peut être assimilé à une succession de ménisques divergents de plus en plus forts entourant une lentille convexe de rayon très petit, et d'un indice de réfraction très élevé. Le résultat de cette disposition est de rendre la force réfringente totale plus élevée que si l'indice eût été uniformément égal à celui du noyau ; en effet, les ménisques négatifs neutralisent une partie de force réfringente positive du noyau, d'autant moindre que leur indice est plus faible.

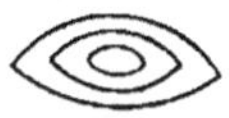

Fig. 19. — *Coupe schématique du cristallin.* — Sa division en ménisques de réfringence croissante vers le centre.

    L'effet de cette disposition particulière du cristallin est encore de diminuer l'aberration sphérique, c'est-à-dire de permettre la formation d'images nettes, même par des rayons lumineux très obliques sur l'axe optique (les lames homogènes, celles de verre par exemple, ne réunissent en un foyer que les rayons

qui les traversent très près de l'axe) ; elle est particulièrement
favorable dans la vision indirecte (L. Hermann). Or la vision
indirecte, a acquis dans l'œil une importance extrème, étant
étendue à la mesure angulaire du champ visuel qui est de près
de 180 degrés, au lieu de 10 où 12 degrés, angle d'ouverture
maximum des instruments d'optique.

Th. Young a estimé l'indice nucléaire du cristallin à 1,41, et
l'indice total à 1,43. Des valeurs plus élevées (1,45 et plus) ont
été mesurées depuis, mais paraissent trop fortes à en juger par
l'effet dioptrique de l'ablation du cristallin dans l'opération de
la cataracte et l'on devrait s'en tenir d'après Nuël (1) au chiffre
moyen 1,42.

Humeur vitrée.

L'indice de l'humeur vitrée, où se termine la marche des rayons
lumineux, est égal à celui de l'humeur aqueuse et des larmes
(en quoi l'œil se distingue des appareils optiques d'invention
humaine dans lesquels l'air sert de premier et de dernier milieu).

*Deux milieux
et trois surfaces.*

De la sorte, l'œil oppose en somme aux rayons lumineux qui
lui viennent de l'air un ensemble uniforme dans lequel baigne
la lentille plus réfringente du cristallin, soit en tout deux milieux
seulement avec trois surfaces : la surface de l'œil et les deux
faces du cristallin.

*Mesure des
épaisseurs et
diamètres.*

2. F. Pourfour du Petit, le même qui a donné son nom au
canal godronné et découvert les effets sur l'œil de la section du
nerf grand sympathique au cou, passe pour avoir pratiqué les
premières mesures de précision sur les grandeurs linéaires des
diverses parties de l'œil. Il opérait sur l'œil de cadavres préalablement fixés dans leur forme par la congélation, et employait
à cet effet une règle montée sur chevalet comme suit (2).

*Instrument
d'après P. du Petit*

Deux montants verticaux en cuivre sont unis en haut par une
pièce transversale, qui donne passage, en son milieu, à une tige
verticale mobile divisée en lignes (les fractions de lignes étaient

(1) Article *Dioptrique* du dictionnaire de physiologie (F. Alcan, 1902).
(2) Acad. des sc., 1721,

déterminées par une échelle mobile divisée en douzièmes de lignes). Le globe oculaire gelé était placé dans une capsule évidée portée sur un trépied. L'échelle verticale mise en contact avec le pôle de la cornée donnait le diamètre antéro-postérieur de l'œil entier ; elle donnait ensuite, après ablation de la cornée, de l'humeur congelée de la chambre antérieure, de celle de la chambre postérieure, du cristallin, le diamètre antéro-postérieur de chacune de ces parties. Un contrôle était établi par la mesure directe des fragments isolés.

Du Petit a même contrôlé par un calcul ingénieux la mesure de la profondeur de la chambre antérieure qui lui était particulièrement importante. Ce calcul utilisait le rayon de courbure de la surface cornéenne obtenu d'après la méthode que nous indiquerons ci-après et le diamètre de sa base comme suit : « ôtant du quarré du rayon le quarré de la moitié de la corde, car, tirant la racine quarrée du reste, si l'on ôte cette racine du rayon, le reste sera la longueur de la flèche. »

On a depuis utilisé pour les mesures d'épaisseur tous les perfectionnements de l'instrumentation moderne appliqués aux règles et compas : verniers et vis micrométiques. On a fait usage des loupes et microscopes, de leurs micromètres objectif et oculaire. On a enfin appliqué aux mesures d'épaisseur l'ophtalmomètre de Helmhotz (voir ci-après).

Autres instruments. Précautions opératoires.

Les mesures ont été prises autant qu'il a été possible sur l'œil en place et vivant, tout au moins sur ses parties fraîchement disséquées.

La congélation est un excellent procédé pour fixer les rapports naturels ; elle augmente quelque peu les dimensions de la réalité par la dilatation de la glace, mais cela est insignifiant ; elle est plus sûre certainement que la plupart des durcissements chimiques.

La mort, en anéantissant la pression interne de l'œil, apporte à elle seule quelque changement ; on y a suppléé pour les mesures de totalité par une injection de liquide sous pression (40 centimètres d'eau ou 36 millimètres de mercure).

Voici quels sont les principaux résultats des mesures effectuées.

Résultats.

L'œil présente une forme ovoïde allongée d'avant en arrière et légèrement aplatie de haut en bas. Ses dimensions extérieures sont en moyenne de 25 millimètres pour le diamètre antéro-postérieur, de 23 mm. 5 pour le diamètre horizontal et de 23 millimètres pour le diamètre vertical. Les moyennes obtenues pour la femme seraient d'après Sappey inférieures d'un demi-millimètre à celles de l'homme.

Pratiquées à différents âges par Weiss (1), elles furent en ce qui concerne le diamètre antéro-postérieur, de 16 mm. 4 à la naissance, de 18 millimètres à trois mois, de 19 millimètres à deux ans et demi, de 21 millimètres de quatre à huit ans, de 22 mm. 3 à quinze ans, de 23 mm. 85 à l'âge adulte. L'œil du nouveau-né serait, d'après le même auteur, contrairement à celui de l'adulte, aplati dans le sens transversal (diamètre transversal = 15 millimètres et diamètre vertical 15 mm. 4). Les circonférences comparées du nouveau-né et de l'adulte seraient enfin les suivantes : saggitale 51 mm. 2 et 76 mm. 2 ; horizontale 52 mm. 9 et 76 mm. 8 ; équatoriale 51 mm. 6 et 77 mm. 6.

Les diamètres de la cornée à sa base sont en moyenne : l'horizontal = 11 à 12 millimètres, le vertical = 10 millimètres. La forme de cette base est ellipsoïde à grand axe transversal. La cornée cesse de croître entre cinq et dix ans. Les dimensions n'ont plus tard aucun rapport avec la taille des sujets.

La hauteur de la cornée, perpendiculaire abaissée du sommet sur la base, a été indiquée de 2 mm. 68.

L'épaisseur de la cornée au centre est en moyenne de 1 millimètre (extrêmes 0 mm. 8 et 1 mm. 1) ; elle est sur les bords toujours supérieure de quelque trois dixièmes de millimètre.

La distance du sommet de la cornée à la surface du cristallin, ou, ce qui revient à peu près au même, au bord de la pupille, est d'environ 3 mm. 5 (extrêmes 1 mm. 9 et 3 mm. 8).

La distance du sommet de la cornée à la face postérieure du cristallin a été mesurée sur le vivant = 7 mm. 60. Cela donne pour l'épaisseur du cristallin, défalcation faite de la distance à son sommet, qui était de 3 mm. 54, une valeur de 4 mm. 06

(1) Anatomische Hefte v. Merkel u. Bonnet, 1897.

(Tscherning). La mesure obtenue sur le cadavre après dissection = 4 mm. 2 à 4 mm. 3 d'après Helmholtz.

Le diamètre équatorial du cristallin est de 9 à 10 millimètres. Il est de 8 millimètres entre dix et douze ans, et de 4 millimètres seulement à la naissance. A ce moment l'épaisseur du cristallin étant de 3 mm. 4, la forme de la lentille se rapproche de la sphère.

La distance du sommet de la cornée à la fossette rétinienne, qui représente l'axe optique de l'œil, mesure enfin une longueur de 22 à 24 millimètres.

En résumé, et pour ce qui concerne seulement les mesures immédiatement utilisables pour l'analyse optique de l'instrument, on doit retenir les chiffres suivants :

Du sommet de la cornée au cristallin, 3 mm. 5.

Épaisseur du cristallin, 4 mm. 1.

Du sommet de la cornée à la surface de la rétine, 23 millimètres.

3. Les premières mesures de courbure furent pratiquées sur la cornée par Pourfour du Petit au moyen d'arcs de cercle de différents diamètres taillés dans des lames de cuivre mince. Il posait les arcs successivement sur la cornée ; celui qui paraissait la toucher de tous ses points en marquait la convexité. Ce procédé rudimentaire a donné entre les mains de son auteur des résultats frappants d'exactitude numérique. Il lui a permis de reconnaître l'aplatissement de la membrane sur ses bords.

Mesure des courbures.

Procédé direct.

Les procédés modernes pour mesurer la courbure des surfaces sont basées sur la connaissance et la mesure de leurs reflets.

Lorsqu'on regarde l'œil en face, on y distingue les images reflétées des objets extérieurs : images catoptriques (c'est-à-dire réfléchies) ou de Purkinje, du nom du premier physicien qui les a soumises à l'étude (1). Formées par les surfaces réfléchissantes placées à l'intersection des milieux diversement réfringents qui composent la partie transparente de l'œil, et plus ou moins grandes suivant l'aplatissement du miroir oculaire qui les

Procédés indirects. Images de Purkinje.

(1) *Commentatio de examine physiologico organi visus*, etc., Vratislaviae, 1823.

reflète, elles sont l'élément à l'aide duquel on en mesure et calcule la courbure avec tous les problèmes qui s'y rattachent.

Les images de Purkinje, au nombre de quatre, ne sont pas également visibles.

La première image, cornéenne antérieure, de beaucoup la plus apparente, a surtout été considérée. On a établi par son étude que la partie centrale de la cornée est seule régulièrement sphérique sur une étendue circulaire de près de quatre millimètres (Tscherning) (1). Au-delà de cette zone, la courbure va diminuant de telle façon que la cornée, dont on connaît la figure horizontalement elliptique, a pu être assimilée avec plus ou moins de raison à un ellipsoïde de révolution.

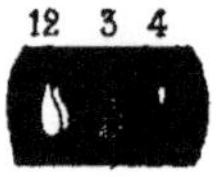

Fig. 20. — *Images de Purkinje.* — Reflets de la cornée et du cristallin.

La deuxième image, cornéenne postérieure, ordinairement masquée par la première, ne peut être vue que sur les bords de la membrane. Elle y apparaît plus petite, et située plus près du milieu de la pupille. On en conclut que la face postérieure de la cornée a une courbure plus prononcée que sa surface, un fait déjà connu des anciennes mesures d'épaisseur faites au compas, mais qui s'applique seulement au bord de la cornée. En réalité, et dans toute la partie centrale, seule intéressante pour la vision, il y a parallélisme entre les deux faces.

La troisième image, celle que reflète la face antérieure du cristallin, la plus grande des quatre, se voit quand on fait tourner le regard de l'observé à mi-chemin entre l'observateur et la lampe. Elle est quelque peu diffuse et on attribue ce fait à ce que l'indice de réfraction varie dans les couches superficielles du cristallin. On doit tenir compte, pour calculer sa courbure, de la correction nécessitée par l'effet grossissant du ménisque (humeur aqueuse et cornée) qui la couvre. De grandeur variable avec la distance du point fixé par le sujet, elle appartient plus spécialement à l'étude de l'accommodation.

La quatrième image, enfin, petite, mais très nette, s'observe en faisant également tourner le regard de l'observé un peu vers

(1) *Optique physiologique.* Carré et Naud, édit. Paris, 1898.

la lampe. Réflétée par la face postérieure du cristallin, qui est concave, elle est renversée, et se meut dans le sens contraire des autres. Pour les calculs qui la concernent, il faut, comme pour la troisième image, et à plus forte raison encore, tenir compte de la correction nécessitée par la réfringence des milieux situés en avant du miroir qui la reflète.

Réfléchis une seconde fois par la face antérieure de la cornée, les rayons qui ont formé la quatrième image, renvoyés en arrière et concentrés peu au devant de la rétine, sont distingués par l'observé lui-même, sous la forme d'une image (autoscopique) affaiblie et renversée de la flamme. Pour la voir, fixer un point distant dans une chambre demi-obscure et promener horizontalement une bougie au-dessus de ce point. L'image apparaît de l'autre côté de la ligne visuelle (Coccius, Tscherning).

L'instrument qui a nom l'Ophtalmomètre mérite ce nom par la multiplicité presque infinie de ses applications, parmi lesquelles les plus précieuses sont les mesures de courbure. Il consiste en une lunette par où l'on observe à distance et l'on mesure les reflets pour en calculer, par la relation avec la grandeur et la distance des objets reflétés, la courbure des surfaces réfléchissantes.

L'ophtalmomètre de Helmholtz, construction et emploi.

Deux fils d'araignée, parallèlement tendus au foyer de l'oculaire, rendus par un mouvement de vis tangents au bord de l'image, projetés ensuite sur une échelle métrique placée à égale distance, tel est le premier modèle de l'instrument dû à Kohlrausch. On lui reproche une cause d'erreur provenant de la mobilité inévitable de l'observé : par elle la tangence obtenue pour un bord n'existait plus d'une manière sûre quand on l'établissait pour le bord opposé.

L'ophtalmomètre d'Helmholtz (1) obvie à cet inconvénient par le dédoublement des images, procédé emprunté à l'astronomie. Une lame de verre aux faces parallèles est fixée devant l'objectif, partagée en deux moitiés inclinables à volonté en sens inverse par rotation autour d'un axe perpendiculaire à celui de l'instru-

(1) *Optique physiologique*, trad. franç , Masson, édit., Paris, 1867.

ment. Grâce à cette disposition, tout objet examiné à travers la lunette est vu double à la moindre rotation ; et l'écartement des doubles images dépend de l'épaisseur des lames et de leur inclinaison (de l'angle de réfraction correspondant à celui d'inclinaison) non de la distance de l'instrument qui est indifférente à cause du parallélisme des surfaces. Un reflet étant à mesurer, on en amène les deux images à la tangence par les bords opposés du diamètre que l'on considère, et on lit le chiffre correspondant de l'inclinaison sur le vernier disposé à cet effet ; un tableau annexé à l'instrument, indique quel est, pour chaque degré, la grandeur du diamètre. Il reste à déterminer le rayon de courbure de la surface réfléchissante. Celui-ci dépend de la grandeur

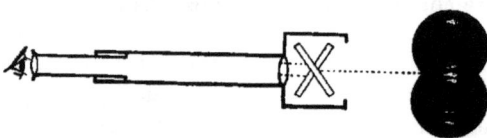

Fig. 21. — *Ophtalmomètre de Helmholtz.* — Dédoublement et tangence des reflets cornéens.

de l'objet réfléchi, de sa distance à la cornée, et de la grandeur de l'image ($r = \frac{2a\beta}{b}$ formule dans laquelle r = rayon de courbure, a = la distance de l'objet, b = son diamètre, β = le diamètre correspondant de l'image). Un second tableau joint au précédent rend tout calcul inutile si l'on fixe une fois pour toutes la distance et la grandeur de l'objet ; il donne par une seule lecture avec l'inclinaison des lames, le diamètre de l'image et le rayon de courbure correspondant.

Diverses tentatives ont été faites pour transformer l'ophtalmomètre, précieux outil de laboratoire, mais dispendieux et exigeant une installation spacieuse, en un instrument d'usage facile. Coccius, Mandelstamm et Schoeler, Landolt s'y sont successivement évertués. Javal et Schioetz, les premiers, semblent y avoir réussi par la construction d'un appareil plus spécialement destiné à apprécier les irrégularités de la surface cornéenne et dont nous donnerons la description au moment de traiter l'astigmatisme.

L'ophtalmométrie appliquée à la mesure des rayons de courbure a donné les moyennes suivantes :

Rayon de courbure de la cornée . . . . 7,8 millimètres
—   du cristallin (face antérieure) . . 10,0 —
—   du cristallin (face postérieure) . . 6,0 —

Le rayon de courbure de la cornée, d'environ huit millimètres, est donc intermédiaire entre les rayons de courbure des deux faces du cristallin.

Ces mesures concernent essentiellement les parties centrales trouvées à peu près exactement sphériques, alors que la cornée comme le cristallin vont en s'aplatissant au-delà d'une étendue centrale d'environ 4 millimètres. Les parties centrales importent seules pour la vision.

4. L'indice et la courbure confèrent aux milieux oculaires la puissance focale, c'est-à-dire le pouvoir de collecter la lumière en des foyers et de produire une image des objets lumineux.

Avec Monoyer on nomme *dioptres* les formations ainsi aptes à collecter la lumière. Le dioptre est simple, binaire, ternaire etc., suivant qu'il compte 1, 2, 3 surfaces d'intersection entre milieux diversement réfringents. Les lentilles sont des dioptres binaires ; l'œil composé du ménisque cornéen (une surface) et de la lentille cristallinienne (deux surfaces) est un dioptre ternaire.

Croissante quand le foyer s'approche, décroissante quand il s'éloigne, la puissance focale des dioptres est estimée à l'inverse de la longueur focale, qui est la distance du foyer des rayons parallèles à la surface du dioptre simple, et la distance à un point intermédiaire entre les surfaces, calculé suivant leurs courbures et réfringences relatives, pour les dioptres composés. Sur ce principe est basée la numération ancienne des verres à lunettes en n°^{s} 60, 36, 18, etc, qui expriment autant de longueurs focales mesurées en pouces et correspondent aux valeurs inverses 1/60, 1/36, 1/18 etc. d'une unité de puissance qui serait le dioptre d'un pouce de foyer. L'adoption du système métrique a donné naissance à une unité nouvelle : la puissance focale correspondante à un mètre de foyer, nommée, sur la proposition de Monoyer, la *dioptrie*. On réduit aisément les longueurs focales en dioptries, d'après l'inverse de leur rapport au mètre, exemples : $\tau = 1$ dioptrie, $\frac{1}{0\,50} = 2$ dioptries, $\frac{1}{0\,33} = 3$ dioptries, etc.

Instruments et procédés de focométrie.

La mesure des puissances focales ou focométrie est basée sur celle des longueurs focales. Elle peut être pratiquée sans nul autre appareil qu'un mètre en exposant le dioptre à la lumière solaire et en recueillant son image sur papier blanc. Le *banc d'optique* qui sert à ces mesures consiste en une règle horizontale divisée, portant sur pieds mobiles et munis de verniers des chevalets porteurs de lumières, de lentilles ou d'écran.

Divers focomètres ont été inventés à l'usage des lentilles. Celui de Badal, un des plus pratiques, est formé d'un tube en deux parties rentrantes, dont une extrémité est ouverte pour recevoir le dioptre à essayer et dont l'autre est obturée par un verre dépoli pour recueillir et observer le foyer lumineux, tandis qu'une lentille de dix dioptries est placée entre deux à dix centimètres de l'ouverture. La gradation porte 0 au foyer de cette lentille, elle s'en approche pour les verres convexes et s'en éloigne pour les verres concaves.

Plus pratique que l'emploi des focomètres est le procédé de focométrie en usage chez les opticiens et les oculistes. Il exige que l'on ait à sa disposition un jeu complet de verres d'essai de puissance focale déterminée par la construction, et consiste à estimer la valeur d'un dioptre à celle de la lentille inverse (convexe pour les concaves et concave pour les convexes) qui en neutralise l'effet. Or on sait que toute puissance focale est neutralisée quand le couple de deux dioptres contraires accolés ne produit plus ni grossissement des objets, ni déplacement par les mouvements de latéralité.

Il est enfin possible de calculer le foyer en raison de la courbure des surfaces et de la réfringence des milieux.

Les résultats obtenus par les mesures et par le calcul sont à considérer dans leur application distincte à la cornée, au cristallin et à l'ensemble des deux. En voici les chiffres les plus récents d'après Tscherning (1).

	Longueur focale	*Puissance focale*
Cornée	23^{mm},11	43,27 Dioptries
Cristallin	51^{mm},34	19,5 —
Ensemble	15^{mm},54	64,34 —

D'où ces conclusions :

La cornée possède la plus grande part de la puissance focale du dioptre oculaire. Elle est supérieure de plus du double à celle du cristallin.

La puissance focale du cristallin, égale à moins de la moitié de celle de la cornée. Cette valeur relativement faible, malgré les fortes courbures et la réfringence élevée de l'organe, résulte de la réfringence déjà élevée des milieux qui le baignent. Une lentille extérieurement placée à 25 millimètres devant la cornée sera de 11 doptries pour égaler la puissance du cristallin en place.

Enfin la puissance totale du dioptre oculaire porte son foyer exactement sur la rétine, ainsi qu'il va être établi par l'expérience.

. (1) Son article in Encyclopédie française d'opht., III, p. 185.

CHAPITRE V

Toute - réfraction

SOMMAIRE

1. Construction optique de l'œil. — Images renversées projetées des objets extérieurs sur la rétine, l'œil une chambre noire perfectionnée. Approximative centration du système, axe optique, ligne visuelle et angle α. Points cardinaux de Gauss, leur position dans l'œil, œil schématique, œil réduit. Application à l'œil réduit des principes par lesquels on détermine la position et la grandeur des images. Ouverture, champ, plan focal de l'appareil. Aberrations de sphéricité. Aberrations de chromicité.

2. Portée et Toute-réfraction correspondante. — Punctum remotum et grandeur inverse, emmétropie, myopie, hypermétropie, la réfraction de l'ensemble sommairement exprimée en unités dioptries.

3. Épreuve fonctionnelle. — Mesure par les verres appliqués à l'amélioration de l'acuité visuelle. Mesure par les verres appliqués à l'effacement des cercles de diffusion, Cinescopie de Holth. Optomètre d'Young, autres optomètres.

Construction
optique
de l'œil.

Image renversée
projetée de
l'extérieur sur la
rétine.

1. Si l'on regarde par derrière un œil d'albinos, ou si, dans le fond d'un œil pigmenté on pratique une fenêtre par l'ablation de la sclérotique et de la choroïde, il est aisé d'y reconnaître, formée sur la rétine, l'image renversée des objets extérieurs. La constatation en fut faite, assure-t-on, pour la première fois par Képler (1) et bientôt après par Descartes. Ainsi se trouvaient confirmées les prévisions faites antérieurement par Léonard de Vinci quand il découvrit qu'une petite ouverture dans la paroi d'une chambre développe sur le fond « une image renversée des objets, parce que le rayon du côté droit va

(1) *Tractatus de modo visionis et de humorum oculi usu*, Francfort 1604, Leyde 1637.

du côté gauche, et le rayon du côté gauche va à droite », et comprit en même temps que « cela se fait de même dans l'œil » (2).

Il serait oiseux de discuter aujourd'hui pourquoi des images renversées sur la rétine peuvent être par nous vues droites. Regarder la tête renversée entre les jambes — les objets n'en sont pas moins vus droits — suffit à prouver que la réfraction n'a rien à voir en ceci. Le redressement des images est fait par la pensée, il est fruit de l'intelligence appliquée au contrôle de la vue par les autres sens.

La construction de l'œil, formé d'un couple de lentilles enchassées dans l'orifice d'une chambre obscure, permet d'en assimiler l'appareil comme instrument de physique à la boîte du photographe, formée aussi d'un organe lenticulaire apposé au devant d'une chambre obscure pour y projeter l'image renversée de l'espace. Une seule différence est à signaler, elle ne change rien au principe, c'est la présence d'humeur vitrée, au lieu d'air, derrière la lentille oculaire composée de la cornée, de l'humeur aqueuse et du cristallin réunis.

Une chambre noire perfectionnée.

Un œil étant fixe, le regard dirigé vers un point, éclairé d'un côté par une flamme et l'observateur placé de l'autre, si l'on change la position relative de la flamme et de l'observateur, on constate que, plus ou moins, les images reflétées par les surfaces de la cornée et du cristallin se sont déplacées les unes par rapport aux autres. C'est donc que les centres de courbure des surfaces miroitantes ne sont pas exactement sur une même droite, sinon les reflets eussent conservé leur distance réciproque.

Approximative centration. Axe optique. Ligne visuelle. Angle α.

Mais les écarts sont faibles, et l'on peut en conclure que, sans être absolument centré, l'œil l'est cependant de façon approximative.

On appelle « axe optique » la ligne qui relie les centres de courbure. Sa direction peut être déterminée de la façon sui-

(1) *Come s'intersegano le spetie delli obbietti ricevuto d'all'occhio dentro all umore albugino* in, Histoire des sciences mathém. en Italie par Libri, Paris 1841.

vaute : le regard de l'observé portant sur un point, faire tomber sur le milieu de la cornée le reflet d'une flamme tenue par l'observateur immédiatement au devant de son propre œil, un peu en dessous, de façon à permettre la vue par dessus. Le reflet et la flamme dessinent alors par deux points l'axe du système.

On appelle ligne visuelle une droite qui relierait le point fixé à son image sur la rétine.

Invité à porter le regard sur la flamme qui l'éclaire, l'œil en présente habituellement le reflet non au milieu de la cornée, mais un peu sur le côté. Cela signifie que la ligne visuelle ne coïncide pas avec l'axe optique ; un angle les sépare, l'angle α, expression d'un écart entre la fossette rétinienne, lieu de la vision optimum correspondant au point fixé de l'espace et le lieu où l'axe optique coupe la rétine. Ce dernier tombe sur la papille même du nerf optique, alors que la fossette centrale de la rétine est située en dehors et en dessous de ce point.

Pour mesurer l'angle α, placer l'œil au centre d'un arc de grande dimension sur lequel l'observateur promène la flamme, tandis qu'il se meut lui-même derrière elle. L'œil fixant le zéro placé au sommet de l'arc, on détermine le point où il faut placer la flamme pour que son reflet occupe le centre de la cornée ; l'écart de ce point avec le zéro est l'angle cherché.

L'angle α est généralement externe et dirigé vers le bas. Il atteint en dehors jusqu'à 12 degrés et en bas 2 à 3 degrés. Ainsi situé en dehors, il est dit « positif ». Il peut, le cas est rare, être nul ou même dirigé en dedans ; on le dit alors « négatif ».

Points cardinaux, leur position authentique.

Gauss a démontré qu'il existe, pour tout système dioptrique composé d'un nombre quelconque de surfaces sphériques centrées, trois paires de points cardinaux : les deux foyers principaux, les deux points principaux et les deux points nodaux, dont la détermination suffit à la construction des images et à tous les calculs qui s'y rattachent. Je ne rappellerai pas les propriétés des points cardinaux et des plans qui leur sont perpendiculaires, non plus que les formules qui en dépendent, tout

cela fait l'objet de la physique élémentaire. Je donnerai seulement la position des points cardinaux établie en raison des
constantes optiques de réfringence et autres précédemment énu-
mérées. Les indications sont relatives au sommet de la cornée,
le signe + signifiant devant lui, et le signe — derrière lui.

Premier foyer principal + 13 mm. 7451
Premier point principal — 1 mm. 7532
Second point principal — 2 mm. 1101
Premier point nodal — 6 mm. 9685
Second point nodal — 7 mm. 3254
Second foyer principal — 22 mm. 8237

Établies sur les dernières indications d'Helmholtz, les valeurs
authentiques qui déterminent la position des points cardinaux
diffèrent peu de celles qui ont servi à Listing à déterminer
l'œil schématique, adopté par Helmholtz lui-même pour servir
à ses calculs. Les distances focales antérieure et postérieure
de l'œil schématique sont : 15 mm. 0072 et 20 mm. 0746, ou,
en nombre rond 15 et 20, chiffres qui diffèrent entre eux
dans le rapport 4/3, ou 1,33 comme les indices de l'eau (ou des
humeurs oculaires) et de l'air.

Œil schématique.

Les calculs peuvent être encore plus simplifiés, et cependant
présenter une exactitude suffisante, si l'on ramène le système
optique oculaire à n'avoir qu'une surface réfringente, celle de la
seule cornée plus fortement incurvée. Ce système, qui est celui
de l'œil « réduit » n'a plus que deux points cardinaux : un principal et un nodal. Calculé par Donders pour l'indice 1,333
de l'eau, l'œil réduit est déterminé par les données suivantes :
rayon de courbure = 5 millimètres; première distance focale,
déterminant la position du foyer antérieur, celui d'où procèdent
les rayons pour être parallèles après leur réfraction, = 15 millimètres; deuxième distance focale déterminant la position
du foyer postérieur, lieu de concentration des rayons parallèles = 20 millimètres. Le point principal coïncide avec le sommet de la courbure ; le point nodal coïncide avec le centre de la
courbure. On construira sur ces données, capsule de cristal
emplie d'eau, et baignée d'eau à la surface, l'œil artificiel

Œil réduit.

(Landolt, Parent) destiné à illustrer et à contrôler les résultats du calcul.

Position et grandeur des images projetées.

Ainsi simplifié à l'extrême, l'œil est justiciable des principes les plus simples pour la construction des images. Ces principes sont les suivants :

Sur la droite qui figure l'axe optique, élever une perpendiculaire pour représenter le plan principal tangent à la surface réfringente. Figurer par autant de points sur cet axe : 1° le foyer antérieur à 15 millimètres en avant ; 2° le point nodal,

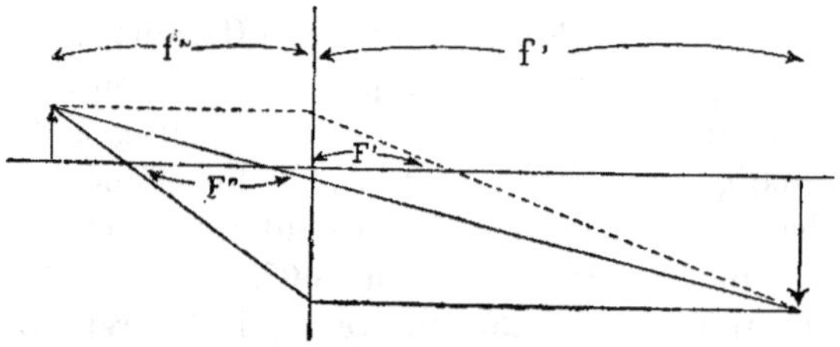

Fig. 22. — *Construction géométrique des images.*

centre de courbure à 5 millimètres en arrière ; 3° le foyer postérieur à 20 millimètres dans la même direction. Figurer enfin l'objet, et mener de chacun de ses points une double ligne, dont l'une, droite, passe par le point nodal, et l'autre, brisée, d'abord parallèle à l'axe, dévie à la hauteur du plan principal dans la direction du foyer postérieur. Le point où ces deux lignes se rencontrent est l'image du point correspondant de l'objet. On peut aussi choisir, pour seconde ligne, celle qui joint l'objet au plan principal en passant par le foyer antérieur, et dévie ensuite parallèlement à l'axe.

L'étude de ce tracé conduit à la formule algébrique des foyers conjugués pour le cas d'nue seule surface réfringente, en ses deux expressions solidaires :

$$f' = \frac{f'' \, F'}{f'' \, F''} \text{ et } f'' = \frac{f' \, F''}{f \, F'}$$

dans lesquelles f' et f'' désignent la distance des foyers conjugués quelconques à la surface réfringente, et F' et F'' la distance des foyers principaux antérieur et postérieur. Elle enseigne que les images sont renversées et d'autant plus approchées du foyer que l'objet lui-même s'éloigne ; que l'objet étant à l'infini (rayons incidents parallèles), son image est au foyer principal ; que l'objet étant au foyer antérieur, son image est à l'infini (rayons réfractés parallèles, et absence d'image) ; qu'enfin, lorsque l'objet est placé au double de la distance focale, l'image et l'objet sont à égale distance de la surface réfringente, c'est-à-dire en termes algébriques :

$$f' = \infty \dots \dots \dots \dots f'' = F''$$
$$f' = F' \dots \dots \dots \dots f'' = \infty$$
$$f' = 2\,F'' \dots \dots \dots \dots f'' = 2\,F'$$

Plus petites que l'objet quand il est éloigné, les images grandissent à mesure qu'il s'approche pour devenir égales à l'objet quand il est placé au double de la distance focale principale. On a calculé leur grandeur rapportée à la dimension angulaire des objets, c'est-à-dire par rapport à l'angle qui, ayant son sommet au point nodal est tangent par ses côtés aux bords desdits objets, et que l'on nomme angle visuel. La grandeur des images est d'environ quatre millièmes de millimètre par minute d'angle visuel (0,25 millimètres par degré), de sorte que chaque millimètre de rétine couvre environ 4 degrés de champ visuel.

L'ouverture optique de l'œil, angle d'ouverture, qui règle la quantité de lumière pénétrant à la fois à travers l'orifice, résulte du diamètre de la pupille et de sa position derrière la cornée. Le diamètre de la pupille est variable ; on indique comme moyenne une largeur de 4 millimètres. La position fixe de la pupille entre deux lentilles, la cornée d'une part et le cristallin de l'autre, a pour conséquence d'augmenter l'épaisseur du cône lumineux qui de chaque point de l'espace pénètre au-dedans de l'œil. On sait en effet que la pupille vue à travers la cornée comme à travers une loupe en est avancée et agrandie, et que, vue par derrière à travers le cristallin, elle en serait à un

Ouverture optique

moindre degré également déplacée en sens inverse et agrandie.
Les deux images de la pupille, l'image cornéenne et l'image
cristallinienne, nommées par Abbe *pupille d'entrée* et *pupille de
sortie* déterminent l'ouverture optique de l'instrument, qui se
trouve ainsi agrandie du fait de la position du diaphragme
entre deux lentilles. On a calculé (Tscherning) (1) que l'ouverture de l'œil compterait 20 degrés de la sphère cornéenne,
alors que le maximum obtenu dans les instruments d'optique
serait 10 ou 12 degrés.

Champ optique.
Plan focal.

Le champ optique de l'œil, c'est-à-dire l'étendue circulaire de
l'espace d'où les rayons lumineux peuvent, frappant la cornée,
pénétrer au travers de la pupille, dépend de la position apparente de la pupille derrière la cornée. On le détermine expérimentalement en regardant l'œil par le côté et en notant le
moment où la pupille cesse de paraître. Pour une cornée sphérique, le champ mesurerait environ 100° comptés à partir de
l'axe optique ; il atteint jusqu'à 110° à cause de l'aplatissement
de la cornée sur ses bords. Le champ de l'œil est ainsi plus
étendu que celui d'aucun instrument d'optique.

Le champ de l'œil est utilisable en son entier. Tandis, en
effet, que les images de tous instruments d'optique tendent à se
déformer rapidement à mesure que l'on considère des points
plus éloignés de l'axe de l'appareil, les images oculaires vues
à travers la sclérotique amincie conservent de la netteté jusqu'à
l'équateur. On sait d'autre part que les détails de la rétine vus à
l'ophtalmoscope y paraissent distincts. La raison en est donnée
par la forme sphérique de l'écran rétinien coïncidant avec le
plan focal plutôt sphérique du système. C'est là un avantage
dont ne bénéficie aucun instrument. Il est vrai que l'acuité
visuelle faiblit à mesure que l'on s'éloigne de l'axe ; mais la
raison en est sensorielle et nullement relative à la netteté des
images.

Th. Young, Druault, Tscherning ont établi par le calcul et
l'expérience que la forme de la rétine, qui se rapproche fort
d'une sphère ayant son centre au milieu entre les deux pôles de

(1) In encyclopédie française d'ophtalmologie, article *dioptrique*.

l'œil, se rapproche en effet le plus possible du plan focal idéal. On sait bien qu'un faisceau lumineux passant obliquement par une lentille donne lieu, si on le recueille sur un écran perpendiculaire à l'axe de la lentille non à un point de foyer, mais à deux lignes de foyer placées sur deux plans successifs, dont la première est allongée dans le sens de l'obliquité du faisceau et la seconde lui est perpendiculaire, tandis qu'entre ces deux lignes naît un cercle de diffusion (c'est ce que l'on exprime en disant que le faisceau des rayons obliques devient « astigmate »). Pour produire d'un objet une image plane, il faudrait que cet objet fût creux ; et si l'objet lui-même dessine un plan, son image est nécessairement creuse en sens inverse. Ainsi en est-il de la rétine, plan focal sphérique creux du dioptre oculaire. Tscherning a réalisé expérimentalement ces conditions dans un œil artificiel ayant pour écran une conque hémisphérique de verre dépoli et observé quelque rétrécissement des images à la périphérie ; il rappelle qu'une semblable déformation fut constatée par Helmholtz dans les figures en damier et attribuée par lui à une erreur de jugement. Peut être est-elle due à ce qu'en réalité la surface rétinienne, bien qu'approchant du plan focal idéal de l'œil, n'en est pourtant pas la réalisation absolue.

A considérer un point lumineux à travers un verre convexe faible, qui rend l'œil myope, le cercle de diffusion, que l'on voit alors au lieu du point, est ordinairement plus brillant au bord qu'au centre. Le contraire se présente si, au lieu de verre convexe on choisit un verre concave de force suffisante, c'est le centre alors qui devient plus brillant.. Cette simple expérience de Th. Young enseigne que la réfraction diffère au centre et au pourtour de l'axe visuel. C'est le phénomène bien connu de la physique des lentilles sphériques et désigné pour ce fait sous le nom d'*aberration de sphéricité*. L'aberration de sphéricité, puissance focale augmentée (aberration positive), ou diminuée (aberration négative) à mesure que l'on considère des parties plus excentriques du dioptre appartient donc à l'œil comme aux lentilles sphériques.

Aberrations de sphéricité.

Fixant la plage diffuse obtenue du point lumineux par le

verre convexe, qui rend l'œil myope, promener une aiguille
verticalement au devant de la pupille : l'ombre que l'on en voit
demeure partout droite, s'il n'y a pas d'aberration ; elle s'incurve
vers la périphérie en cas d'aberration positive ; elle s'incurve au
contraire vers le centre en cas d'aberration négative. C'est le
principe de l'*aberroscope* de Tscherning, petit instrument qui
consiste en une lentille plan-convexe portant sur sa face plane
un quadrillé. Si l'on regarde au travers de cette lentille un point
lumineux éloigné, on le verra sous la forme d'une plage circulaire (cercle de diffusion) dans laquelle les traits périphériques
du quadrillé sont vus tantôt droits, tantôt incurvés et, leur incurvation dirigée tantôt vers la périphérie, tantôt vers le centre.
Droits ils indiquent l'absence d'aberration, fait rare ; incurvés
vers les bords, ils signalent une réfringence augmentée vers la
périphérie et une aberration positive ; incurvés vers le centre
ils indiquent le contraire c'est-à-dire une aberration négative.

Volkmann a démontré l'aberration sphérique d'autre façon
comme suit : il regarde, à travers un écran percé de quatre trous
en demi-cercle, une tête d'épingle placée d'abord au-delà du
remotum, puis successivement approchée de ce lieu et plus près
encore. L'épingle est vue au loin quatre fois répétée suivant la
courbe des trous ; elle est vue simple dans la position du
remotum ; elle est enfin de nouveau quatre fois multipliée sur
une courbe de sens inverse dans les situations approchées. Mais
des variantes se produisent dans la position relative et même
le nombre des apparences ; changeantes avec la distance d'observation, elles indiquent l'aberration.

Des mesures de l'aberration sphérique ont été faites par
Tscherning qui a déterminé la réfraction de l'œil successivement pour le centre de la pupille et pour la périphérie en masquant et en découvrant alternativement le centre. L'optomètre
de Th. Young lui servit à cet effet. D'autres mesures ont été faites
par Jackson utilisant un procédé ophtalmoscopique rattaché à
l'examen des ombres pupillaires (voir ci-après). Il en résulte que
l'aberration est communément de sens positif, qu'elle est surtout prononcée dans les yeux de petite dimension aux courbures plus accentuées, tels les microphtalmiques, où elle peut

atteindre dix dioptries, qu'elle est beaucoup moins prononcée dans les grands yeux aux courbures moins accentuées, et qu'elle peut enfin disparaître ou même être négative, ce qui indique une sorte de surcorrection due à un aplatissement exagéré de la cornée sur ses bords.

On sait que les constructeurs d'instruments d'optique parviennent à éviter très complètement l'aberration de sphéricité par une plus forte courbure donnée à la face de la lentille exposée aux rayons incidents. C'est pour cette raison, par exemple, que les objectifs de jumelles fortement bombés en avant sont plans ou presque plans en arrière. Ils la peuvent même corriger complètement en même temps qu'ils corrigent l'aberration de chromicité par la superposition en une lentille de deux ménisques dont l'antérieur est de substance plus réfringente. Ces lentilles sont appelées « aplanétiques ». L'œil n'est certes pas aplanétisé d'une façon régulière, mais il peut l'être, il peut même être suraplanétisé. Le mécanisme en est multiple et variable. Il réside : 1° dans l'aplatissement de la cornée sur les bords ; 2° la moindre réfringence des couches superficielles du cristallin ; 3° la circonstance que, par la réfringence de l'humeur vitrée, la réfraction sur la face postérieure du cristallin est très inférieure à celle de la surface cornéenne, rappelant un peu la disposition du *crossed lens*, à courbure postérieure environ six fois plus faible que l'antérieure, la meilleure des lentilles simples ; 4° enfin le mécanisme de la mise au point par l'accommodation qui donnerait une plus forte courbure à la partie centrale du cristallin.

Alors même que l'œil n'est qu'imparfaitement aplanétisé, la pupille intervient avec l'iris pour éteindre les radiations lumineuses excentriques ; et c'est elle, en dernière analyse, le grand correcteur de l'aberration de sphéricité. Quand elle est dilatée, par défaut de lumière, il apparaît un certain halo autour des objets, halo du reste peu visible parce qu'en même temps l'éclairage est affaibli. Il n'en demeure pas moins que les mesures de réfraction ne comportent pas une approximation supérieure à 1/2 dioptrie.

Les prismes, en dispersant les radiations diverses dont se compose la lumière, donnent naissance au spectre des couleurs. Les lentilles font de même et cela fait que le cercle de diffusion d'une lentille convexe est bordé de rouge en deçà du foyer, de bleu et de violet au-delà du foyer. Ces phénomènes caractérisent la *chromicité* des lentilles.

Wollaston a le premier démontré la chromicité de l'œil en constatant qu'il est impossible d'obtenir une mise au point simultanée pour les diverses radiations d'un spectre linéaire : voyant nettement le rouge on voit plus diffus le bleu et inversement. Ce phénomène correspond à celui qui se produit dans les lentilles dont les images sont bordées de rouge en deçà du foyer, et de bleu au-delà. Il se présente quelquefois de même façon pour nous à l'examen de points lumineux (un trou dans un écran), que leur approchement en deçà du proximum frange de rouge et que leur éloignement au-delà du remotum frange de bleu.

La meilleure démonstration de la chromicité consiste à regarder un point lumineux à travers un verre de cobalt perméable aux seules radiations rouges et bleues. Le point lumineux est vu bleu dans un halo rouge quand on l'approche en deçà du proximum et rouge dans un halo bleu au-delà du remotum. Un verre de deux dioptries est nécessaire pour produire l'alternance de ces colorations. Ce chiffre est une mesure de la dispersion de la lumière dans l'œil, une mesure de sa chromicité.

On sait comment l'art des opticiens est arrivé à supprimer les phénomènes de chromicité, dans les instruments perfectionnés qu'ils nous livrent, par la superposition de verres aux facultés dispersives inégales : une lentille convexe de verre ordinaire ou *crownglass* avec une lentille concave moitié moins forte de *flintglass* ou verre à base de plomb dont la dispersion est double ; le résultat est celui d'une lentille convexe de puissance diminuée, mais dont toute dispersion se trouve neutralisée. Comme rien de semblable n'existe dans l'œil, on cherche à expliquer la non coloration ordinaire des images sur leurs bords et on l'attribue simplement à la plus faible intensité des radiations extrêmes ; il se peut aussi que la coloration jaune de la rétine dans la macula y contribue par son absorption partielle des radiations bleues. Le fait est qu'une correction de la chromicité par le *Flint*, dont le pouvoir dispersif est trois fois supérieur à celui de l'œil (flint — 20 combiné à achromatique + 20), n'a pas amélioré sensiblement l'acuité visuelle.

2. Considérée dans son résultat pour la formation des images sur la rétine, la réfraction du dioptre oculaire est déterminée sommairement par la *portée* f' = (distance de la cornée au foyer extérieur des points qui ont leur image sur la rétine) et plus exactement, par l'inverse $\frac{1}{f'}$ de la portée, puisqu'elle augmente et diminue en raison inverse de cette longueur. Lieu distant de la vision nette, le foyer extérieur des points qui ont leur image sur la rétine est appelé *punctum remotum* et désigné par la lettre r. Sa distance à la cornée est $R = f'$. L'inverse $\frac{1}{R}$, grandeur déterminant en dernière analyse le fonctionnement optique de l'œil, représente en masse sa valeur de réfraction, réfraction de l'œil en son ensemble ou *toute réfraction*. Ainsi, le premier, l'établit Donders, en son traité classique des anomalies de l'accommodation et de la réfraction paru à Londres en 1864, qui commande sur ce point la terminologie.

Trois cas se présentent :

1° Le remotum est à une distance infinie. La réfraction sommaire, $\frac{1}{R} = = 0$, c'est l'état d'*emmétropie* (E), mot qui signifie « dans la mesure », terme opposé à celui d'*amétropie*, qui signifie « non dans la mesure », et comprend tous les autres. Pour l'emmétropie, le foyer principal ou des rayons incidents parallèles coïncide avec la rétine.

$$E = \frac{1}{\infty} = 0 \text{ (emmétropie)}$$

2° Le remotum est à une distance finie au-devant de l'œil, distance déclarée positive. La réfraction sommaire $\frac{1}{+R} = +$, est positive. C'est l'état anormal de myopie (M) dans lequel le

Portée et toute-réfraction correspondante.

Punctum remotum, emmétropie, myopie, hypermétropie, leur expression en dioptries.

foyer de rayons incidents divergents tombe sur la rétine, et le
foyer des rayons parallèles en avant de la rétine.

$$M = \frac{1}{+R} = + \text{ (myopie)}$$

3° Le remotum est situé négativement, c'est-à-dire derrière
la cornée. La réfraction sommaire, $\frac{1}{-R} = -$, est négative.
C'est l'état également anormal d'hypermétropie (H) dans lequel
le foyer de rayons incidents convergents tombe sur la rétine et
le foyer des rayons parallèles derrière elle.

$$H = \frac{1}{-R} = - \text{ (hypermétropie)}$$

Représentée par les valeurs nulle, positive ou négative
de $\frac{1}{R}$, la toute-réfraction désigne en même temps la valeur
inverse nulle, négative ou positive des lentilles correctrices

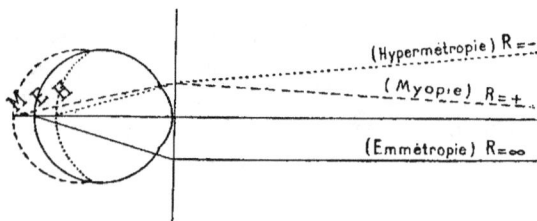

Fig. 23. — *Position relative de la rétine et des rayons incidents*, dans les trois
variétés de réfraction sommaire.

aptes à ramener l'œil à l'état d'emmétropie, quand on les place
à son foyer principal antérieur (lieu où convergent les rayons
parallèles venus frapper le cristallin par derrière en sortant de
l'humeur vitrée et situé à un peu moins de 15 millimètres en
avant de la cornée, position habituelle des lunettes). Or les
oculistes expriment la valeur réfringente des lentilles en
dioptries, qui sont unités correspondantes à la lentille d'un mètre
de foyer. Cette unité appliquée ici fait l'emmétropie = 0 dioptrie,
tandis que la myopie et l'hypermétropie sont représentées par
les nombres entiers ± 1, 2, 3, etc., dioptries.

3. Les procédés sont nombreux pour mesurer la toute réfraction. On les emprunte à la fonction visuelle et à l'ophtalmoscopie, et l'on compte tout d'abord diverses sortes d'épreuves fonctionnelles :

Epreuves fonctionnelles.

1° L'épreuve par les verres et l'acuité visuelle.

2° L'épreuve par les verres et les cercles de diffusion.

3° L'épreuve par les optomètres.

L'épreuve de réfraction par les essais de verres à lunettes liés à la détermination de l'acuité visuelle a été fixée dans son principe et dans ses détails comme suit :

Mesure par les verres et l'acuité visuelle.

Placé devant une des échelles typographiques distantes dont usent les oculistes pour mesurer l'acuité de la vision, l'œil en reconnaît habituellement les plus petits signes. Il dénombre aussi les étoiles et les distingue les unes des autres jusqu'à l'extrême limite de visibilité. Qu'est-ce à dire, sinon que cet œil reçoit sur la rétine sensible les images nettes des objets éloignés, ceux dont les rayons le frappent en direction parallèle ; qu'il est par conséquent un appareil optique dont l'écran (la rétine) est placé au foyer principal du système, puisqu'on appelle principal le foyer des rayons parallèles. Un tel œil est, disions-nous, emmétrope. On reconnaît l'emmétropie à ce signe : une vue nette des objets distants qu'obnubile le port des verres, ou au moins des verres convexes, les verres concaves pouvant être surmontés, nous le verrons, par un effort d'accommodation. Le port d'un verre convexe rend cet œil myope ; celui d'un verre concave le rend hypermétrope.

On reconnaît l'état de myopie à l'absence de netteté dans la vision lointaine avec amélioration par les verres concaves. Le numéro de verre le plus faible par lequel est obtenue la correction (un numéro plus fort pouvant être surmonté par l'accommodation) mesure le degré de la myopie. La myopie peut être aussi calculée simplement d'après la distance de la vision nette ou éloignement du remotum.

On reconnaît enfin l'état d'hypermétropie à une vision distante améliorée ou tout au moins nullement troublée par les verres

convexes ; et son degré est déterminé par le plus fort numéro
de lentille (un numéro plus faible laissant du jeu à la correction
spontanée par l'accommodation) qui permette encore de distinguer au loin avec exactitude.

Mesures par les cercles de diffusion.

On a certainement tout intérêt à lier la mesure de la réfraction
à celle de l'acuité visuelle, but final de ces épreuves. Néanmoins,
à titre d'expérience, on peut employer l'un des procédés de
mesure liés à la présence ou l'absence du cercle de diffusion qui
représente l'image rétinienne d'un point lumineux dans l'état
amétrope.

L'expérience fondamentale est celle qu'inventa Scheiner pour
démontrer l'accommodation et qui peut aussi bien servir à
fixer le remotum. L'application en est due à de la Hire (1).
Deux trous percés dans une carte sur un espace plus étroit
que la pupille sont placés devant la cornée pour voir au
travers un point lumineux distant. Le point vu simple
indique que l'objet occupe le foyer du système ; il signale l'emmétropie ou l'hypermétropie corrigée par l'accommodation ; en
ce dernier cas l'objet est encore vu simple à travers un verre
convexe. Le point est vu double en toute autre occurrence et les
deux images sont de même sens ou de sens croisé suivant que
l'œil est myope ou hypermétrope. On mesure l'hypermétropie
au degré du verre convexe le plus fort, et la myopie au degré du
verre concave le plus faible par lesquels peut être entretenue ou
rétablie la vision simple.

Parent a imaginé de recouvrir les deux trous de carte, l'un
d'un verre rouge, l'autre d'un verre vert. Ils donnent à l'emmétrope une seule image de couleur blanche, résultat de la fusion
en un même point des rayons de l'une et de l'autre ouverture ;
l'amétrope au contraire perçoit deux images contiguës rouge et
verte. Ces deux images sont de même sens que les ouvertures
dans le cas de myopie et sont croisées dans l'hypermétropie. On
mesure la réfraction comme tout à l'heure par les verres correcteurs.

(1) Acad. roy. des sciences, 1666 à 1699.

La « cinescopie » de Holth (1) se contente d'un seul trou de
carte, mais lui fait subir de légers déplacements dans l'étendue
du champ pupillaire. Il arrive que, si l'œil est emmétrope,
le point fixé conserve l'immobilité apparente et qu'il se déplace
au contraire dans l'amétropie parce que l'ouverture en se déplaçant présente à la vue des points différents d'une même image
de diffusion. Le déplacement a lieu dans le sens du mouvement
pour la myopie, et à contre-sens pour l'hypermétropie. On
mesure l'un et l'autre au degré du verre concave ou convexe
qui rétablit l'immobilité.

Divers instruments, nommés « optomètres » ont été imaginés   *Optomètres.*
enfin pour mesurer la réfraction sommaire.

Un seul optomètre est couramment utilisé tout au moins dans
les recherches de laboratoire, celui de la Hire, Porterfield et
Th. Young. Il consiste, utilisant les cercles de diffusion et
notamment l'expérience de Scheiner en un banc d'optique sur
lequel sont montés : 1° un écran oculaire percé d'un double
trou de carte ; 2° un dioptre positif placé devant le trou de carte
pour ramener le remotum de l'œil emmétrope au foyer du
dioptre ; 3° un objet d'observation qui peut être une épingle,
un fil tendu dans un châssis, une fente ou un trou lumineux
percés dans un écran. Le lieu de vision simple dépassant le
foyer de la lentille signale l'hypermétropie, restant en deçà il
signale la myopie. Des degrés tracés sur le banc indiquent
quelle est pour chaque position de l'objet le degré correspondant
de la réfraction.

Les autres optomètres sont, d'une façon générale, des sortes
de lunettes tubulaires portant à l'extrémité lointaine une échelle
transparente, réduite, d'acuité visuelle ; leur extrémité proximale est armée d'autre part soit d'un seul verre convexe (Badal),
soit de deux verres concave et convexe accouplés en lunette de
Galilée (Graefe), soit de deux verres convexes accouplés en
lunette astronomique (Hirschberg), soit enfin d'un verre convexe suivi d'un concave (Perrin et Mascart). La distance de

(1) *Annales d'oculistique*, 1902.

l'objet à la lentille, pour les uns, et l'écartement des lentilles, pour les autres, mesurent la réfraction.

L'inconvénient commun de tous ces instruments est la proximité apparente de l'objet, ayant pour effet de provoquer un effort involontaire d'accommodation, et de fausser par conséquent la mesure, aussi longtemps que l'on n'a pas appris à la maîtriser. Cela a toujours empêché leur utilisation pratique. La même critique touche comme tous les autres l'optomètre quelque temps répandu de Badal : optomètre à un seul verre convexe placé de telle sorte que son foyer coïncide avec le centre optique de l'œil, ou suivant le conseil de Snellen avec son foyer antérieur. L'avantage de cette disposition était d'assurer, en vue des mesures de l'acuité visuelle, la constance dans la grandeur apparente des objets.

CHAPITRE VI

Principe et pratique de l'ophtalmoscope

SOMMAIRE

Une façon objective de mesurer la réfraction sommaire est empruntée à l'emploi de l'ophtalmoscope, l'instrument habituel de l'oculiste, celui à l'aide duquel il explore le fond de l'œil.

Voici quel est le principe de l'ophtalmoscope.

A qui observe dans les conditions ordinaires l'intérieur de l'œil à travers l'orifice de la pupille, tout paraît obscur, noir. La raison en est que l'objet éclairant et l'image qui s'en forme sur la rétine, sont liés entre eux par le rapport commun à tous les foyers conjugués, la lumière est renvoyée par le fond de l'œil dans la source même d'où elle émane. Nul n'en voit les rayons s'il n'est en ce point ; placé à côté il est hors leur chemin, placé devant il en masque l'accès, placé derrière il confond l'image et la flamme. L'expérience est la même, si, au lieu de l'œil, on considère l'objectif de l'appareil à photographier, chambre noire perfectionnée dont l'œil est le prototype.

Quelque artifice est donc nécessaire pour rendre visible le fond de l'œil, et le plus simple consiste en l'emploi de l'ophtalmoscope.

Principe et construction.

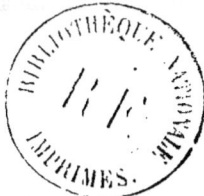

7

Fait d'un miroir troué à son centre, l'ophtalmoscope projette dans la pupille la lumière d'une flamme latéralement
située, tandis que, placé derrière l'orifice, l'œil observateur surprend ceux des rayons en retour qui prennent cette voie.
Helmholtz, son inventeur, préférait au miroir perforé un groupement de verres transparents, quatre lames planes superposées et fermant sous un angle de 56° à 70° une petite boîte
triangulaire au fond de laquelle on enchâssait à volonté des
verres correcteurs. La lumière réfléchie du fond de l'œil
observé traversait en partie ces lames et pénétrait l'œil observateur. Les ophtalmoscopes que l'on emploie aujourd'hui sont

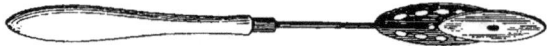

Fig. 24. — *Modèle simple d'ophtalmoscope.*

de simples réflecteurs en verre étamé, disques de 3 à 4 centimètres de diamètre, désétamés au centre ou percés d'un orifice
bizeauté afin d'éviter les reflets du verre.

Pour toutes les circonstances où un éclairage faible est préférable, le miroir peut être choisi de forme plane. On emploie
un miroir concave de 15 à 20 centimètres de foyer quand il est
besoin d'un éclairage plus intense. En ces derniers temps,
l'on a préconisé pour l'examen approché un miroir beaucoup
plus petit, de deux centimètres de diamètre, à foyer très court.

Un disque rotatif portant de nombreuses lentilles correctrices,
placé derrière l'orifice, accompagne toutes ces sortes de réflecteurs.

Trois phénomènes distincts sont objet d'exploration ophtalmoscopique : la simple lueur, l'image renversée, et l'image
droite. Tous trois servent à déterminer la réfraction.

La lueur ophtalmoscopique n'est autre que la lueur pupillaire
connue dès avant la découverte de l'ophtalmoscope. Pline en
fait déjà mention. Les anciens l'attribuaient à une production

de lumière que la colère, par exemple, était capable d'exagérer. Buffon y croit reconnaître une phosphorescence. Prévost (de Genève) prouve en 1810 qu'il s'agit d'un phénomène de pure réflexion lumineuse par la raison simple que nulle lueur ne peut être constatée dans la complète obscurité. Cumming et Brücke trouvèrent indépendamment l'un de l'autre en 1817 le moyen de rendre lumineux un œil quelconque en le regardant presque dans la direction des rayons incidents par le bord d'une flamme dont on est séparé par un écran. Brücke indique même en passant l'habitude qu'avait un de ses amis, le Dr d'Erlach de Berne, de faire luire à volonté la pupille d'autrui en y projetant de la lumière reflétée au moyen des lunettes dont il était porteur. C'était presque déjà l'ophtalmoscope d'Helmholtz.

La pupille rouge des albinos est de la lueur pupillaire, résultat d'un éclairement de la rétine à travers la paroi non pigmentée de l'œil. On l'obtient de tout œil, même non albinos, en projetant sur ses côtés une lumière assez intense pour franchir la barrière de pigment opposée à sa pénétration.

La lueur ophtalmoscopique permet à l'oculiste de déterminer la transparence des milieux oculaires. Taies de la cornée, cataractes du cristallin, concrétions diverses de l'humeur vitrée y dessinent leurs contours.

La lueur ophtalmoscopique est utilisée (méthode de Cuignet (1) pour l'épreuve de réfraction, et en voici l'exposé basé sur la « scioscopie » ou observation des ombres.

1° Une lueur pupillaire, invariable de forme et d'étendue quelles que soient les inclinaisons du réflecteur, signale l'emmétropie, état dans lequel l'œil renvoie au dehors par toute la surface de la pupille et en direction parallèle la lumière diffusée en tous sens par tous les points éclairés de la rétine ;

2° Place-t-on devant la cornée de l'observé une lentille convexe, la lumière en retour prend une direction convergente pour former en son foyer une image réelle et renversée du fond de l'œil. Les inclinaisons du réflecteur placé au-delà de ce foyer ont alors pour effet de rétrécir la lueur pupillaire en

(1) Recueil d'ophtalmologie, 1873.

sens inverse du mouvement si le miroir est plan et dans le sens du mouvement s'il est concave ;

3° Place-t-on, au contraire, devant l'œil observé, une lentille concave, la lumière qui en sort prend une direction divergente et la lueur apparaît comme l'image virtuelle et droite de la partie éclairée de la rétine. Les inclinaisons du réflecteur ont alors pour effet de rétrécir la lueur pupillaire dans le sens du mouvement, quand le miroir est plan et en sens inverse s'il est concave.

Une expérience simple rend compte de ces faits. Regarder à travers une lentille convexe un champ de papier mi partie noir, mi partie blanc : on verra le noir se mouvoir tantôt d'un côté, tantôt de l'autre, dans le droit sens ou en sens inverse, suivant que le papier sera placé en avant ou en arrière du foyer. Entre deux est un point où le champ paraît uniformément gris, c'est celui où, comme la rétine de l'emmétrope, le papier est au foyer de la lentille.

Pour procéder à la mesure de la réfraction par la scioscopie, l'observateur se tient à longueur de bras de l'observé ; et, tout en éclairant la pupille fait subir au réflecteur des déplacements angulaires. Il constate l'emmétropie à l'intégrité persistante de la plage pupillaire éclairée. La plage pupillaire se déforme-t-elle, cela prouve l'amétropie, et plus spécialement l'hypermétropie quand l'ombre marche dans le sens des déplacements, la myopie quand elle marche en sens inverse ; le miroir étant de surface plane. Le contraire a lieu avec le miroir concave. On mesure le degré de l'amétropie au numéro de verre qui, interposé devant la cornée de l'observé, supprime le phénomène. Procéder par tâtonnement, pour retenir le chiffre intermédiaire entre celui de dernière correction et celui de surcorrection, suivant le mode « de la fourchette » qui sert à régler le tir des armes à feu.

Observation et mesure par l'image renversée. Placé à quelque distance de l'observé, l'observateur à l'ophtalmoscope ne voit du fond de l'œil que la lueur pupillaire, s'il n'interpose une lentille convergente. Dans ce dernier cas, chaque trait de la rétine a son image au foyer de la lentille, image renversée, réelle et agrandie, facile à voir pour qui en a quelque habitude.

La partie de rétine visible à la fois, est limitée par la grandeur de la pupille ; elle atteint dans l'image renversée sa plus grande étendue lorsque le foyer de la lentille coïncide avec le plan de la pupille. C'est le moment où les bords de l'iris venant à disparaître, l'image du fond de l'œil occupe tout le champ de la lentille.

Commandée par la longueur du bras de l'observateur, la force de la lentille est choisie telle que l'image soit projetée à une bonne distance d'observation. Une valeur de dix dioptries (longueur focale $0^m 10$) est suffisante.

Le grossissement de l'image, géométriquement égal au rapport entre la longueur focale de la lentille et celle de l'œil (estimée 15 millimètres) varie entre 6 et 3 diamètres pour les lentilles variant elles-mêmes de dix à vingt dioptries ; il décroît quand augmente la force de la lentille employée.

L'image renversée se déplace dans le sens des mouvements imprimés à la lentille et en sens inverse des mouvements latéraux de l'observateur.

L'image renversée se produit au foyer de la lentille, dans l'emmétropie ; elle s'en éloigne dans l'hypermétropie et s'en rapproche dans la myopie. Il y a dans cette circonstance, un indice utilisable sinon pour la mesure, au moins pour la connaissance approximative de la réfraction, que l'on peut ainsi d'emblée diagnostiquer dans son espèce.

L'image renversée se produit sans interposition de lentille au foyer de l'œil myope, dont la myopie même tient lieu de lentille surajoutée. Cette circonstance fait reconnaître la myopie ; elle permet d'en apprécier le degré d'après la distance qui sépare la cornée du lieu où se trouve l'image. Pour cette appréciation, chercher, en approchant, le moment où l'image devenue diffuse s'efface tout à fait pour reparaître ensuite diffuse en sens inverse. Le remotum de l'observé est au milieu entre ces deux points.

Placé très près de l'œil observé, l'œil observateur distingue à

Observation et mesure par l'image droite.

l'ophtalmoscope l'image droite de la rétine, et ses détails agrandis comme l'image droite et virtuelle d'une loupe.

Précaution indispensable pour voir à l'image droite, il faut regarder à travers l'orifice pupillaire comme on ferait dans une lunette pour des objets éloignés. Tout effort d'accommodation, et aussi l'interposition d'un verre correcteur convexe rendent l'image confuse. Un verre correcteur concave facilite l'observation aux débutants inhabiles à commander à leur accommodation.

Limité par l'orifice pupillaire, le champ ouvert à l'observation de l'image droite est d'autant plus grand que l'on est plus approché de l'orifice et que cet orifice est lui-même plus grand. Pour ces motifs, l'observateur s'approche autant que possible de la cornée de l'observé ; et use du moindre éclairage suffisant : celui des miroirs plans ou des miroirs concaves de petit diamètre (Parent), pour moins contracter la pupille, ou bien il la dilate par l'atropine. Mais, si rapproché que l'on soit, et si dilatée que soit la pupille, le champ du fond de l'œil embrassé d'un coup d'œil est inférieur à celui de l'image renversée.

Le grossissement de l'image droite estimé par la géométrie égal au rapport entre la distance de projection habituelle à l'observateur (0 m. 30 distance à laquelle on a l'habitude de fixer les petits objets), et la longueur focale de l'œil (0 m. 015) égale 300/15 ou 20 diamètres (Landolt). Ce chiffre très supérieur au grossissement de l'image renversée rend l'image droite propice à l'étude des détails.

La profondeur relative des objets situés dans l'intérieur de l'œil est reconnaissable à l'ophtalmoscope par les déplacements relatifs qui paraissent se produire entre points situés au devant l'un de l'autre lorsque l'observateur se déplace latéralement (parallaxe). On l'estime encore par la nécessité où l'on peut être d'employer un verre concave pour distinguer les points plus profondément placés et la possibilité de reconnaître avec des verres convexes les points moins profondément situés. Une dioptrie de différence correspond alors à une profondeur d'environ un tiers de millimètre pour l'observateur maître de son accommodation. Des ophtalmoscopes binoculaires (Giraud-Teu-

lon) ont été construits enfin pour donner à l'aide de prismes
la vision simultanée binoculaire de deux images un peu différentes et conséquemment quelque sensation de relief, mais la
pratique n'en a pas consacré l'usage.

Une mensuration des objets que l'on distingue au fond de
l'œil ne peut être obtenue directement, et l'on doit se contenter
de mesures indirectes par comparaison avec ceux d'entre eux
dont la dimension offre le moins de variations : le diamètre de
la papille du nerf optique et celui de ses plus gros vaisseaux,
artères ou veines.

On mesure la réfraction de l'œil observé à l'image droite de la
même façon que l'on fait l'épreuve fonctionnelle de la réfraction,
au moyen des verres. L'observateur, s'il est lui-même emmétrope
conclut à l'emmétropie de l'observé quand il voit nettement les
détails du fond de l'œil sans le secours d'aucun verre, et les voit
moins nettement à travers un verre convexe faible. La vue
nette à travers un verre convexe lui fait conclure à l'hypermétropie de l'observé ; il en mesure le degré au numéro *le plus
fort* qui soit supporté, celui qui neutralise le plus complètement
l'accommodation des deux yeux en présence. Obligé d'user d'un
verre concave pour distinguer les détails, il conclut à la myopie
et en mesure le degré au numéro *le plus faible* par lequel est
obtenu ce résultat.

Soient décrits enfin les objets que l'on distingue au fond de
l'œil ;

La lumière d'une flamme étant placée à distance, l'image
qu'en reflète un miroir plan d'ophtalmoscope est située exactement au foyer principal, c'est-à-dire sur la rétine de l'emmétrope. L'observateur la reconnaît sans peine et ne distingue
guère qu'elle. Mais, si la lumière est approchée de l'œil, ou
simplement reflétée par un miroir concave, l'image en est trans-
portée en arrière ou en avant, et la rétine éclairée de façon
diffuse.

La papille rétinienne, comparable à un disque lunaire blanc-
rosé sur champ de couleur rouge, est placée à quelque quinze
degrés angulaires en dedans, et quatre ou cinq degrés au-dessus

*Dessin
ophtalmoscopique
du fond de l'œil.*

du pôle postérieur de l'œil. Il faut, pour l'observer, que le sujet porte son regard dans cette direction, par rapport à la ligne de visée de l'observateur. Les vaisseaux sanguins, artères et veines de la rétine émergent du centre plus ou moins excavé de la papille, qui apparaît en ce point de couleur plus blanche. Un liseré blanc borde la papille, reflet de la sclérotique, que le pigment ne masque pas en ce point; plus en dehors, un liseré noir marque ordinairement la limite du pigment réti-nochoroïdien.

Les vaisseaux rétiniens sont divisés tôt après leur émergence en deux branches : l'une supérieure, l'autre inférieure, qui se divisent ensuite chacune à leur tour en

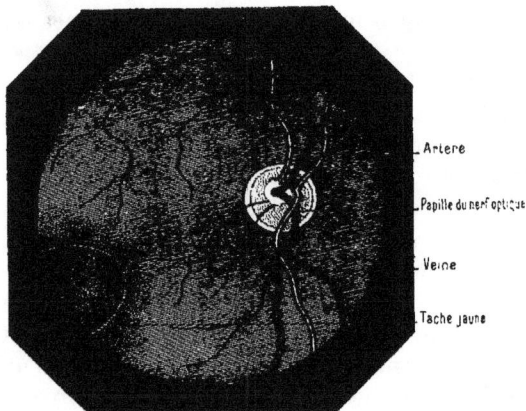

Fig. 25. — *Aspect ophtalmoscopique du fond de l'œil.*

supérieure temporale et nasale, et inférieure temporale et nasale. La division ultérieure se fait ensuite constamment par deux. A chaque artère correspond une seule veine. L'artère se distingue de la veine à sa couleur moins foncée, à sa moindre épaisseur, et par le reflet plus étroit, et plus vif en même temps, qui en marque le milieu. Ce reflet, image droite et allongée de la flamme est provoqué par la forme cylindrique du vaisseau faisant fonction de miroir convexe.

La tache jaune, (macula), visible quand l'observé fixe son regard dans la direction de l'observateur, est d'un examen plus difficile, exigeant souvent la dilatation de la pupille par l'atropine. L'exploration à l'image renversée permet de la voir à la fois dans son entier. Elle est horizontalement ovale et mesure trois largeurs de papille dans ce sens. Son bord est marqué d'un liséré, reflet linéaire trop faible pour être reconnu au fort grossissement de l'image droite. Au milieu est une tache noire et au centre un point lumineux, image renversée de la flamme éclairante reflétée par la concavité de la fossette centrale.

Les parties du fond de l'œil situées plus avant que l'équateur, l'ora serrata et le corps ciliaire, ne sont pas accessibles sans artifice à la vision ophtalmoscopique. Pour les voir il faut les rendre saillantes dans l'intérieur au moyen d'une pression douce exercée du dehors avec le plat de l'ongle du pouce gauche à travers la paupière : examen à l'image droite, correction par + 4 à 8 D d'autant plus forte que l'on considère des points plus approchés de l'œil (Trantas). L'ora serrata, limite du corps ciliaire apparaît sous la forme d'une ligne noire plus ou moins festonnée. Les vaisseaux rétiniens atteignent la région de l'ora serrata et s'y divisent à angle droit on s'y coudent simplement à une très faible distance en arrière, pour suivre alors la direction du parallèle. Les procès ciliaires eux-mêmes sont reconnaissables, quand on presse près de l'iris, à autant de stries méridionales grises, reflet de leurs sommets faiblement détaché sur le noir des vallées (1).

La choroïde est visible derrière la rétine quand le fond de l'œil est peu pigmenté. On en reconnaît les vaisseaux, anastomosés en mailles allongées, séparés par autant de champs losangiques pigmentés.

Il n'y a pas au-devant de la rétine d'objets normalement visibles à l'ophtalmoscope. Mais les opacités pathologiques y sont fréquentes tant dans l'humeur vitrée que dans le cristallin. Elles apparaissent comme autant d'ombres dans la lueur ophtalmoscopique. On ne les voit par réflexion ophtalmoscopique qu'à la condition d'interposer, dans l'examen à l'image droite, des verres correcteurs convexes de plus en plus forts à mesure que l'on examine des points plus approchés de la cornée, et, dans l'examen à l'image renversée, qu'en employant pour le renversement des lentilles fortes.

(1) *Gaz. méd. d'Orient* 1901. (*Ann. d'ocul.* nov. 1902).

CHAPITRE VII

Accommodation

SOMMAIRE

L'œil possède comme la plupart des instruments d'optique la faculté de modifier sa réfraction pour la mise au point à diverses distances. On appelle cette fonction l'adaptation aux distances ou plus brièvement l'*accommodation*. L'objet de ce chapitre est : 1° d'en relater les preuves ; 2° d'en déterminer l'amplitude ; 3° d'exposer enfin les modifications de structure qui l'accompagnent dans l'épaisseur de l'œil et en donnent l'explication optique. Un dernier problème, non le moins intéressant serait de savoir par quel mécanisme sont obtenues les dites modifications ; il est fort complexe, aboutit à la connaissance de deux muscles antagonistes facteurs l'un d'accommodation approchée, l'autre d'accommodation lointaine, doués chacun d'innervation propre. Ce problème appartient à la deuxième partie de l'ouvrage où il a sa place naturellement marquée dans la suite des mouvements intra-oculaires.

1. Diverses preuves sont couramment données de l'existence de l'accommodation, à côté de celle que semble fournir le fait seul de la vision nette à toute distance : preuves fonctionnelles et preuves ophtalmoscopiques.

Preuves de l'accommoda-tion.

L'œil ne voit pas simultanément des images nettes des objets inégalement distants. Que l'on tienne près de la figure un tissu lâche de gaze transparente formant grillage, et, au loin en arrière, quelque dessin de lettres ou autre, chacun des deux cesse d'être vu distinctement lorsque le regard se porte sur l'autre.

Preuves fonctionnelles.

Des cercles de diffusion apparaissent autour du foyer lumineux pour lequel l'œil n'est pas accommodé, et un point n'est pas vu comme tel, mais comme une plage où il y a place pour

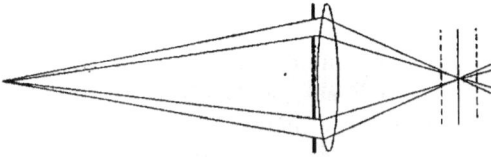

Fig. 26. — *Expérience de Scheiner*.

plusieurs images du même objet. On le démontre en multipliant artificiellement les orifices pupillaires de la façon suivante.

Une carte est percée de petites ouvertures assez rapprochées pour être mises ensemble devant la pupille. On présente une épingle et l'on regarde à travers les ouvertures tantôt l'épingle, tantôt plus loin, tantôt plus près. Fixée, l'épingle est vue simple ; elle est vue en autant d'exemplaires qu'il y a d'ouvertures, quand on regarde plus près ou plus loin. Et, si l'on bouche l'une des ouvertures, une image disparaît ; tantôt du même côté, tantôt à l'opposite, suivant que le regard est trop approché ou trop éloigné. Cette expérience du père Jésuite Scheiner (1619) est l'observation par l'œil du phénomène que l'on reproduit avec toute lentille convergente recouverte d'un écran percé de trous : au foyer, l'on n'observe qu'une image de l'objet tandis

que l'on en voit autant que d'ouvertures sur un écran placé en
avant ou en arrière du foyer. L'explication, c'est que : recueillie
en avant et en arrière du lieu de sa formation exacte, l'image
est diffuse ; que chaque point de l'objet, au lieu d'être représenté par un point, figure un cercle de diffusion ; et qu'il y a
place dans ce cercle pour autant de plages partielles ou images,
que l'on a pratiqué d'ouvertures dans l'écran.

On qualifie « sténopéique » la très petite ouverture d'un écran
que l'on place devant l'œil pour rétrécir les cercles de diffusion.
Par elle sont rendus nets les contours effacés des objets pour
lesquels l'œil n'est pas mis au point. On peut l'employer
comme on ferait d'une loupe grossissante, en tenant les objets
plus près que la portée de l'accommodation ; vus nettement en
dépit de la diffusion, les objets en paraissent agrandis par le
grandissement de l'angle visuel sous lequel ils sont observés.

Démonstration
par
l'ophtalmoscope.

On établit enfin la preuve objective de l'accommodation par
l'examen ophtalmoscopique du fond de l'œil, soit que l'on considère les flammes reflétées par la rétine, ou que l'on observe
les détails de la rétine elle-même.

Pour le reflet rétinien des flammes, on use de l'examen à
l'image droite à l'aide d'un miroir plan. L'œil de l'observateur
est placé aussi près que possible de la cornée, et l'on choisit
pour objet à offrir au regard de l'observé la flamme même qui
sert à l'éclairage. La flamme étant à une distance lointaine,
on en voit sur la rétine une image renversée et nette ; la
flamme étant progressivement approchée, l'image en devient
de plus en plus diffuse et de plus en plus effacée ; cela signifie
que, dans les conditions ordinaires de la vision lointaine, seuls
les objets distants ont leur image sur la rétine. Un changement
de réfraction se produit lorsque l'observé fixe, de son œil
demeuré libre, et dont l'accommodation entraîne l'autre, une
lumière approchée ; et l'on en distingue le reflet au fond de
l'œil en observant à travers des lentilles concaves. Ce résultat
prouve l'accommodation et permet au besoin de la mesurer.

Pour l'examen de la rétine, les conditions de l'observation
sont les mêmes, avec cette différence qu'il n'est pas indispensable
que le miroir soit plan. L'observateur placé aussi près que pos-

sible de l'ouverture pupillaire distingue tous les détails du fond de l'œil quand l'observé regarde au loin. Il ne les voit plus que confusément quand l'observé fixe un point approché ; mais les détails réapparaissent à l'aide d'un verre concave placé immédiatement derrière le miroir de l'ophtalmoscope. La réfraction a donc changé, par l'effet de la vision approchée, elle s'est accrue de la quantité que neutralise le verre concave.

L'ophtalmoscope permet encore une démonstration intéressante, déjà relatée au chapitre précédent, celle de l'accroissement de réfraction opéré dans l'œil de l'observateur lui-même par l'acte de l'accommodation. Preuve empruntée à l'autoscopie, elle a néanmoins ici sa place pour expliquer au débutant son impuissance à voir nettement, comme on le lui annonce, l'image droite dans l'œil emmétrope. L'opthtalmoscopiste débutant qui regarde au fond de l'œil, objet qu'il sait être extrêmement près, accommode involontairement, et sa réfraction en est augmentée, aussi ne voit-il qu'aidé d'un verre concave fort. Petit à petit seulement il apprendra à s'en passer ; et c'est alors que son œil devenu un bon appareil d'observation servira pour reconnaître et les détails de structure des yeux observés, et l'état de leur réfraction.

2. A la mise au point de l'œil pour chaque distance répond un état nouveau de réfraction sommaire. L'accommodation est constituée par l'effort nécessaire pour produire ce changement. On l'estime à la différence de l'une à l'autre réfraction.

Amplitude
Définition et mesure.

Considéré à son maximum l'écart des deux réfractions devient la puissance ou *amplitude* d'accommodation, à définir : la différence entre les deux états réfractionnels d'un œil fixant alternativement le punctum remotum, lieu le plus distant et le « punctum proximum » lieu le plus approché de la nette vision. La valeur en est exprimée par l'inverse de la longueur focale d'une lentille, et désignée par $\frac{1}{a}$ ou bien en unités dioptriques et désignée par la lettre A.

La manière de mesurer l'amplitude de l'accommodation est la suivante : Ayant mesuré la réfraction à distance comme il a été précédemment indiqué, et après avoir déterminé, par le remotum r sa valeur $\frac{1}{R}$ on cherche à déterminer la position du proximum p. A cet effet, on présente à la lecture les plus petits caractères lisibles d'impression typographique pour les approcher aussi près que le permet la vision nette. Le point d'extrême approchement est le proximum cherché, dont la distance à la cornée $=$ P. L'expression $\frac{1}{p}$ représente la réfraction sommaire de l'œil en état d'accommodation maxima ; et la différence $\frac{1}{p} - \frac{1}{R} = \frac{1}{a} =$ A mesure l'amplitude d'accommodation. Elle est égale en cas d'emmétropie à $\frac{1}{p}$, puisque $\frac{1}{R}$ de l'œil emmétrope $=$ O. Que l'on ait par exemple trouvé le proximum à 10 centimètres de la cornée, l'amplitude d'accomodation est $\frac{1}{a} = \frac{1}{10}$ ou A. $=$ 10.

On pourrait songer encore à présenter un objet (une échelle visuelle) à distance et le faire regarder à travers des lentilles divergentes de plus en plus fortes jusqu'à déterminer combien de dioptries peuvent être neutralisées par la force de l'accommodation. Mais les conditions de cet essai, privé de l'incitation naturelle de la vision approchée, ne sont pas celles de la vision proximale et l'on s'apercevrait bientôt que la valeur ainsi trouvée ne représente pas à beaucoup près la puissance totale de l'accommodation.

Divers instruments ont été proposés pour aider aux mesures d'amplitude. Basé sur l'expérience de Scheiner, l'optomètre déjà décrit de la Hire, de Porterfield et de Young, le plus usité, consiste en un écran percé de deux trous d'aiguille très approchés à travers lesquels on regarde un fil blanc tendu sur fond noir. Le fil paraît simple à la distance pour laquelle l'œil est accommodé ; partout ailleurs il paraît double. Un modèle perfectionné de ce petit instrument consiste en une règle graduée placée devant l'œil en flèche, portant tracée sur toute sa longueur une ligne blanche sur fond noir, et, perpendiculairement à son extrémité oculaire, une réglette percée de fentes verticales. On regarde le long de la ligne à travers les fentes. S'il y a deux fentes devant la pupille, l'observateur voit, au lieu d'une seule ligne, deux lignes convergentes vers le lieu de la mise au point ; s'il y en a quatre, il en voit quatre, et ainsi de suite. Augmenté d'une lentille convergente de 10 dioptries placée devant les fentes, cet instrument met le remotum de l'emmétrope au foyer de la lentille, soit à dix centimètres ; il faut alors retrancher cette valeur de tous les résultats obtenus.

Une relation d'incessant parallélisme unit l'accommodation et l'effort de convergence des yeux appelés à croiser leurs axes sur un même point. Évidente à priori, cette relation est rendue frappante par la manière usuelle d'exprimer la convergence en unités calquées sur celles de l'accommodation : le proximum et le remotum de mise au point étant remplacés par le lieu de croisement des regards, et l' « angle-mètre de convergence » remplaçant la dioptrie d'accommodation. Inversement proportionnel à la distance de l'œil au point de croisement des lignes visuelles des deux yeux, l'effort de convergence (C) est en effet estimé à la différence $\frac{1}{P^c} - \frac{1}{R^c}$, expression dans laquelle P^c désigne la distance de l'œil au proximum du croisement (p^c), et R^c sa distance au remotum de croisement (r^c). Dans le regard lointain, r^c étant à l'infini, $\frac{1}{R^c} = \frac{1}{\infty} = 0$, l'effort de convergence C est nul, et l'on a en conséquence :

Relation avec la convergence.

$$\text{pour } p^c \text{ à l'infini} \qquad C = 0$$
$$- \quad 1 \quad \text{mètre} \qquad C = \frac{1}{1} = 1 \quad \left(\text{unité métrique de convergence}\right)$$
$$- \quad 1/2 \text{ mètre} \qquad C = \frac{1}{0,5} = 2$$
$$- \quad 1/3 \text{ mètre} \qquad C = \frac{1}{0,33} = 3$$

Les chiffres C = 1, 2, 3, etc., représentent les unités métriques de convergence que l'on appelle « angles-mètres » (parallèles aux dioptries d'accommodation).

La puissance d'accommodation est moindre quand un œil fixe seul que lorsque les deux yeux sont entraînés par un effort de fixation commune. Bien plus, il arrive que, ayant déterminé pour les deux yeux fixant ensemble le point de lecture le plus approché, si l'on augmente l'effort de la convergence par un prisme à arête interne, le point de vision nette peut être rapproché davantage. Il existe enfin pour chaque degré de convergence une certaine *amplitude relative* d'accommodation, que Donders a pieusement mesurée. Un fait saillant demeure de ses recherches, c'est que la convergence, comme un ami fidèle appelle et sollicite l'accommodation. Nous verrons plus tard le parti que la cinématique en a su tirer pour l'explication du strabisme fonctionnel.

Presbytie, sa correction.

Forte dans le jeune âge, la puissance de l'accommodation diminue avec les années. Donders, le premier, en a su bien dresser la loi embarrassée jusqu'à lui d'erreurs provenant des fréquentes anomalies de la réfraction ; avant lui, on n'avait pas su en tenir un compte exact. L'amplitude de l'accommodation, amplitude binoculaire de Donders, celle que l'on obtient par le regard avec les deux yeux, est relevée dans le tableau suivant où l'on a inscrit en chiffres romains le nombre des années, et en chiffres arabes l'amplitude exprimée en dioptries, avec au-dessous la longueur focale correspondante indiquant en mètres la position du proximum au devant de la cornée.

X	XV	XX	XXV	XXX	XXXV	XL	XLV	L	LV	LX	LXV	LXX	LXXV	...Années
14	12	10	8,5	7	5,5	4,5	3,5	2,5	1,75	1	0,75	0,25	0	...Dioptries
0,07	0,08	0,10	0,12	0,14	0,18	0,22	0,29	0,40	0,57	1	1,33	4	∞	......p

La puissance de l'accommodation a donc une valeur maximum de 14 dioptries égale à celle d'une lentille convergente de 7 centimètres de foyer, et cette valeur va diminuant petit à petit jusqu'à l'âge de soixante quinze ans où elle devient nulle. Tel est l'enjeu normal dont l'œil dispose pour sa mise au point.

Faiblissant ainsi progressivement, l'amplitude d'accommodation cesse tôt ou tard de suffire aux besoins de la vue approchée. On appelle *presbytie* l'insuffisance accommodative due à l'âge. La presbytie est estimée à la quantité dioptrique nécessaire à sa correction. Jadis Donders, fixant le chiffre de 22 centimètres comme représentant le proximum nécessaire, la conclusion était simple : presbyte était celui, qui, étant emmétrope, ne pouvait accommoder à cette distance, et le degré de la presbytie était représenté par le numéro de verre convexe qui lui rendait alors la vision possible. Sagement Donders avait choisi un proximum trop approché (on ne lit pas, on n'écrit pas, on ne coud pas à si faible distance) afin, sans doute, d'assurer à chacun l'usage habituel d'une partie seulement de sa force accommodatrice, éviter la fatigue d'un effort soutenu à son maximum.

Fixée par l'expérience aux 2/3 de l'amplitude totale, l'accommodation exercée sans fatigue est nommée par Monoyer le « coefficient acoptique » (α privatif, et $\varkappa\acute{o}\pi o\varsigma$ = fatigue) d'accommodation ; Landolt l'appelle la « quoté d'accommodation utilisable ». Il faut la respecter dans tout travail prolongé, et en tenir compte dans la détermination des lunettes à prescrire au presbyte. Un emmétrope a choisi par exemple pour point habituel de la vision de près la distance 0m33 correspondante à trois dioptries d'accommodation ; étant presbyte, il n'en a que 1,5 dioptrie à sa disposition ; on lui donnera le verre $3 - \frac{2 \times 1,}{3} = 2$ dioptries, ou, d'une manière générale : un verre représentant la force habituellement nécessaire à la mise au point, diminué des deux tiers de l'accommodation existante (mp — 2/3 A).

Pratiquement, ce résultat pourra être obtenu et la presbytie dûment corrigée, en majorant d'une certaine quantité la correction qu'à l'essai on aura trouvée suffisante pour la distance habituelle du travail. Cette quantité de majoration ira diminuant jusqu'à l'âge de l'accommodation nulle où il ne peut être question d'autre chose, sinon d'affecter à chaque distance le verre qui, à lui seul, remplace et représente l'accommodation disparue.

3. Des changements de courbure, et des déplacements des surfaces réfringentes accompagnent l'acte d'accommodation et l'expliquent. Ils sont reconnaissables aux déformations et déplacements des images reflétées de ces surfaces, et concernent le seul cristallin. Scheiner (1619), Descartes (1637) et plusieurs savants après eux avaient supposé le fait, Th. Young (1801) en avait rendu l'admission nécessaire par l'élimination des autres hypothèses possibles, au moyen d'expériences mémorables.

Déformations du cristallin.

8

Th. Young en expérimentateur intrépide, immobilisa son œil, qui devait être fort saillant, entre deux anneaux de fer placés l'un sur la cornée, l'autre au niveau du pôle postérieur ; et dans cette posture il se mit à fixer un objet approché. Une lueur de phosphène comme il s'en produit toutes les fois que la rétine subit une action mécanique brusque devait se produire s'il y avait allongement du globe par la pression inévitable des anneaux. Le phosphène manquant lui permit de nier l'allongement.

Le même expérimentateur une autre fois réussit à placer son œil dans l'eau sous un objectif de microscope et dans cette posture à mesurer l'amplitude de son accommodation. Une diminution de l'amplitude accommodative devait se produire par l'exclusion de la cornée, si cette membrane participait à l'acte d'accommodation ; car, placée entre l'humeur aqueuse et l'eau, cette lame aux faces parallèles perdait alors toute vertu convergente. Ayant trouvé l'amplitude d'accommodation intégralement conservée il nia la participation de la cornée.

Enfin, ayant observé le fonctionnement d'un opéré de cataracte, Th. Young n'eut pas de peine à reconnaître que tout pouvoir d'accommodation avait disparu.

Max Langenbeck le premier eut en 1849 l'heureuse idée de demander des preuves de déformation à l'examen des images reflétées que Purkinje avait découvertes dès 1823. Voyant celles du cristallin devenir plus petites pendant l'accommodation approchée, il acquit ainsi la preuve effective que des augmentations de courbure se produisent dans cet organe. Kramer, aidé de Donders a inauguré l'ère des mesures de courbure du cristallin, que compléta plus tard Helmholtz en y appliquant son ophtalmomètre.

Pour observer avec fruit les images réflétées du cristallin, le sujet sera placé dans une chambre bien obscure, on lui assignera deux points de mire situés sur la même ligne devant lui, l'un tout près, l'autre au loin. Une flamme est placée latéralement près de l'œil d'un côté de la mire ; l'observateur regarde à égale distance de l'autre côté. On voit alors distinctement les reflets précédemment décrits (*fig. 20*, p. 74). Le plus brillant, situé le plus près de la lampe est l'image droite de la flamme reflétée par la cornée, doublé de celui de sa face postérieure. Situé plus en dedans, le reflet de la face antérieure du cris tallin, ou cristalloïde antérieure, est une image également droite de la flamme, un peu plus grande que la précédente, mais le plus souvent tellement effacée qu'on ne peut y reconnaître exactement la forme de l'objet ; sa position apparente est loin derrière le plan de la pupille. Plus en avant se trouve enfin le reflet de la face postérieure, image renversée de la flamme apparaissant comme un point lumineux, à environ 1 millimètre en arrière du plan pupillaire.

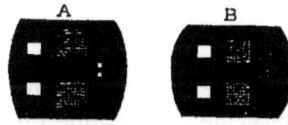

Fig. 27. — *Reflets oculaires de deux foyers lumineux.* — *A* dans la vision lointaine, *B* dans la vision approchée.

On facilitera l'examen en employant, au lieu d'une flamme, un écran éclairé par derrière et portant deux ouvertures superposées ; par ce moyen, chaque image se compose de deux parties claires qui s'éloignent et se rapprochent alternativement quand l'image grandit ou devient plus petite.

Ces dispositions étant prises, il est aisé de constater, quand l'œil est invité à fixer la mire approchée, que la première image cristallinienne diminue de grandeur : les deux parties, dont elle est composée se rapprochant du centre (*Fig. 27*). Une certaine diminution pourrait provenir de l'avancement de la surface réfléchissante, mais le calcul a montré que, de ce fait, le résultat serait à peine appréciable. La conclusion est donc que la courbure de la cristalloïde antérieure est devenue plus prononcée. Mesurée ophtalmométriquement, elle a été trouvée passer d'un rayon de 11,9 millimètres à un rayon de 8,6 millimètres, en tenant compte de l'effet grossissant du ménisque cornéen.

Tel le résultat pour la partie centrale de cette surface ; il est moindre près des bords. Tscherning en ces dernières années a surtout étudié ce point de la question. Il établit par des mesures pratiquées avec l'optomètre et confirme au moyen de son aberroscope (voir p. 88) que la puissance focale de l'œil en état

Changements divers du cristallin.

d'accommodation proximale est plus prononcée près de l'axe que sur les bords. Il contrôle le fait par l'examen ophtalmoscopique de la lueur pupillaire, qu'il voit se teinter d'ombre à quelque distance du centre au moment de la vision approchée, indiquant une moindre concentration de lumière à partir de ce point. Il mesure enfin à l'ophtalmomètre la courbure des parties excentriques des surfaces cristalliniennes et la trouve moins prononcée sur les bords, à la face antérieure. Ce sont là autant de faits intéressants au point de vue du mécanisme de l'accommodation, sujet dont nous renvoyons l'exposé à la partie mécanique de cet ouvrage.

La face antérieure du cristallin subit en même temps un déplacement en avant. Pour le constater, observer de profil de telle sorte que la moitié seulement de la pupille soit visible en avant de la sclérotique. On fait alors fixer la mire approchée de l'optomètre d'Young, une épingle, qui masque exactement la mire éloignée pour éviter les déplacements latéraux. L'observateur remarque qu'en ce moment l'ovale noir de la pupille, et le bord de l'iris de son côté deviennent visibles en avant de la sclérotique. C'est donc que la cristalloïde et l'iris, qui la touche, sont déplacés en avant. Les appréciations numériques de ce déplacement faites par Helmholtz donnent pour résultat 0,36 à 0,44 millimètres.

L'iris recule dans son pourtour. Pour voir ce mouvement : faire apparaître (Helmholtz), au moyen d'un éclairage latéral, une ligne caustique brillante sur l'iris près du bord ; tenant l'objet à fixer tantôt loin, tantôt près, on constate que la ligne s'approche du bord et s'en éloigne alternativement. Indice des mouvements du cristallin ce fait prouve aussi que le volume de la chambre antérieure est immuable : réduit au centre quand le pôle antérieur cristallinien se déplace en avant, ce volume se déploie au pourtour et ne peut autrement. La pression ne change pas du reste dans la chambre antérieure par le fait de l'accommodation et demeure sans cesse égale à celle de l'humeur vitrée.

Le diamètre du cristallin est rétréci. On le reconnaît, en examinant à l'ophtalmoscope un œil opéré d'iridectomie, aux mouvements de la ligne obscure que dessine sur le bord la forte réfringence de la lentille. Cette ligne s'approche du centre dans la vision proximale et s'élargit en même temps, comme il convient pour une lentille devenue plus convexe (Coccius).

Une faible diminution de grandeur de l'image reflétée par la face postérieure du cristallin signale enfin l'accommodation proximale. Pour l'apprécier numériquement, il faut faire entrer dans le calcul l'action déformante des milieux (cristallin et humeur aqueuse) à travers lesquels cette image nous apparaît ; elle est beaucoup plus faible que celle de la surface antérieure. On n'observe pas ou presque pas de déplacement de cette image, d'où l'on conclut que son sommet demeure à peu près immobile pendant l'accommodation.

En résumé, il est établi par toutes ces constatations que la lentille oculaire change bien de forme pendant l'accommodation ; et elle confirme l'hypothèse de Scheiner et Descartes plaçant dans le cristallin le siège de la faculté optique accommodatrice. Il en ressort plus exactement que la convexité et l'épaisseur de l'organe sont augmentées par l'accommodation proximale et diminuées par l'accommodation lointaine. Tel est en dernière analyse le résultat sommaire de l'expérience ; et l'on doit seulement relever cette irrégularité de la face antérieure du cristallin subissant une déformation plus prononcée au centre qu'au pourtour ; il en sera fait état quand se présentera, dans la deuxième partie de cet ouvrage, le problème mécanique de l'accommodation.

Conblusion.

*
* *

Ici pourrait se terminer sans véritable lacune l'exposé de la réfraction. Mais une physiologie oculaire, telle que nous l'avons comprise, exige de ne pas laisser dans l'ombre l'intéressante histoire naturelle des *amétropies*, qu'en passant nous avons déjà effleurée, et que nous voudrions présenter ici dans son ensemble. Cette histoire est celle de l'hypermétropie, de la myopie et de la dissymétropie ; elle doit être suivie d'un court chapitre sur le choix et l'emploi des lunettes aussi utile au physiologiste qu'au praticien.

CHAPITRE VIII

Hypermétropie

SOMMAIRE

1. Théorie et diagnostic, accommodation de l'hypermétrope.

2. Variété cornéenne.

3. Les variétés cristalliniennes. — Variété sénile, sa cause moléculaire. Variété aphake, ses causes, son diagnostic.

4. Les variétés axiles. — Variété commune, réfraction du premier âge, grandeur de l'angle α, un indice atavique, aplatissement du pôle postérieur. Variété tératomorphe.

Théorie et
diagnostic.

Histoire et
théorie.

1. Kepler avait bien mentionné, mais par supposition seulement, un état de réfraction où des rayons incidents convergents seraient collectés sur la rétine. Il semble que l'oculiste Janin (1) en ait le premier confirmé l'existence en sa dissertation sur une espèce de vue extraordinaire dont aucun auteur n'a fait mention, comme suit : « Tous les physiologistes et les physiciens ont dit qu'il y a trois sortes de vue, savoir : la myope, la presbyte et la vue parfaite. De ces trois espèces de vue il n'y en a que deux de naturelles, qui sont : la vue ordinaire et la myope ; car la presbyte n'est qu'accidentelle puisqu'elle n'affecte que les vieillards. Je ne sache pas qu'aucun auteur ait fait mention d'aucune autre espèce de vue naturelle ; cependant il en existe ; mais on doit les considérer comme des phénomènes ou des écarts de la nature. L'observation suivante en est un exemple. C'est celle d'un homme qui fut obligé de se servir de lunettes à l'âge de douze ans et d'en augmenter le foyer à tel point qu'à l'âge de trente ans, il faisait usage de lunettes qui n'auraient

(1) Mémoires et observations, etc., Lyon et Paris, 1772.

pu convenir qu'à un homme de soixante-dix ou de quatre-vingts ans, tant elles étaient convexes. »

Après Janin, Buffon, dans son histoire naturelle de l'homme et dans quelques mémoires spéciaux donne un clair exposé des formes individuelles de la vue, exposé qu'enfin Donders au milieu du siècle dernier fut le premier à développer très complètement.

État de réfraction sommaire insuffisante ou négative ($\frac{1}{-R} = -$) remotum reculé au-delà de l'infini (mathématiquement derrière la cornée), foyer principal en arrière de la rétine, l'anomalie de réfraction dénommée hypermétropie (*H*) est mesurée, nous le savons du chapitre précédent, par les valeurs positives inverses + 1, + 2, etc., dioptries qui la corrigent en ramenant sur la rétine l'image de l'infini. L'expression moderne qui la désigne rappelle heureusement le port hautain (ὑπεροπτικός) des sujets hypermétropes plus habiles à voir de loin en dressant la tête qu'à scruter les minuties des objets approchés.

L'hypermétrope jeune, pour autant que le degré de son anomalie ne dépasse pas son pouvoir d'accommodation, voit fort distinctement au loin, grâce à ce pouvoir qui lui tient lieu de verre correcteur. Il voit aussi avec des verres convexes inférieurs ou égaux à son hypermétropie ; il ne cesse de voir nettement qu'avec des verres dont le numéro dépasse son hypermétropie. On reconnaît donc l'hypermétropie au fait que l'œil, appliqué à la vue des objets distants, les distingue mieux, aussi bien, ou au moins pas plus mal, avec des verres convexes. Le plus fort numéro supporté mesure l'hypermétropie. On emploie comme test-objet les ordinaires échelles visuelles distantes. Tel est le procédé fonctionnel de l'épreuve par les verres ou procédé de Donders dans son application à l'hypermétropie.

Diagnostic et mesure.

On sait que l'observation ophtalmoscopique permet aussi le diasgnostic et la mesure de la réfraction. J'en rappelle les données les plus usuelles appliquées à l'hypermétropie. Placé aussi près que possible de la cornée, l'observateur à l'image droite voit à l'œil nu les détails du fond de l'œil emmétrope, et aussi, mais en accommodant, ceux de l'œil hypermétrope. Distingue-t-il aussi bien avec des verres convexes, en relâchant son accommodation, c'est qu'il y a hypermétropie ; le numéro de verre le plus fort, qui permette la distinction, en mesure le degré. Ce procédé, qui est celui de la mesure de la réfraction par l'image droite, exige de la maîtrise, mais permet une assez grande approximation, tandis que l'épreuve par l'image renversée permet seulement de soupçonner l'hypermétropie à l'éloignement de l'image et à son grossissement apparent plus considérable. Très précis en revanche sont les résultats de la scioscopie ou épreuve de la lueur pupillaire ; elle reconnaît l'hypermétropie aux déformations de la lueur par les mouvements angulaires du réflecteur, qui sont de même sens pour le miroir plan et de sens inverse pour le miroir concave.

Accommodation. Il arrive souvent, pour les sujets jeunes, que l'hypermétropie mesurée par l'ophtalmoscope est trouvée supérieure au degré que décèle l'examen fonctionnel. La cause en est un effort d'accommodation, persistant malgré les verres convexes ; et ce qui le prouve, c'est que toute différence disparaît par l'instillation d'atropine, qui a pour effet de paralyser l'accommodation. On appelle « manifeste » l'hypermétropie révélée par l'épreuve fonctionnelle, « totale » la pleine quantité que révèlent l'emploi de l'atropine et l'ophtalmoscopie, et *latente* la différence entre les deux.

L'amplitude d'accommodation de l'hypermétrope est calculée comme celle de l'emmétrope au moyen du proximum, mais en ajoutant au chiffre obtenu l'entière valeur de l'hypermétropie.

Ordinairement égale à celle de l'emmétropie, mais nécessairement utilisée pour la correction spontanée de l'hypermétropie, l'amplitude accommodative de l'hypermétrope est de bonne heure insuffisante à la vision de près, et, tôt ou tard, la presbytie survenant, devient insuffisante même à la vision de loin.

Exceptionnellement il survient dans l'hypermétropie du strabisme en convergence. La cause en est dans la relation solidaire de la convergence et de l'accommodation, entraînant les yeux à converger plus près que le lieu de mise au point accommodatif, pour répondre à un égal effort des deux fonctions. On l'observe du côté de l'œil masqué, alors que l'autre fixe seul un objet approché (strabisme latent). Plus rarement il devient manifeste dans la fixation avec les deux yeux.

L'hypermétropie se présente sous des formes causales multiples à grouper fondamentalement en trois catégories : la cornéenne, la cristallinienne, et l'axile.

2. L'hypermétropie cornéenne a sa cause dans un état d'aplatissement relatif de la cornée. Le cas en est rare, car on trouve l'emmétropie associée à des courbures variables de sa surface ; une courbure plus ou moins prononcée y corrige l'effet d'un allongement ou raccourcissement correspondants de l'axe optique. Sulzer (1) estime cependant que l'on doit penser à l'hypermétropie cornéenne quand le chiffre qui mesure à l'ophtalmomètre de Javal la puissance focale de la cornée descend au-dessous de 41 dioptries, la moyenne étant de 43,7 ; non sans faire remarquer en même temps que l'emmétropie a pu coïncider avec des valeurs extrêmes de 50 et de 30 dioptries. L'hypermétropie cornéenne est surtout un phénomène de rétraction cicatricielle à la suite d'ulcérations profondes de la cornée survenues dans le jeune âge et convenablement réparées au point de vue de la transparence.

Variété cornéenne.

3. L'hypermétropie cristallinienne ou par défaut de puissance focale du cristallin est connue sous deux formes : la forme physiologique sénile et l'absence de cristallin ou aphakie.

Les variétés cristalliniennes.

L'âge ne borne pas ses effets à diminuer la puissance de l'accommodation ; nous savons déjà que la réfraction sommaire décroît normalement à partir de l'âge de cinquante-cinq ans, de telle sorte qu'un œil trouvé emmétrope dans le jeune âge devient désormais hypermétrope. C'est l'hypermétropie sénile, phénomène distinct de la presbytie, bien que leur correction se confonde dans la vision proximale.

Variété sénile.

L'hypermétropie sénile progresse lentement pour atteindre à un maximum d'à peine un peu plus de deux dioptries (Donders).

Ni la courbure de la cornée, ni la longueur de l'œil n'ayant

(1) Encyclopédie franç. d'ophtalmologie, son article in-vol, III, 296.

changé chez le vieillard, il en résulte que le cristallin seul peut être en cause dans l'hypermétropie sénile. On le dit quelque peu aplati. On allègue surtout certaine altération moléculaire de son écorce dont la réfringence accrue vient à égaler celle du noyau. Or nous savons, pour l'avoir exposé précédemment, qu'une augmentation de puissance focale résulte pour le cristallin de la faible réfringence relative de son écorce.

La variété aphake.

L'absence de cristallin ou « aphakie » entraîne après elle une hypermétropie égale en moyenne à onze ou douze dioptries, quantité inférieure à la valeur du cristallin en place, parce qu'on la mesure au degré du verre correcteur placé devant la cornée.

On rencontre l'aphakie à titre d'anomalie congénitale, et alors il ne s'agit pas à proprement parler d'aphakie, mais seulement de déplacement du cristallin, qu'à l'examen l'on trouve déjeté sur le côté hors du champ pupillaire.

Une semblable situation peut avoir été créée par un choc. On dit alors qu'il y a luxation du cristallin. Cet état se distingue du précédent par la mobilité de l'organe devenu ballottant.

La cause la plus fréquente de l'aphakie est enfin l'extraction chirurgicale du cristallin opaque ou opération de cataracte.

On reconnaît l'aphakie à la profondeur anormale de la chambre antérieure, à du ballottement de l'iris, à la disparition des reflets du cristallin, à l'hypermétropie extrême, et enfin à la perte de la faculté d'accommoder pour les distances.

Les variétés axiles.

4. — L'hypermétropie axile est celle qui reconnaît pour cause une insuffisance dans la longueur du globe de l'œil, elle se présente sous deux variétés : la variété commune et la variété tératomorphe.

Axile commune.

L'hypermétropie est tout d'abord état normal dans le premier âge de la vie. Le diamètre antéropostérieur y est court, et la réfraction faible à proportion ; Germann (1) l'a trouvée hyper-

(1) Graefe's Archiv. XXXI. II.

métrope de 5, 30 à la naissance, de 4,34 à trois mois de vie, de 1,72 entre dix-huit mois et deux ans.

Fréquemment l'hypermétropie persiste dans l'âge adulte et c'est alors un fait d'atavisme assimilant l'homme aux mammifères qui sont tous hypermétropes, adaptés qu'ils sont aux conditions habituelles de leur vie de chasseurs. Appelés à poursuivre leur proie ou à se défendre contre le danger d'autant mieux qu'ils le voient venir de plus loin, les mammifères ont rarement à regarder de très près et ont avantage à une mise au point très sûre pour les distances intermédiaires. Cet avantage est obtenu par une hypermétropie légère qui met en jeu pour ces distances des fractions moins ténues, plus maniables, de l'accommodation totale.

Une particularité frappante des yeux atteints de cette hypermétropie est la grande dimension de l'angle α ou de l'écart entre l'axe de l'œil et la ligne visuelle, écart parfois si considérable que les yeux en paraissent faussement loucher en dehors. Cela aussi est un ressouvenir ancestral des mammifères aux yeux latéralement placés.

Les yeux de ces hypermétropes présentent les mêmes courbures que ceux des emmétropes. Ils en diffèrent par un certain raccourcissement de la distance entre le cristallin et la rétine. L'aplatissement correspondant du globe oculaire dans sa partie postérieure est facile à reconnaître. en observant un pareil œil lorsqu'il a le regard dirigé en dedans ; la courbure de la face externe mise ainsi à découvert paraît s'accentuer brusquement un peu en arrière de l'équateur.

Les calculs établis pour l'œil schématique ayant montré qu'un tiers de millimètre en plus ou en moins dans la longueur de l'axe oculaire correspond à une différence de réfraction sommaire d'une dioptrie, on en induit l'aplatissement postérieur du globe oculaire propre à chaque degré d'hypermétropie. Il est d'un millimètre pour trois dioptries, de deux millimètres pour six dioptries, qui est le chiffre le plus élevé de la variété commune d'hypermétropie.

L'hypermétropie commune ne se distingue pas de l'emmétropie au point de vue fonctionnel dans le jeune âge grâce à la puissance intacte de l'accommodation. Elle est une cause prématurée de presbytie, l'amplitude d'accommodation, égale dans l'un et l'autre cas, y devenant tôt insuffisante.

Exceptionnellement l'hypermétropie commune est accompagnée de strabisme interne. La cause en est, ainsi qu'il a été déjà dit, la relation solidaire de l'accommodation et de la convergence, ou la nécessité de converger plus près que le lieu de mise au point accommodatif pour répondre à un effort égal des deux fonctions. Nous retrouverons ce sujet plus tard au chapitre du strabisme dans les mouvements des globes oculaires.

axile
tératomorphe.

L'hypermétropie tératomorphe est *microphtalmique*. C'est celle des degrés élevés d'hypermétropie axile atteignant jusqu'à dix et même vingt dioptries dans un cas de Landolt.

Elle appartient aux monstruosités et coïncide fréquemment avec des défectuosités congénitales, avec les colobomes ou lacunes des membranes profondes de l'œil. L'amplitude d'accommodation et l'acuité visuelle y sont inférieures à la norme.

Loin de tenir les objets à distance pour les mieux voir, comme fait l'hypermétrope ordinaire, le microphtalmique, renonçant à accommoder et cherchant seulement à bénéficier des plus grandes images, s'en approche le plus possible. L'image gagne ainsi en étendue ce qu'elle perd d'autre part en netteté. Un tremblement oculaire (nystagmus) est fréquent. Le strabisme convergent n'est nullement de règle, et la cause en est l'extrême approchement du regard qui rend absolument impossible la vision approchée avec les deux yeux.

CHAPITRE IX

Myopie

SOMMAIRE

1. État de réfraction sommaire excédante ou positive $\left(\frac{1}{+R} = +\right)$, remotum approché à une distance finie de l'œil, foyer situé devant la rétine, l'état anormal de réfraction nommé principal myopie M est mesuré par les valeurs négatives inverses — 1, — 2, etc. dioptries qui le corrigent en reportant sur la rétine l'image de l'infini. Le vieux mot myopie (μὸς = souris) indique un regard baissé et clignotant, frappant contraste avec le regard hautain des hypermétropes ; on le préfère au terme « brachymétropie » imaginé par Donders pour compléter le parallélisme avec les termes : hypermétropie, emmétropie et amétropie.

Théorie et diagnostic.

L'état de myopie bien distingué dès l'antiquité, fut exactement défini par Képler « l'état de réfraction où les rayons incidents divergents ont leur foyer sur la rétine », et sa cause dès lors attribuée au trop grand volume soit du vitré soit de la lentille cristalline. (Janin)

Un œil distinguant nettement les plus petits objets approchés,

mais ne reconnaissant pas à distance ce que d'autres voient
sans le secours des verres, (en particulier les dernières lettres des
échelles visuelles lointaines), les voyant bien avec des verres
concaves, est un œil myope. Le degré de la myopie est déterminé par le numéro le plus faible des verres qui donnent
ce résultat, parce que, l'accommodation aidant, le myope voit
aussi avec des numéros supérieurs.

On reconnaît et l'on mesure aussi la myopie à l'ophtalmoscope
par l'image droite, par l'image renversée et par l'ombre pupillaire.

L'examen direct à l'image droite, ne permet pas de distinguer
le fond de l'œil myope. Un observateur d'image droite, placé
à toucher presque la cornée, le voit nettement au contraire par
l'interposition de verres concaves. Il mesure le degré de la
myopie au numéro de verre le plus faible qui donne ce résultat,
sûr ainsi d'éviter la double erreur possible provenant de l'accommodation de l'observé et de celle de l'observateur.

Le fond de l'œil myope vu d'une distance plus éloignée que
le remotum apparaît sous la forme de l'image renversée au
foyer antérieur. C'est le même phénomène qui se produit
lorsque, entre l'œil emmétrope et l'observateur, on interpose une
lentille convexe. On reconnaît l'image renversée à ce que les
déplacements s'en font en sens inverse des mouvements latéraux de l'observateur. Le degré de la myopie est déterminé par
le lieu de formation de l'image, qui est celui du remotum. On
procède comme suit à cette détermination : l'image étant en
vue, on approche jusqu'à cesser de la voir nettement puis on
recule jusqu'à la faire réapparaître avec netteté ; ce moment est
celui où le remotum de l'observé se confond avec le proximum
de l'observateur, point connu de lui et qui permet de localiser
approximativement le foyer de l'œil en observation. On procède
encore de la façon suivante que je trouve préférable : l'image
étant en vue, approcher progressivement en exécutant de faibles
mouvements latéraux pour reconnaître les déplacements
inverses ; un moment survient où les détails du fond de l'œil
s'effacent, pour reparaître ensuite, indistincts et se déplaçant à
la manière de l'image droite ; le remotum est entre ces deux

points ; il est mesuré directement par la distance de l'œil observateur à l'œil observé.

Enfin on reconnaît la myopie aux ombres pupillaires qui accompagnent les mouvements d'inclinaison du réflecteur. Elles sont mobiles en sens contraire aux déplacements du reflet quand le miroir est plan et dans le sens de ses déplacements quand le miroir est concave. C'est l'inverse de ce qui a lieu pour l'hypermétropie. Un verre concave placé devant l'œil observé supprime les ombres s'il le rend emmétrope ; trop fort il les fait paraître en sens inverse. Procédant par tâtonnement, on note le dernier numéro de correction incomplète, et ensuite le premier numéro de surcorrection ; le degré qui mesure la myopie est entre les deux.

L'amplitude de l'accommodation est identique pour le myope *Accommodation.* et pour l'emmétrope, c'est-à-dire que le *remotum* étant approché, le *proximun* l'est aussi. Il en résulte que les inconvénients de la presbytie en sont annulés ou pour le moins retardés jusqu'à un âge plus avancé.

Il en résulte d'autre part que disparaît le naturel parallélisme entre l'accommodation et la convergence, et que survient une déviation de l'œil en dehors sous la main qui le masque, lorsque l'autre est appelé à converger vers un objet approché, sorte de strabisme latent. Du vrai strabisme externe est fréquent ; il est un signe de faiblesse et d'insuffisance dans le pouvoir de converger.

Comme l'hypermétropie, la myopie se présente sous des variétés et formes multiples à grouper en trois catégories suivant qu'elle a son origine dans la cornée, dans le cristallin ou dans la dimension en profondeur du globe oculaire.

2. La myopie cornéenne reconnaît pour cause l'excès de *Variétés* courbure de la surface de la cornée et son déplacement en *cornéennes.* avant.

Ordinairement assez constante, la courbure de la cornée peut cependant varier sans déterminer d'amétropie grâce à la naturelle compensation par des différences de longueur d'axe.

Sulzer estime qu'on doit penser à de la myopie cornéenne quand la cornée d'un homme myope mesurée dans sa puissance focale par l'ophtalmomètre de Javal dépasse le chiffre de 46 dioptries. Cette forme de myopie se confond avec les états dès longtemps définis sous les noms de « kératoconus » et de « kératoglobus ».

État accidentel et rare, le *Kératocone* consiste en une déformation conique progressive de la cornée. Le sommet du cône occupe à peu près le milieu de la membrane, il est émoussé. La courbure y est extrême, et la myopie peut atteindre jusqu'à 30 dioptries. Or Nagel a calculé que, pour l'œil réduit, le changement de courbure de la cornée influe sur la réfraction de la façon suivante : cinq millimètres étant le rayon correspondant à l'emmétropie, $4^{mm}5$ font l'œil myope de sept dioptries ; 4^{mm} de seize dioptries ; $3^{mm}8$ de vingt dioptries.

Beaucoup plus rare encore, le *Kératoglobe*, déformation survenue dès avant la naissance et pouvant progresser ensuite, consiste en une dilatation de la chambre antérieure avec protrusion globuleuse de la cornée. La courbure de cette membrane en est peu augmentée, mais sa projection en avant suffit à produire la myopie.

Variétés cristalliniennes.

3. La myopie cristallinienne reconnaît pour causes l'augmentation de courbure des surfaces cristalliniennes, le déplacement du cristallin en avant et la déformation sphérique de son noyau.

spasmodique,

Une augmentation de courbure des surfaces est observée dans la myopie cristallinienne spasmodique. Elle résulte chez des sujets jeunes et nerveux d'un effort prolongé de vision approchée ayant pour effet de maintenir l'œil en état d'accommodation proximale. Le même effet résulte de l'instillation d'un collyre d'ésérine. Cet état cède au repos, aidé au besoin de l'atropine.

paralytique, inflammatoire,

On observe de la myopie dans le cours des inflammations de l'iris. J. Green (1) l'y signala le premier. Cette myopie ne dépasse pas une ou deux dioptries ; elle rétrograde après

(1) Americ. Opht. Soc. 1887.

quelques mois. Je l'attribue à l'empâtement inflammatoire du corps ciliaire dans sa partie antérieure où siège le muscle de l'accommodation lointaine et à l'inaction consécutive de ce muscle, qui a pour résultat d'abandonner sans nul contrepoids le cristallin à l'action antagoniste du muscle de l'accommodation proximale situé plus profondément. Il s'agirait donc d'une forme paralytique de myopie.

Une myopie également cristallinienne succède aux contu- *rapturale,* sions du globe oculaire. Elle s'accompagne de ballottement du cristallin. Il sera expliqué au livre du mouvement comment le cristallin détaché de ses attaches prend spontanément une forme plus sphérique. On observe quelquefois en même temps le déplacement du cristallin en avant, sa luxation même dans la chambre antérieure ; un pareil déplacement accentue le degré de la myopie.

Une déformation sphérique du noyau du cristallin coïncide *sénile,* avec la liquéfaction des couches corticales dans l'âge sénile. C'est l'explication de la myopie cristallinienne sénile, dont je relatai, une des premières observations (1) : celle de mon père emmétrope et presbyte pendant de longues années et qui devint progressivement myope vers soixante-dix ans. La myopie atteignit douze dioptries et son développement coïncida avec le début d'une cataracte si finement granulée, que j'en diagnostiquai la liquéfaction de la substance corticale.

4. La myopie axile se présente sous deux variétés : à titre de *Variétés* difformité congénitale et comme conséquence d'efforts exagérés *axiles.* de vue approchée dans le jeune âge.

État congénital, rarement héréditaire de l'ordre des mons- *axile* truosités, térato-myopie, ou *dolichophtalmus*, la première forme *tératomorphe.* consiste en un développement extrême du segment postérieur de l'œil sans amincissement de sa paroi postérieure comme sans déformation de l'œil antérieur. Elle est communément associée à de la dolichocéphalie cranienne. Les degrés en

(1) Acad. des sc. 22 mai 1888.

9

atteignent les chiffres les plus élevés connus de myopie (jusqu'à 26 dioptries) entraînant la saillie des globes oculaires et de la difficulté de mouvement.

Sa fréquence est, dit-on, de deux pour cent de tous les myopes ; elle est aussi grande dans la population des campagnes que dans celle des villes, et aussi grande dans les peuplades primitives que dans les nations cultivées.

axile commune

L'autre forme de myopie axile a pour origine habituelle l'abus du travail approché de lecture, d'où le nom justifié de *grammatomyopie*, myopie commune, axile acquise, surfonctionnelle. Elle a été étudiée dans son développement scolaire (myopie scolaire) par Cohn (1) et d'autres après lui. Ce développement qui n'est pas seulement scolaire est le suivant.

Le plus souvent elle débute vers l'âge de douze ans et va se développant jusqu'à vingt-cinq, de sorte que les cas en deviennent plus nombreux et d'un degré moyen plus élevé à mesure que l'on approche de cet âge. Exceptionnellement elle débute à l'âge adulte, ou, ayant débuté plutôt, progresse à cet âge. Très exceptionnellement je l'ai vue apparaître après la cinquantaine avec les signes manifestes d'hypertension qui caractérisent le glaucome ; il importe de signaler ce fait et d'établir la parenté des deux affections glaucome et myopie progressive : cette dernière devant être considérée comme une variété juvénile de glaucome que distingue l'extensibilité des enveloppes oculaires.

Née dans une génération de lettrés, la myopie tend à progresser dans la génération suivante. Elle s'y manifeste plus tôt, y atteint des degrés plus élevés. Il arrive enfin que les enfants de lettrés myopes naissent myopes. Ainsi se développe, comme une sorte de caractère générique, la myopie héréditaire dans les familles et les peuples adonnés à la culture des lettres. Les familles juives de nos pays, héréditairement lettrées depuis de longs siècles, en offrent l'exemple le plus frappant, j'en relevai la preuve par la comparaison entre les écoles primaires commu-

(1) *Examen des yeux de 10.000 enfants* Leipzig 1867.

nales confessionnelles jadis existantes à Marseille (1). La myopie apparaît ainsi comme un fruit de civilisation, et, plus précisément, comme une adaptation de l'espèce aux conditions spéciales de la vision de près qui sont celles des gens occupés à la lecture. Plus fréquente dans les villes que dans les campagnes, elle atteint son maximum dans certaines classes supérieures des collèges où il s'est trouvé jusqu'à cinquante pour cent d'élèves myopes. Cette adaptation paraît rencontrer une plus grande résistance de la part des yeux fortement pigmentés. Sur 3.510 yeux, dont je notai la pigmentation, je trouvai douze pour cent de myopes parmi les yeux noirs ou bruns, et dix-huit pour cent parmi les yeux clairs, de couleur bleue ou autre. J'avoue toutefois qu'un facteur important pourrait s'opposer à une pareille conclusion, c'est le fait de l'immigration étrangère. Les septentrionaux, aux yeux clairs, importent certainement dans notre midi des éléments plus lettrés que l'immigration italienne et espagnole, aux yeux foncés.

Les yeux atteints de cette myopie, pas plus que de la précédente, ne présentent de différence avec les emmétropes en tout ce qui concerne la grandeur et la courbure de la cornée, la profondeur de la chambre antérieure, les courbures et l'épaisseur du cristallin. L'allongement est exclusivement postérieur. Il consiste en un progressif refoulement et amincissement de la paroi formant protubérance en arrière dans la région du pôle : protubérance staphytomateuse ou « staphytome postérieur » ainsi nommé par Scarpa qui en fournit un fort beau dessin anatomique.

L'ophtalmoscopie moderne reconnaît sans peine le staphytome. Elle en mesure l'excavation. Elle le voit débuter au côté externe du nerf optique par le détachement de la choroïde et la mise à nu de la sclérotique dans toute sa blancheur sous la forme d'un croissant. Dans les degrés plus élevés, le détachement gagne circulairement le pourtour du nerf optique. Enfin, degré extrême, le pigment s'efface et disparaît par plaques dans

---

(1) Association p. l'avancem. des sc. 1879.

l'entier pôle postérieur, dont la fossette rétinienne occupe le centre.

On démontre par les circonstances accessoires qui favorisent le développement de la myopie que l'exercice habituel de la vision approchée en est la cause. Ainsi, l'effet fâcheux d'un éclairage insuffisant, celui de la mauvaise tenue des élèves dans des bancs mal construits ont été cent fois relevés. Les tares et imperfections de l'œil, en nécessitant l'approche des objets pour suppléer par l'agrandissement de l'image à l'insuffisance de l'acuité visuelle, agissent comme le manque d'éclairage habituel. J'en rencontrai la preuve dans les écoles de Marseille, où sous la forme de taies cornéennes, d'astigmatisme et enfin de lésions profondes, vingt pour cent des yeux myopes furent reconnus défectueux.

Des deux éléments de la vision approchée, convergence et accommodation, ce dernier fut longtemps particulièrement incriminé dans la genèse de la myopie, sous le prétexte qu'il augmenterait la pression intra-oculaire. Or, loin d'être un facteur semblable, l'accommodation proximale diminue au contraire la pression. Ainsi le prouve (Foerster) (1) l'observation directe dans les ulcères très amincis de la cornée, dont le fond est attiré en arrière, aspiré en un mot, par l'acte d'accommoder pour un point approché.

Seule la convergence est donc en jeu, et ici le contrôle en apparaît dès l'abord dans la rareté de la myopie chez les borgnes de naissance, les strabiques fixes et tous sujets privés de vision binoculaire.

L'explication est la suivante :

Muscles de la convergence, le droit interne et ses auxiliaires le supérieur et l'inférieur ne sont pas seuls à se contracter pendant cet acte. Employés à lui faire équilibre et à s'opposer au déplacement du centre de rotation, leurs antagonistes agissent en même temps qu'eux. L'ensemble des muscles droits, attachés près de la cornée, enroulés ensuite d'avant en arrière autour du

(1) Klin. Monatsbl. l. Augenheilk. 1864.

globe, exerce ainsi sur l'équateur de l'œil une compression, que
les obliques enroulés en direction perpendiculaire ne peuvent
qu'accroître. Sur un œil ramolli par la maladie, chaque muscle
creuse son sillon. Sur les yeux sains, à pression intra-oculaire
entière, l'effet ne peut être qu'un allongement progressif dans
le sens de la moindre résistance, c'est-à-dire vers le pôle postérieur.

J. Stilling (1) fait jouer un rôle prépondérant à la compression par les muscles obliques ; cela ne me paraît pas démontré.
Pour lui, une action indirecte serait en cause : les contractions musculaires agissant comme un obstacle au développement de l'œil dans le sens perpendiculaire aux surfaces de compression, et entraînant comme conséquence, une augmentation
de croissance dans la direction de l'axe optique, siège du
minimum de résistance. Mais on n'observe pas en réalité d'augmentation de croissance, puisque tout au contraire la choroïde
est détachée du nerf optique pour former le staphytome, et que
la rétine elle-même tend à s'atrophier. Je ne saurais en conséquence me rallier à cette opinion, et je continue à croire, jusqu'à plus ample informé, à un effet de compression directe.

Les progrès de la myopie sont combattus par l'hygiène. On
insiste sur les points suivants: la tenue des enfants en classe ;
le choix des caractères d'impression pour la lecture; le choix du
mode d'écriture.

Il importe, pour la bonne tenue des enfants en classe, que les
sièges et tables d'école, exactement adaptés à leur but,
répondent aux conditions suivantes établies par Herm Meyer (2)
et Fahrner (3) : 1° la hauteur du siège sur le sol doit être égale
à la hauteur de la jambe, formant angle droit avec la cuisse ;
elle équivaut, rapportée à la taille entière du sujet, à environ
1/4 ; 2° le bord du siège doit affleurer la verticale abaissée
du bord de la table; 3° le dossier sera lombaire, c'est-à-dire

(1) Ann. d'ocul. nov. 1906.
(2) *Die Mechanik des Sitzens mit besonderer Rücksicht auf die Schulbankfrage.*
Virchow'sArchiv vol. 38.
(3) *Das Kind und der Schultisch.* Zurich 1865.

occupant le creux des reins et placé à une distance telle de la table que l'on puisse lire et écrire sans en perdre le contact, cette distance rapportée à la taille est d'environ 1/5 ; 4° placés sur un même niveau horizontal, le dossier et le plan de la table seront à peine plus élevés que les coudes ; leur hauteur au-dessus du siège est d'environ 1/6 de la taille. Les grandeurs 1/4, 1/5, 1/6 rapportées à la taille de l'homme, enfant et adulte, sont les *constantes du mobilier scolaire*. On a sur ces données construit des tables-bancs de trois ou quatre hauteurs différentes pour autant de tailles moyennes. J'ai trouvé qu'un écart de 1/14 et jusqu'à 1/10 d'avec les proportions indiquées est bien toléré en tous sens (1) ; cet écart sert à l'établissement des types.

Les caractères d'impression à choisir pour les livres scolaires seront les plus clairs et les plus gros. Le corps IX suffisamment élargi peut être donné comme type suffisant. On évitera les signes compliqués suivant le mode gothique usité encore en Allemagne, mais que l'Allemagne même tend à abandonner à son tour.

L'écriture enfin obéira aux mêmes principes de grandeur et d'écartement des lettres. L'écriture gothique aussi bien que l'imprimerie gothique a désormais vécu, et ne survit en Allemagne que par la force de l'habitude ; les caractères latins l'emportent partout avec raison. On tend dans les écoles primaires de France à adopter, à l'instigation de Javal, l'écriture droite de préférence à l'anglaise penchée. Je ne saurais lui reconnaître qu'un avantage de pis aller permettant de suppléer par l'appui des coudes à l'appui lombaire quand celui-ci vient à manquer. L'écriture penchée sur papier droit face au bras droit doit demeurer à mon sens la règle dans les bonnes installations scolaires.

(1) *Recherches d'hygiène scolaire*. G. Masson édit. 1879.

CHAPITRE X

Dissymétropie

SOMMAIRE

1. Une réfraction différente dans les différents méridiens, ou dans l'étendue d'un même méridien, dissymétrique en un mot, projette sur le fond de l'œil l'image déformée des objets. Impuissante à ramener sur un point les rayons émanés d'un point lumineux, elle a mérité le nom d'astigmie (G. Martin) formé de ά privatif et de στιγμή = point, nom aujourd'hui préféré à celui d'astigmatisme formé par Whewell de στιγμά qui signifie plutôt la marque que le point et en particulier la marque d'infamie. Le terme *dissymétropie* peut aussi bien lui être appliqué.

Théorie.

Des formes multiples peuvent se présenter. Une seule sorte retient l'intérêt pour la facilité de sa correction : celle où la réfraction, uniforme en chaque méridien considéré isolément, diffère d'un méridien à l'autre régulièrement de façon que les extrêmes occupent des positions perpendiculaires et que l'uniformité soit en conséquence rétablie par le port d'un dioptre cylindrique. On la nomme avec Donders régulière, pour l'opposer à l'astigmie irrégulière comprenant toutes les autres modalités.

Dissymétrique autour de l'axe optique, mais symétrique par moitiés opposées, la réfraction astigmique régulière est en réalité bisymétrique, et, nous l'allons voir, *bifocale*.

C'est Th. Young qui, le premier, en 1800 reconnut pareil défaut sur son propre œil, dont le remotum était à 7 ou à 10 pouces suivant qu'il mettait en ligne verticalement ou horizontalement les deux trous d'épingle de son optomètre. Et c'est Airy, astronome de Greenwich, qui, atteint de même à l'un de ses yeux en a le premier en 1825 réussi la correction par un verre cylindrique.

La marche des rayons lumineux réfractés par les dioptres bisymétriques a été figurée géométriquement par Sturm dans son mémoire sur la théorie de la vision paru en 1845. Il la représente formée non plus des deux cônes opposés parfaits, propres aux dioptres parfaitement symétriques, mais de deux similicônes ou conoïdes aux sommets linéaires opposés en deux directions perpendiculaires entre elles et suivant les méridiens principaux de plus forte et de plus faible courbure. Les deux lignes de faîte sont les foyers du dioptre bisymétrique. Entre elles les rayons se rapprochent en cercle.

A chacun des deux foyers du dioptre bisymétrique, correspond un remotum et une réfraction propres. Le sens des deux réfractions et la direction des deux méridiens principaux caractérisent la forme générale et l'orientation de la dissymétrie.

Des termes imaginés par Donders servent à les désigner sommairement.

Au point de vue de l'orientation, l'astigmie est appelée *droite* ou *oblique* suivant que les méridiens principaux affectent la direction verticale et horizontale ou une direction oblique quelconque. Il y a lieu, je pense, de compléter cette indication en notant avec exactitude la position des axes relativement au plan médian du corps, qui est le repère en dernier ressort de toutes symétries organiques.

Au point de vue de la forme générale, trois circonstances peuvent se présenter : 1° l'un des méridiens est emmétrope et l'autre amétrope (myope ou hypermétrope), on dit alors que l'astigmie est *simple*; 2° les deux méridiens sont amétropes de même sorte, c'est-à-dire inégalement myopes ou inégalement hypermétropes ; on dit alors que l'astigmie est *mixte*; 3° les deux méridiens sont amétropes de sortes différentes, c'est-à-dire l'un myope, l'autre hypermétrope ; on dit alors que l'astigmie est *composée*. Je préfère à cette terminologie équivoque les formels qualificatifs *emmétro-myopique*, *emmétro-hypermétropique*, *myo-myopique*, *hyper-hypermétropique*, *myo-hypermétropique*.

2. On reconnaît et l'on mesure le vice dissymétrope à ses signes fonctionnels, ophtalmoscopiques et kératoscopiques.

Diagnostic et mesures.

Placé en présence de l'échelle visuelle alphabétique, l'astigmique se signale par la bizarrerie de ses réponses, prenant les lettres les unes pour les autres, faisant des confusions inattendues, et distinguant des lettres petites d'une certaine forme, alors qu'il n'en reconnaît pas de plus grandes d'autre forme. Quelquefois, c'est de la diplopie qu'il accuse, diplopie monoculaire ou vision double des objets par un œil fixant seul ou même de la polyopie. Les étoiles, les flammes éloignées des reverbères et des phares, les points lumineux en général paraissent déformés, dédoublés ou multipliés par la production de nœuds et de lignes de concentration des rayons sur la rétine. La différence de forme apparente des astres suivant les personnes n'a pas d'autre origine, et l'on sait que chacun a sa manière de voir les rayons des étoiles. Enfin, observation beaucoup plus rare, on voit le sujet presser avec le doigt appliqué sur la paupière un point de sa cornée pour en redresser la courbure.

Signes fonctionnels.

L'existence de la dissymétrie étant ainsi décelée, on en déterminera l'orientation par l'épreuve des figures linéaires en étoile ou en cercles concentriques dont il y a des échantillons dans tous les recueils d'échelles visuelles. L'astigmique en voit plus distinctement, ou même exclusivement, les lignes qui correspondent à l'un des méridiens de plus forte ou de plus faible réfraction.

138   PARTIE I. OPTIQUE (RÉFRACTION)

On recourt ensuite à l'essai des verres, épreuve qui comporte trois temps : 1° une mesure préliminaire de réfraction approximative par les verres sphériques ; 2° l'essai des verres cylindriques ; 3° une vérification dernière sphéro-cylindrique. Plaçant le sujet en présence de l'échelle visuelle distante, on cherche quel est le verre sphérique convexe le plus fort ou concavo le plus faible qui assure la meilleure vue. Le résultat ainsi obtenu est ordinairement la mesure du méridien le plus réfringent, quelquefois le contraire, presque jamais du méridien intermédiaire ; cela fait dire à juste raison, avec Javal, que l'astigmique utilise non le moindre cercle de diffusion, mais l'une ou l'autre des lignes focales, surtout la verticale. L'épreuve des verres cylindriques vient ensuite. Elle consiste à choisir des verres cylindriques concaves ou convexes suivant les indices fournis par l'épreuve précédente, à les présenter successivement en direction verticale, horizontale ou oblique, à en augmenter enfin le degré jusqu'à obtenir la meilleure vue possible. L'épreuve finale est une reprise des verres sphériques pour déterminer, en les ajoutant au verre cylindrique, quel est à côté de l'astigmie, le degré exact de la réfraction.

Signes ophtalmoscopiques.

La dissymétrie se révèle aisément par les divers procédés de l'examen ophtalmoscopique précédemment exposés.

A l'examen de la simple lueur pupillaire, on constate que la ligne de déplacement de l'ombre est oblique par rapport aux mouvements du miroir sitôt que ces mouvements n'ont pas lieu suivant la direction des axes principaux. Il suffit donc pour en reconnaître l'existence de faire subir au miroir des mouvements d'inclinaison en divers sens, et, pour le mesurer approximativement, de déterminer les verres nécessaires aux corrections extrêmes.

A l'examen de l'image renversée, on constate que la papille du nerf optique, normalement ronde, présente des formes diversement allongées suivant qu'on rapproche ou qu'on éloigne la lentille exploratrice : elle s'allonge dans le sens de plus forte courbure quand la lentille est tenue plus loin de l'œil que sa propre distance focale et inversément.

A l'examen de l'image droite on voit la pupille allongée suivant le méridien de plus forte réfraction. Choisissant un vaisseau de cette direction, on détermine la réfraction correspondante par le verre convexe le plus fort ou concave le plus faible
qui en fait voir les contours avec netteté et l'on fait de même
ensuite pour un vaisseau de direction perpendiculaire. Les
chiffres obtenus sont ceux des méridiens perpendiculaires à la
direction des vaisseaux.

Nulle étude d'astigmie ne saurait être complète sans un
examen attentif des surfaces réfringentes de la cornée et du
cristallin. On en détermine la situation et la forme générales
par l'éclairage oblique en projetant sur l'ensemble et sur chaque
point accessible le foyer concentré d'une source lumineuse latéralement placée. L'observateur étudiera les détails à la loupe
ordinaire ou mieux encore à la loupe binoculaire de Berger. Il
examinera ensuite les reflets des lumières régulièrement projetées à la surface de l'œil, et en particulier les reflets cornéens
par les procédés de la kératoscopie et de la kératométrie.

La « kératoscopie » est l'examen au kératoscope, instrument
dont il y a plusieurs modèles (Placido, Wecker-Masselon, etc.)
J'emploie un disque blanchi, de vingt centimètres de diamètre,
porté perpendiculairement à son centre par un tube ouvert ;
son avantage est d'assurer la normalité de l'instrument. Le
sujet à observer étant placé à contre-jour devant une fenêtre
éclairée, on s'approche soi-même plus ou moins de la cornée,
en regardant à travers le tube. On invite l'observé à fixer du
regard tantôt le centre, tantôt le tour du disque et l'on observe
le reflet dans toutes les positions. La forme du reflet est circulaire quand il rencontre des parties uniformément incurvées;
elle s'allonge dans le cas contraire. La figure la plus intéressante est donnée par le kératoconus dont la pointe fournit une
image toute petite et le bord une image beaucoup plus grande.
L'examen kératoscopique assure une indication rapide sur la
présence ou l'absence des grosses déformations.

La « kératométrie » est la mesure des courbures de la cornée.
L'ophtalmomètre de Helmholtz est le kératomètre modèle. C'est,

Signes kératoscopiques

nous l'avons dit, un instrument de laboratoire. L'ophtalmomètre
de Javal et Schioetz, exigeant moins d'espace, d'une application
plus rapide sans calculs ni formules, a conquis sa place dans le
cabinet des oculistes. En voici la description, et le mode d'emploi. :

L'ophtalmomètre de Javal et Schioetz, (fig. 20) se compose
d'une lunette portant un arc de cuivre mobile autour de son
axe et d'une têtière sur laquelle s'appuie la tête du sujet que
l'on examine. Lorsque
la lunette est mise au
point pour l'œil de
l'observé, celui-ci se
trouve au centre de
l'arc. Le long de l'arc
glissent deux mires
blanches, simulant les
extrémités de l'objet à
mesurer, l'une rectan-
gulaire, l'autre en es-
calier; en promenant
l'une des mires sur
l'arc, on fait varier la
grandeur de l'objet
jusqu'à ce qu'il cor-

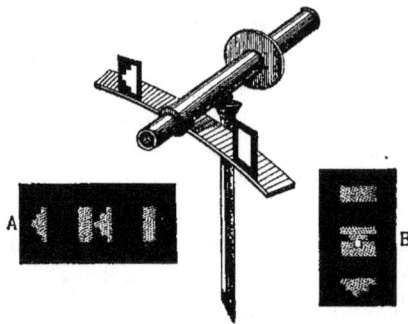

Fig. 28. — *Ophtalmomètre de Javal et Schivetz,
et reflets des mires sur la cornée.* — A contact,
B chevauchement.

responde au dédoublement du prisme, qui est constant. La
lunette possède deux objectifs achromatiques entre lesquels se
trouve le dit prisme, prisme biréfringent de Wollaston, placé
de manière à dédoubler dans une direction rigoureusement
parallèle au plan de l'arc. Elle est en outre munie d'un oculaire
de Ramsden avec un fil de réticule. Chaque observateur doit
commencer par mettre l'oculaire au point pour l'œil observé,
en le déplaçant en avant ou en arrière. On voit alors les images
des deux mires dédoublées, et, en déplaçant la mire de droite,
on obtient le contact. Ceci fait, on peut lire la distance en degrés de chaque mire à l'axe de la lunette sur la division de l'arc.
La division de l'arc est en degrés, mais le dédoublement est
choisi de telle façon que chaque degré correspond à une dioptrie.

Pour faire une détermination d'astigmie, il faut se bien pénétrer de ce principe : que les mires font sur la cornée de l'œil une image rectangulaire lorsque les côtés sont parallèles aux plans de courbure maxima et minima. On devra donc faire tourner l'arc qui porte les mires jusqu'au moment où l'on aura des images rectangulaires. Si les méridiens de courbure maxima et minima concordent avec la verticale et l'horizontale, ces images rectangulaires ont aussi une direction verticale ou horizontale. Mais, si les méridiens principaux sont obliques, c'est dans cette position qu'on obtiendra des rectangles ; il faudra tâtonner quelque temps et toujours les obtenir : cette précaution est capitale. Ceci fait, on établit le contact d'abord pour le méridien le moins réfringent, c'est-à-dire ordinairement le méridien horizontal. On fait ensuite tourner l'arc qui porte les mires de 90° autour de son axe. S'il n'y a pas dissymétrie, la figure tournera sans se modifier ; si au contraire la courbure de ce nouveau méridien est plus forte, les deux images empiètent l'une sur l'autre et le nombre des marches d'escalier comprises dans l'empiètement exprime en dioptries la valeur de l'astigmie.

3. L'astigmie reconnaît pour causes des inégalités du cristallin, de la cornée et de la surface de l'écran rétinien. On en peut en conséquence signaler trois genres parallèles à ceux de l'hypermétropie et de la myopie.   *Variétés*

L'astigmie axile ou rétinienne compte à peine. Elle appartient au domaine de la pathologie, celle des soulèvements de la rétine, et se reconnaît aux phénomènes de métamorphopsie, ou déformation apparente des objets. Physiologiquement il semble donc que la fossette rétinienne, lieu de la vision la plus aiguisée, ne soit pas sujette à des malformations dissymétriques.   *axile.*

L'astigmie cristallinienne a son origine dans les déformations, inclinaisons et déviations du cristallin, qui sont d'ordre congénital ou traumatique.   *cristallinienne.*

Elle était cristallinienne, et sans doute congénitale, l'anomalie de l'œil de Th. Young, qui lui faisait trouver un remotum distant de 7 ou de 10 pouces suivant qu'il plaçait verticalement ou horizontalement les deux trous de carte de son optomètre. La preuve lui en fut donnée par la persistance de ce défaut alors que, regardant sous l'eau derrière l'objectif d'un microscope, il avait éliminé la réfraction par la cornée.

A cet ordre appartiennent les déformations qui accompagnent les échancrures ou colobomes du bord du cristallin, rencontrées quelquefois à titre de monstruosité congénitale.

Au même ordre appartiennent les dissymétries par ectopie congénitale du cristallin, déplacement qui se présente indifféremment en tous sens de latéralité et d'inclinaison.

Le traumatisme contondant produit des effets de déplacement analogues ; il arrache le cristallin de ses attaches pour l'incliner sur son axe, le porter en avant ou en arrière, le déplacer enfin latéralement.

cornéennes.   L'astigmie cornéenne est produite par l'inégalité de courbure de la surface de la cornée. Elle apparaît d'abord à la forme de son contour. Section plane de sa base, le contour de la cornée devrait être en effet circulaire si la cornée était un segment de sphère parfaite. Il est en réalité communément ovale dans le sens horizontal. L'inégalité de courbure de la cornée apparaît avec plus de certitude encore par les mesures à l'ophtalmomètre.

Ordinairement le méridien horizontal est moins incurvé que le vertical. C'est la dissymétrie ordinaire de la cornée, qui est celle d'un ellipsoïde à trois axes inégaux perpendiculaires, avec axe antéro-postérieur le plus long et axe vertical moins long que l'horizontal. Transversalement allongée, et comme comprimée de haut en bas, la cornée paraît ainsi céder à la commune force naturelle embryoplastique qui aplatit les orbites et fend les paupières dans le sens horizontal.

Monoyer estime (1) que la dissymétrie ordinaire de la cornée constitue un avantage : celui de corriger en partie l'aberration de sphéricité. En effet, les rayons émanés d'un point de l'espace, réfractés par une surface sphérique, sont concentrés non en un point, mais en des points d'autant plus éloignés qu'ils ont une incidence plus ouverte, c'est là ce que l'on nomme l'aberration de sphéricité. Or la concentration des rayons au foyer est plus

(1) Physique médicale de Wundt, note de la trad. franç.

grande quand la surface est celle d'un ellipsoïde, et les images y gagnent en netteté.

Schioelz et Nordensen ont trouvé les méridiens de la cornée égaux dans 9/100 de leurs observations. Ils les ont trouvés inégaux en sens ordinaire dans 77/100, et inégaux en sens contraire dans 12/100. La différence des courbures a atteint une valeur équivalente à une dioptrie dans 30/100 et a dépassé ce chiffre dans 2/100. Enfin, au point de vue du rapport entre les deux yeux, l'orientation y a été trouvée la même par rapport à la ligne médiane du corps dans 84/100.

Une compensation spontanée de l'astigmie cornéenne est possible par un effort inégal d'accommodation. On explique ainsi que des sujets habituellement non astigmiques le deviennent quand on paralyse l'accommodation par l'atropine (astigmie « latente » de Dobrowolsky). Tscherning objecte que la dilatation pupillaire produite par l'atropine pourrait à elle seule expliquer le fait si l'on admet une irrégularité dans la périphérie de la cornée qui n'existerait pas au centre. Mais ne pourrait-on lui opposer en retour l'astigmie devenue manifeste seulement à l'âge de la presbytie, et les observations journalières dans lesquelles l'astigmie d'abord corrigée par un verre cylindrique faible, exige plus tard un numéro de cylindre plus élevé ?

CHAPITRE XI

Emploi des lunettes

SOMMAIRE

Des verres
à lunettes.

Les écarts de réfraction, hypermétropie, myopie et astigmie, sont corrigés par les verres de lunettes ou bésicles, qu'il importe de judicieusement adapter aux circonstances variables de leur usage.

On enseigne que les Chinois connaissent les verres convexes depuis plus de deux mille ans. Quant à nous Européens, abstraction faite d'indications anciennes concernant des émeraudes concaves capables suivant l'expression de Pline de *colligere visum*, les premières mentions authentiques des lunettes dateraient de la fin du xiiie siècle, époque à laquelle Roger Bacon donne une étude sur la marche des rayons lumineux dans les verres con-

caves et convexes, et recommande l'usage des seconds aux vieillards. La fabrication et l'usage des lunettes venus peut-être de
l'extrême-Orient par l'entremise des navigateurs et négociants
d'Italie se répandit en tous cas rapidement. On a conservé (1),
un sermon où le frère Jordan da Rivalto de Pise mentionne
cette découverte, qui, dit-il, ne serait pas encore vieille de
vingt ans, et l'on était en 1305. Sur la tombe d'un florentin mort
en ce temps, on lit l'inscription gravée : « *Qui giace Salvino degli
Armati inventore degli occhiale* ». (Ci-git Salvino degli Armati
inventeur des lunettes). Des ouvrages de médecine qui en font
mention au xive siècle, on cite ceux des Montpellierains Gordon
et Guido. Le rodage et le polissage des verres de lunettes constitue dès lors un métier universel, celui dont vivra l'illustre
philosophe Spinoza. Mais il faudra attendre jusqu'au milieu du
xixe siècle les travaux de Donders et de Helmholtz sur la réfraction et l'accommodation pour trouver des règles à leur emploi.

Les numéros des verres de lunettes, autrefois gradués d'après
leur longueur focale mesurée en pouces, expriment aujourd'hui
leur valeur en unités dioptriques (dioptries) d'un mètre de foyer.
On en contrôle l'exactitude par les focomètres dont il y a plusieurs
modèles basés les uns sur la mesure de la distance focale, les
autres sur celle de la courbure des surfaces avec réduction en
dioptries au moyen du calcul. Un modèle de ce dernier genre
est le petit appareil en usage chez les lunettiers sous le nom de
« sphéromètre ». On a surtout l'habitude de vérifier les lunettes
par comparaison avec les échantillons contrôlés des boîtes
d'essai : 1° superposer les deux verres sur le même plan et
rechercher l'égalité d'écartement dans l'observation de lignes
parallèles ; 2° appliquer les deux verres face contre face pour en
neutraliser soit l'effet grossissant, soit l'effet de déplacement
latéral, ce dernier ayant lieu dans le sens du mouvement pour
les verres concaves et à contre-sens pour les convexes.

Placés à des distances variables de l'œil suivant la hauteur du
nez à sa racine et la forme des montures, les verres de lunettes
ont une force effective qui varie avec cette distance. Tout appro-

---

(1) Histoire des Lunettes par P. Pansier, Maloine, 1901.

chement d'un verre convexe diminue sa puissance, tout éloignement l'augmente ; et l'inverse se produit pour les verres concaves. Peu sensible pour les numéros faibles, l'effet du rapprochement et de l'éloignement est considérable pour les verres forts. Ainsi le punctum remotum d'un œil théoriquement myope de vingt dioptries étant à 50 millimètres, son verre correcteur, placé à 15 millimètres, doit avoir 50-15 = 35 millimètres de distance focale ou $\frac{1000}{35}$ = 28.5 dioptries au lieu de 20 ; tandis que le myope de 5,5 dioptries dont le foyer théorique est à 182 millimètres est corrigé par $\frac{1000}{182-15}$ = 6 dioptries au lieu de 5,5. Dans la pratique, le degré de la myopie ou de l'hypermétropie est exprimé d'après le numéro du verre correcteur placé à la distance où il doit être porté, la moyenne étant, je le rappelle, 15 millimètres. Il serait du reste toujours possible de calculer quelle est la réfraction effective pour un œil dont la correction serait supposée faite à la cornée elle-même.

Le verre convexe grandit l'image rétinienne ; le verre concave la diminue. Il en résulte un changement dans la grandeur apparente des objets, et, au premier moment, quelque hésitation dans l'appréciation des distances. Une certaine altération du relief en est aussi la conséquence : le relief paraît affaibli dans les parties avancées de l'objet, et augmenté dans les parties reculées quand le verre est convexe ; le contraire a lieu pour les verres concaves. Phénomène passager, promptement redressé par l'expérience, l'altération du relief acquiert de l'importance dans les corrections très fortes, celles en particulier des opérés de cataracte. Les trottoirs et les marches d'escalier paraissent à ceux-ci tantôt trop hauts, tantôt trop bas, et autres difficultés à l'avenant, expliquées en vertu de l'action prismatique des verres forts considérés hors leur centre. Cet effet varie suivant l'inclinaison de l'axe visuel ; il change si l'on baisse ou lève les yeux sous le verre sans déplacer en même temps la tête.

L'écartement des verres de lunettes importe en raison de la même action prismatique. Moindre que celui des centres pupillaires, il dévie la lumière en dehors comme font les prismes à arête externe pour les verres convexes et soulage d'autant la convergence; plus grand il a l'effet contraire; l'inverse a lieu pour les lentilles concaves. A moins de motif particulier, on mesure l'écartement des centres à celui des pupilles.

L'inclinaison des verres de lunettes a aussi son importance. Oblique par rapport à la ligne visuelle, la lentille déforme les images, en agissant à la manière d'un verre cylindrique. Elle détermine l'inclinaison compensatrice habituelle de la tête.

La matière dont sont faits les verres de lunettes importe peu. Tout ce que l'on en a dit (verres isométropes ou autres) ne vaut pas que l'on s'y arrête. Un seul point mérite attention : la parfaite homogénéité de la substance, sa limpidité et sa bonne taille.

2. La correction de l'hypermétropie est obtenue par les verres convexes.

Correction de l'hypermé- tropie.

Elle est nécessaire aussitôt que l'accommodation n'y suffit pas sans fatigue. Cela a lieu conformément à l'exposé donné à propos de l'accommodation, quand la vision habituelle exige plus des deux tiers de l'amplitude d'accommodation totale dont elle dispose. A défaut d'insuffisance accommodative expresse, la tendance au strabisme convergent impose la correction.

On peut se demander s'il faut corriger la totalité de l'hypermétropie ou respecter l'hypermétropie latente. La réponse est simple. On corrigera l'hypermétropie totale pour autant que cela est nécessaire à assurer l'accommodation sans fatigue et sans strabisme, au risque même de gêner temporairement la vision de loin.

On demandera encore : faut-il porter les verres convexes constamment ou seulement pour la vision de près? La réponse est dictée par les circonstances. Celui qui distingue au loin avec netteté, sans fatigue ni strabisme n'a réellement profit à porter ses verres que dans la vision de près. Il aura avantage à les porter constamment dans le cas contraire.

Une double correction lointaine et proximale est enfin indispensable à tous les hypermétropes lorsqu'ils ont perdu la puissance d'accommoder par l'une des causes connues : la presbytie, la paralysie de l'accommodation, l'aphakie. On fabrique à cet effet des verres spéciaux, les verres de Franklin bifocaux, taillés dans la moitié supérieure pour la vision lointaine et dans la moitié inférieure pour la vision approchée ; on peut aussi simplement coller ensemble deux moitiés de verres et les superposer horizontalement.

Correction
de la myopie.

3. La correction de la myopie a lieu par les verres concaves. Embarrassés de la fausse théorie qui attribue la cause commune de la myopie à des excès d'accommodation, les conseils des oculistes ont tendu longtemps à ne permettre qu'une correction insuffisante à la vision lointaine. J'ai entendu cet enseignement cent fois répété au temps de ma prime jeunesse par un maître dont le fidèle auxiliaire, contradiction vivante, portait une correction entière de sept dioptries, alors que lui-même, myope de quatre dioptries, portait aussi une entière correction. Certainement on aurait tort d'user de surcorrection ; on y est quelquefois spontanément entraîné par le désir de toujours mieux voir ; et l'oculiste a pu être quelquefois trompé sur le véritable degré de la myopie d'un sujet, alors que les méthodes pour mesurer la réfraction étaient moins nombreuses et moins sûres ; mais aujourd'hui une pareille erreur n'est plus à craindre et l'on doit suivre les errements de ceux qui, comme M. Henri Dor, dès longtemps ont prescrit l'entière correction pour éviter à tout prix l'abus de la convergence. Le contrôle ophtalmoscopique va de soi, il permettra de déceler ce que chaque cas peut présenter de fausse myopie, ou spasme accommodatif, qu'il faut évidemment éviter de comprendre dans la correction.

Mais l'entière correction est refusée à juste titre par une catégorie de myopes, ceux dont l'acuité visuelle n'est pas entière. Une mauvaise acuité oblige à approcher les objets outre mesure pour les mieux distinguer sous un angle plus grand ; les verres alors n'y peuvent rien. A ces myopes on recommandera la correction complète pour la vision lointaine, mais on en interdira l'usage pour la vision proximale, en remplaçant au besoin les verres concaves par des prismes à base interne aptes à soulager la convergence.

Devenu presbyte avec l'âge, le myope corrige sa presbytie suivant la loi étudiée à propos de l'accommodation. Il abandonne toute correction pour la vision de près, ou bien porte des lunettes spéciales à cette fonction, concaves plus faibles ou même convexes, si le degré de la myopie et l'état de l'accommodation l'exigent.

La myopie elle-même tend à diminuer dans l'âge avancé, ainsi qu'il arrive de la réfraction en général. Attendue avec impatience comme la délivrance d'une infirmité, cette diminution, toujours faible, ne corrige entièrement que les myopies d'un faible degré ; aux autres elle apporte la seule nécessité de diminuer d'un ou deux points le numéro des lunettes habituelles.

L'extraction du cristallin, telle qu'on la pratique dans l'opération de la cataracte, enlève à la réfraction sommaire environ 16 dioptries, valeur réfringente de la lentille cristallinienne en place (11 à 12 dioptries sont la valeur de correction par le verre convexe à 15 millimètres de la cornée). La myopie forte s'en trouve corrigée d'autant, et c'est un résultat que les heureux opérés prisent extrêmement. Enhardis par de pareils faits, certains oculistes ont extrait le cristallin transparent, en vue de corriger simplement la réfraction. Pratique dangereuse par ses suites qui furent, dit-on, de multiplier les décollements de rétine et autres accidents trophiques auxquels sont prédisposés les yeux myopes.

4. La correction de l'astigmie est le fait des verres cylindriques. Ces verres corrigent l'astigmie régulière ; ils corrigent aussi, mais partiellement l'irrégulière.

Correction de la dissymétropie.

On ne saurait redresser l'astigmie de façon trop complète. Il y va de la netteté de la vision, et jusqu'à un certain point de la santé générale à cause de la fatigue nerveuse qu'un pareil défaut entraîne à sa suite ; certaines formes de migraine et d'autres accidents nerveux lui sont attribués (G. Martin). (1)

Est-ce à dire qu'il faille corriger par des verres cylindriques

(1) *Myopie, hyperopie, astigmatisme.* Paris, Rueff.

tous les astigmatismes, même les plus faibles. Non certes, et je
vois bien peu de gens embarrassés par une dissymétrie d'une
dioptrie ou moins. L'astigmique n'a-t-il pas un moyen simple
de correction qui consiste à obliquer la page à lire par rapport à
la ligne visuelle ? Le myope, l'hypermétrope, le presbyte porteurs
de verres sphériques trouvent dans la position des verres par
rapport à la direction du regard, une correction analogue.
Nous savons bien que tout porteur de verres, tient la tête avec
une certaine raideur : celle qui lui donne un port original renversé en arrière, penché en avant ou tors. Ce port, commandé par
les nécessités de la correction, les verres cylindriques ne peuvent
quelquefois que le changer sans autre bénéfice. J'ai vu des
myopes très incommodés par des verres cylindriques qui les
obligeaient à incliner la tête pour lire, alors qu'ils lisaient mieux
auparavant en regardant obliquement de haut en bas à travers
des verres ordinaires ; et des opérés de cataracte inutilement
munis de verres cylindriques pour un astigmatisme que corri-
geait entièrement un port de tête convenable.

L'angle de correction égal et perpendiculaire à l'angle de
dissymétrie, est à désigner le plus judicieusement par la position du cylindre relativement à la verticale médiane de la face.
On l'indiquera sur la note à fournir à l'opticien comme dans
l'exemple suivant :

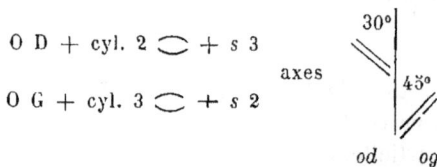

$$\text{O D + cyl. 2} \supset \text{+ } s\ 3 \qquad \text{axes}$$
$$\text{O G + cyl. 3} \supset \text{+ } s\ 2$$

30°

45°

od   og

ce qui signifie : « construire pour l'œil droit un verre convexe
« cylindrique de 2 dioptries, combiné par superposition avec
« convexe sphérique 3 dioptries ; et, pour l'œil gauche, un verre
« combiné de convexe cylindrique 3 dioptries avec convexe
« sphérique 2 dioptries ; et placer les axes de telle façon
« que celui de l'œil droit forme un angle ouvert en haut
« de 30° à droite de la verticale, et que celui de l'œil gauche
« forme un angle ouvert en haut de 45° à gauche de la verti-

« cale. Cette annotation, en plaçant le zéro angulaire au sommet de la tête, fait à mon sens le mieux ressortir l'ordinaire symétrie dans la position des axes. Un résultat analogue serait obtenu par le zéro horizontal externe ou interne, non par l'usage courant de le placer aux deux yeux d'un même côté.

5. Quelques indications doivent être enfin présentées concernant la correction de « l'anisométropie» ou réfraction inégale des deux yeux, phénomène de malformation congénitale fréquemment lié à de l'asymétrie dans le développement des os de la face.

Anisométropie et sa correction.

Doit-on nécessairement égaliser la réfraction des deux yeux ? Voici un sujet emmétrope d'un œil et hypermétrope de l'autre et qui, devenu presbyte, recourt aux verres pour la lecture ; par un même verre convexe corrigeant d'un côté l'hypermétropie, et de l'autre la presbytie, on a l'extrême avantage de réserver intacte la vision lointaine d'un œil, en assurant la vision prochaine de l'autre, et de permettre au sujet de voir avec les mêmes lunettes de loin et de près, tandis qu'une correction exacte en exigerait deux. Cet exemple enseigne que chaque cas particulier d'anisométropie veut être étudié sous tous ses aspects et corrigé suivant les besoins propres à chacun tant pour voir au loin que pour voir de près.

Le problème réellement difficile de l'anisométropie est la complication possible de strabisme. On voit beaucoup d'anisométropes, de ceux-là surtout dont l'inégalité n'est pas élevée, avoir une vision binoculaire bonne sans strabisme ; en ce cas, le mieux est de ne pas donner de verres correcteurs si la vision proximale ou lointaine ne l'exigent pas impérieusement. Mais s'il y a du strabisme, il faut tendre à ramener les yeux à l'égalité emmétropique en même temps qu'éveiller le besoin et l'habitude de la vision binoculaire par une attention soutenue, aidée d'exercices stéréoscopiques, et finalement des ressources chirurgicales de la strabotomie. Une très grande différence entre les deux yeux ne supporte malheureusement pas de correction à cause de l'effet prismatique d'un monocle fort plus gênant qu'utile à la vision binoculaire dans les déplacements du regard.

*
* *

Passivement la lumière, obéissante aux lois de la réfraction, a suivi les voies que l'œil lui a tracées pour arriver à la rétine. Désormais active, elle l'impressionnera et éveillera la sensation, objet des chapitres qui suivent. Son exposé est d'abord exclusivement phénoménologique et comprend :

Les valeurs de la sensation lumineuse,
Les hauteurs de la sensation lumineuse,
Les contre-sensations lumineuses,
Les fatigues de la sensation lumineuse.
Les phosphènes,
Le champ visuel (1).

---

(1) J'ai, sur ces divers sujets, publié les notes et mémoires ci-après :
1° PUBLICATIONS AVEC J. MACÉ DE LÉPINAY : Recherches sur la comparaison photométrique des diverses parties d'un même spectre,¹ *Annales de chimie et de physique*, 1881 et 1883. Recherches sur le daltonisme, *C. R.*, 27 oct. 1879. De la distribution de la lumière dans le spectre solaire, méthode, phénomène de Purkinje. *C. R.*, 31 mai 1880. Spectre des yeux normaux, *C. R.*, 11 oct. 1880. Spectre des daltoniens, *C. R.*, 27 déc 1880. Héméralopie et torpeur rétinienne, *C. R.*, 13 juin 1881. Contribution à l'étude du champ visuel des couleurs, *Arch d'opht.*, 1881. Phénomène de Purkinje, *Journal de Physique*, 1882. Sur un phénomène d'optique physiologique, *eod loco*. Photométrie des sources diversement colorées, *eodem*, 1880. Quelques remarques relatives à la photométrie hétérochrome, *Assoc. franç. p. l'avanc. des sc.*, 1896. De l'acuité visuelle binoculaire, *Soc. franç d'opht.*, 1884, *bull.*, p. 56.
2° PUBLICATIONS EXCLUSIVEMENT PERSONNELLES : D'une unité photométrique, le photo, présentation de photomètres oxyopiques, *Assoc. p. l'avanc. des sc.*, 1891. Échelle physiologique de l'acuité visuelle, application à la photométrie et à la photo-esthésiométrie, *C. R.*, 16 mai 1892. Echelles visuelles et leurs applications, Steinheil, édit., Paris, 1894. Principes de chroologie, *C. R.*, 26 nov. 1894. Théorie de la couleur, *Archiv. d'opht.*, 1895. La psychologie naturelle, 1ʳᵉ partie, *Bib. des sc. contemporaines*, 1 vol., Schleicher. éd., Paris, 1898. L'échelle spectrale et la gamme des couleurs, *Revue gén. des sc.*, 15 février 1899. Amaurose et amblyopie unilatérales, épreuves de simulation, *Arch. d'opht.*, 1904.

CHAPITRE XII

Valeurs de la sensation lumineuse

SOMMAIRE

Élément de la sensation lumineuse, considérée en sa tonalité quantitative, la valeur de sensation lumineuse, ou clair-obscur, soulève les problèmes fondamentaux de la sensibilité à la lumière, de l'acuité visuelle, des relations de l'acuité visuelle avec l'intensité de la lumière, de ses relations avec l'aptitude au travail, des harmonies du clair-obscur dans la figure.

1. L'étude de la sensibilité lumineuse exige : que l'on s'entende sur les moyens d'apprécier et mesurer l'intensité de la lumière ou la photométrie, que l'on en détermine et la plus

Sensibilité lumineuse.

petite quantité et la plus petite différence sensibles, qu'enfin
l'on établisse l'échelle des clartés dans ses rapports avec l'intensité lumineuse.

Quantité de lumière émise par l'unité de surface, l'intensité
de la lumière est communément rapportée par la physique à
l'unité Carcel, lumière d'une lampe à huile brûlant par heure
48 grammes d'huile de colza épurée avec une mèche de trois
centimètres de diamètre. Sa mesure consiste, après avoir
obtenu l'égalité d'effet éclairant entre la source choisie pour
point de comparaison et celle dont on veut éprouver l'intensité
relative, à déterminer dans quelle proportion l'une ou l'autre a
dû être accrue ou diminuée pour produire un tel résultat.

On juge qu'il y a égalité d'effet éclairant à trois signes : celui
de l'égalité des plages, celui de l'égalité des ombres et celui des
acuités visuelles égales. Par le premier (Bouguer), on déclare
des lumières égales lorsque, éclairant des plages contiguës,
celles-ci paraissent d'égale clarté ; par le second (Lambert), on
déclare des lumières égales lorsque, projetées sur écran, elles y
dessinent d'une même tige interposée deux ombres d'égale obscurité ; par le troisième (Celsius), on déclare des lumières égales
lorsque, éclairant des objets identiques, elles en font distinguer
les détails avec la même netteté.

L'intensité des lumières en présence est ensuite estimée de
diverses façons : 1° par la distance relative des sources à l'objet
éclairé, d'après la loi du rayonnement inversément proportionnel au carré des distances ; 2° par l'inclinaison de l'objet, d'après
la loi de l'éclairement proportionnel au cosinus de l'angle d'incidence ; 3° enfin par les divers procédés de diaphragmation,
d'opacification, de dispersion, de polarisation au moyen desquels
peut être graduée la puissance éclairante d'une même lumière.

Les méthodes de photométrie les plus simples servent aux
démonstrations physiologiques.

Toute lumière n'est pas objet de sensation ; une certaine
intensité est pour cela nécessaire et l'on appelle lumière-limite
ll le minimum perceptible.

On peut mesurer le minimum perceptible d'après la distance à laquelle l'unité de lumière pourrait être encore reconnaissable ou produire un effet appréciable sur une surface donnée. On peut encore, et c'est ainsi que j'ai fait, user d'un tube de lunette long d'un mètre portant à ses deux extrémités un verre dépoli : celui de l'extrémité oculaire, de surface égale à un millimètre carré, inférieure au diamètre de la pupille, et celui de l'autre extrémité, l'objectif, de surface égale à 1 centimètre carré. L'observateur, regardant au travers de l'oculaire, se rapproche d'une source lumineuse égale à l'unité jusqu'à ce qu'il perçoive la première trace de lumière, et le calcul a lieu à l'aide de l'expression $4 \pi R^2$ qui mesure la surface des sphères. A une distance d'un mètre, l'objectif (de 1 centimètre carré) reçoit une fraction de l'unité Carcel égale $\frac{1}{125.664}$, et l'oculaire (de 1 millimètre carré) de surface cent fois moindre, reçoit un centième de la même fraction de la lumière précédente, soit : $\frac{1}{125.664 \times 125.664 \times 100} = \frac{1}{1579 \times 10^{12}} = 1,6$ trillionième de l'unité. Je cite ces chiffres parce qu'ils représentent la lumière-limite telle qu'elle m'est apparue : je cessai de rien apercevoir lorsque la source fut éloignée à plus d'un mètre de l'objectif.

Sensibilité différentielle, loi de Bouguer.

D'autant plus grande que des différences d'intensité lumineuse plus petites sont perçues, la *sensibilité lumineuse* est mesurée à l'inverse de la plus petite différence sensible appelée « seuil différentiel de la sensibilité. » Bouguer (1), le premier, a mesuré le seuil différentiel de la façon suivante.

On observe, sur une surface blanche éclairée par deux bougies écartées, les deux ombres qu'y projette une tige. En éloignant l'une des bougies, on atténue l'ombre produite par elle, et le moment vient où elle cesse d'être visible. Ce moment est celui où toute différence disparaît entre l'éclairage par les deux lumières et l'éclairage par la plus forte agissant seule : celui où l'adjonction de la lumière la plus éloignée cesse d'être sensible. Ce moment fut trouvé par Bouguer correspondre à un écarte-

(1) Traité d'optique sur la gradation de la lumière, Paris 1760.

ment relatif des deux sources dans la proportion de 1 à 8, ce qui donne pour la plus petite différence sensible, le rayonnement étant inversement proportionnel au carré de la distance, le nombre fractionnaire 1/64. D'autres auteurs ont été jusqu'à 1/100, chiffre qui peut être accepté comme représentant le seuil normal de la sensibilité.

Masson (1) a employé à ces mêmes mesures le disque rotatif, qui porte son nom, et qui n'est autre qu'un disque mis en rotation rapide autour de son centre et dans son plan. Il trace au tire-ligne un rayon noir discontinu sur disque blanc ; pendant la rotation les parties noires du rayon figurent des cercles concentriques gris : si nous posons l'intensité lumineuse du disque $= 1$ et appelons d la largeur des raies, r la distance d'un point d'une de ces raies au centre du disque, l'intensité de la bande grise qui se forme pendant la rotation $= 1 - \dfrac{d}{2\,\pi\,r}$; les bandes internes sont plus foncées, les périphériques sont plus claires, et l'on obtient une suite de transitions très ménagées. L'expérience consiste à déterminer jusqu'à quel point on peut encore reconnaître les bandes grises sur fond blanc. Les chiffres observés par Masson concordent avec les précédents, ils atteignent même la limite extrême 1/120.

Arago (2) poursuivant ces expériences a remarqué que, dans le mouvement, on distingue des différences plus petites. Helmholtz (3) a confirmé le fait et trouvé que l'on distingue mieux les bandes grises du disque de Masson quand on fait errer le regard le long d'un de ces cercles que lorsqu'on fixe continuellement le même endroit; il pût alors distinguer jusqu'à des différences de 1/167.

Un fait saillant émerge des expériences, mis en relief par Bouguer : *les plus petites différences sensibles sont une fraction constante de l'intensité de la lumière que l'on considère* (non, comme on aurait pu croire *a priori*, un quantum de lumière). Loi fondamentale que la physiologie retrouvera dans tous les ordres de

(1) Annales de chimie et de physique, 1845.
(2) Œuvres complètes, X, 1858.
(3) Optique, p. 417, éd. all. 315.

sensations et à laquelle elle donnera plus tard, l'appliquant à la mesure des valeurs de la sensation le nom de loi psychophysique.

Des écarts de la loi de Bouguer sont observés lorsqu'on l'étudie pour des éclairages très faibles aux confins de la lumière limite : les différences sensibles y deviennent plus grandes, la sensibilité partant moindre. On explique le fait par l'intervention du chaos lumineux (Fechner). Phénomène de l'ordre des phosphènes, étincelles et lueurs intermittentes produites par les mouvements de la circulation et de la nutrition rétiniennes, le chaos lumineux doit être surmonté, dépassé, par la lumière effective pour qu'il se produise une impression différenciable, et cela suffit certainement à donner de l'insécurité aux mesures effectuées sur les confins de la lumière limite.

Écarts de la loi de Bouguer, éblouissements et adaptation.

Des écarts de la loi de Bouguer se produisent également quand l'intensité lumineuse devient excessive. On observe d'abord une diminution de la sensibilité signalée aux mesures par des différences sensibles de moins en moins ténues ; toutes différences cessent ensuite d'être appréciables, et finalement elles s'accusent en sens inverse. En même temps, la clarté apparente croît plus lentement, cesse ensuite de croître, et finalement s'éteint. Une expérience classique sert à démontrer ces faits, c'est l'observation du disque solaire : faite à travers des verres fumés épais, elle permet d'en reconnaître les taches avec netteté ; toutes taches disparaissent avec des verres moins noircis ; enfin, si l'on fixe directement le soleil, une partie de champ visuel insensible à toute lumière ne tarde pas à remplacer son image.

Par *éblouissement* on entend la diminution de sensibilité qui se produit chaque fois que l'on passe brusquement d'un milieu d'une certaine intensité à un milieu d'intensité notablement plus ou moins élevée. Venant du dehors par une journée de grand soleil dans un appartement aux volets mi-clos, on a d'abord de la peine à s'y reconnaître, et, en sortant de ce même appartement pour aller au dehors, on a la vue non moins gênée pour un moment ; dans l'un et l'autre cas on se dit « ébloui ».

Aubert (1) mesurant le seuil différentiel de la sensibilité a obtenu lorsque, par des opérations rapidement successives, il a pris pour point de départ des intensités lumineuses de plus en plus faibles, le tableau suivant :

Intensités........	710	173	100	44	25	16	7	4	1
Seuil différentiel.	1/164	1/140	1/123	1/116	1/104	1/94	1/90	1/67	1/35

Il eût obtenu des différences analogues s'il avait procédé inversement des intensités faibles aux plus fortes.

Mais si, ayant changé l'intensité du milieu éclairant, l'observateur attend un peu, alors la vue s'aiguise, il distingue les objets dans l'appartement faiblement éclairé, et supporte inversement sans gêne ni douleur la pleine luminosité du dehors. C'est le phénomène de *l'adaptation à la lumière*, connu de tous les ordres de la sensation sous le nom d'accoutumance.

Considérée aux confins de la lumière limite, l'accoutumance est manifeste non plus seulement à des différences sensibles plus ténues, mais à un minimum perceptible de plus en plus atténué. La sensibilité, en s'aiguisant, recule en effet les limites du minimum sensible, cas particulier du seuil différentiel, celui de la différence de la non sensation à la sensation. Les expériences d'Aubert sur ce point, nous montrent que la sensibilité croît rapidement pendant les premières minutes, beaucoup plus lentement ensuite. Aubert place une bande de papier blanc d'un demi-millimètre de largeur au fond d'une salle de 5^m50, et, tournant le dos à sa fenêtre, aux volets percés d'une ouverture diaphragmée de verre dépoli, il mesure l'ouverture nécessaire pour rendre le papier visible. Les chiffres obtenus sont les suivants :

Tôt après la fermeture des volets .	225 millimètres carrés	
Après 1 minute.	100	—
— 5 —	25	—
— 35 —	6^{mm2} 25	

(1) Chapitre optique physiologique rédigé par lui in GRAEFE SAEMISCH *Handbuch der ges. Augenheilkunde.*

soit une augmentation de la sensibilité dans la proportion de 1 à 36. Une autre fois, la sensibilité mesurée de même façon s'accrut dans la proportion de 1 à 25 dans les dix premières minutes et mit deux heures à atteindre le chiffre maximum 35. L'adaptation est beaucoup plus rapide (cinq à six fois suivant l'intensité) dans le passage contraire de l'obscurité à la lumière.

Il y a lieu de considérer maintenant la *sensation* lumineuse pour elle-même, les valeurs de clarté, ou tons du clair-obscur.

Valeurs de clarté, leur dépendance de la loi de Bouguer exprimée par la formule psychophysique.

Nulle dans l'obscurité et jusqu'au degré d'intensité qui correspond à la lumière limite, la valeur de clarté est entière quand est atteint le maximum d'effet physiologique. On doit en conséquence reconnaître pour extrêmes de la gamme des clartés les termes 0 et 1. Le terme 0, celui de l'obscurité, est représenté pratiquement par toute surface qui ne reflète aucune lumière apparente, tel un orifice percé dans une caisse tendue de noir ou seulement une lame de velours ou bien de papier mat noirci à l'encre de Chine. Le terme 1, celui du maximum d'effet physiologique, répond au papier blanc soumis à l'éclairage d'un ciel clair. Les termes intermédiaires sont obtenus par des papiers diversement noircis à l'encre de Chine et choisis par tâtonnement tels que, d'un terme au suivant, la différence de clarté apparente soit constante ; on dresse des échelles à autant de termes que l'on veut ; dix suffisent, ils représentent la *gamme décimale des clartés* : | 0 | 0,1 | 0,2 | 0,3 | 0,4 | 0,5 | 0,6 | 0,7 | 0,8 | 0,9 | 1 | .

Quels sont les rapports de l'intensité de la lumière éclairante avec les degrés de clarté ? A cette question intéressante, il a été répondu par l'énoncé de la formule psychophysique, dont voici le développement.

La loi de proportionnalité des plus petites différences sensibles (loi de Bouguer) veut que des différences de clarté égale répondent aussi bien que les plus petites différences apparentes à des fractions constantes de l'intensité lumineuse. Cela fut déjà indiqué par Babinet (1) à propos du classement des étoiles d'après leur clarté apparente en étoiles de différentes grandeurs.

(1) C. R. 1857.

Cet auteur avait trouvé, en relevant les observations photométriques exécutées par les astronomes, qu'un rapport constant relie les nombres qui expriment l'intensité lumineuse de deux grandeurs contiguës quelconques et en avait donné la formule nécessairement logarithmique ; on sait que le propre des relations entre les logarithmes et leurs nombres est de représenter, les premiers, une progression arithmétique de termes séparés par des différences égales, telle la progression numérique des grandeurs d'étoiles, les seconds, une progression géométrique de termes liés par un constant rapport fractionnaire. A Fechner (1) revient le mérite d'en avoir généralisé l'expression comme suit : les différences de la sensation étant $d\,S$, et les différences de l'intensité étant $d\,Q$, on a :

$$d\,S = \frac{A\,d\,Q}{Q},$$

formule dans laquelle A est une constante. Intégrant, il vient :

$$S = A \log. Q + C$$

formule dans laquelle C est une seconde constante.

Telle l'expression mathématique de la loi de Bouguer, vérifiée dans tous les ordres de sensations et nommée par Fechner « loi psychophysique » parce qu'elle exprime un rapport des sensations aux excitations qui les produisent. Autrement nommée loi du logarithme ou de relation logarithmique de la sensation à l'excitation, elle revient à dire que *la valeur de clarté* est une fonction logarithmique de l'intensité lumineuse.

Des deux constantes de la formule de Fechner, l'une, C, quantité surajoutée à chaque terme de progression, et qui subsiste pour $S = o$, implique qu'une certaine quantité de lumière invisible fait équilibre au zéro de la sensation ; elle représente le quantum fondamental dont l'augmentation, première différence sensible, est le seuil différentiel premier de la sensibilité. L'autre constante, A, facteur de la progression, n'est

(1) *Abhandl, d. saechsischen Gesellsch, d. Wissensch*, 1858 et 1859.

exactement applicable que dans les limites dites physiologiques de l'intensité lumineuse ; elle est inapplicable au cas des lumières intenses, comme dans la contemplation directe du soleil, et aux confins de l'obscurité quand la lumière effective est confondue avec le phénomène entoscopique du chaos lumineux.

*Acuité
visuelle.*

2. Un pas important doit être franchi pour passer de la sensibilité lumineuse à l'acuité visuelle : celui de la limitation des lumières dans l'étendue. On appelle acuité visuelle le pouvoir sensoriel lumineux de divisibilité topographique. Cette divisibilité est fondamentalement aréolaire parce que les lumières limitent pour nous des surfaces dans l'espace, mais nous devons en donner ici l'entier développement et la mesure tant linéaire qu'aréolaire.

*Pouvoir
de divisibilité
linéaire, angle
visuel-limite
et son inverse*
$$v = \frac{1}{V}$$

Élément limitatif du clair-obscur dans l'étendue, l' « angle visuel » a son sommet au point nodal de l'œil et les côtés tangents à l'objet que l'on considère. On le calcule à l'aide des ordinaires formules trigonométriques d'après la dimension linéaire de l'objet figurant la base d'un triangle isocèle, dont la distance au point nodal (situé à quelque 6 ou 7 millimètres derrière la cornée) figure la hauteur.

L'*angle visuel-limite*, plus petit angle sous lequel deux points lumineux peuvent être par la vue distingués, fut mesuré par les astronomes dès leurs premiers essais télescopiques au plus petit angle sous lequel on distingue deux étoiles (Hooke) (1). Ce mode est parfait en ce qu'il utilise des objets réellement ponctués, c'est-à-dire dont la surface peut être considérée comme insignifiante. Nous ferons de même en utilisant pour ces mesures l'écartement de deux trous d'aiguille présentés au-devant d'une lumière. On dessine, au moyen de trous très approchés, percés à l'aiguille dans le manchon d'une lampe, des figures circulaires incomplètes et laissées ouvertes tantôt sur un côté, tantôt sur l'autre. La direction de l'ouverture reconnue

(1) Posthumous Works, 1705.

11

indique que les points qui la limitent ont été distingués ; leur écartement linéaire et leur éloignement de l'œil donnent par le calcul la mesure de l'angle cherché.

Le plus simple est certainement d'employer à ces mesures un objet unique dont l'écartement constant d'un millimètre représente à 3^m 50 l'angle d'une minute, et de se rappeler qu'un éloignement réduit de moitié mesure un angle double = 2′, qu'un éloignement réduit au tiers mesure un angle triple = 3′, et, d'une manière générale, que pour un même écartement des côtés la grandeur de l'angle est inverse de la distance d'observation.

Il résulte des épreuves concordantes des physiologistes et des astronomes que l'angle visuel limite est normalement d'une minute.

Moins sûr dans son application à la mesure de l'angle-limite est l'écartement des traits appliqué à la reconnaissance de dessins ou caractères typographiques tracés en noir sur fond blanc. Ayant inévitablement de l'épaisseur, les traits sont distingués tout autant en raison du pouvoir éclairant de la petite surface qui les sépare qu'en raison de leur écartement. Et la preuve en est qu'un bon éclairage permet de les distinguer sous un angle de 0,5 minute, de moitié plus petit que l'angle-limite mesuré à la manière des astronomes. Malgré cet inconvénient, on estimera approximativement l'angle-limite au moyen d'échelles typographiques ou autres tracées en noir sur fond blanc. De tous les signes dessinés en noir sur fond blanc, les plus propres à ces mesures sont, avec le carré ouvert que je recommandai dans ce but (1), le cercle ouvert des échelles de Landolt, et mieux encore un cercle finement linéaire, dont l'épaisseur soit en fin de compte négligeable.

Considéré au point de vue de la pratique fonctionnelle, l'angle visuel limite, plus petit écartement visible entre deux points, détermine le nombre de points qui peuvent être par la vue distingués sur une même ligne. Il est l'élément inverse du *pouvoir visuel de divisibilité linéaire*, égale 1 pour l'angle d'une

(1) Archives d'opht., 1882 (*Remarques au sujet des conditions de vue exigées pour le service militaire*).

minute, 1/2 pour celui de 2 minutes, 1/3 pour celui de 3 minutes, et ainsi de suite.

Les échelles visuelles de Snellen et leurs variantes décimales d'après Monoyer, indiquées faussement comme mesurant l'acuité visuelle mesurent en réalité un pouvoir approximatif de divisibilité linéaire.

L'acuité visuelle proprement dite est la faculté de percevoir isolément, de distinguer par conséquent, les surfaces qui composent l'incessante mosaïque offerte à notre vue. Elle est le pouvoir de divisibilité *aréolaire*. Grandeur de surface, très différente de la [précédente, elle obéit à une tout autre proportionnalité.

Pouvoir de divisibilité aréolaire, acuité visuelle.

Pour la mesure de l'acuité visuelle, les signes typographiques, lettres d'imprimerie et autres formes similaires, échappent au reproche qui leur était adressé dans la mesure de l'angle-limite. Dessinés, comme l'a fait Snellen, dans un carré vingt-cinq fois quadrillé, en suivant les mailles du quadrillage de telle sorte

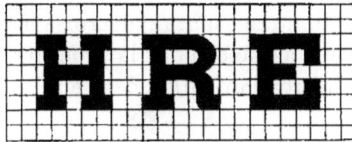

Fig. 29. — *Optotypes d'après Srellen.*

que l'écartement minimum des traits égale leur épaisseur, ils ont pour élément de distinction la petite surface carrée qui est l'élément du quadrillage. Il reste à établir la graduation de l'acuité visuelle en fonction de l'angle de mensuration.

Fonction inverse de cet angle, l'acuité visuelle obéit, dans ses relations avec lui, à la loi psychophysique ou de relation logarithmique commune à tous les rapports de la sensation à l'excitation. Cette vérité que rendront incontestable les relations conformes de l'acuité ainsi déterminée avec l'intensité lumineuse, a quelque peine à s'accréditer. On ne veut pas admettre qu'un pouvoir de simple distinction soit à ce point assimilable aux effectives sensations. On accepte bien, en d'autres termes, que, pour augmenter arithmétiquement la force de sensation, il faille accroître géométriquement l'intensité de la force lumineuse impressionnante. Et l'on comprend qu'il en soit ainsi par comparaison avec toutes sortes de chargements proportionnels : tel le navire que dix, cent, mille tonnes, surajoutées en progression géométrique, chargent successivement en progression arithmétique de 1, 2, 3 unités proportionnelles $= \frac{10}{1}$. Mais on n'admet pas qu'il en soit de même pour une faculté de limitation topographique.

Et cependant la chose est compréhensible si l'on songe que l'acuité visuelle dépend en réalité de la superficie et de l'éclairement du petit carré qui a cet angle pour côté. L'éclairement étant constant, la grandeur seule de la surface entre en ligne de compte ; elle correspond à une certaine superficie de l'image rétinienne et, par conséquent, à un nombre proportionné d'éléments nerveux. Fonction de la plus petite surface perceptible sous un éclairage déterminé, l'acuité visuelle est la sensation croissante et décroissante avec le nombre des éléments nerveux associés pour la produire. Elle obéit à titre de sensation à la loi fondamentale des relations psychophysiques.

Échelles de l'acuité visuelle

Diverses graduations ont été proposées pour établir les échelles qui servent à mesurer l'acuité visuelle.

Échelle de Green

J. Green (1), le premier, a respecté les principes que nous venons de poser en donnant pour base à son échelle les termes 1′ et 200′ bien arbitrairement choisis, semble-t-il, et en intercalant entre eux non moins arbitrairement 24 termes suivant la raison $\sqrt[3]{0,5} = 0,795$, comme suit :

Angle	Acuité	Angle	Acuité	Angle	Acuité	Angle	Acuité
200′	1/24	50,0	7/24	12,5	13/24	3,125	19/24
159′	2/24	39,7	8/24	9,9	14/24	2,48	20/24
126,4	3/24	31,5	9/24	7,87	15/24	1,96	21/24

(1) Transact. of the Americ. opht. Soc., 1869.

Angle	Acuité	Angle	Acuité	Angle	Acuité	Angle	Acuité
—	—	—	—	—	—	—	—
100	4/24	25	10/24	6,25	16/24	1,56	22/24
79,5	5/24	19,8	11/24	4,96	17/24	1.24	23/24
63,2	6/24	15,75	12/24	3,93	18/24	0,98	1

Une autre graduation me paraît préférable, celle de l'acuité visuelle centrale. En voici la justification et l'exposé conforme à mes publications sur ce sujet (1).

Échelle de l'auteur
$vs = 1 - 0,9 \log V'$

L'expérience enseigne : 1° que l'angle-limite, à peu près uniforme et égal à 1 minute pour toute la partie centrale du champ visuel correspondante à la vision par la fossette rétinienne, grandit progressivement à mesure que l'observation porte sur des régions plus éloignées du centre et qu'ainsi se trouve limitée une vision centrale, vision dite *directe*, plus affinée, qui est le champ par excellence consacré à la faculté de distinguer.

Le problème de la genèse de la vision centrale demeurant réservé au chapitre des mouvements de locomotion du globe oculaire, il y a lieu ici de dresser l'échelle de l'acuité visuelle, ou pouvoir de divisibilité aréolaire, en vue de ce champ privilégié et de considérer le reste du champ comme une doublure, non comme un prolongement de la fonction. L'échelle doit déclarer l'acuité centrale nulle lorsque le test objet distingué dépasse en étendue les cinquante minutes qui représentent en tous sens le champ de la vision directe ; cela a lieu avec les test-types de Snellen quand l'angle de limitation des traits dépasse dix minutes. Elle déclare l'acuité centrale entière à la manière ordinaire quand l'angle de plus petite distinction atteint le terme d'une minute. Elle intercale enfin entre les termes 1 et 10 autant de membres que l'on veut en régulière progression géométrique pour répondre à autant de termes inverses de la progression arithmétique correspondante. Dix termes suffisent. La formule $VS = 1 - 0,9 \log V'$ sert à ce

_____

(1) C. R., 16 mai 1892.

facile calcul, et l'on remarque, contraste frappant avec l'échelle de Snellen, que l'échelle dressée sur ces bases (fig. 30), comme du reste toute échelle dressée en progression géométrique de

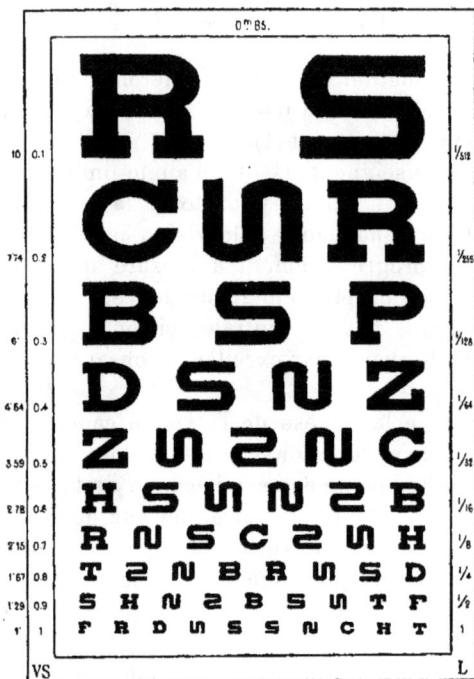

Fig. 30. — *Échelle de l'acuité (Vision centrale), en même temps échelle photométrique.*
Distance d'observation 0ᵐ,85.

l'angle visuel, dessine des figures aux dimensions régulièrement croissantes.

Voici les résultats du calcul :

Angle-limite V' = 1'	1'29	1'67	2'15	2'78	3'59	4'64	6'	7'74	10'
Acuité visuelle VS = 1	0,9	0,8	0,7	0,6	0,5	0,4	0,3	0,2	0,1

M. Sulzer (1), acceptant le principe de la progression géométrique des angles (il présente une échelle sur la base de la progression 1, 259 à peu près identique à la mienne), propose une
nouvelle unité d'acuité visuelle, basée sur la division décimale
du cercle. Il la choisit faible, répondant à peu près à l'angle de
10 minutes et permettant d'exprimer par les nombres entiers
jusqu'à douze les valeurs croissantes de la fonction. Douze *opts*
(c'est le nom qu'il donne à cette unité) marquent le degré
d'ultime affinement.

Échelle de Sulzer

On ne saurait accepter, je crois, l'usage courant d'une telle
unité parcequ'elle nous ferait perdre la plus claire notion de
l'opthalmologie usuelle : celle de l'acuité entière ou frac-
tionnée exprimée par l'unité du nombre et ses fractions.

3. L'acuité visuelle est placée sous la dépendance de l'intensité lumineuse dans une proportion qui doit être maintenant
étudiée. J'ai, pour les besoins de cette étude, adopté une unité
photométrique nouvelle basée sur la propriété physiologique de
distinguer les objets par la vue et appelé cette unité le « *photo*. » (2)
Je me propose de développer l'énoncé et la pratique d'une telle
unité, de démontrer par son application à l'étude des relations
cherchées quelle en est la simple formule dépendante de la loi
de Bouguer, d'exposer enfin le parti que l'on en peut tirer pratiquement pour l'usuelle photométrie.

*Acuité visuelle
et intensité
lumineuse.*

Un photo est la plus petite lumière, qui, placée à un mètre
d'un test-objet imprimé en noir sur blanc, donne à la vision
monoculaire normale l'acuité normale, ou encore : « La lumière
strictement nécessaire pour donner à un œil normal l'unité
d'acuité visuelle, quand on la place à l'unité de distance. »
Cette lumière se trouve correspondre à l'unité classique de la
bonne lampe à placer au milieu de la table de famille pour
permettre la lecture, l'étalon Carcel. Ceux qui s'adonneront

Unité photo.

(1) Soc. franç. d'opt., 1904.
(2) Congrès de l'assoc. franç. pour l'av. des sc., 1895.

à la photométrie par ce genre de mesure devront, en conséquence, étudier exactement leur acuité à l'aide dudit étalon
et s'en rapporter à la netteté des impressions obtenue par son
moyen.

Je dis « un œil seul » parce que l'usage simultané des deux
yeux augmente l'acuité, et cela dans une proportion trouvée par
Macé de Lépinay et Nicati égaler celle que l'on obtient par le
doublement de l'éclairage (1).

Je dis aussi « un œil normal », ce qui implique la correction
parfaite de tous défauts de réfraction.

Il faut ajouter encore, pour être complet, que l'œil doit être
adapté à l'éclairage par un séjour prolongé dans son milieu.

Si l'acuité visuelle, malgré ces précautions, ne pouvait être
ramenée à l'unité, l'observateur devrait s'en rapporter au degré
normal pour lui, rapprocher le test-objet d'une distance constante à établir une fois pour toutes.

Une mesure sommaire de l'intensité lumineuse est faite en
photos de la façon suivante :

Que l'on approche d'un test une source lumineuse quelconque
jusqu'à donner à l'œil observateur son acuité normale, cette
source, d'autant plus faible qu'il a fallu la rapprocher davantage, d'autant plus forte qu'on a pu l'éloigner, sera égale, en
vertu de la loi des intensités égales au carré de la distance, à
autant de photos que l'écartement mesurera de mètres élevés au
carré.

Par ce moyen l'on peut utiliser pour la photométrie un test-
objet quelconque d'acuité visuelle : une échelle de Snellen ou
autre, un imprimé choisi au hasard et préalablement contrôlé à
l'aide de l'étalon Carcel au point de vue de la distance minimum permettant la lecture.

*Rapport
logarithmique
des intensités
aux acuités.*

Ce principe étant établi, il fut aisé d'étudier expérimentalement les relations de l'intensité lumineuse avec l'acuité par
l'observation de l'échelle typographique vue sous des degrés
différents d'éclairage. Le résultat constamment obtenu est le suivant :

(1) Soc. franç. d'ophtalmologie, 1884.

Acuité visuelle VS....	1	0,9	0,8	0,7	0,6	0,5	0,4	0,3	0,2	0,1
Distance de la source.	1^m		2^m		4^m		8^m		16^m	
Intensité en photos...	1	1/2	1/4	1/8	1/16	1/32	1/64	1/128	1/256	1/512

Un rapport logarithmique unit donc les deux grandeurs : les unités croissent et décroissent suivant une progression arithmétique de raison $= 0,1$, quand les intensités varient suivant une progression géométrique de raison $= 1/2$.

Ce rapport est celui de la formule psychophysique. Il est une preuve que l'acuité visuelle, établie suivant le mode indiqué, est bien une grandeur de sensation, méritant à ce titre tout crédit.

Les relations entre l'acuité et l'intensité lumineuse sont applicables à la photométrie, et voici comment.

Photométrie oxyopique.

L'échelle des acuités est *ipso facto* une échelle photométrique permettant la lecture directe des intensités éclairantes quand la source de lumière est placée à un mètre du test. On multipliera le chiffre de cette lecture par le carré de la distance, quand la source sera placée en un autre point. Des moyennes peuvent être prises, pour des mesures importantes, en plaçant la flamme à des distances variées. (Entourer la flamme d'un manchon noirci pour éviter les reflets).

Veut-on apprécier l'éclairage d'une salle, il y a lieu d'appliquer les échelles à tous les points de la salle et de se placer soi-même à la distance d'observation pour laquelle l'échelle fut construite.

Veut-on doser par avance les lumières nécessaires à un bon éclairage artificiel, on se rappellera qu'un photo (c'est-à-dire pour la pratique un Carcel) suffit à éclairer une sphère d'un mètre de rayon, qu'il est besoin de quatre photos pour éclairer une sphère de deux mètres, et ainsi de suite.

Veut-on apprécier la translucidité des corps, cela peut être fait à l'aide des mêmes principes d'après le rendement d'une source d'un photo tamisée par l'unité d'épaisseur du corps en expérience. Et veut-on s'attacher à la transparence sans tenir compte des épaisseurs, par exemple pour les verres fumés usités en physique et en thérapeutique oculaire) on désignera les teintes par les fractions 1/2, 1/4 etc, qui mesurent la lumière transparue, ou par les numéros en usage 1, 2, 3, 4, etc, rendus correspondants aux acuités visuelles entières et progressivement diminuées d'un degré décimal (2 pour VS = 0,9... 3 pour 0,8... 10 pour VS = 0,1).

Acuité visuelle et capacité au travail.

4. Appliquée au travail professionnel, l'acuité est le facteur principal de la capacité visuelle. C'est elle, en conséquence, qui sert aux estimations de l'expert oculiste appelé à témoigner en justice sur les conséquences des pertes par accident ou autre cause quelconque. Il y a lieu d'en examiner l'application générale, l'application monoculaire, l'application aux éléments secondaires de la vision, pour terminer par un aperçu des épreuves de simulation et exagération.

Relation fondamentale d'équivalence, son application générale.

L'application générale des relations de fondamentale équivalence entre l'acuité et la capacité visuelle pour le travail est établie par le tableau suivant :

Angle-limite V′.......	1′	1′29	1′67	2′15	2′78	3′59	4′64	6′	7′74	10′	12′9
Acuité visuelle VS......	1	0,9	0,8	0,7	0,6	0,5	0,4	0,3	0,2	0,1	0
Perte de capacité (1-VS).		0,1	0,2	0,3	0,4	0,5	0,6	0,7	0,8	0,9	1

Les estimations de ce tableau concordent avec celles des barèmes en usage (1) établis, semble-t-il, par tâtonnement. Elles occupent la moyenne entre les chiffres un peu supérieurs adoptés pour les métiers délicats et les chiffres un peu inférieurs adoptés pour les métiers grossiers. Plutôt que de multiplier les barèmes, il me paraît préférable de laisser à la naturelle disposition de l'expert judiciaire, qui est de faire pencher la balance du côté de la perte quand le métier est délicat, le soin d'amender le barème dans le sens de l'équité.

(1) Barème Allemand de Grœnow.

On pourrait encore, à défaut d'une échelle de VS et d'un tableau de réduction des angles-limites en acuités, évaluer simplement la perte à autant de dixièmes que d'angles minutes manquants, comme suit :

V'	$> 1'$	2'	3'	4'	5'	6'	7'	8'	9'	10'	12'9
Perte de capacité	0	0,1	0,2	0,3	0,4	0,5	0,6	0,7	0,8	0,9	1

Cette formule, bien que très imparfaite, ne s'éloigne pas assez de la réalité pour ne pas être utilisable à titre d'approximation provisoire en se rappelant que les valeurs en sont, jusqu'à 8' inférieures à la réalité.

Nous avons jusqu'ici supposé un affaiblissement identique des deux yeux. L'application des mêmes principes aux défectuosités monoculaires appelle la discussion. L'équité semblerait exiger *a priori* de considérer la perte de l'un des deux yeux comme ayant privé le sujet d'une moitié de son bien ; et c'est ainsi que la question se traduit logiquement si l'on songe à un nouvel accident venant emporter l'autre œil. En fait il n'en a pas été décidé ainsi ; et l'on a admis universellement une proportion inférieure, censée représenter la différence de la vision binoculaire à la vision monoculaire. *Application monoculaire.*

Les chiffres adoptés par les barèmes allemands estiment cette différence à une proportion de 10 à 33 pour cent, variable avec les exigences particulières aux diverses professions.

En France, les tribunaux admettent jusqu'à ce jour que la perte d'un œil diminue l'homme d'un tiers ou 33 0/0 de sa valeur. Nous devons, je crois, accepter cette proportion, et songer, pour ne pas la laisser diminuer, qu'elle vise non exclusivement la perte effective, mais aussi le danger plus grand d'accident nouveau à cause de l'infériorité visuelle acquise, et le taux d'assurance plus élevé exigible en conséquence. La question se poserait peut-être différemment si, comme en Allemagne, l'État était l'assureur, parce que la première et la deuxième indemnité sortent de la même bourse, qui a intérêt à reculer le paiement intégral au moment du problématique second accident. Mais encore faudrait-il supposer le cas où la maladie, non l'accident, viendrait à perdre le second œil ; on doit convenir qu'alors l'indemnisé d'un tiers est déjà certainement lésé puisque l'accident, en le privant d'un œil, l'a privé incontestablement de la moitié de son bien.

Applications secondaires.   Des complications peuvent aggraver la perte de capacité fonctionnelle au-delà des limites indiquées. Voici les principales.

1° La limitation du champ visuel à un angle central de 5° entraîne la perte totale de capacité en raison de l'extrême difficulté à se conduire. La perte est estimée à 1/3 quand la réduction au même degré porte seulement sur le côté gauche ou en haut et à 1/2 quand elle porte sur la droite ou en bas. La réduction de 30 degrés en tous sens entrainerait une perte de moitié ; la perte serait insignifiante pour 15 degrés et moins (Grœnow).

2° La perte de l'accommodation me paraît devoir être comptée différemment suivant l'état de la réfraction et l'âge du sujet : nulle pour les myopes forts, qui n'ont pas à accommoder dans le travail, elle équivaut à 3 dixièmes pour l'emmétrope et l'hypermétrope ordinaire. Par exception, la perte doit valoir au moins cinq dixièmes si le cristallin est supprimé (aphakie), et cela en raison du port des verres à cataracte, qui limitent par leur action prismatique le champ net du regard.

3° La limitation des mouvements du globe oculaire a entraîné, quand elle a été totale des estimations de perte jusqu'aux deux tiers et même la totalité de la valeur professionnelle. Il n'est pas possible d'indiquer ici une règle générale, et l'on doit réserver le jugement d'après les circonstances propres à chaque cas. La perte a été réduite au minimum d'un dixième quand la zone nécessaire au travail ne fut pas intéressée. L'exclusion obligée d'un œil (à cause de la diplopie dans le champ du travail) a été assimilée à la perte de cet œil et évaluée 33 0/0. J'estime qu'ici peut intervenir le calcul comparatif établissant pour chaque profession la supériorité de la vue avec les deux yeux (vision binoculaire) sur la vue avec un œil seulement (vision monoculaire). Le chiffre le plus élevé serait de droit dans le métier de charpentier sur toiture et tous métiers analogues exigeant une très délicate appréciation topographique.

Bien que familiarisé avec les mesures d'acuité visuelle, le médecin se heurte parfois à une difficulté inattendue, la simulation de mauvaise vue, qu'il faut savoir non seulement démasquer, mais surmonter.

Epreuves de simulation et d'exagération.

On simule rarement la cécité complète des deux yeux et dans ce cas l'on reconnaît la simulation à la persistance des mouvements pupillaires sous l'action de la lumière, et à la déviation sous le prisme de tout œil qui pour un instant a fixé son regard. Plus fréquemment on simule le simple affaiblissement de la vue, auquel cas le diagnostic résulte d'une observation suivie, pendant laquelle le sujet, à reconnaître certains objets ou à distinguer certains mouvements, révèle tôt au tard sa tromperie. Très fréquemment enfin on simule la cécité ou la faiblesse d'un seul œil, problème auquel se rapportent surtout les épreuves dites de simulation et d'exagération.

Les épreuves de simulation de cécité monoculaire sont de deux sortes : objectives et subjectives, ces dernières intéressantes pour le même motif qui fait rechercher l'aveu de culpabilité en justice.

Aux épreuves *objectives* de la cécité unilatérale appartiennent celles de la déviation sous le masque, de la déviation sous le prisme et des mouvements pupillaires.

Épreuves objectives.

1° L'œil sain fixant le doigt tenu très approché, on masque l'autre œil de la main, après quoi subitement on le libère pour masquer à son tour le premier œil, et donner l'objet à fixer à la même place. Il arrive que l'œil dévié sous la main fait un mouvement involontaire de redressement, indice de vision existante.

2° L'œil sain fixant un objet approché ou distant, un prisme est présenté devant le mauvais œil avec la base verticalement placée du côté interne, et en est alternativement retiré. Chaque présentation et chaque retrait du prisme entraîne un mouvement

compensateur de la cornée, déviation qui prouve l'existence de
la vision.

3° On éclaire vivement l'œil supposé mauvais d'une lumière
qui ne doit pas frapper l'autre. La pupille de l'un ou de l'autre
côté se contractant prouve la sensation lumineuse.

Épreuves
subjectives. — Aux épreuves *subjectives* de la cécité unilatérale appartiennent
celles du masque mouvant et de la diplopie.

1° L'épreuve du masque mouvant consiste à mouvoir rapidement devant l'œil sain occupé à une épreuve de vue, un verre
dépoli de façon d'abord à couvrir et à découvrir alternativement
la pupille, de façon ensuite et par intervalles, en diminuant seulement l'envergure du mouvement, à cesser inopinément de la
démasquer. Nullement gênée tant que le mouvement découvre la
pupille, la vue est obstruée dans le cas contraire si l'autre œil
est aveugle, et persiste si la vue appartient aux deux yeux.

2° L'épreuve de la diplopie reconnaît la simulation dans
un aveu de double-vue d'origine binoculaire. Un tel aveu ne
pouvant être obtenu d'un sujet qui se défend, il faut au préalable capter sa confiance par un jeu manifeste de diplopie monoculaire et le remplacer sans éveiller son attention par un jeu
identique de diplopie binoculaire. Græfe a imaginé dans ce
but de couvrir alternativement la moitié et la totalité de la
pupille (du bon œil) par un prisme à arête horizontale. Gale-
zowki, dans la même intention, présente devant le bon œil alternativement un verre biréfringent et un prisme produisant le
même écartement des images. Monoyer joue du « bi-prisme »
fait de deux unités prismatiques opposées par la base. Frœhlich
joint au bi-prisme un verre rouge pour obtenir des images
diversement colorées. Baudry enfin utilise le « plan-prisme »
un verre plan au bord taillé en bizeau convenablement enchâssé
au-devant d'un orifice diaphragmatique et pouvant être à
volonté, présenté par sa partie plane et par sa partie prismatique (1).

Plus simple que tous ces artifices est, pour l'épreuve de
diplopie, le prisme mouvant dans ses deux applications incolore

(1) BAUDRY, Étude médico-légale sur les traumatismes de l'œil et de ses annexes. Vigo, éditeur, Paris, 1904.

et rouge (1). Plaçant le sujet devant une flamme de bougie, on use d'un prisme ordinaire de 5° ou 6° pour le faire osciller rapidement devant le bon œil suivant le plan de la face (comme tout à l'heure le masque) tantôt en découvrant et tantôt en ne découvrant pas à chaque oscillation la pupille. Une diplopie identique apparaît dans l'un et l'autre cas ; elle est monoculaire autant que binoculaire quand le mouvement découvre la pupille ; elle est uniquement binoculaire dans le cas contraire.

On agit de même avec le prisme rouge — que l'on peut remplacer par un verre de cette couleur superposé au prisme ordinaire, — et l'on se trouve en présence de deux images diversement colorées : la blanche à la fois monoculaire et binoculaire, et la rouge exclusivement monoculaire. La blanche demeure immobile, tandis que la rouge, mobile, est placée à droite, à gauche, en bas, en haut par les déplacements correspondants de l'arête du prisme. On attire l'attention du sujet sur les déplacements de l'image en lui demandant d'en indiquer la direction, et c'est pendant ce jeu qu'il est facile de reconnaître si la diplopie persiste alors même qu'on interrompt de démasquer la pupille, ce qui prouve la vision par les deux yeux.

Une difficulté peut se présenter résultant dans certains cas exceptionnels du fait que l'image du second œil serait atténuée par défaut d'acuité visuelle, ou déformée par mauvaise réfraction, ou déviée par du strabisme, et par l'une ou l'autre de ces circonstances rendue spontanément reconnaissable. L'examen préalable attentif du cas renseigne sur de pareilles éventualités. Il peut imposer que l'on diminue la capacité de l'œil sain, et pour cela rien ne vaut ordinairement un verre convexe troublant la vue à distance.

La mesure proprement dite de l'acuité visuelle appliquée à l'œil dont on simule la cécité, ou dont on exagère la faiblesse a éveillé dès longtemps l'imagination des oculistes et il en est résulté une série de pratiques ou mesures inopinées dont les principales sont les suivantes. *Mesures inopinées.*

(1) Mon mémoire in Arch. d'Ophtalmologie, 1904.

L'épreuve d'effacement par la tige (Javal-Cuignet) place au milieu entre les deux yeux une tige ou une lame verticale perpendiculairement à la face de façon à masquer à l'œil sain une partie de la page à lire.

L'épreuve de renversement par les miroirs (Barthélemy) ou par l'écran fendu en son milieu de manière à dégager la droite du champ visuel pour l'œil gauche et la gauche du champ pour l'œil droit (Fles) espère tromper le simulateur en lui faisant lire de l'œil droit la page de gauche et inversement.

L'épreuve des impressions teintées, quand elles sont vues à travers un verre de couleur complémentaire (Snellen) efface les lettres imprimées sur fond noir; elle efface les lettres imprimées sur fond blanc quand elles sont vues à travers un verre de même couleur (Dujardin).

L'épreuve stéréoscopique est faite d'images (cartons de Monoyer et autres) que la vision binoculaire interprète autrement que la vision monoculaire.

L'épreuve multiple du diploscope de Remy combine ingénieusement dans un même appareil la double vue, le renversement et l'effacement pour donner lieu à des surprises aussi variées qu'élégantes.

Simple par dessus toutes et le plus souvent fructueuse est la méthode qui consiste à s'attacher apparemment par la lecture des échelles à la mesure de la vue de l'œil sain, l'autre restant ouvert et à présenter devant cet œil des verres convexes de plus en plus forts jusqu'à rendre toute lecture impossible. Leur effet troublant arrêté contre toute possibilité à un certain point au-delà duquel la vue maintient son niveau, confirme la simulation, et mesure en même temps la vue restante, celle de l'autre œil.

Cette épreuve venant à manquer, on aura recours au masque mouvant par la manière déjà indiquée. Il permet autant que le précédent artifice une mesure complète d'acuité au moyen des échelles.

Harmonies du clair-obscur. La figure.

5. Une harmonie naît du groupement des tons de clarté, la *figure,* source la plus riche en documents offerts par les sensa-

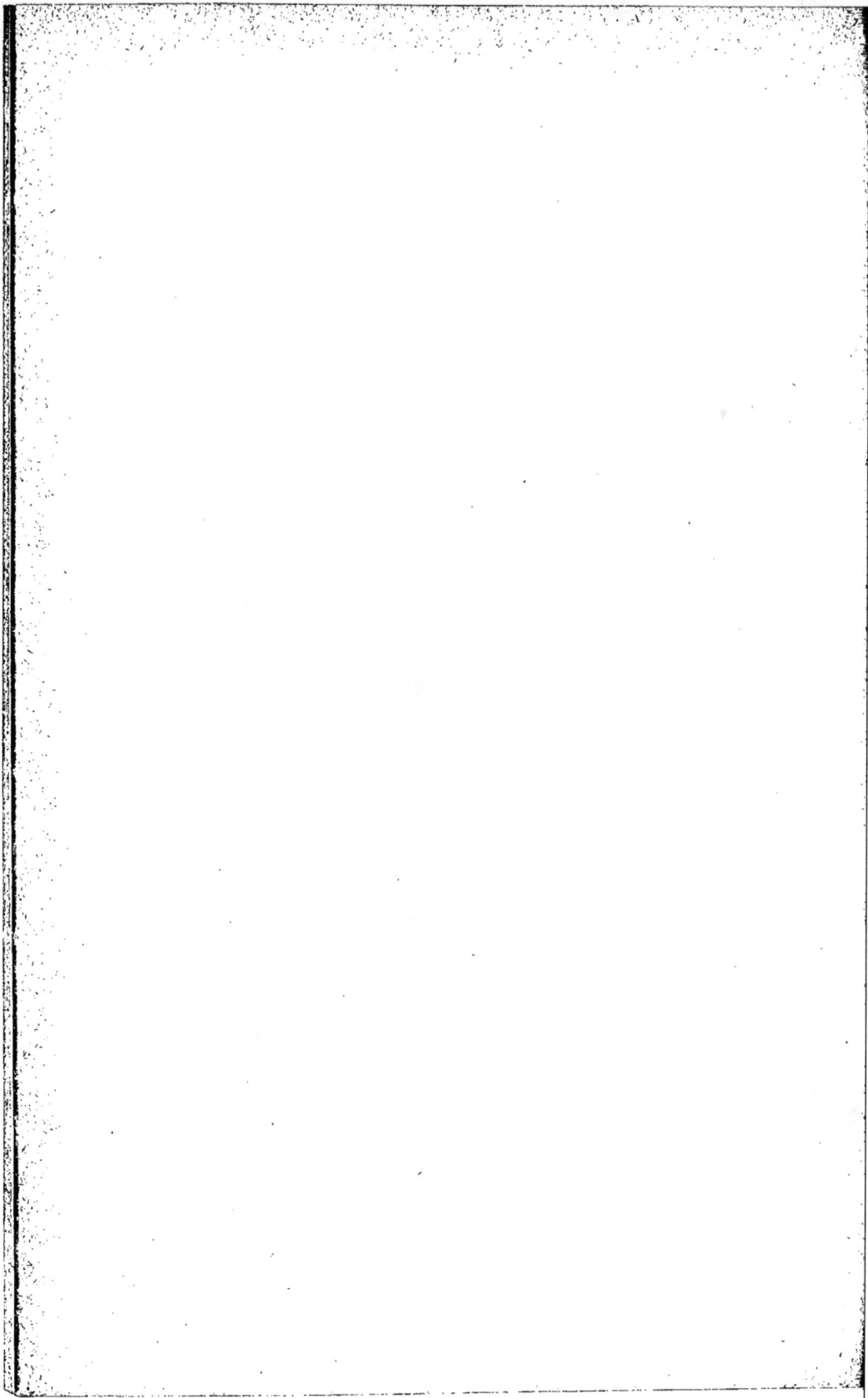

la réfrangibilité : égale à 20 pour la raie B, elle serait égale à 46 pour la raie D et à 268 pour la raie G.

« D'autre part, Dobrowolski, dans son second mémoire, étudie spécialement un rouge (voisin de B) et un bleu (voisin de G), à peu près de même intensité, et trouve que, dans les deux cas, la sensibilité pour les différences serait variable avec la quantité de lumière. Elle diminuerait en même temps que la quantité de lumière, et cela plus rapidement pour le bleu que pour le rouge.

« De ces deux résultats, le dernier s'expliquerait sans peine, en supposant que les intensités lumineuses employées par l'auteur étaient beaucoup plus faibles que celles dont nous avons fait usage. En effet, ainsi que Helmholtz l'a fait remarquer, la loi de Bouguer-Masson ne peut plus être exacte pour les très faibles intensités. Mais il n'en est plus de même du premier, car supposer comme le trouve Dobrowolski, que n est plus grand pour un bleu que pour un rouge de même clarté, reviendrait, d'après la relation que nous avons établie, $n' = A\,n$, à trouver pour A une valeur plus grande que l'unité, ce qui reviendrait à dire que le *phénomène de Purkinje se produirait en sens inverse de ce qui a lieu en réalité.*

« Examinons donc si une contradiction aussi absolue entre un fait bien établi, indiscutable, et les conséquences des expériences de Dobrowolski ne trouverait pas son explication dans la méthode même employée par lui.

« Dobrowolski produit un spectre sillonné des bandes noires de Fizeau et Foucault, en interposant une lame épaisse de gypse entre un polariseur et un analyseur placés à l'extinction. Considérons l'une de ces franges et faisons tourner progressivement la lame de gypse. Pour une orientation convenable de cette dernière, la frange, devenue de plus en plus éclairée, finit par disparaître, parce que son état se confond avec celui des parties avoisinantes. Elle reparaîtra si nous tournons la lame un peu vers la droite ou un peu vers la gauche de l'angle α, compté à partir de la position moyenne qui correspond à la disparition de la frange, et, il est facile de le démontrer, on a

$$\frac{\Delta Q}{Q} = \sin^2 2\alpha = \frac{1}{n}$$

« Cette méthode nous semble d'abord reposer sur un phénomène beaucoup trop complexe. Les franges sont, en effet, dégradées sur leurs bords et l'on ne se trouve pas par conséquent, comme il le faudrait, comparer l'éclairage d'une surface uniformément éclairée à celui d'une autre surface voisine uniformément éclairée.

« Mais nous pouvons aller plus loin et passer en revue les diverses circonstances qui peuvent modifier les nombres obtenus par cette méthode. Nous nous appuierons principalement sur ce fait facile à constater qu'une bande étroite, un peu plus sombre que le fond sur lequel elle se détache, cesse d'être distinguée pour une différence d'éclat *moindre* que pour une bande plus large.

« 1° Tout d'abord, lorsqu'on cherche à faire disparaître une frange, il est facile de constater que, en même temps qu'elle devient de plus en plus brillante, elle semble se rétrécir de plus en plus. Elle arrive donc à disparaître, non seulement parce que son éclat se rapproche de celui des parties avoisinantes, mais aussi parce qu'elle se rétrécit de plus en plus.

« Sans doute il est difficile de connaître *a priori* la part qui revient, dans chaque cas, à chacune de ces deux causes de disparition des franges, ce que l'on peut affirmer toutefois, c'est qu'elle n'est pas la même dans toutes les régions du spectre.

« Mais il est deux autres causes d'erreur dont le rôle peut être parfaitement prévu.

« 2° En examinant un spectre sillonné des bandes de Fizeau et Foucault, on constate immédiatement qu'elles sont beaucoup plus rapprochées dans le rouge que dans le bleu, ou, en d'autres termes, que la distance de deux bandes consécutives augmente régulièrement avec la réfrangibilité.

« Imaginons donc pour un instant que nous opérions sur un spectre uniformément éclairé : là où les bandes sont le plus rapprochées, elles paraissent en même temps plus étroites. Par suite, et comme conséquence immédiate du fait que nous avons signalé plus haut, on trouvera pour la valeur de la sensibilité, pour la différence n, des nombres *plus faibles dans le rouge, plus forts dans le bleu*, que si l'on avait examiné un spectre dans lequel la distance de deux bandes consécutives eût été partout la même que dans la région moyenne du spectre.

3° Une troisième cause agit enfin dans le même sens que la seconde, du moins entre le jaune et le violet. Supposons que l'on ait obtenu la disparition d'une frange dans le jaune ; si l'on ferme les yeux un instant, puisqu'on regarde de nouveau, on constate que la frange est redevenue visible. Si, après l'avoir fait disparaître de nouveau, on recommence, on la distingue encore, et ce n'est qu'après une série d'essais successifs semblables que la disparition des franges persiste, même après un repos prolongé de l'œil. Or nous n'avons pas trouvé dans les Mémoires de Dobrowolski l'indication de ces précautions.

C'est là, manifestement, un effet de fatigue, variable évidemment d'une radiation spectrale à une autre, d'autant plus rapide et durable que l'intensité est plus forte. (Diverses expériences faites par nous et décrites en partie dans le journal de Physique, 2° série t. I, p. 86, 1882, nous conduisent à considérer cette fatigue comme plus rapide et plus intense dans le rouge que dans le bleu à égalité de clarté. Son effet sera de diminuer la sensibilité pour les différences dans une proportion plus grande pour le rouge et le jaune que pour le bleu.

« Pour ces divers motifs, il nous paraît démontré que, quelque ingénieuse que soit la méthode imaginée par Dobrowolski, et avec quelque soin qu'aient été faites les mesures, on doit rejeter absolument les résultats obtenus par cet auteur. »

Les mesures de la sensibilité ainsi que les mesures précédentes concernant la répartition spectrale de la lumière se
rapportaient exclusivement à la vision centrale, celle d'un angle
de 45 minutes, que représentent des ombres hautes de 2 mètres
vues à 0 m.16. De légères modifications sont constatées en
dehors de cette limite, aberrations excentriques de la sensibilité
lumineuse évidentes lorsqu'on fait varier soit la distance de
l'observation à l'écran, soit la dimension des ombres. Je
demande la permission de désigner ce fait sous le nom de
Macé et Nicati, en souvenir d'une collaboration fructueuse et
d'une amitié que la mort a trop tôt brisée.

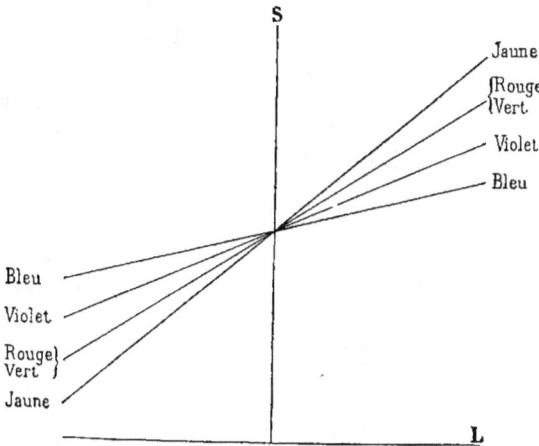

Fig. 35. — *Marche relative des clartés apparentes quand varient les intensités
lumineuses (Vision excentrique).* (1)

Voici quelles sont les valeurs obtenues pour le coefficient **A**
dans une série de cette sorte :

Distance fixe = 0 m. 16

Hauteur des ombres			8 mm	4 mm	2 ou 1 mm
$\lambda = 0\mu,537$	A	=	0,993	1,000	1,000
$\lambda = 0\mu,517$	A	=	0,926	0,997	1,000
$\lambda = 0\mu,485$	A	=	0,852	0,942	0,950
$\lambda = 0\mu,471$	A	=	0,822	0,903	0,913
$\lambda = 0\mu,449$	A	=	0,772	0,874	0,899
$\lambda = 0\mu,430$	A	=	0,766	0,849	0,851

(1) Comparez avec figure 33, p. 188.

Ces valeurs montrent que le coefficient A, invariable jusqu'à la limite indiquée, diminue au delà et diminue d'autant plus que l'on compare avec la source jaune des radiations de moindre longueur d'onde ; elles montrent en d'autres termes que le phénomène de Purkinje est plus accentué hors de la vision centrale que dans ses limites. Or les limites de la vision centrale déterminées par l'ombre de 2 mètres vue à la distance de 0 m. 16, sont, calculées d'après l'œil réduit de Donders, celles d'une image rétinienne égale à deux dixièmes de millimètre. Elles correspondent à l'étendue exacte de la fossette rétinienne centrale, et il y a lieu de rapprocher le fait d'un phénomène connu des peintres coloristes et dont voici l'exposé.

Plus souvent qu'ils ne parlent de hauteur, les peintres parlent de *chaleur* des tons de lumière. Interrogés sur la distribution de la chaleur dans le spectre, ils répondent unanimement qu'elle est au maximum dans le jaune-vif près de l'orangé et au minimum dans le bleu, distribution différente de celle des hauteurs, que nous savons aller en croissant de l'extrémité la plus réfringente du spectre à l'extrême opposé.

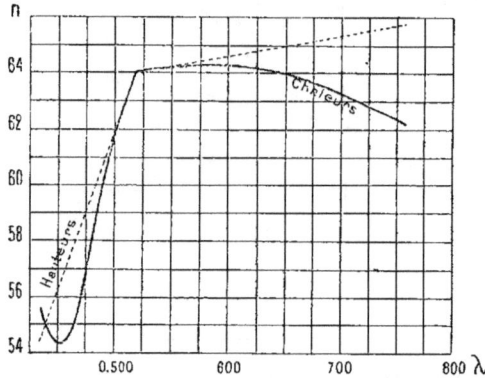

Fig. 36. — *Répartition spectrale des tonalité-schaleur ou aberration excentrique des hauteurs.*

La distribution comparative des hauteurs et des chaleurs est donc la suivante et c'est celle-là même qu'imposent les mesures de sensibilité pratiquées sur un champ de vision plus étendu que celui de la vision proprement centrale (*fig. 35 et 36*, à comparer avec les tracés des figures 33 et 34.)

D'autre part, interrogée sur la distribution de la chaleur des tons lumineux dans le champ visuel, la peinture répond par la pratique qui consiste à ne pas fixer des yeux les objets dont on

veut caractériser l'espèce lumineuse ; elle exclut la vision centrale peu importante pour l'ensemble harmonique à cause de son
exiguité ; elle sait localiser instinctivement le phénomène qu'une
exacte analyse a seule pu déceler et définir « l'aberration
excentrique des hauteurs ».

Réparties dans le champ visuel à l'exclusion du centre, comme
le pourpre rétinien est réparti dans l'entière rétine à l'exclusion
de la fossette centrale, les tonalités apparentes chaudes et froides
des lumières seront expliquées, au chapitre concernant le fonctionnement de la rétine épithéliale, par les absorptions lumineuses changeantes du pourpre rétinien.

5. Ici s'arrête la mesure des hauteurs de la sensibilité lumineuse considérées dans l'ensemble du champ visuel (tonalités-
chaleur) et dans le champ étroit de la vision centrale (tonalités-
hauteur proprement dites). J'ai cru devoir en exposer tout le
laborieux développement expérimental au risque de soumettre
à une rude épreuve la bienveillance du lecteur. Ne fallait-il pas
placer sous ses yeux les pièces complètes d'un débat gros de
conséquences, puisqu'il tend à doter la science physiologique
d'un parallèle à la hauteur musicale des sons. Cette base une
fois posée, le problème proprement dit des couleurs, harmonies
sensibles des diverses espèces de lumière, se présente sous le
jour nouveau et particulièrement éclairci que déjà j'exposai
en psychologie. Celui qui fait distinguer en optique comme en
acoustique trois harmonies fondamentales : les harmonies différentielles ou intervalles, les harmonies de mélange ou accords,
les harmonies de complément ou contrastes. Elles forment
ensemble, et par leurs combinaisons secondaires, les couleurs et
leurs nuances.

*Harmonies
des hauteurs.*

Présentées séparément dans le champ visuel, les lumières
d'espèces différentes affectent l'aspect *teinté*. Les teintes sont
les intervalles harmoniques, harmonies différentielles de hauteur
comparables aux secondes, tierces, quintes et autres intervalles
de la musique.

Intervalles

Il est simple à démontrer que la teinte est une harmonie d'intervalle, non une sensation d'espèce particulière. La preuve en est fournie par l'observation de la nature éclairée d'une lumière homogène, radiation isolée par le spectre ou lumière du jour tamisée par un verre monochrome. On sait qu'alors tous les objets sont incolores. C'est ainsi qu'en entrant dans l'atelier du photographe, on est frappé, tôt la porte fermée, de voir la teinte, qui, du dehors, semblait vêtir de rouge les objets, disparaître pour faire place à une sensation lumineuse indéterminée. Le même phénomène se produit en musique où nulle note frappée seule ne peut être sûrement reconnue.

Une autre démonstration est la suivante : on sait qu'en musique une note de hauteur déterminée d'après le nombre des vibrations prend qualité de tierce majeure ou mineure, ou autre suivant le ton du diapason et s'en écarte si l'on en change. De même une teinte déterminée pour une association de couleurs change dans une association différente ; et c'est ainsi qu'une laine figure les verts d'eau dans une tapisserie, les bleus dans une autre et les verts francs dans une troisième, et qu'une autre laine pourra figurer alternativement à titre de mauve, de bleu ou de rose, etc.

Les intervalles principaux portent les noms de blanc, violet, bleu, vert, jaune, orangé, cramoisi et rouge, série de huit notes dans lesquelles on peut, par analogie, voir les similaires des intervalles d'unisson, de seconde, de tierce, de quarte, de quinte, de sixte, de septième et d'octave de la gamme musicale diatonique.

Le *blanc*, note tonique, a sa place dans l'ultra violet invisible du spectre où l'annonce l'aspect de plus en plus blanchâtre du violet. On ne l'y voit pas absolument, mais on l'y pressent comme le musicien pressent la tonique dont on frappe les accords. Sa sensibilité peut être supposée correspondre à la cote 48 de la courbe des hauteurs et représentée par la fraction $1/48$.

Le *violet* proprement dit, dont la sensibilité égale $1/54$ devient un intervalle de seconde $54/48 = 9/8$.

Le *bleu*, de sensibilité $= 1/60$ devient la tierce $60/48 = 5/4$.

Le *vert*, de sensibilité 1/64 deviendrait la quarte 64/48 = 4/3.

A partir de ce point, l'on sait comment, pour rendre manifeste l'impossibilité où nous fûmes de constater des différences de sensibilité, nous avons précédemment fait incliner brusquement la courbe des hauteurs. Une telle circonstance n'est pas sans jeter quelque indécision dans l'établissement de la gamme. Je m'y attache néanmoins comme à la vraie façon de comprendre les intervalles, et je poursuivrai jusqu'au bout leur énumération hypothétique comme suit :

Le *jaune*, de sensibilité supposée 1/72 représenterait la quinte 72/48 = 3/2.

L'*orangé*, de sensibilité 1/80 deviendrait la sixte 80/48 = 5/3.

Le *cramoisi*, de sensibilité 1/90 serait la septième 90/48 = 15/8.

Le *rouge* extrême, de sensibilité 1/96 formerait enfin l'octave 96/48 = 2/1.

Et l'on aurait pour tableau récapitulatif les relations suivantes :

Notes	Intervalles	Sensibilité différentielle	Hauteur de sensibilité
Blanc	1 (tonique)	1/48	48
Violet	9/8 (seconde)	1/54	54
Bleu	5/4 (tierce)	1/60	60
Vert	4/3 (quarte)	1/64	64
Jaune	3/2 (quinte)	1/72	72
Orangé	5/3 (sixte)	1/80	80
Cramoisi	15/8 (septième)	1/90	90
Rouge	2/1 (octave)	1/96	96

Plusieurs notes acoustiques simultanément entendues composent un accord ; il est des accords de deux ou de plusieurs notes ; l'audition distingue les notes composantes des accords, et perçoit en même temps l'impression sommaire qui les caractérise. Il en est de même en optique, lorsque des lumières d'espèces différentes viennent à superposer leur effet sur la sensation, à cette différence près que les notes composantes s'effacent ; elles font place à la seule sensation d'harmonie résultante : la *teinte de mélange,* synonyme d'accord dans le domaine de l'acoustique.

Accords.

Divers procédés existent pour mélanger les teintes.

Le procédé vulgaire des peintres consiste à mêler les poudres, solutions et pâtes dont ils couvrent les tableaux. Un procédé plus pictural leur est également familier ; celui des hâchures, marbrures et mouchetures de tons juxtapoxés qui fusionnent, pour le spectateur placé à distance, en une teinte sommaire.

Les physiologistes emploient pour leurs mélanges les super-positions rapidement successives au moyen du disque rotatif. Un cercle divisé en secteurs peints de couleurs différentes, étant soumis à un mouvement de rotation rapide sur lui-même, on observe le fusionnement des couleurs en une teinte de mélange. Exceptionnellement les physiologistes ont recours au procédé du mélange binoculaire par la superposition de deux figures diversement colorées, au moyen du stéréoscope ; ce moyen ne réussit qu'à un petit nombre, et la plupart n'en obtiennent qu'une alternance de l'une et de l'autre couleur.

Les physiciens enfin associent des radiations spectrales en superposant sur une même surface des radiations lumineuses d'espèces différentes.

Harmonie résultante de l'impression mélangée de toutes les radiations spectrales, le *blanc effectif* réalise la sensation de tonique pressentie à l'extrémité la plus réfringente du spectre ; il est l'accord de tonique, accord parfait majeur tierce-quinte-octave dont l'accouplement produit à lui seul le même effet global que les couleurs spectrales réunies. Le blanc est une harmonie, un phénomène tout personnel, il est la teinte du papier sur lequel j'écris, alors même que l'éclairage change de composition pour passer du midi au crépuscule, se pointer de jaune avec les lampes à huile, de rouge avec le gaz, de vert avec le bec Auer, de bleu et de violet avec l'arc électrique ; comme la tonique musicale prend son rang de tonique d'après le diapason de l'orchestre, de même il tient son rang des élé-ments synchroïques en présence. La différence avec la musique réside en ce que le blanc de mélange est ressenti à l'égal d'une note frappée, non comme un produit de calcul plus ou moins conscient.

Les peintres nomment *couleurs simples* les trois notes de

l'accord parfait majeur : tierce = bleu, quinte = jaune, octave = rouge. Nul mélange n'est apte à les produire. Les physiciens et physiologistes préfèrent les appeler « fondamentales » pour réserver le mot simple aux radiations homogènes.

Les peintres et les physiciens appellent *couleurs composées* les innombrables mélanges des couleurs fondamentales. Leurs sensations équivalent aux notes intermédiaires de la gamme des intervalles bien qu'elles s'en distinguent physiquement au moyen de l'analyse spectrale. On obtient le vert par le mélange du bleu et du jaune, l'orangé par le mélange du jaune et du rouge, le violet par le mélange du rouge et du bleu, toutes les autres en mélangeant celles-ci entre elles et avec les fondamentales, le blanc par le mélange proportionné des trois fondamentales comme il a été déjà indiqué, enfin la série des « saturations » par les mélanges du blanc en proportions variées avec chacune des autres teintes.

On appelle contrastes en psychologie les mouvements de sens contraire qui s'annulent ou *se complètent* par leur opposition. Il en est de très apparents dans le domaine des couleurs : les complémentaires.

Compléments.

On appelle *couleurs complémentaires* deux couleurs qui de leur réunion composent le blanc.

Chaque couleur fondamentale a pour complémentaire l'accord des deux autres. Une couleur quelconque a sa complémentaire formée du mélange de toutes les autres.

Le blanc, harmonie de mélange, a son complément, dans une autre harmonie de mélange, que l'on décèle dans le noir, et cela s'explique. Variable de composition physique suivant l'éclairage et suivant l'harmonie sommaire du tableau, le blanc subit la prédominance de l'une des composantes, comme varie la tonique de l'orchestre et il en est de même du noir que les peintres teintent involontairement de la note complémentaire de la dominante choisie pour caractériser leur blanc. Ainsi le noir du physiologiste n'est pas l'obscurité du physicien, mais une obscurité teintée. Le gris est le mélange du blanc et du noir, et sa composition lumineuse varie égale-

ment avec la tonique suivant l'harmonie générale des couleurs
en présence. Ce sont là des vérités élémentaires pour les
peintres, lorsque, pour les gris comme pour les noirs, ils font des
combinaisons de couleurs diverses suivant le tableau qu'ils
peignent, et, dans un même tableau, suivant les harmonies en
présence.

Nuances.   Mobiles sont les couleurs, incessamment changeantes avec
les variations de l'intensité lumineuse et avec la valeur ou le
nombre des lumières en présence, lumières variables à la surface de la terre comme sur le ciel, auquel le langage a emprunté le terme *nuance* (de nues) pour désigner l'extrême sub-
tilité de ce genre de relations.

Les hautes sensations s'allument et s'éteignent plus que les
basses, quand les lumières croissent ou diminuent. C'est le
propre, disions-nous, du phénomène de Purkinje. Des changements d'harmonie en sont la conséquence faisant dominer les
rouges et les jaunes dans les lumières vives, les violets et les
bleus dans les lumières éteintes, chauffant et refroidissant les
tons, changeant même les relations au point d'appeler de nouvelles dénominations de couleur. C'est ainsi que des verts se
teintent alternativement de jaune ou de bleu, des violets de
rouge ou de bleu, et des orangers de rouge ou de jaune.

Si donc les raies du spectre sont immuables, ses teintes ne le
sont pas. Si l'on a décrété, par exemple, que le rouge franc
occupe dans le spectre telle place déterminée ; comme il marche
à droite ou à gauche selon l'intensité de la lumière, on est
obligé pour le retrouver à la même place de rétablir le spectre
dans son intensité primitive. Les harmonies de couleur
changent avec les heures du jour ; elles diffèrent pour un même
paysage au crépuscule et à l'heure de midi ; ou quand le soleil
se voile ou se découvre.

Que l'on introduise une note dans une harmonie de couleurs,
ou qu'on la supprime, l'harmonie tout entière en est changée.
C'est ainsi que, dans une toilette de femme, le ruban de couleur
ajouté ou retranché transforme l'ensemble, et que, dans le
tableau, un détail infime en apparence, s'il est de couleur

tranchée, peut « faire chanter ou assourdir » le spectacle.

De même, en musique, que l'on supprime la note d'un instrument ou qu'on l'ajoute, l'ensemble harmonique diffère. Pour la peinture, pour la musique, l'explication est identique ; elle réside en ce qu'une note vaut par l'ensemble des accords qu'elle noue avec toutes les autres notes en présence.

L'analogie permet enfin de comparer les résultats produits par l'introduction d'une note nouvelle en un assemblage de couleurs à celle d'un personnage nouveau dans une assemblée d'hommes. S'il n'est effacé, le nouveau venu anime la réunion des échanges de pensée qu'il sait entretenir avec chacune des individualités présentes. Il l'anime des attirances et aussi des contradictions qu'il suscite.

Le physiologiste explique en somme les couleurs par des *Conclusion.* conflits ou harmonies de sensations, interprétation des lumières, traduction subtile et pénétrante assimilée aux sentiments quand on dit du peintre qu'il a ou n'a pas le sentiment des couleurs. Mon rôle fut d'établir ce qu'il faut entendre par tonalités sensibles hétérochromes, d'en dresser le tableau relativement aux diverses radiations et de chercher enfin à lire dans les harmonies de ces tonalités. La doctrine que je viens d'exposer, je l'ai entrevue voici longtemps comme un développement nécessaire des données acquises par le travail commun fait avec Macé de Lépinay et l'ai esquissée pour la première fois dans un mémoire intitulé « Théorie de la couleur » (1) ; j'en ai fait depuis, la trouvant applicable à toutes les sensations, le point de départ d'une psychologie (2) ; et la voici reproduite sans changements essentiels. Elle me paraît dessiner les bases d'une théorie vraiment harmonique sensorielle des couleurs, la seule digne de ce double nom, fondée sur la connaissance des intervalles, accords et compléments de tonalité sensible.

Cette théorie diffère de celle de Helmholtz en ce que l'illustre physicien s'est efforcé au contraire d'établir la base des harmonies de couleur sur des relations de longueur d'onde et qu'il

(1) Arch. d'opht., n° 1 de 1895.
(2) Psychologie nat., livre 1 : *les Gammes de la couleur.*

avait été entraîné par ce point de vue erroné à remplacer les couleurs simples de Léonard de Vinci, couleurs fondamentales bleu-jaune-rouge du physiologiste, par de soi-disant radiations fondamentales du physicien violet-orangé-rouge : remplacement arbitraire imaginé pour répondre aux seules opportunités de l'expérience spectrale, et qui n'a pas peu contribué à jeter dans le monde des peintres le discrédit sur le moderne enseignement scientifique des couleurs.

La théorie que je préconise explique les couleurs fondamentales par analogie avec la musique ; elle en fait les notes d'un accord parfait majeur, tierce-quinte-octave, dont la combinaison produit le blanc de la tonique, comme les notes frappées font sentir la tonique en musique. Elle explique les autres couleurs soit comme intervalles de notes distinctes soit comme des accords combinés aptes à en donner la sensation.

Une courte formule la résume en dernière analyse. Appliquant aux tonalités hétérochrômes la notion de qualité opposée aux quantités du clair-obscur, elle déclare les couleurs, pour le physiologiste, non directement des harmonies de lumières, mais *les harmonies des hauteurs de la sensation lumineuse.* Il va sans dire que la notion de qualité n'implique ici aucune adhésion à l'idée philosophique qui voudrait distinguer fondamentalement les qualités ; l'analyse expérimentale des hauteurs de la sensation lumineuse nous montre le contraire ; et ce n'est pas le point le moins intéressant de cette étude : celui qui m'a fait rappeler jadis en philosophie l'argumentation fameuse par laquelle Auguste Comte (1) a par avance éclairé la question. Je redis après lui, fort de cette nouvelle démonstration, qu' « il n'y a pas de question quelconque « qui ne puisse finalement être conçue comme consistant à « déterminer des quantités les unes « par les autres, et, par conséquent, comme réductible, en « dernière analyse, à une simple question de nombres ».

(1) Philosophie positive, I, p. 111.

CHAPITRE XIV.

Contre-sensations lumineuses.

SOMMAIRE

La sensation lumineuse n'est pas strictement limitée au lieu et au temps de l'impression ; elle retentit au contraire dans tout le champ visuel et survit à l'impression, donnant naissance aux contre-sensations, contrastes dits simultanés et successifs, phénomène de récurrence par quoi sont aplanis et comme effacés les résultats de l'impression, et préparées les voies à des impressions nouvelles. On étudiera successivement : l'auréole récurrente en ses ordinaires manifestations ; l'image récurrente en ses dispositions négative et positive ; leurs apparences dans l'éclairage instantané et les conclusions théoriques qui en doivent être tirées.

1. L'auréole récurrente, sorte de pseudo-irradiation ou auto-irradiation, agrandit l'apparence des objets éclairés aux dépens

Auréole récurrente,

du fond plus obscur sur lequel ils se dessinent. Elle persiste malgré la correction dioptrique la plus parfaite, alors même qu'on regarde l'objet à travers un trou d'épingle dans un écran ; et ce fait la différencie de la diffusion, agrandissement des lumières par les imperfections dioptriques de l'appareil visuel.

sa coloration complémentaire de l'impression,

L'auréole récurrente est colorée autour des taches de couleur. La preuve en apparaît à tous les peintres dans la note complémentaire qui sert universellement de nimbe aux objets colorés. Sa coloration s'accuse dans les blancs et les gris sitôt qu'on les. tache d'une note d'autre couleur. C'est ainsi que l'encre noire fait paraître plus blanc le papier sur lequel on écrit ; qu'une encre bleue le fait paraître orangé, qu'une encre rouge le fait paraître vert et ainsi de suite. Une moitié du champ visuel étant recouverte successivement de bleu, de rouge, de violet et de noir, l'autre moitié de gris, on voit, si l'on fixe la ligne d'intersection, cette autre moitié se teinter successivement d'orangé pour le bleu, de vert pour le rouge, de bleu pour l'orangé et de blanc pour le noir.

Un artifice imaginé par Hermann Meyer (1) rend l'auréole colorée apparente aux plus incrédules. Il consiste à poser une tache grise sur une surface colorée et à recouvrir le tout de papier fou propre à masquer de sa demi-transparence les couleurs en présence. A peine voit-on, dans ces conditions, le papier vaguement se teinter par transparence de la couleur du fond, tandis que surgit, à l'emplacement du gris, la note vibrante complémentaire.

son apparition dans les ombres,

L'auréole colorée s'accuse particulièrement dans les ombres, qu'elle teinte de la note complémentaire. L'ombre est bleue dans les blés orangés ; elle est violette sur les poussières jaunes des routes ensoleillées, verte dans les clartés rouges du couchant, orangée quand elle se profile sur l'azur, en dépit de l'effective illumination inverse des surfaces qu'elle recouvre.

Un artifice classique, imaginé par l'abbé Mazéas (1), exalte

(1) Poggendorf's Annalen, 1855.
(2) Acad. de Berlin, 1752.

l'apparence colorée de l'ombre en y surajoutant l'effet concordant d'un éclairage de même couleur. Il consiste à éclairer, de la lumière atténuée du jour, l'ombre projetée dans la sphère d'éclairage d'une bougie. Cette ombre, bleue par l'auto-irradiation du champ orangé de la bougie, a sa couleur accentuée par la lumière du jour plus riche en radiations bleues que celle de la bougie; et c'est la somme des deux effets qui en rend la constatation plus frappante.

Buffon (1) fut le premier des savants modernes à signaler ce phénomène de la coloration des ombres; encore ne les observat-il qu'occasionnellement au lever et au coucher du soleil, où il les voyait tantôt bleues, tantôt vertes. Rumford paraît avoir découvert leur caractère subjectif en faisant disparaître toute couleur contrastante par l'examen isolé des ombres au travers d'un tube étroit, thème que poursuivront en l'enrichissant d'expériences multiples les Chevreul, Brandes, Osann, Dove, Ragona-Scina, Fechner, Brücke, H. Meyer, Helmholtz et d'autres.

Bien à tort Helmholtz (2) avait cru reconnaître dans ces colorations une erreur de jugement qualifiée par lui d'induction psychique : l'induction est au contraire du côté de ceux qui se refusent à voir la couleur pourtant ressentie de la contre-sensation, la sachant par expérience un phénomène subjectif; elle est du côté du peintre mauvais coloriste attaché à rendre de ses pinceaux, au lieu de l'effective sensation de contraste, la couleur qu'il estime être une propriété *ne varietur* de l'objet.

Conséquence de l'auto-irradiation, le rapprochement des couleurs avive les complémentaires, l'auréole de chacune venant superposer son effet à la coloration effective de l'autre. C'est ce que déjà savaient bien les peintres de la Renaissance italienne et en particulier Léonard de Vinci (3) lorsqu'il déclarait approcher les couleurs opposées comme étant les plus belles : le blanc à côté du noir, le bleu à côté du jaune, le rouge à côté du vert.

son utilisation picturale.

(1) Acad. de Paris, 1743.
(2) Optique, p. 445 (337) et suiv.
(3) Traité de la peinture.

Léonard connaissait aussi, la preuve en est dans ses tableaux, la coloration complémentaire des ombres. Quelle ne fut pas en ces deux directions la maîtrise d'un Rembrandt, dont la peinture est une merveilleuse exaltation des effets d'ombre et de lumière par l'emploi des complémentaires ; il les a utilisés jusque dans leur application au mélange plus ou moins intime des pâtes.

Images récurrentes.

2. Echo survivant de la sensation lumineuse, sensation « subintrante », une image surgit, entretenant après l'impression la vue des objets, dans leur couleur authentique d'abord, et dans la couleur complémentaire ensuite : images récurrentes positive et négative.

Image positive.

Pour observer l'image récurrente positive, tenir les yeux fermés pendant quelques minutes et diriger ensuite le regard pour un instant sur un objet fortement éclairé : en écartant, par exemple, et en ramenant aussitôt (1/3 de seconde) la main qui masquait les paupières. Les objets réapparaissent sous la main dans l'obscurité avec leur forme et dans leur couleur. On a pu lire ainsi l'imprimé après l'avoir seulement entrevu sur papier vivement éclairé.

On doit à cette image le prolongement apparent des lumières animées d'un mouvement rapide : la fusée de l'étincelle projetée du foyer ; le cercle lumineux de la braise mue d'un mouvement de fronde.

C'est elle qui donne l'illusion de la continuité mouvante aux figures surprises en des temps consécutifs d'un même mouvement : aux projections du cinématographe, comme aux dessins de ses précurseurs le stroboscope de Stampfer et le phénakisticope de Plateau.

C'est enfin la superposition de cette image à celle de l'impression qui assure le mélange des couleurs peintes en secteurs sur le disque rotatif. La succession des secteurs avec une rapidité moindre de vingt à la seconde produit du papillottement. Tout papillottement disparaît ensuite si l'éclairement est faible ; mais une rapidité plus grande, jusqu'à 48 successions à

la seconde, est nécessaire pour le mélange des clartés plus
fortes (1). D'où cette conclusion : qu'un intervalle d'un vingtième
à un quarante-huitième de seconde sépare l'image effective de
sa réapparition.

Pour percevoir, après l'impression, la vue complémentaire de *Image négative.*
l'objet, il faut considérer fixement une tache peinte en couleur
sur fond gris et porter ensuite le regard à côté sur le même fond.
Une vue de l'objet surgit, au point nouvellement fixé, de couleur complémentaire ; tandis qu'en même temps, auréole de la
nouvelle image, le fond prend la teinte inverse.

Mieux encore : plaquer sur une table tendue de gris une
grande feuille de papier alternativement teintée des plus diverses
couleurs, y compris le noir et le blanc, de façon qu'elle occupe
une moitié latérale entière du champ visuel : fixer le milieu de
la ligne d'intersection ; et, continuant à fixer ce point, retirer
brusquement le papier. On voit alors la moitié ci-devant colorée
de la table se nuancer de complémentaire ; vert pour rouge,
bleu pour orangé, violet pour jaune, blanc pour noir, et gris
pour blanc ; et l'on voit en même temps l'autre moitié être
envahie de coloration inverse. Ce phénomène peut être à
volonté répété, pour l'une et l'autre moitié du champ visuel.

Quand on provoque sur un œil une image secondaire, l'autre *Binocularité*
œil étant fermé, et que l'on vient à fermer le premier et à ouvrir *récurrentielle.*
le second, il se produit dans le champ visuel du second après
quelques instants une image secondaire positive ou négative.

On peut aussi faire apparaître cette image en un point correspondant à la tache aveugle de Mariotte (Gaudenzy) (2).

3. — L'étincelle électrique, si brève que le cheval au galop, que *Analyse*
le train de chemin de fer le plus rapide, en paraissent immo- *des*
biles dans le lieu de l'espace où les a surpris l'éclair, de durée *récurrences*
en réalité infinitésimale et provoquant un choc instantané de *par l'éclairage*
instantané.

(1) Optique d'Helmholtz, p. 454 (345).
(2) Arch. di oftalm. janv. fév. 1906 (Clinique opht., 10 juin 1907).

14

lumière sur la rétine, produit une apparence lumineuse qui pour nous a de la durée. Cette durée est faite d'éléments entrecoupés dans lesquels apparaissent distinctement les temps séparés de la sensation et des multiples contre-sensations.

Phénomène du papillottement coloré.

C. A-Young, en 1872, a le premier signalé que, une étincelle électrique étant produite dans une chambre obscure derrière l'observateur, projetée sur un clair papier collé à la paroi devant lui, il observait, après une apparition instantanée de l'objet, sa réapparition à deux, trois et jusqu'à quatre reprises séparées par un court intervalle.

Schelford Bidwell en 1894 note les colorations du phénomène. Il voit du vert plus ou moins bleuâtre apparaître après le rouge-orangé, du bleu après l'orangé, du jaune après le violet, du violet après le blanc comme après la vue du spectre entier (1).

A mon tour j'ai repris cette expérience et observé tout d'abord que la sensation de l'éclairement instantané a de la durée sous la forme d'un remarquable *papillotement*, fait de battements successifs comme pourraient être les battements d'ailes d'un rapide papillon.

Analysant le phénomène dans le lieu de l'impression j'en ai distinctement reconnu les temps au nombre de quatre. L'étincelle a-t-elle été faible, l'objet apparaît laissant à sa place une ombre fugace de non-sensation tandis que tout autour le champ s'éclaire d'une luminosité relative. L'étincelle a-t-elle été forte les mêmes apparitions sont suivies de la réapparition de l'objet dans sa couleur. On voit enfin succéder une nouvelle figure, affaiblie, de l'objet revêtant couleur complémentaire. Le papier jaune-clair s'est surtout montré favorable à ces épreuves. Ainsi la succession des phénomènes comporte, au lieu de l'impression : 1° *sensation*, 2° *non sensation*, 3° *récurrence positive*, 4° *récurrence négative*.

En même temps une auréole est apparue autour de l'impres-

---

(1) Soc. roy. de Londres in Revue gén. des sc. 15 oct. 1894. (Sur les images récurrentes consécutives aux impressions visuelles).

sion. Sa couleur qui n'a pu être définie avec sûreté paraît être changeante et à chaque instant complémentaire de celle du lieu de l'impression.

Nivellement de la sensibilité par les récurrences.

Interprétation graphique des contre-sensations, la figure 37 représente, sur la gauche, les effets ondulatoires de l'impression instantanée considérés tant au lieu de l'impression que dans le reste du champ visuel, et, sur la droite, les effets superposés de plusieurs impressions consécutives assimilables dans leur résultat à une impression durable. Le signe + y désigne la sensation primitive et ses récurrences positives ; le signe — y désigne le phénomène de la non-sensation et de la sensation complémentaire. J'en ai prolongé l'ondulation décroissante au-delà du quatrième temps, seul observé après l'éclairage instantané, afin de faciliter le parallélisme à établir avec les effets de l'impression prolongée.

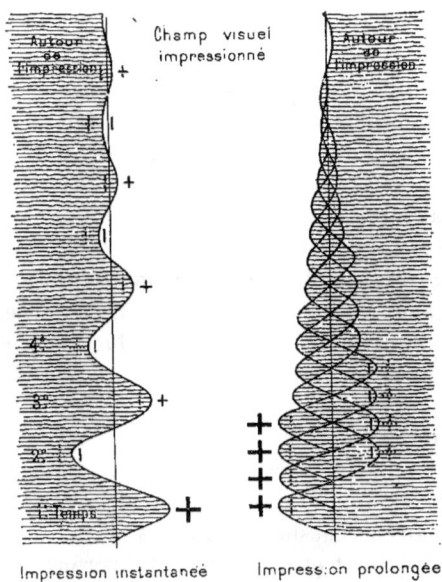

Fig. 37. — *Interprétation graphique des contre-sensations.*

Il ressort de ce tracé (aperçu des contre-sensations exposées comme je fis jadis en psychologie, où je les appliquai aussi aux dessins et harmonies du clair-obscur dans la figure) que la sensation représente en somme un ébranlement oscillatoire du champ de la sensibilité : quelque chose comme les ondulations qui provoquent, après la chute de la pierre dans l'eau dormante des bassins, le retour au primitif niveau. Le rôle évident des contre-sensations est d'opérer le nivellement de la sensibilité visuelle, et, jouant un rôle analogue à celui de l'éponge sur le tableau noir, d'effacer les impressions subies, d'offrir un champ incessamment uni aux impressions nouvellement survenues.

Conclusion. Les contre-sensations lumineuses apparaissent finalement comme le cas particulier d'un fait général dans le domaine de l'intelligence, celui de l'opposition spontanée des contraires. Universellement observée après les mouvements des sens comme de la réflexion, c'est elle, l'opposition spontanée des contraires, phénomène d'équilibration mécanique, qui fait naître l'antithèse sous la thèse comme la complémentaire sous la couleur.

Les contre-sensations lumineuses sont des ébranlements effectifs. Telles étaient déjà les simples vues de Plateau (1), nées de l'observation des faits indépendamment des interprétations qui les obscurcirent, quand, avec Fechner et Helmholtz, on en subordonna le développement à une fantaisiste induction psychique plus ou moins aidée des théories alors courantes sur l'excitation et la fatigue nerveuses.

Phénomène récurrentiel rétinien et cérébral, les contre-sensations lumineuses sont une expression des allées et venues du courant nerveux visuel répercuté alternativement du point impressionné au lieu de la répercussion et, de là à nouveau sur le lieu de l'impression. Comment et où s'opèrent ces répercussions, cela ressortira plus tard des données mêmes de l'histologie à propos du fonctionnement nerveux de la rétine. Ici l'on doit seulement retenir à ce point de vue, pour en éclaircir l'ultérieur débat, la durée de l'opération de récurrence estimée d'après la durée maximum de l'intermittence capable de donner aux secteurs rotatifs l'apparence continue. Elle varie, avons-nous dit, suivant l'intensité lumineuse, de 1/20 à 1/48 de

(1) *Essai d'une théorie générale comprenant l'ensemble des apparences visuelles qui succèdent à la contemplation des objets colorés.* Annales de chimie et de physique, 1833 et 1835.

seconde. Cela implique un parcours d'aller et retour d'au moins un mètre et davantage d'après les récentes données sur la vitesse du courant nerveux : constatation qui n'est pas pour surprendre ceux qui savent combien inextricable est le labyrinthe des plexus nerveux. L'intervalle plus court pour des éclairages plus intenses montre les courants intensifs franchissant en court circuit des méandres que suivent obligatoirement les moindres intensités.

CHAPITRE XV

Fatigue de la sensation lumineuse.

SOMMAIRE

1. Assombrissement initial. — Assombrissement du disque rotatif quand disparaît par une rotation plus rapide le papillotement. Mesure des clartés successives des premiers instants de la sensation, l'ondulation de fatigue. Phénomènes corollaires de coloration : dégradation colorée du blanc, l'ondulation plus accentuée pour les radiations bleues, moins prononcée pour les vertes, fatigue persistante pour le rouge.

2. Images persistantes. — Image négative, scotome et coloration complémentaire. Image positive, ses phases de coloration. Extinction de la sensibilité.

Des changements surviennent dans la sensation lumineuse après un temps d'impression écoulé, assombrissement, changement de coloration, images persistantes, qualifiés phénomènes de fatigue.

Assombrisse-ment initial.

1. L'assombrissement de fatigue est connu de tout le monde : on sait bien qu'à regarder les objets dans une lumière vive, on cesse bientôt de les distinguer aussi exactement qu'au premier abord. Ce que l'on sait moins, c'est qu'une certaine insensibilisation relative succède aux premiers instants de l'impression lumineuse, même très modérée. Brücke le premier l'a signalée dans l'expérience suivante (1).

Expérience des secteurs papillotants.

Si l'on fait tourner avec une rapidité variable un disque rotatif divisé en secteurs égaux blancs et noirs, la clarté grise

(1) Wiener Akad. d. Wiss. 1866.

continue des rotations rapides est inférieure à la clarté papillot-
tante des rotations plus lentes. La différence apparaît surtout
avec netteté si plusieurs disques d'inégale grandeur et inégalement divisés ont été superposés par le centre de façon à
dessiner pendant la rotation autant d'anneaux concentriques.
Toujours l'anneau papillottant d'un tel disque est plus clair que
l'anneau gris. Le maximum de clarté répond aux intermittences
de 17,5 à la seconde.

Broca et Sulzer ont dressé les courbes de grandeur de la sensation lumineuse surprise dans ses moments successifs pour des
impressions différentes d'intensité et de longueur d'onde.

*Mesure
des clartés
initiales
successives.*

La méthode fondamentale employée par eux a consisté (1), les

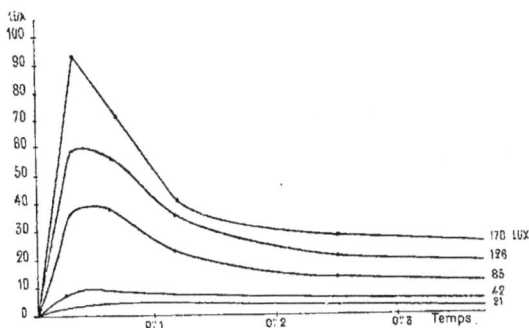

Fig. 38. --- *Ondulation initiale de la sensation* (Graphique d'après Broca
et Sulzer).

variations du diamètre pupillaire étant éliminées par l'interposition d'un diaphragme de plus petite dimension que la pupille :
1° à masquer à volonté, par un écran rotatif, l'image d'un papier
blanc collectée au foyer d'une lentille, de façon à produire des
éclairs d'une durée déterminée ; 2° projetant cette image au
foyer d'une seconde lentille, à en mesurer la clarté par comparaison avec un papier blanc de même dimension, éclairable à
volonté.

(1) *Journal de physiol. et de pathol. gén.*, juill. 1902.

Leurs constatations furent les suivantes :

Observant l'effet d'intensités lumineuses minimes touchant au seuil de la sensibilité, ils ont vu que la sensation progresse régulièrement, pour atteindre en quelques centièmes de seconde le degré qu'elle conservera ensuite sans changement.

Observant l'effet de lumières plus intenses, ils ont constaté que la sensation, d'abord très faible, croît ensuite rapidement pour atteindre après trois ou quatre centièmes de seconde un summum, auquel succède une chute d'abord rapide, plus lente ensuite, et se continuant asymptotiquement en une droite qui marque après 3 ou 4 secondes le régime permanent. Le summum a dépassé de près de moitié la valeur de la sensation permanente (calculs de sensation établis en raison du logarithme) ; il fut d'autant plus considérable que l'éclairement fut plus intense ; et son ascension fut en même temps d'autant plus rapide. Ainsi la sensation subit, dès que l'intensité lumineuse dépasse tant soit peu les limites de la visibilité, un temps de surélévation suivi d'une chute qui l'amène lentement au régime permanent. Cette chute est considérée comme un indice de fatigue et le nom d'*ondulation de fatigue* est donné au rapport $\frac{S_m - S}{S}$ de la sensation maximum à la sensation permanente.

Application aux couleurs, ondulation plus accentuée du bleu, fatigue persistante pour le rouge

Très différente pour les diverses espèces de lumière, la fatigue de la sensation lumineuse se manifeste par des différences de coloration. Aisément on les constate sur les surfaces blanches mouvantes et immobiles.

Le disque rotatif entrecoupé de secteurs blancs et noirs étant soumis à une rotation juste assez lente pour éviter le fusionnement des images (moins de vingt à la seconde), il apparaît une coloration rougeâtre à l'avant du secteur noir et une coloration bleuâtre à l'arrière du même secteur (1). Ces colorations indiquent une manière de fatigue différente pour les diverses espèces de radiations lumineuses.

A-t-on fixé longuement une surface blanche immobile, on la voit s'assombrir et se teinter successivement de couleurs

(1) Wundt, *Lehrbuch der Physiologie*, 2ᵉ éd., p. 276.

diverses. La première de ces couleurs est certainement le jaune orangé. On indique d'après Fechner la succession jaune, bleu, violet et rouge, alors que, pour ma part, j'ai vu certainement intervenir aussi du vert. Cela indique en tous cas une extinction particulière du bleu, complémentaire de l'orangé.

Broca et Sulzer ont cherché à appliquer à des radiations de différente longueur d'onde leurs mesures de la sensation en fonction du temps. La difficulté était, paraît-il, plus grande, et ils se sont contentés de résultats approximatifs au moyen de clartés tamisées par des verres de couleur. D'après les résultats obtenus par eux, l'ondulation de fatigue serait beaucoup plus considérable pour les radiations bleues que pour les radiations blanches, moindre pour les rouges et moindre encore pour les vertes. Le bleu serait donc la lumière la plus fatigante (dix fois plus que le vert). Le vert représenterait la lumière préférable entre toutes au point de vue de l'utilisation.

Mais la fatigue est certainement plus longtemps persistante pour le rouge. C'est ce qu'ont mis en relief mes propres expériences avec Macé de Lépinay (1) :

« A la suite d'une excursion dans les montagnes, pendant laquelle l'un de nous était resté cinq heures au milieu de vastes champs de neige, en plein soleil (sortie de la neige à 11 h. 30 m. du matin), il observa qu'à son retour en ville (7 h. 30 m. du soir) toutes les lumières artificielles, bougies, lampes à huile, lui paraissaient fortement colorées en vert. Le phénomène persista jusqu'à 11 h. du soir, et fut observé simultanément par M. Stéphan, directeur de l'Observatoire de Marseille. C'est là un cas de daltonisme momentané pour le rouge, dû à ce que la fatigue de la rétine pour le rouge persiste beaucoup plus longtemps que la fatigue de l'œil pour toutes les autres couleurs.

« Cette persistance de la fatigue pour le rouge peut être vérifiée d'ailleurs par une expérience très simple. On se munit de trois verres colorés, rouge, vert et bleu, tels que, pour un éclairage moyen, ils ramènent l'acuité visuelle à la même

(1) *Journal de physique*. 2ᵉ série, t. I., p. 88 (1882).

valeur, ou très sensiblement. Si l'on se place alors à quelques mètres en avant d'un tableau destiné à la mesure de l'acuité visuelle (tableau blanc recouvert de caractères d'imprimerie de diverses grandeurs), et si l'on vient à fermer presque complètement les volets de la chambre, on observe tout d'abord que le verre bleu permet encore de distinguer assez nettement les caractères de moyenne grandeur, tandis qu'avec le verre rouge, au premier abord, l'acuité visuelle est réduite dans des proportions telles qu'on ne distingue même plus le tableau qui porte les caractères. Mais, si l'on maintient l'obscurité, tandis qu'avec le verre bleu l'acuité visuelle n'augmente pas sensiblement avec le temps, on commence bientôt, avec le verre rouge, à distinguer d'abord le tableau, puis les plus gros caractères. L'acuité visuelle augmente donc pour le rouge, rapidement d'abord, puis plus lentement pendant plus d'une demi-heure, pour devenir ensuite sensiblement stationnaire. Le verre vert donne des résultats intermédiaires entre les deux autres. »

Images persistantes.

2. Des phénomènes nouveaux, très apparents, les images persistantes, qu'il ne faut pas confondre avec les images récurrentes des contre-sensations, succèdent enfin aux impressions lumineuses lorsqu'elles ont une suffisante intensité et durée. Ces images sont de deux variétés : la négative ou des impressions moyennes et fortes, la positive ou des impressions aveuglantes, précédant l'extinction finale de toute sensibilité.

Image négative, scotome et coloration complémentaire.

A-t-on fixé du regard quelque surface vivement éclairée, par exemple à travers une fenêtre la clarté diffuse du jour, et porté ensuite les yeux sur l'intérieur de l'appartement, il apparaît en projection, pour quelques instants, autant de champs assombris que la fenêtre compte de carreaux. La distinction des objets est émoussée dans leur étendue. Il en est de même pour les impressions lumineuses quelconques lorsqu'elles ont atteint un degré élevé d'intensité et de durée. Toutes laissent après elles la sensibilité émoussée, et leur trace apparaît sous la forme d'une zone d'insensibilité relative à ranger dans les « scotomes, » ou les ombres du champ visuel, et à désigner plus précisément sous le nom de scotome de fatigue.

Projection du scotome, une image négative persistante signale dans le champ visuel le lieu de l'impression fatigante.

A l'inverse de l'image semblable essentiellement fugace de contre-sensation, cette image a de la durée, et une durée proportionnelle à l'intensité et à la durée de l'impression.

Elle est plus sombre que le fond sur lequel on la projette, qu'il soit clair ou bien obscur. Si, même, on la projette sur un fond totalement dépourvu de lumière, par exemple derrière les paupières fermées, recouvertes de la main, on voit le champ autour d'elle éclairé d'une lumière propre, phénomène de contre-sensation auréolée, plus intense que l'ordinaire chaos lumineux de l'entière obscurité.

L'image persistante négative présente la couleur complémentaire de celle de l'impression, et conserve sa couleur indifféremment sur fond clair et sur fond obscur. On en infère que la fatigue atteint la sensibilité pour les radiations impressionnées et ménage les autres.

Enfin, la courte impression de la rétine par la vue du disque solaire et autres foyers d'exceptionnelle intensité, et l'impression très soutenue des lumières vives de moindre intensité laissent après elles, avec la sensibilité émoussée, une sensation persistante de claire lumière : l'image persistante positive.

Image positive, ses phases de coloration.

A-t-on fermé les yeux, et couvert des mains les paupières pour observer dans l'obscurité, la forme de l'objet lumineux surgit, image persistante positive, brillante sur fond obscur. Elle est remarquablement nette, et il arrive qu'on y distingue des détails, telles les taches du disque solaire, que l'éblouissement d'une trop grande lumière empêchait de voir. Sa durée, proportionnelle à l'intensité et à la durée de l'impression, peut être assez longue, et cela suffit amplement à la différencier de l'image positive de contre-sensation. C'est ainsi que l'on a pu observer pendant deux minutes la claire persistance de l'image du soleil sans que nulle insensibilité définitive s'en suive.

L'image persistante positive présente des colorations successives multiples : *les phases colorées de l'image persistante.* Ces phases n'ont rien de constant. Fechner a vu se succéder du vert, du bleu, du violet et du rouge ; Brücke indique la série blanc, bleu, vert, rouge et encore bleu ; je les ai vues se colorer en jaune, pourpre, rouge et vert.

Si, pendant la durée du phénomène on ouvre les yeux, la claire image se projette avec sa couleur sur les objets et les masque de son apparence.

Arrivée au terme de sa course, l'image positive fait place à une image négative. La couleur de cette dernière m'est apparue complémentaire de l'ultime nuance de l'image positive.

Phénomène distinct de la fatigue proprement dite, l'image persistante positive n'est certainement pas un phénomène de sensation simplement prolongée; mais un fait d'excitation persistante entretenue par le chimisme persistant de l'impression lumineuse. Nous verrons en effet un intermédiaire chimique intervenir dans la transformation nerveuse de la lumière et pouvons dès maintenant en escompter la production en excès pour réaliser, phénomène analogue à la sensation prolongée de brûlures instantanées, l'image persistante positive des lumières intenses.

Extinction de la sensibilité.

Il existe enfin un degré ultime d'impression lumineuse produit par la contemplation prolongée du disque solaire ou des foyers électriques très intenses. L'insensibilité persistante en est la manifestation ultérieure; une lacune correspondante à l'image aveuglante marquera désormais sa place dans le champ visuel. Des observateurs d'éclipses en furent surtout atteints. L'ophtalmoscope et le microscope révèlent alors de vraies brûlures de la rétine, manifestes au soulèvement, à la désagrégation de l'épithélium pigmenté et à l'atrophie des éléments nerveux.

CHAPITRE XVI

Phosphènes.

SOMMAIRE

Apparences lumineuses produites par l'excitation directe de l'appareil nerveux optique au moyen de forces diverses autres que la lumière, les phosphènes proprement dits sont de deux sortes dûment établies : mécanique et électrique ; nous y joindrons les indications récentes concernant des effets analogues attribués aux radiations uraniques et autres.

1. Les phosphènes mécaniques, ont été signalés dès l'antiquité. Des indices s'en trouveraient dans les *problemata* d'Alexandre d'Aphrodisias, écrits au ii⁰ siècle de l'ère chrétienne, où déjà seraient notées les fulgurations provoquées par des coups sur la face. On les observe dans des circonstances multiples, dont voici les principales.

Phosphènes mécaniques.

Chaos lumineux. L'obscurité nous paraît toujours sillonnée d'apparences lumineuses. On a désigné ces apparences sous les noms de « chaos lumineux », de poussière lumineuse, de champ visuel obscur, et aussi de lumière propre de la rétine, un terme inexact, car il est certain que le phénomène est provoqué par les mouvements intérieurs de la circulation. Si l'on ferme les yeux, qu'on les recouvre avec la main ou autrement de façon à exclure tout accès de lumière, on commence fréquemment par apercevoir les post-images, contre-sensations et images persistantes, des objets extérieurs que l'on vient de regarder ; ensuite on voit un champ faiblement et irrégulièrement éclairé, avec des taches lumineuses dont l'aspect se modifie perpétuellement, qui ressemblent souvent à des ramifications vasculaires, à des amas de tiges de mousses et de feuilles. C'est une forme de chaos lumineux.

On observe des changements rythmiques du chaos lumineux : les « bandes nébuleuses » de Goethe (1). Purkinje les décrit comme des bandes plus ou moins courbées, séparées par des intervalles noirs, qui tantôt se propagent sous forme de cercles concentriques vers le centre du champ visuel, pour y disparaître, et tantôt se coupent en ce point, sous forme d'arcs mobiles, ou bien encore tournent en cercle autour du centre en formant des rayons curvilignes. Leur mouvement est lent, de sorte qu'une semblable bande met ordinairement huit secondes à parcourir tout son trajet et à disparaître entièrement. Helmholtz voit les bandes nébuleuses représenter, le plus souvent, deux systèmes d'ondes circulaires qui s'avancent lentement vers leur centre situé des deux côtés du point visuel ; la position des centres correspond aux points d'entrée des deux nerfs optiques ; le fonds sur lequel elles se dessinent ne devient jamais absolument noir, on y voit, au contraire, des alternances d'obscurcissement et d'éclaircissement qui suivent le même rythme que la respiration ; autant d'indices pour faire attribuer ces phénomènes aux variations respiratoires de la pression vasculaire sanguine.

(1) Farbenlehre, I, § 96.

On observe des changements dans le chaos lumineux sous l'effet des mouvements brusques du corps. La cause en apparaît dans les changements correspondants de la pression cardiaque.

Une pression localisée sur la sclérotique produit une lueur dans la direction opposée du champ visuel. Presse-t-on avec l'ongle, au travers de la paupière fermée, du côté externe, on voit une lueur demi-circulaire apparaître du côté du nez et inversement. Presse-t-on avec une pointe mousse, l'apparition présente ordinairement un centre lumineux entouré d'un cercle obscur et d'un cercle clair. Si l'on ouvre les yeux pendant la pression, on distingue alors un disque obscur entouré d'une zone brillante, et les objets en sont masqués. Quelques personnes, et entre autres Th. Young le physicien, dont les yeux étaient très saillants, ont pu, en portant le regard du côté du nez, atteindre, par la pression de l'angle externe des paupières, le pôle postérieur de l'œil, ce que l'on reconnaît à voir le phosphène couvrir le point de fixation du regard. C'est à cette catégorie de phosphènes que Serre d'Uzès consacra jadis la longue étude qui lui valut la notoriété (1). Il demandait au phosphène des documents propres au diagnostic alors très incertain des maladies oculaires.

Ph. par pression extérieure.

Un coup brusque sur le globe de l'œil produit une lueur intense répandue en tout le champ visuel. L'effet est identique quand, pour l'ablation d'un œil malade, on touche le nerf optique pour le sectionner sans que le sujet ait été préalablement endormi.

En appuyant longtemps de la paume de la main sur le globe de l'œil et surtout en exerçant par son intermédiaire une sorte de malaxation, on voit se produire des images du plus grand effet : un dessin régulièrement quadrillé, des mousses ardentes aux fines découpures oscillantes et changeantes, enfin un champ d'or continu aux bords coupés en dentelle. Si alors on cesse la pression, on voit succéder au champ d'or une série de phases colorées débutant par le rouge et finissant par le bleu. Si en

(1) *Essai sur les phosphènes*, Paris, 1853, in-8°.

même temps on tient les yeux ouverts, le phénomène se projette sur les objets et il devient impossible de les distinguer,
exactement comme il arrive pour les post-images de l'impression lumineuse. On explique ces phosphènes par le froissement
de la rétine et aussi par l'interruption du cours du sang.

Ph. de locomotion

Un phosphène sous forme de petit disque lumineux surgit
dans la portion externe du champ visuel chaque fois que l'on
déplace brusquement le regard dans l'obscurité. Tient-on les
yeux grandement et fixement ouverts, une tache obscure se
dessine en cette circonstance autour du punctum cœcum.
On attribue l'un et l'autre phénomènes au tiraillement de la rétine
par le tronc du nerf optique.

*Ph. d'accommo-
dation.*

Un phosphène que j'ai toujours eu beaucoup de peine à voir
accompagne les mouvements de l'accommodation dioptrique.
Pour l'observer, fixer dans l'obscurité un point approché et subitement porter le regard au loin : on le décrit comme un éclair
encernant le champ visuel pour revenir ensuite sur lui-même en
forme d'anneau. Le regard étant dirigé sur une surface claire,
il se produit au point fixé, quand on accommode fortement
pour un objet très approché, une tache sombre dont les bords
sont dégradés en brun ; puis le champ visuel s'obscurcit rapidement, se remplit de dessins réticulés et de fragments de
l'image vasculaire, qui apparaissent sombres sur fond blanc
(Purkinje, Czermak, Helmholtz).

*Phosphènes
et apparitions
surnaturelles.*

Tous ces phénomènes mal interprétés ont pu être attribués à
des lumières effectives, et, sous l'influence d'une imagination
désordonnée, devenir le point de départ d'illusions optiques :
telles on les rencontre sous l'effet du poison dans l'ivresse, sous
l'action du sommeil dans le rêve ; telles aussi les apparitions surnaturelles écloses dans l'esprit des exaltés.

*Phosphènes
électriques.*

2. Des phénomènes lumineux accompagnent le passage du
courant électrique à travers le globe de l'œil, c'est le phosphène
électrique. Il varie de clarté et de coloration.

Au point de vue des clartés, voici quelles sont les expériences fondamentales. Elles concernent les directions et les intensités du courant.

Direction du courant :

Une électrode étant placée sur les paupières fermées et l'autre sur la nuque ou dans la main, (appartement hermétiquement clos), il arrive qu'un éclair emplit le champ visuel à la fermeture et à l'ouverture du courant, et qu'une lueur faible persiste dans sa soi-disant continuité. L'éclair de fermeture est plus prononcé pour le courant ascendant, et l'éclair d'ouverture pour le courant descendant.

Lorsqu'on localise, au moyen d'une électrode taillée en pointe, l'application de l'électricité tantôt à une moitié, tantôt à une autre moitié du globe oculaire (Purkinje, Helmholtz), il arrive que les deux moitiés du champ visuel présentent des phénomènes inverses : l'électrode positive étant appliquée sur l'angle externe, le champ visuel paraît obscur du côté nasal et éclairé du côté temporal ; l'interversion du courant produit le phénomène contraire, et son interruption agit momentanément de même. C'est là un indice que le courant parcourt en sens inverse les fibres nerveuses des deux moitiés opposées de la rétine. La partie correspondante à l'entrée du nerf optique paraît obscure quand elle est dans le champ clair et claire dans le champ obscur.

Intensité du courant :

Plaçant l'électrode positive sur la paupière, la négative sur la nuque, on trouve qu'il faut au moins un milliampère pour produire une sensation lumineuse persistante (*réaction primaire*).

Si l'on diminue ensuite progressivement le courant, il arrive un moment où la fermeture et l'ouverture, et finalement la fermeture seule produisent encore un phénomène lumineux (*réaction secondaire*) ; le minimum nécessaire à cette dernière réaction n'est plus que 0,1 *m* A.

Plus constante, la réaction secondaire commande surtout l'attention, impliquant une sorte de mesure de sensibilité. On l'a recherchée dans les maladies de la rétine et du nerf optique et trouvée moins aiguisée (jusqu'à 0,8 *m* A.) (1).

Au point de vue coloration du phosphène électrique, des différences ont été signalées dès longtemps par Ritter. En voici l'exposé (2) :

1ᵉ Le courant ascendant d'un petit nombre d'éléments de la pile de Volta produit une lueur bleue ; celui d'éléments de plus en plus nombreux (100 à 200 lames zinc-cuivre) fait surgir une lumière verte, puis enfin rouge.

2ᵉ Le courant descendant faible obscurcit le champ visuel en lui donnant une teinte jaune-rougeâtre ; le courant descendant fort, en lui donnant une teinte bleue ;

3ᵉ L'interruption du courant a produit des phénomènes momentanés inverses : le rouge succédant au bleu, et le bleu au rouge.

(Ritter ajoute que, ouvrant les yeux pendant la durée du courant ascendant, il voyait les objets extérieurs moins nets et plus petits, fait attribuable d'après Helmholtz à une contraction du muscle accommodateur).

Helmholtz répétant les expériences de Ritter a employé comme courant le plus fort celui de 24 éléments de Daniell ; il n'observa qu'une confusion de couleurs sans loi aucune.

Désireux de contrôler les dires de Ritter, j'ai expérimenté l'effet des courants de haute tension sur la production des couleurs. J'observai, et M. Macé de Lépinay, qui voulut bien avec moi expérimenter sur lui-même, observa aussi, que le rouge sous la forme de pourpre et même de rouge caractérisé apparaît seulement sous l'influence des tensions élevées aux environs de vingt volts et qu'il s'accentue à mesure que la tension augmente. Le bleu (blanc-bleu) est apparu à M. Macé régulièrement dans les tensions plus faibles, tandis que je ne réussis jamais à le voir. Du vert m'est apparu par les moyennes tensions, tandis que M. Macé n'en vit jamais. Les tensions faibles

---

(1) Darier, *Soc. d'Opht.*, 1884, p. 81 et Pansier, *Arch. d'élect. méd.*, 15 juin 1903.

(2) Gilbert's Ann., 1801-1805 (*Optique d'Helmholtz*, p. 278 (205).

ont produit sur moi des lueurs faibles qu'il m'a été impossible de caractériser au point de vue de la couleur.

L'observation de Ritter, ainsi confirmée, doit être signalée pour sa haute importance théorique. Elle ne tend à rien moins qu'à affirmer le parallélisme entre les tensions électriques productrices de sensation et les hauteurs de la sensation. Elle est un des arguments à mettre en avant pour assimiler en psychologie naturelle les courants nerveux à des phénomènes électriques.

3. Des phénomènes lumineux sont enfin provoqués par le passage des radiations nouvellement découvertes de Roentgen et de Becquerel, et signalés comme caractérisant une variété particulière de radiations. D'explication complexe ou problématique, ils méritent d'être qualifiés *phosphénoïdes*.

Phosphénoïdes.

Les rayons de Roentgen, rayons X, ainsi nommés par leur inventeur, ont la faculté de traverser les corps opaques au-delà desquels seule les rend visibles leur propriété d'éveiller la fluorescence et d'impressionner les plaques photographiques. Ils ne sont pas visibles par eux-mêmes.

Ph. de Roentgen.

Une certaine visibilité des rayons X résulterait de la fluorescence propre de la rétine. Elle exigerait une adaptation préalable à l'obscurité. Bossalino assure, en effet, toujours percevoir dans ces conditions le contour des objets métalliques interposés entre l'appareil et l'œil. La présence du cristallin n'est nullement un obstacle (1).

Produit d'excitation indirecte, ces phénomènes lumineux peuvent être rationnellement rapprochés des phosphènes.

En 1895, quelques mois après la découverte de Roentgen, M. Henri Becquerel, de l'Institut, annonçait au monde savant que l'uranium émet une radiation invisible douée de propriétés

Ph. de Becquerel

(1) *Annali* di Ottalmologia, 1906.

analogues. Des résidus d'extraction de l'uranium M. et Mme Curie ont isolé, trois ans plus tard, divers corps nouveaux et entre autres le radium, qui reproduit les mêmes phénomènes et d'autres encore avec une intensité deux millions de fois plus grande. Le radium à l'état de chlorure ou de bromure, ainsi du reste que toutes les substances similaires dites radio-actives sont la source perpétuelle, indéfinie, d'une irradiation très complexe où l'on distingue les éléments suivants :

1° Le radium est lumineux et sa luminosité est assez intense pour permettre la lecture d'objets placés tout à côté d'un tube qui en contient des parcelles.

2° Il émet de la chaleur au point qu'un thermomètre isolé placé à côté du même tube accuse une température supérieure de 3 à 4 degrés à celle du milieu ambiant.

3° Il est une source incessante d'électricité, et possède en même temps le pouvoir de rendre bons conducteurs les corps isolants de l'électricité, air gazeux, air liquide, pétrole, benzine, sulfure de carbone, etc. Dans les pièces où l'on a manipulé un certain temps des sels de radium, il devient impossible d'isoler électriquement un appareil.

4° Il produit des rayons X impressionnant les plaques photographiques à travers tous les corps ; l'impression sur la plaque sensible est plus ou moins rapide suivant le milieu traversé.

5° Il produit enfin deux sortes de radiations également obscures et qui ne peuvent être réfléchies ni réfractées par aucun corps, mais sont déviées par les aimants : les rayons A chargés d'électricité négative et les rayons B chargés d'électricité positive.

Giesel, le premier, a étudié l'action des substances radioactives en application directe à travers les paupières fermées, et trouvé qu'elles provoquent une impression lumineuse intense. Cette sensation, facile à contrôler, persiste à travers un papier opaque, et au travers de la main ; on l'a même constatée, par de puissants échantillons, derrière les deux mains et une enveloppe de plomb de plusieurs millimètres. L'application sur la tempe produit le même effet.

D'après Giesel, le phénomène serait dû non à l'excitation

directe de la rétine ou du nerf optique, mais à ce que les milieux oculaires rendus fluorescents seraient devenus eux-mêmes une source de lumière diffuse. Je n'ai pu contrôler le fait de la fluorescence des milieux à l'aide du faible échantillon (mille uranies) de radium dont j'ai disposé; mais je ne doute pas qu'il ne soit exact à en croire les relations les plus autorisées.

D'après le D' London (1) de Saint-Pétersbourg, une quantité suffisante de radium pur (0 gr. 07 environ), appliquée sur le crâne dans la région qui avoisine les centres visuels provoquerait une sensation lumineuse très nette, non localisée : le patient semble se trouver dans un espace lumineux. Appliquer pour cela le tube de radium à 3 ou 4 centimètres au dessus et en arrière de l'oreille, point qui correspondrait à peu près aux centres corticaux de la vision.

Ce dernier résultat, s'il venait à être confirmé, constituerait un vrai phosphène ; et il n'y aurait à cela rien d'étonnant, étant donné que l'on a démontré l'existence de radiations électriques dans les effluves uraniques.

Il est à noter toutefois que l'on n'a pu obtenir un semblable effet de l'application du radium sur l'œil privé de rétine par l'éviscération et cela jette un doute sur l'exactitude de l'interprétation du fait signalé. Il se pourrait que la fluorescence des milieux oculaires fût éveillée à travers toute l'épaisseur du cerveau comme elle a pu l'être à travers deux mains et une lame de plomb.

L'observation des propriétés caractéristiques des rayons annoncés par M. Blondlot en novembre 1902, et dénommés par lui *rayons N*, est particulièrement délicate, au point que leur existence même est contestée, les phénomènes en étant attribués à l'imagination pure et à la suggestion.

Ph. de Blondlot.

Ces rayons auraient les propriétés physiques suivantes : 1° d'accroître la luminescence de faibles sources lumineuses 2° d'être réfléchis comme la lumière ; 3° de traverser des objets opaques, papier noir, bois, lame d'aluminium et d'être réfractés par eux ; 4° d'être arrêtés complètement par le plomb, par une

(1) *Archives d'électr. méd.*, févr. 1904,

couche mince d'eau distillée ; 5° de se propager enfin dans les fils métalliques.

Les sources indiquées des rayons de Blondlot sont diverses. Il en serait émis : 1° par les sources de rayons de Roentgen, et par un grand nombre de foyers lumineux, rayons solaires, bec Auer, lampe Nernst, etc, pour l'observation user d'écrans de plomb percés d'une petite ouverture fermée par une lame d'aluminium ; 2° par les corps comprimés, le verre ou la lame de jonc que l'on fléchit, par l'acier et le verre déformés par la trempe, par l'air en état de vibration sonore (Macé de Lépinay).

Leur longueur d'onde, variable suivant l'indice de leur réfringence dans l'aluminium (1,04 à 1,85), serait de $0\mu,0081$ à $0\mu,0135$, beaucoup plus courte que celle de la lumière. Elle les placerait dans le spectre au delà de l'extrême ultra-violet de $\lambda = 0\mu,1000$.

Pour l'observation : approcher la source de rayons N d'une surface lumineuse de faible intensité, et en particulier du sulfure de calcium rendu phosphorescent par son exposition à la lumière. L'expérience à l'aide de la lame d'acier trempé est particulièrement facile à répéter, et c'est celle que j'ai faite avec quelque apparence de succès. Ayant, après la nuit tombée, dans la plus complète obscurité, placé du sulfure de calcium préalablement exposé à la lumière à la distance de quelques mètres du sujet, j'en ai approché et éloigné à maintes reprises la lame d'un couteau. Le sujet, un jeune homme de mes amis, devait signaler les moments où il voyait la lumière augmenter. Il ne s'est jamais trompé, à condition de ne répéter l'expérience qu'à des intervalles suffisamment espacés. L'apparition du phénomène n'est pas immédiate, quelquefois il fut constaté mieux à l'obscuration par l'éloignement du métal. J'avoue, en ce qui me concerne personnellement, n'avoir pas observé de différence dans ces conditions. En revanche, du sulfure de calcium ayant été par M. Macé de Lépinay étalé de manière à dessiner les lettres d'une échelle typographique de l'acuité visuelle, il m'est arrivé de distinguer brusquement des lettres qui, entre temps m'échappaient. De toutes les expériences de M. Macé de Lépinay, c'est la seule qui me parut affirmative. On en a depuis mis en doute la valeur probante, l'attribuant à de l'échauffement par la main de l'expérimentateur.

Des propriétés physiologiques à classer dans l'ordre des phosphènes sont attribuées aux rayons N. Celles-là surtout nous intéressent. Les rayons de Blondlot exciteraient la sensibilité des nerfs optiques, accroissant la luminescence de foyers lumineux de faible intensité par leur application au voisinage de l'œil. Pour l'observer, approcher la lame d'acier trempé tout près entre les deux yeux. Je n'ai pas eu de succès dans cette expérience, non plus qu'en promenant la lame sur le derrière du crâne (suivant l'exemple de Charpentier) au voisinage du lobe occipital, centre de la vision.

CHAPITRE XVII

Champ visuel.

SOMMAIRE

Instrument de mesure.

L'étendue angulaire de l'espace accessible à la vision dans l'état d'immobilité du regard compose le champ de la sensation lumineuse, plus simplement nommé champ visuel.

On mesure le champ visuel au campimètre.

Le campimètre des oculistes autrefois simple tableau noir circulaire divisé en secteurs et parallèles consiste aujourd'hui en un arc métallique, demi-cercle de 0^m30 de rayon assujetti par son sommet à une colonne et pivotant en ce point pour engendrer de ses mouvements la surface d'une demi sphère. Sa face interne est noircie, sa face externe est graduée de zéro à

quatre-vingt dix degrés, du sommet aux extrémités. Les inclinaisons méridiennes de l'arc sont indiquées par les mouvements
d'une aiguille sur un cadran occupant la face postérieure de la
colonne. On place l'œil à examiner au centre de la sphère ; à cet
effet, une seconde colonne, plus petite que la première, est
fixée en face de celle-ci, portant appui-men-
tonnier mobile et tige fixe terminée à 13 millimètres au dessous, 7 millimètres en avant du
centre, de manière à faire coïncider avec lui le
centre optique de l'œil, quand le bord orbitaire
inférieur touche l'extrémité de la tige.

*Champ
monoculaire.*

D'innombrables mesures ont fixé les limites
du champ visuel monoculaire aux minima et
maxima suivants : direction supérieure 55° à
65°, supérieure interne 55° à 65°, interne 55° à
65°, inférieure interne 55° à 70°, inférieure 60° à
80°, inférieure externe 90° à 100°, externe 90° à
103°. Il résulte de l'examen de ces chiffres que
le champ visuel est plus étendu du côté externe
et inférieur que du côté interne et supérieur,

Fig. 39. — *Arc
campimétrique.*

toutes mesures prises du reste en évitant par
des inclinaisons convenables de la tête l'obstacle opposé à la
vision par la saillie du front et du nez.

Le diamètre de la pupille a de l'influence sur l'étendue du
champ visuel. La dilatation par l'atropine peut l'augmenter, et
le rétrécissement par l'ésérine la diminuer, mais cet effet est
inconstant et cela s'explique par l'action variable de ces substances sur l'accommodation : l'atropine, en diminuant la courbure du cristallin, l'ésérine en l'augmentant inclinent ou redressent les rayons tombés obliquement sur la cornée, exerçant une
action inverse à celle des mouvements pupillaires concordants.

La forme du globe oculaire doit exercer une certaine
influence sur l'étendue du champ visuel : les rayons les plus
obliques frappent une rétine déjà sensible près de l'ora serrata,
quand l'œil est aplati postérieurement, et non quand l'œil est
au contraire postérieurement allongé. On explique par cette

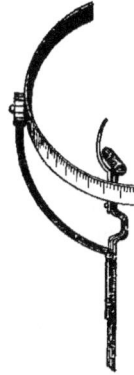

considération le fait que le champ visuel des yeux fortement myopes s'est trouvé un peu moins étendu, celui des hypermé-tropes un peu plus étendu.

Champ binoculaire.

Le champ visuel combiné des deux yeux, « champ binocu-laire », emprunte, aux champs de l'un et l'autre œil leurs limites non confondues. Elles sont donc de 90° à 100° latérale-ment, de 55° à 65° vers le haut, de 60° à 80° vers le bas. Cela permet à la vue d'embrasser d'un coup d'œil approximativement une entière moitié de l'espace.

Une expérience simple démontre l'impossibilité où nous sommes de séparer dans le champ binoculaire ce qui est le produit de l'impression de l'un et de l'autre œil. Elle consiste à dédoubler le champ par un prisme convenablement présenté devant l'une des deux cornées : des doubles images ainsi obtenues, nul ne sait dire quelle est la provenance, pourvu toutefois que les deux yeux aient vue égale.

Tache aveugle.

Découverte du physicien Mariotte (1) une tache aveugle, *punctum cœcum*, correspond dans le champ visuel au point d'épanouissement du nerf optique, la papille rétinienne, occupé par des fibres nerveuses opaques et sans nulles terminaisons, ni épithélium pigmenté.

Le *punctum cœcum* est à chercher en dehors du point fixé, un peu plus bas que lui, comme il convient à la position inverse de la papille par rapport à la fossette rétinienne. On le reconnaît lorsque, fixant d'un seul œil un point, on promène un petit objet en dehors et au-dessous de ce point jusqu'à ce qu'il dispa-raisse. On le reconnaît de façon encore plus précise par l'emploi de l'étincelle électrique, lumière instantanée que nul déplacement de l'œil ne peut révéler lorsqu'elle vient à frapper un coin insen-sible du champ visuel. Marc Landolt (2) a utilisé à cet effet la table de Franklin, une glace étamée de petits losanges contigus qui se couvre d'autant de feux lorsqu'on décharge sur l'un d'eux une étincelle électrique.

(1) Mém. Acad. de Paris, 1669 et 1682.
(2) Knapp's Archiv. f. Augenheilk, 1906.

Précisée au campimètre, l'exacte situation de la tache aveugle est, dans son milieu, d'environ 15° en dehors et 3° au-dessous du point fixé. Cette situation varie, s'écartant de 3 à 4 degrés en plus dans l'hypermétropie, et en moins dans la myopie. La raison en est non dans une différence d'écartement linéaire entre la papille et la fossette, mais dans la différence de profondeur des globes oculaires, qui met le point nodal plus ou moins près du fond de l'œil, augmente ou diminue l'angle (angle α) entre l'axe optique et la ligne visuelle.

Ainsi les déplacements de la tache aveugle coïncident avec les variations de l'angle α, qui sont elles-mêmes, nous le savons de l'étude de la réfraction, en relation avec la longueur du globe oculaire.

Le diamètre de la tache aveugle est, pour le méridien horizontal, de 6 degrés environ avec un minimum de 3° et un maximum de 9°; il est pour le méridien vertical un peu plus grand, ce qui donne à l'ensemble une forme verticalement ovalaire. Des excroissances vers le haut et vers le bas répondent à l'ombre des gros vaisseaux sanguins massés en ce point.

Spontanément et sans y prêter une spéciale attention, nul n'a conscience de l'existence de la tache aveugle. On comprend, comme le dit Helmholtz, qu'une partie du champ visuel, qui « ne peut présenter aucun phénomène, ne peut jamais, dans les conditions ordinaires devenir l'objet de notre attention ». L'emplacement seul peut en être reconnu comme une lacune en fixant une mosaïque pendant un temps très court avec un seul œil. (Hess, Marc Landolt (1).

Il est néanmoins possible, au dire de Charpentier, confirmé par Monoyer (2) de voir effectivement la tache aveugle. Et voici comment : laisser reposer les yeux dans l'obscurité complète pendant une demi-heure, puis tenant l'un des yeux fermés, porter le regard de l'autre sur une surface blanche faiblement éclairée. On voit la tache de Mariotte se détacher en dehors du point de fixation sous la forme d'un centre gris foncé pendant

(1) Graefe's Archiv. LIV. 4. (avril 1906).
(2) Revue gén. d'opht. Avril 1906.

6 à 8 secondes; et on peut la faire réapparaître à plusieurs reprises en fermant à nouveau les yeux.

Une seule explication peut être donnée à cette apparence, c'est qu'elle répond à l'excitation des centres cérébraux de l'autre œil. Et cela ne peut être qu'en vertu d'une récurrence purement cérébrale, mouvement d'équilibration entre parties des centres visuels.

Ainsi le mouvement de la pensée complète les lacunes de l'impression, qu'elles soient dues aux défauts de l'objet lumineux ou aux défauts de l'organe. Il emplit la tache aveugle suivant la supposition dès longtemps formulée par Aubert (1). Et le résultat de cette opération est un complément harmonique de la figure conforme à la partie avoisinante du point fixé en vertu même de la nature réflexe du phénomène.

Répartition de la sensibilité lumineuse.

Des mesures concernant le seuil premier de la sensibilité dans les parties excentriques du champ visuel sont dues à E. Landolt (2). Il a utilisé à cet effet le photoptomètre de Bouguer-Charpentier : une lumière étant recueillie au foyer d'une lentille, on en estime la quantité à la surface de lentille ouverte à l'accès des rayons lumineux. L'appareil, fixé dans l'ouverture pratiquée au volet d'une fenêtre, présentait à cette ouverture un carré de 3 centimètres de côté; sept épaisseurs de verre dépoli et deux de papier blanc atténuaient extérieurement la lumière du jour. On trouva qu'une surface de lentille de 1^{mm^2} dans une série, et de 0.5^{mm^2} dans une autre série d'expériences éclairaient suffisamment la surface d'observation pour produire une impression lumineuse quand le regard fixait directement l'objet. Le même résultat approximatif fut obtenu lorsque l'œil fut dirigé en dehors sur des points écartés de 15° à 70°, et en dedans de 15° à 45°.

Ainsi se trouve confirmée l'assertion déjà formulée par Foerster et Aubert (3) établissant que la sensibilité lumineuse

(1) Physiologie der Netzhaut.
(2) Traité complet, I, p. 624.
(3) In Graefe-Saemisch Handb. II, p. 495.

est à peu près la même pour toutes les parties du champ visuel. Deux exceptions sont néanmoins signalées.

La première exception concerne les parties excentriques au-delà de 40° en dedans et de 70° en dehors où des lumières de plus en plus fortes sont nécessaires à la perception.

La deuxième exception concerne la comparaison entre le centre de fixation et les parties circonvoisines. On trouve que l'objet disparu dans la fixation directe réapparaît quand on fixe immédiatement à côté et l'on en conclut que la sensibilité lumineuse est plus développée dans la périphérie du champ qu'à son centre, sorte de compensation à l'infériorité grande de la périphérie au point de vue acuité visuelle. Ce phénomène déjà relevé par Arago (1) lui avait fait dire : « Pour apercevoir un objet très peu lumineux, il ne faut pas le regarder ».

Les estimations de l'acuité visuelle sont faites d'après l'angle de plus petite distinction. Leurs résultats, nullement en relation avec ce qui précède, divisent le champ visuel en deux zones : celle de la vision centrale et celle de la vision périphérique.

Répartition des acuités visuelles.

Le champ de la vision centrale comporte l'étendue centrale d'environ 1 degré (50′), étendue dans laquelle l'angle-limite est partout le même, ainsi qu'il a été précédemment exposé. Grâce à cette circonstance il est possible à la vue d'embrasser et lire d'un même coup d'œil, sans déplacement du regard les mots de huit à dix lettres du plus fin caractère d'impression, ceux du corps d'imprimerie de 4 points placés à 0^{m}35, qui est la distance de lecture pour les fins caractères. L'étendue de 50′ correspond à la fossette centrale de la rétine.

Plus précises encore, des mesures récentes de M. Sulzer portent que l'acuité aurait un maximum de 0,5 minutes dans un champ central de 25 minutes en direction horizontale ; qu'elle serait d'une minute dans un champ de 3/4 de degré, qu'au delà elle tombe brusquement. Dans le sens vertical, le

(1) Astronomie t. I, p. 180.

champ de la vision la plus aiguë est moins grand d'un quart environ (1).

On nomme point de fixation, le point situé au milieu du champ étroit de vision centrale, où se porte naturellement la direction du regard. Corollaire de la fusion des champs visuels dans la vision binoculaire, conséquence de l'écartement des yeux, qui empêche la parfaite superposition des champs hormis en un point (2), il est devenu le lieu de ralliement de toutes les appréciations visuelles concernant la forme des objets et persiste même pour le borgne.

Le champ de la vision périphérique embrasse tout ce qui n'est pas la zone centrale ainsi limitée. On y constate que l'acuité faiblit à mesure qu'on considère des points plus éloignés du centre. Tout à côté, elle n'est déjà plus pour moi que d'un angle de 3 minutes, et c'est aussi ce qu'enseigne l'observation des sujets qui, par maladie ou autrement, ont perdu la vision centrale. Sulzer l'a trouvée d'une valeur angulaire de dix minutes entre 1°,22 et 2° à partir du centre. Elle est d'un angle de 15 minutes à quelque dix degrés du centre ; de 30 à 40 minutes à la distance de vingt degrés ; de 300 minutes à la distance de quarante-cinq degrés, et plus encore au-delà, si bien que, au bord du champ visuel où les objets doivent être tout à fait écartés pour être distingués, l'angle de plus petite distinction est d'environ dix degrés. Quelques différences existent suivant les côtés, et l'on doit noter surtout, avec Landolt, que l'acuité est un peu plus développée du côté externe et inférieur, où le champ visuel offre sa plus grande expansion. L'habitude, que l'on acquiert par la perte de la vision centrale, de porter l'attention sur la vision excentrique facilite les appréciations sans accroître l'acuité.

Répartition du sens des couleurs.

Toutes les couleurs sont reconnues par l'entière étendue du champ visuel à condition que l'intensité lumineuse en soit suffisante. On le démontre (Landolt) soit à l'aide des radiations spectrales, soit aussi simplement par les papiers teintés exposés

(1) Soc. opht. de Paris, 14 mars 1905.
(2) Voir sur ce sujet les chapitres ultérieurs qui traitent de la locomotion oculaire.

à la lumière directe du soleil. C'est là un fait de constatation facile, et il semble étrange que le contraire ait pu être soutenu, sur la foi d'épreuves faites avec des lumières insuffisantes. Il en résulte que l'intelligence des couleurs appartient effectivement au champ visuel tout entier.

Examinés à la lumière diffuse du jour, les papiers teintés et toutes lumières de faible intensité perdent leur couleur à la périphérie du champ visuel dans l'ordre des hauteurs : le rouge disparaît le premier, le jaune ensuite, le bleu enfin. Cela a lieu dès 40° en dedans et 70° en dehors, limites au-delà desquelles la sensibilité générale commence à décroître. Cette coïncidence est l'application naturelle du phénomène de Purkinje, ou de l'extinction des couleurs avec l'intensité lumineuse suivant le même ordre.

Le champ de la vision centrale présente l'anomalie très particulière d'être moins sensible pour le bleu que son entourage immédiat, c'est le phénomène désigné sous le nom de scotome physiologique de Donders, en relation possible avec la pigmentation jaune de la macula qui absorbe une certaine quantité de radiations bleues.

Phénomène en relation avec la simple sensation de clarté partout également répandue, et non avec l'acuité visuelle, la visibilité des mouvements est égale à elle-même jusqu'aux limites extrêmes du champ visuel. Telle est du moins l'évidente conséquence à tirer du fait que le mouvement signale à notre vue les objets excentriques les moins apparents. Le fait a été étudié par S. Exner et par von Fleischl (1), et la portée pratique en a été par ce dernier très judicieusement mise en relief.

Cette portée, la voici :

De sensibilité égale en toutes ses parties aux mouvements comme aux clartés, le champ visuel subit de toutes parts les mêmes appels. Si petits soient en d'autres termes les changements et déplacements de lumières, partout ils exercent un même effet. Il en résulte un entraînement égal du regard vers le

Répartition de la visibilité du mouvement.

(1) Wiener Akad. d. Wissensch, 1883.

point signalé à l'attention, et, pour tout le champ, un égal pouvoir de participation de la vision centrale, seule douée de
l'acuité de pénétration des formes. C'est, en d'autres termes,
la totalité du champ visuel mise uniformément au bénéfice des
facilités qu'offre la vision centrale.

Pathologie.   Des documents précieux sont enfin fournis à la symptomato-
logie morbide tant oculaire que générale par l'étude attentive du
champ visuel, ses lacunes ou scotomes et ses rétrécissements.
Les scotomes et les rétrécissements sont déclarés « quanti-
tatifs » pour désigner les pertes de la sensibilité lumineuse
générale ; on les dit « qualitatifs » pour marquer les pertes dans
l'ordre des harmonies de clair-obscur ou de couleur.

Les scotomes, lorsqu'ils affectent la vision centrale (scotomes centraux), sont l'indice des lésions de la fossette rétinienne ou de ses origines nerveuses. L'importance fonctionnelle
de cette région les fait reconnaître aussitôt. Localisés hors le
centre du champ (scotomes périphériques), ils échappent à
l'attention, à moins de grande étendue, et doivent être recher-
chés ; on les compte surtout parmi les signes des rétinites à
localisation excentrique.

Diverses variétés de rétrécissements sont distinguées. Il en
est de concentriques, symptômes d'intoxication et de névrite
optique. Il en est de latéraux en tous sens ; la localisation supéro-
interne signale surtout le glaucome, et la localisation supérieure
le décollement de la rétine, deux affections qui trouveront
ultérieurement leur explication physiologique. Il en est enfin
d'échancrés en secteurs grands jusqu'à éteindre une moitié de
champ et provoquer « l'hémianopie » ; ils caractérisent les foyers
morbides cérébraux.

⁎⁎⁎

Étudiée jusqu'ici dans ses manifestations subjectives, la sensation lumineuse doit être maintenant analysée dans les phénomènes de physique objective qui l'accompagnent à l'intérieur de
nos organes, et, autant que possible, interprétée dans son méca-

nisme. Mécanicien, en effet, le physiologiste cherche à déterminer le comment des phénomènes, ceux de la sensation comme les autres. Il appelle à contribution les données multiples de l'histologie rétinienne (anatomique, chimique et physique), il poursuit ensuite le chemin des sensations d'étage en étage, de la rétine jusqu'à l'écorce cérébrale, où la pensée reconnue force nerveuse peut être à la fin surprise dans les rapports de son foyer avec lui-même, sa conscience. On décrira donc le mécanisme de la sensation visuelle, en s'attachant à ses trois appareils superposés :

> le rétinien épithélial,
> , le rétinien nerveux,
> le cérébral visuel (1).

(1) A cette démonstration seront nécessairement adaptés les errements des publications antérieures de l'auteur sur ces sujets, à savoir : Recherches sur le mode de distribution des fibres nerveuses dans les nerfs optiques et la rétine, *Soc. de Biologie, 29 fév. 1875 et thèse de Paris, même année.* Recherches sur le mode de distribution des fibres nerveuses dans le chiasma des nerfs optiques, *C. R. 10 juin 1878 et Archiv. de physiologie 1879.* Principe de chroologie, *C. R. 26 nov. 1894.* Théorie de la couleur, *Archives d'opht., 1895.* Théorie physique de la pensée, corollaire d'une théorie de la couleur, *Comité méd. des B. du Rne mars 1896.* Le sommeil, *eodem mai 1896.* Démonstration et explication naturelle de la loi « un élément se développe en raison de l'effort qu'il subit, » *eodem nov. 1897.* Détermination physique de la pensée, *Soc. scient. de Marseille, nov. 1897.* Théorie de la vie. *Soc. vaud. des sc. nat., déc. 1894.* Premiers principes d'évolution, *Revue scientif. 21 déc. 1895.* Lu psychologie naturelle, *Paris Schleicher 1898.* La philosophie naturelle,, *Giard et Brière 1900, réédition Schleicher 1907.*

CHAPITRE XVIII

Fonctions rétiniennes épithéliales.

SOMMAIRE

L'épithélium est étalé sur la face postérieure de la rétine ; les terminaisons nerveuses plongent dans son épaisseur, tournant le dos à la lumière. Jeu étrange de la nature s'il n'avait pour signification que la force capable d'exciter le nerf n'est pas la lumière elle-même, mais bien quelque autre force née de son contact avec la matière épithéliale. Nous voulons :

1° montrer que l'épithélium rétinien participe à la préparation de l'acte visuel ;

2° et 3° en décrire les réactions photochimiques et photomotrices ;

4° exposer enfin ce que j'appellerai les fonctions purpuréennes accessoires.

1. La participation nécessaire de l'épithélium à la genèse
de la sensation est évidente ; en voici des preuves. Toute vue
manque quand cet élément fait défaut. Les exemples en
sont fréquents, soit qu'on les étudie dans les lacunes congénitales (coloboma) où l'épithélium peut être absent et la
rétine nerveuse conservée, soit qu'on observe les affections
morbides qui ont leur siège dans l'épithélium, les diverses
sortes d'épithélio-rétinite et d'atrophie pigmentaire. Particulièrement instructive à ce point de vue est l'étude des
troubles visuels qui accompagnent le décollement de la
rétine d'avec son épithélium par une collection séreuse transparente. Les oculistes savent de leur observation journalière
que la vue persiste dans ces conditions pendant des mois et des
années, affaiblie sans doute et déformée, mais pouvant être
rétablie par le verre convexe propre à ramener sur la rétine
l'image des objets. Une augmentation d'éclairage est nécessaire pour obtenir ce résultat, et l'intensité en est proportionnée au degré du soulèvement, montrant que la sensation croît en fonction inverse de la distance entre l'épithélium
et la terminaison nerveuse. Il semble donc bien avéré que
l'innervation ne peut être donnée à la rétine que par une force
venue de cet épithélium et non directement de la lumière, c'est-
à-dire, en dernière analyse : que la lumière, impuissante à
actionner directement la sensation, trouve dans l'épithélium de
quoi la transformer en une autre force douée de ce pouvoir.
Notre tâche va consister à déceler l'agent de la transformation,
et c'est ce que nous allons faire par une étude de la cellule épithéliale, de son pigment et de sa sécrétion le pourpre rétinien.

L'épithélium rétinien est fait d'une couche unique de grandes

Epithélium,
fuscine
et pourpre
rétiniens.

Participation
de l'épithélium
à l'acte visuel,
il est l'agent
de la
transformation
nerveuse
de la lumière.

Cellule épithéliale
et son pigment
la fuscine.

cellules de forme prismatique hexagonale aplatie, cellules lisses en arrière et adossées à la choroïde, rugueuses en avant et en contact avec les terminaisons nerveuses.

Du pigment en grains et en aiguilles emplit, dans les yeux des vertébrés s'ils ne sont albinos, la moitié antérieure de la cellule, celle qui regarde les éléments nerveux. Le reste de la cellule est occupé par un gros noyau et du protoplasma riche en gouttelettes graisseuses. Dans les animaux inférieurs, qui ont, comme les Mollusques céphalopodes, les bâtonnets dirigés en avant, le pigment occupe l'axe du bâtonnet et appartient à la cellule nerveuse.

On nomme avec W. Kühne (1) « fuscine » (de fuscus = brun) le pigment rétinien à l'état pur. On procède pour l'obtenir comme suit. Les rétines détachées du fond de l'œil sont macérées dans une solution de sels biliaires à 1 0/0, qui dissout l'enveloppe et le protoplasma cellulaires et ne dissout pas le pigment. On filtre au papier et l'on recueille dans des verres de montre ; on laisse déposer, on décante avec une pipette, on lave pour éloigner la bile, et l'on soumet à une digestion de vingt-quatre heures dans la trypsine en solution alcaline pour écarter les derniers restes d'albumine ; on lave une dernière fois et l'on extrait enfin par l'alcool et l'éther. L'évaporation des dernières gouttes d'éther fait apparaître, adhérente au fond du verre, la pure fuscine sous la forme d'un enduit de couleur noire, bleuâtre par transparence.

De la composition de la fuscine, on sait seulement qu'elle est dépourvue d'azote, et que ses cendres sont ferrugineuses.

Nul réactif ne peut dissoudre ni décomposer instantanément la fuscine. Soumise à l'ébullition prolongée dans l'acide sulfurique, la soude caustique ou l'acide azotique concentrés, elle ne perd que des traces de sa coloration. Traitée longuement par l'acide nitrique faible, elle est rendue facilement soluble dans les alcalis et l'ammoniaque et prend alors une couleur jaune. On n'obtient pas de précipité coloré quand on neutralise ses solutions.

(1) Chemische Vorgaenge der Netzhaut. Vol. III du Handb. der Physiologie publié par L. Hermann, Leipzig, 1879.

Pourpre
rétinien, son siège,
sa sécrétion
aux dépens
de l'épithélium.

On nomme « pourpre rétinien » la substance qui donne à la rétine nerveuse sa coloration fugace. Signalée en 1851 par H. Müller, vue par Leydig et par M. Schultze, cette coloration avait passé inaperçue pour la plupart des physiologistes, lorsque F. Boll en 1876 (1) appela sur elle l'attention universelle en découvrant les réactions dont elle est l'objet sous l'action de la lumière.

Le siège du pourpre est la face antérieure de l'épithélium rétinien et les bâtonnets des cellules nerveuses contiguës. Il n'y en a pas là où les bâtonnets sont remplacés par des cônes, dans la fossette centrale de la rétine humaine, pas plus que dans l'entière rétine nerveuse des serpents.

L'examen optalmoscopique de l'œil vivant ne permet pas de reconnaître le pourpre à cause de sa confusion avec le reflet sanguin du fond de l'œil. On ne distingue pas davantage le pourpre dans l'œil énucléé dont on a détaché la moitié antérieure, si la rétine n'a été préalablement plissée. Pour le bien voir, isoler la rétine de son pigment et l'observer sur papier blanc en opérant à l'abri d'un verre rouge monochrome, sur un œil préalablement obscuré ; mise au jour, la membrane apparaît alors d'une couleur rosée, qui promptement s'altère et disparaît. Dissociée et portée sous le microscope, elle ne montre de couleur que dans les seuls bâtonnets, mais ces organes en sont saturés au point de paraître colorés même à un très fort grossissement, pourvu toutefois qu'ils se présentent de face, c'est-à-dire vus en profondeur.

Le pourpre est un produit de sécrétion de l'épithélium ; et ce qui le prouve, c'est que, détruit par la lumière, il est reproduit tant que l'épithélium reste adhérent à la rétine, et cesse de se reproduire quand le pigment en a été détaché.

On emploie pour cette démonstration les yeux fraîchement énucléés de grenouilles curarisées, dont l'œdème a soulevé la rétine nerveuse et l'a détachée du fond sur lequel elle repose. Un de ces animaux ayant été insolé longuement (1/2 heure), et ses rétines ainsi décolorées, on lui enlève les yeux et l'on extrait

(1) Berliner, acad. 12 nov. 1876.

de l'un d'eux la rétine sans pigment, tandis que l'autre est seulement mise à nu ; puis on les expose ensemble à l'obscurité. On observe après deux heures, et l'on trouve que la rétine dépigmentée est incolore, tandis que la rétine attachée au pigment a repris une coloration intense.

La même expérience peut être faite avec une seule rétine dont le pigment n'a été que partiellement détaché : on trouve les parties pigmentées rouges de pourpre et les autres dépourvues de coloration. Si la rétine nerveuse a été plissée au devant du pigment, le pli seul est décoloré. La rétine nerveuse tenue écartée de l'épithélium par un corps étranger est également décolorée en ce seul point ; réappliquée, elle se colore à nouveau. On peut même, après avoir sectionné le nerf optique à ras de la sclérotique et incisé la coque oculaire suivant l'équateur, enlever la rétine tout entière sans le pigment et, la tenant étendue en boule sur l'humeur vitrée, l'exposer à la lumière jusqu'à pleine décoloration pour la remettre ensuite à sa place dans le fond de l'œil en contact avec le pigment : qu'en cette situation on l'expose à nouveau à l'obscurité, on la retrouve colorée après une heure.

Enfin, nouvelle expérience, ayant détaché la rétine nerveuse du fond de l'œil obscuré, si l'on balaie au pinceau l'épithélium pigmenté resté au fond de la cupule, qu'on le recueille dans la bile décolorée, la liqueur d'abord noire de fuscine reposée et décantée abonde en pourpre que la lumière décolore et que l'obscurité régénère.

Très démonstratives sur les grenouilles, ces expériences le sont beaucoup moins sur les mammifères, dont les tissus survivent moins longtemps à l'arrêt de la circulation sanguine. Elles y sont cependant confirmées par le seul fait que la rétine détachée sans pigment est beaucoup plus promptement décolorée que la rétine revêtue de pigment. On y démontre en outre une influence notoire de l'apport sanguin sur la quantité de sécrétion purpurine. L'expérience consiste à comparer deux yeux, l'un rapidement énucléé, l'autre laissé à l'animal vivant, tous deux exposés pendant le même temps à la même lumière : leur décoloration toujours inégale est plus forte dans l'œil énucléé, et c'est donc que la réparation y est moindre.

Le pourpre a été trouvé dans les rétines de presque tous les mammifères, dans les yeux des albinos avec autant d'abondance que dans les yeux pigmentés, dans ceux des mammifères nocturnes aussi bien que dans les diurnes, dans la plupart des oiseaux, des poissons et des reptiles. Il manque, nous l'avons déjà relaté, aux rétines qui ont pour terminaisons nerveuses exclusives des cônes (serpents). Les invertébrés en général en sont dépourvus à l'exception des céphalopodes du genre Leligo (1).

Pour isoler le pourpre rétinien, on opère sous la lumière rouge dans le laboratoire du photographe : dix à quinze grenouilles, préalablement maintenues durant des heures dans l'obscurité, sont sacrifiées. Les rétines en sont extraites et entièrement dépouillées d'épithélium. On les mélange à environ 1 centimètre cube de solution aqueuse d'un sel biliaire au titre de 1 à 6 pour cent, qui a la propriété d'enfler les bâtonnets et de mettre en liberté leur contenu. On fait macérer pendant quelques heures et l'on filtre. Placée dans de petits dialyseurs en parchemin végétal, la solution perd avec son eau les sels biliaires et laisse sur la membrane un sirop de couleur foncée qu'il est possible d'évaporer ensuite dans le vide et sur l'acide sulfurique.

Préparation du pourpre, ses caractères physiques et chimiques, une albumine.

Parvenu à l'état d'entière dessication, le pourpre a l'aspect d'un vernis rappelant le carmin ammoniacal. Le microscope y fait reconnaître des particules amorphes d'un violet foncé presque noir.

Très hygrométrique, le pourpre se couvre rapidement à l'air de taches humides fortement teintées de violet.

Il est soluble dans l'eau et paraît violet en solution concentrée, pourpre dans les solutions moins concentrées et de nouveau violet-lilas dans les dilutions extrêmes.

Des gouttes de la solution concentrée ayant été alignées les unes à côté des autres sur une lame de verre et exposées à la réflexion d'un spectre solaire étalé sur papier blanc, le rouge et

(1) D'après Hess, in Centralblt f. physiologie (*Revue gén. des Sc.*, 30 juill. 1902).

le violet y paraissent seuls colorés ; seuls aussi ils ne projettent
pas d'ombre derrière eux quand on tient le papier à quelque
distance.

Placées en une certaine épaisseur devant la fente du spectroscope, elles éteignent surtout le jaune verdâtre dans le voi-

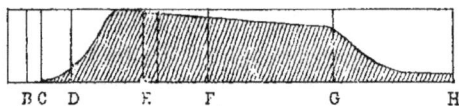

Fig. 40. — *Spectre d'absorption du pourpre.*

sinage de la raie E, moins le bleu, presque pas le violet, encore
moins le rouge, ainsi qu'il ressort du tracé de la figure 40
d'après Kühne.

Le pourpre est fluorescent dans l'ultra violet, d'une fluorescence verte, celle que découvrit Helmholtz (1) et dont il a fixé
le siège dans les bâtonnets. Étudier la fluorescence dans la
rétine, non dans les solutions biliaires fluorescentes par elles-
mêmes. Cette fluorescence est attribuable non au pourpre, mais
aux produits de sa décomposition par la lumière, car on l'observe encore sur les rétines que la lumière a décolorées.

L'analyse chimique du pourpre n'a pu être faite d'une façon
circonstanciée, et l'on n'a trouvé à y signaler que l'absence de
fer dans les cendres, ou au moins sa présence en quantité
infinitésimale équivalente à l'absence.

L'action des réactifs sur la couleur du pourpre a été en
revanche très étudiée. On a trouvé que la couleur disparaît par
l'addition d'eau de chaux, de baryte et des alcalis en général,
ainsi que de la plupart des acides, des alcools, de l'éther, du
chloroforme, du chloral, etc. Elle passe au jaune dans la glycérine. Elle demeure inaltérée par l'ammoniaque, les carbonates
alcalins, le chlorure de sodium, l'alun, le cyanure de potassium, les sulfites, hyposulfites et nitrites alcalins, le sulfure
d'ammonium, l'hydrogène sulfuré, les sulfates de fer et de zinc,
le chlorure de fer, l'acétate de plomb, l'eau oxygénée, l'ozone,

(1) Optique, p. 316 (235).

l'acide carbonique, l'oxyde de carbone, le sulfure de carbone, les graisses, les baumes, l'acide oléique, l'huile de bergamotte, l'acide santonique, le santonate de soude, l'urée. La digestion tryptique, la putréfaction, même prolongée, sont également sans influence. Il résulte de tout cela que les agents d'oxydation et de réduction les plus énergiques sont impuissants à altérer la coloration du pourpre.

L'action de la chaleur a été également étudiée : le pourpre à l'état humide n'est pas décoloré par une température de 50° ; mais il est décoloré par des températures plus élevées, et cette action croit rapidement avec l'augmentation de la température au point de devenir instantanée à partir de 72° à 75°. A l'état sec le pourpre présente une résistance beaucoup plus grande à la chaleur ; il commence à jaunir lentement à partir de 75° seulement. Ces réactions, et en particulier l'influence prépondérante de l'eau dans l'action de la chaleur rappellent les conditions ordinaires de la coagulation de l'albumine.

2. Plus puissante que tous les réactifs, la lumière altère la fuscine et le pourpre rétinien.

Réactions épithéliales photochimiques.

Décoloration de la fuscine.

La fuscine, exposée en couche mince à la clarté directe du soleil, est décolorée en quelques heures. On obtient un résultat analogue par l'exposition directe de la rétine, et c'est ainsi que cette membrane, étalée à l'air avec addition d'un peu de thymol pour éviter la pourriture, finit toujours par se décolorer. Le pigment naturel, ainsi que la pure fuscine jaunissent avant de se décolorer complètement.

On note que les rayons caloriques ne sont pour rien dans cette action, puisque la décoloration est nulle sous des verres fumés, qui les laissent passer en écartant les radiations lumineuses.

La décoloration est rendue plus lente par l'état de sécheresse absolue : il a fallu deux mois d'été pour jaunir de la fuscine tenue à sec sur de l'acide sulfurique, et un mois de plus pour la décolorer entièrement.

Un milieu alcalin joint à l'humidité favorise la décoloration.

La décoloration fait défaut dans un milieu privé d'oxygène, même humide. On en conclut que le phénomène est dû à de l'oxydation. Mais il est à remarquer que, sans lumière, l'ozone même est incapable de produire un pareil résultat.

Décoloration du pourpre, phases, action de lumières diverses, rôle de la température et de l'humidité.

Bien plus sensible que la fuscine, le pourpre rétinien subit instantanément l'action décolorante de la lumière.

Exposé directement à la lumière solaire, il est décoloré d'emblée et sans couleurs de transition.

Exposé à la lumière diffuse du jour, il est décoloré lentement et en passant par les phases de décoloration du pourpre qui sont : le *rouge*, *l'orangé* et le *jaune*. On note en outre une phase inconstante de *chamois* qui serait un mélange de jaune avec un reste de violet.

Toute lumière visible décolore le pourpre. L'ultra-rouge invisible est dépourvu d'action décolorante, mais l'ultra-violet exerce au contraire une action décolorante qui s'étend aussi loin dans le spectre que son action fluorescente précédemment relatée.

Au point de vue de l'intensité d'action décolorante relative des différentes espèces de lumière, des expériences ont été faites avec les verres et lumières de couleur. Il a fallu deux heures de lumière solaire pour décolorer de son pourpre une rétine de grenouille à travers un verre rouge, et autant d'une lumière jaune de sodium de la plus grande intensité. Un temps beaucoup moins long fut nécessaire à la lumière solaire tamisée par le vert chromique. Cinq minutes suffirent à travers le bleu de cuivre ammoniacal qui laisse passer à la fois des rayons bleus et violets. Le phénomène de la décoloration du pourpre obéit donc au point de vue de l'intensité à l'ordinaire loi de distribution spectrale de la puissance photochimique.

L'effet décolorant de la lumière sur le pourpre subit l'influence accessoire de la température. Très lent à — 13°, il croît rapidement au moment du dégel, et croît ensuite à peine jusqu'à 40°, mais devient brusquement plus élevé à partir de ce point et jusqu'à 50°, qui est, nous l'avons déjà dit, la limite à partir de laquelle commence la décoloration par la chaleur.

L'état de complète dessication atténue la sensibilité du pourpre à la lumière, comme il atténuait déjà sa sensibilité à la chaleur, sans toutefois l'éteindre.

Ne pouvant donc attribuer le phénomène à la dessication et pas davantage d'autre part à une oxydation ni à une réduction d'oxygène, puisque la présence de l'oxygène et celle des agents réducteurs a été reconnue indifférente ; on estime que l'action décolorante exercée par la lumière sur le pourpre rétinien doit consister en un phénomène intime de déshydratation moléculaire, ou soustraction des molécules H^2O d'hydratation constitutionnelle.

Chimisme du phénomène.

Une propriété très remarquable de la matière purpurine est l'autorégénération de sa couleur, après sa disparition sous l'influence de la lumière. On l'observe dans la solution de pourpre aussi bien que dans la rétine même.

Autorégénération, du pourpre.

Blanchir entièrement par la lumière une rétine de grenouille dépouillée de pigment et l'exposer ensuite à l'obscurité : on la verra reprendre spontanément après deux ou trois heures une couleur *paille* d'abord, *chamois-clair* ensuite, *rose-clair* enfin, beaucoup plus lentement et plus faiblement sans doute que si la rétine est demeurée attachée, mais de façon pourtant sensible. L'opération peut être renouvelée après vingt-quatre heures une seconde et même ensuite une troisième fois, tandis que la membrane, devenue opaque, a perdu évidemment toute autre vitalité. On l'observe non moins tardivement après macération dans l'eau salée à 1/2 pour cent, et même après le séjour dans la glycérine, non après l'action de la soude ou de l'ammoniaque.

L'autorégénération par l'obscurité est à ranger parmi les réactions chimiques propres à la matière purpurine indépendamment de toute influence de la part des éléments organiques qui la contiennent. Elle paraît résulter d'une récupération moléculaire de l'eau d'hydratation.

Diverses actions rendent le pourpre moins altérable par la lumière et peuvent jusqu'à un certain degré jouer le rôle de

Fixation du pourpre, clichés photographiques

fixateurs du pourpre. C'est d'abord et avant tout la dessication, puis la macération dans l'alun, l'acide acétique, le sublimé. Une rétine de lapin durcie dans une solution d'alun, puis séchée, le tout à l'abri de la lumière, garde sa couleur pendant trente minutes. Quand ensuite on l'expose au soleil, elle prend alors une teinte jaune à peu près indélébile. Des rétines jaunies par l'acide acétique gardent cette couleur pendant des jours à l'état humide, et indéfiniment à l'état sec. Le sublimé a le même effet que l'acide acétique.

Des clichés photographiques peuvent être fixés par ces macérations. L'animal immobilisé au devant d'une fenêtre à croisée, on ouvre la fenêtre pour le temps de pose, puis on la referme. On opère ensuite, à l'éclairage de la lumière rouge, pour extraire l'œil et le plonger dans le bain d'alun, où on le laisse macérer jusqu'à durcissement. Cet œil ouvert à la lumière présente la nette image de la croisée détachée en clair dans le fond uniformément empourpré de la rétine. Les clichés rétiniens sont très petits et d'une teinte subtile ; on ne saurait y chercher l'image visible à la loupe d'objets éclairés par simple réflexion ; mais, tels qu'ils sont, ils suffisent à démontrer qu'une empreinte photographique des objets extérieurs est incessamment déposée au fond de l'œil, ayant pour siège l'enduit purpurin de l'épithélium pigmenté.

Autres réactions, l'acte chimique inscrit dans les hauteurs de la sensation.

Le pigment et le pourpre, dont les réactions nous sont maintenant connues, ne sont pas les seules substances épithéliales que la lumière altère dans leur composition chimique.

On en trouvera plus loin la preuve dans la persistance des phénomènes électriques au cours d'une longue insolation, persistance que n'expliquerait pas, en l'absence du pourpre détruit et lent à régénérer, la faible altération chimique du pigment.

J'en vois la preuve encore dans le fait que le pourpre manque à une partie de la rétine humaine, la fossette, où il n'y a que des cônes et pas de bâtonnets, qu'il manque totalement à beaucoup d'animaux, et que le pigment fait défaut aux albinos. Si ces deux substances ne sont pas indispensables à la vision, qu'est-ce donc qui les remplace, sinon d'autres éléments du protoplasma épithélial ?

Protoplasma incolore de la cellule épithéliale, pigment ou pourpre, il n'importe en somme quels sont les agents des réactions chimiques produites par la lumière. Ces réactions sont affirmées par la sensation même, qui en porte l'empreinte, et c'est ce qu'il nous reste à démontrer.

Qu'on veuille bien se rappeler les hauteurs de la sensibilité lumineuse et leur distribution dans le spectre. Cette distribution

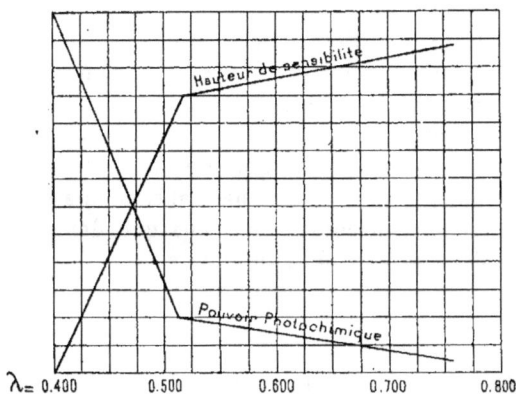

Fig. 41. — *Les hauteurs de sensibilité mesurent la résistance à l'action chimique de la lumière.*

est inversément proportionnelle au pouvoir photochimique, ou, en d'autres termes : les hauteurs de la sensibilité mesurent la résistance à l'action chimique de la lumière. Les tracés de la figure 41 en sont l'expression graphique. Un tel antagonisme ne peut être un effet du hasard. Il démontre l'intermédiaire chimique dans l'acte de la transformation nerveuse de la lumière.

Ainsi se trouve établie par l'expérience cette théorie chimique de la sensation lumineuse jadis entrevue par Hering (1) et qui doit être désormais formulée : *la transformation nerveuse de la*

L'acte chimique moyen transformateur photonerveux.

(1) Zur Lehre vom Lichtsinne. Wien 1875.

lumière emprunte la voie photochimique, elle a l'épithélium pour organe.

On pourrait objecter à la théorie chimique de la transformation nerveuse de la lumière l'invisibilité des rayons ultra-violets doués cependant de pouvoir photochimique. C'est là, je pense, une objection vaine. Il doit y être répondu que la sensibilité lumineuse, dont les hauteurs mesurent les résistances à l'action chimique de la lumière, comporte un seuil correspondant à une tension minimum de force impressionnante, et que la force, pour être incapable de surmonter ce seuil, n'en est pas inexistante et inapte à d'autres effets.

Un œil artificiel chimique.

Je demeure donc fermement attaché au principe photochimique de la transformation, et je l'estime réalisé par imitation de la nature au moyen d'un appareil simple, rudiment d'œil artificiel à construire comme suit : un bain de substance altérable par la lumière, protoplasma ou nitrate d'argent, est relié électriquement avec le nerf sciatique de la grenouille. Chaque impression lumineuse y donne naissance à une réaction chimique et par elle à un courant nerveux que démontreront les contractions dans la patte de l'animal.

Réactions épithéliales photomotrices.

Déplacement du pigment.

3. Fr. Boll (1) a le premier signalé que la lumière entraîne le déplacement en avant du pigment rétinien, et l'obscurité son retrait.

Prendre, pour le démontrer, d'une part un animal dont on expose la face à une vive lumière, et, d'autre part, un autre animal que l'on tient enfermé dans l'obscurité. Les ayant sacrifiés tous deux, on enlève un œil à chacun, et on les ouvre pour en détacher la rétine. Si l'on compare entre elles ces deux membranes, on trouve l'une noire de cellules épithéliales demeurées adhérentes à sa face externe, c'est la rétine insolée ; l'autre est franche de pigment, son épithélium est demeuré adhérent à la choroïde. Une insolation partielle rend la rétine noire exclusivement dans les parties soumises à l'action de la lumière, d'où la formation d'un noir cliché photographique correspondant au cliché de décoloration purpurine.

(1) Berliner Acad., janvier et février 1897.

Les deux yeux restants, consacrés à l'examen microscopique sont mis à macérer dans les bichromates alcalins (liquide de Müller) ou l'acide osmique qui ont la propriété d'en fixer les éléments dans leur forme physiologique. On en fait ensuite des coupes minces. Une différence capitale distingue les coupes de l'un et de l'autre œil : dans celles de la rétine obscurée, le pigment forme boule avec la cellule épithéliale ; dans celles de la rétine insolée, il s'en détache en pinceau, pénètre les interstices des bâtonnets et ceux des cônes pour atteindre jusqu'à la membrane limitante.

Ainsi l'examen microscopique complète les constatations faites à l'œil nu ; il montre le pigment épithélial attaché au corps de la cellule dans l'obscurité, entraîné en avant, et insinué entre les interstices des éléments rétiniens sous l'action de la lumière.

Le mouvement du pigment en avant est relativement rapide, il est parachevé avant l'entière décoloration du pourpre, tandis que le mouvement de retrait exige une à deux heures pour être complet ; tel est aussi le temps nécessaire pour obtenir par l'obscurité le maximum de la coloration purpurine.

Le mouvement en avant du pigment se produit avec moins d'intensité dans la lumière monochromatique rouge que dans les autres lumières : il est d'autant plus rapide que la lumière est choisie plus près de l'extrémité violette du spectre (Angelucci) (1).

L'empoisonnement par la strychnine empêche la projection du pigment, elle l'immobilise dans sa position rétractée en dépit des plus fortes lumières (Engelmann).

On est en droit d'attribuer aux mouvements du pigment épithélial la double fonction d'isoler les uns des autres les cônes et les bâtonnets au point de vue optique, et d'assurer l'absorption d'une importante partie de la lumière incidente.

Rôle fonctionnel du déplacement comme isolant et absorbant lumineux, non comme intermédiaire photonerveux.

Je ne pense pas que l'on doive avec R. Dubois (2) attribuer à ces mouvements un rôle dans l'acte de la transformation nerveuse

(1) Encyclopédie franç. d'ophtalmologie, vol. II, ch. III.
(2) C. R. 5 août 1899 et Revue gén. des sc, 1890.

de la lumière. Mais les expériences qui tendaient à le démontrer méritent d'être relatées et discutées.

Ces expériences concernent le Pholas dactyle, Mollusque qui nous est déjà connu pour sa sécrétion lumineuse. Elles ont trait non à la rétine, que ces animaux ne possèdent pas, mais à la peau douée de la propriété dermatoptique. La Pholade est sensible en effet à la lumière par toute la partie libre de son tégument, et cette sensibilité se manifeste par des contractions comme en produit le toucher.

Lorsqu'on touche légèrement avec une aiguille la surface du siphon de la Pholade, on remarque au point de contact une faible et lente dépression, contraction qui s'étend en s'irradiant à quelque distance : Si l'on touche plus fortement, la superficielle contraction est tôt suivie d'une rétraction brusque de tout l'organe. Tel est aussi le résultat de l'application de la lumière : un fin pinceau lumineux produit une simple dépression ; une lumière intense provoque la rétraction du siphon.

Dubois, qui a enregistré graphiquement ces preuves de vision dermatoptique, n'a pas de peine à démontrer que les dépressions superficielles sont attribuables à la contraction d'une mince couche de fibres musculaires situées sous l'épiderme, tandis que les grands mouvements résultent de la contraction des muscles longitudinaux volumineux situés plus profondément.

A-t-on détaché le siphon du corps par une section à mi-hauteur, les grands mouvements cessent de s'y produire sous l'action du toucher comme de la lumière. C'est la preuve qu'ils sont des phénomènes réflexes placés sous la dépendance de certain ganglion situé dans le tronc de la bête. Les petits mouvements persistent après la section. Ils seraient, pense l'auteur, le fait d'une excitation directe de la fibre musculaire, par la lumière. Leur pression sur les terminaisons des nerfs cutanés expliquerait les contractions de la totalité du siphon. Et c'est ainsi, dit-il, que le toucher servirait d'intermédiaire à la transformation nerveuse de la lumière justifiant l'adage de Thomas d'Aquin : *non debet poni alter sensus praeter tactum.*

Mais la fibre musculaire superficielle, déclarée directement excitable par la lumière, l'est-elle bien en réalité ? Segment prolongé de la cellule épithéliale pigmentée sous-jacente à la cuticule, n'appartient-elle pas plutôt au type primitif à la fois épithélial, nerveux et musculaire de la cellule sensorielle de l'hydre d'eau douce, dont la partie épithéliale absorbe la lumière et la transforme chimiquement en force électrique nerveuse seule capable d'exciter la partie musculaire à contraction? Et la rétraction du siphon survenant ensuite n'est-elle pas à considérer comme un phénomène lointain, tels les réflexes de l'occlusion et de l'ouverture des paupières, que nul ne songerait à faire intervenir à titre d'élément dans les phénomènes primordiaux de la vision?

En tous cas, il existe pour la rétine une expérience concluante par laquelle il est possible d'exclure péremptoirement l'idée d'une action directe de la lumière sur la motilité et d'anéantir en même temps la thèse qui ferait d'un mouvement mécanique l'intermédiaire de la transformation photonerveuse. Cette expérience, est d'Engelmann (1), et la voici. Portée sur un œil seul, la lumière entraîne la projection du pigment dans les deux yeux. Et, porté même sur un point quelconque de la peau, l'éclairement produit encore cet effet. Le mouvement, ainsi produit dans l'obscurité, s'effectue sans nulle décoloration du pourpre. Peut-on demander une preuve plus complète que la lumière n'est pas la cause immédiate et directe du mouvement? Il s'agit certainement ici d'effets nerveux récurrents, et d'une manière générale, d'un contre-coup de l'innervation.

L'explication des réactions épithéliales photomotrices est en définitive une attraction exercée sur le protoplasma par les bâtonnets innervés. Mr Dubois connaît bien pour l'avoir décrit lui-même avec son collègue J. Renault (2) certain réseau fibrillaire tendu dès la membrane limitante, des bâtonnets au protoplasme épithélial; ce réseau peut servir de guide à leur rapprochement.

4. Il nous reste à marquer les fonctions accessoires propres   *Fonctions purpuréennes accessoires.*

(1) Pflüger's Archiv. 1885.
(2) C. R. 11 nov. 1889.

au pourpre rétinien. Elles sont au nombre de deux : 1° fonction d'extrême sensibilité expliquant la vision crépusculaire par la périphérie du champ visuel et l'insensibilité relative de son centre ; 2° fonction d'absorption lumineuse expliquant les chaleurs de la tonalité.

M. Schultze avait, dès l'année 1866, établi que les rétines d'oiseaux nocturnes sont plus riches en bâtonnets, celles des oiseaux diurnes plus riches en cônes (1) ; et que, plus les habitudes de l'animal sont nocturnes, plus les bâtonnets sont allongés. Or les bâtonnets étant exclusivement le siège du pourpre, la loi de Schultze peut être transposée à son profit et formulée : « plus les habitudes de l'animal sont nocturnes, plus le pourpre abonde », ce qui permet évidemment d'attribuer au pourpre un rôle actif dans la vision crépusculaire.

Ainsi le comprit Kuehne, dont nous avons exposé les beaux travaux. Cet auteur a trouvé que, dans certains cas où la loi paraissait être en défaut pour la disposition morphologique, elle ne l'était pas pour le pourpre.

Une exception particulière à la loi de M. Schultze semblait donnée par les chauves-souris, animaux crépusculaires aux rétines sans pourpre. Mais la vision de ces animaux n'est que rudimentaire ; il y est suppléé par un sens plus délicat du toucher ; tout au moins sait-on par les expériences de Spallanzani que les chauves-souris aveuglées évoluent avec la même sûreté de vol que les voyantes.

Le pourpre, substance aux réactions lumineuses très aiguisées, présiderait donc à l'acte subtil de la transformation photonerveuse dans les milieux faiblement éclairés, et serait l'organe par excellence de la vision crépusculaire. Nous verrons dans la suite son altération entraîner le phénomène pathologique de l'héméralopie ou cécité crépusculaire.

L'extrême réactivité du pourpre et son absence dans la fossette rétinienne expliquent la moindre sensibilité lumineuse relative

(1) Les pigeons et les poules, bien que leurs rétines abondent en bâtonnets manqueraient totalement de pourpre.

de la vision centrale : le phénomène de la faible lumière invisible
pour qui la fixe directement du regard, visible si l'on regarde à
côté. Ce phénomène constaté pour la première fois sur les étoiles
par Arago a été déjà relevé à propos du champ visuel.

Aberration excentrique des hauteurs de tonalité sensible,
les chaleurs de tona-
lité lumineuse ap-
paraissent, je le
rappelle, à ce que,
pour tout le champ
visuel hormis la
plage centrale, la
sensibilité visuelle
est à son summum
dans le jaune au lieu
du rouge extrême
et à son minimum
dans le bleu au lieu
du violet extrême.

*Le pourpre,
par ses absorptions
colorées, explique
les chaleurs
de tonalité.*

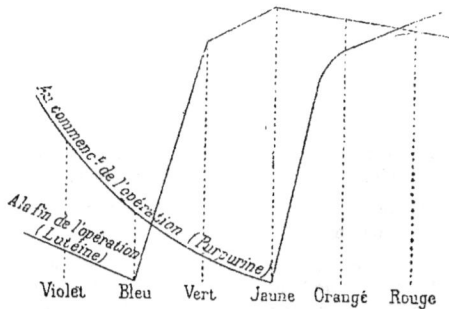

Fig. 42. — Quantités proportionnelles des diverses
radiations spectrales qui traversent le pourpre rétinien au commencement et à la fin de l'observation
spectroscopique.

Une pareille dif-
férence est expli-
quée très naturellement par l'interposition, sur tout le champ
visuel hors le centre, d'un écran absorbant jaune laissant passer
la lumière de cette couleur en plus grande abondance, éteig-
nant la lumière bleue plus que toute autre. Or tel est bien
le cas du pourpre, écran rétinien répandu sur toute la rétine
hormis la fossette centrale et dont la coloration devient jaune
sous l'action de la lumière, ainsi qu'il apparaît à la figure 42,
d'après Kühne. Ne savons-nous pas d'ailleurs que les lumières
nous paraissent non seulement d'autant plus chaudes qu'elles
s'approchent plus près du jaune orangé, mais que cette qualité
propre des soleils lumineux du Midi croît avec l'intensité de
l'éclairage, partant avec un jaunissement plus accentué de la
sécrétion purpurine au dedans de l'œil.

CHAPITRE XIX

Fonctions rétiniennes nerveuses

SOMMAIRE

1. Structure histologique de la rétine. — Cellules nerveuses. Plexus. Fibres. Homologie de la rétine et de la moelle épinière.

2. Réactions fonctionnelles. — Fluctuation électrique. Modifications chimiques. Contractions.

3. Impression et propagation nerveuses. — Lieu de l'impression, expériences qui le fixent dans le bâtonnet. L'impression est une surcharge électrique de provenance épithéliale. Physique de la sensibilité. Propagation nerveuse affiliée aux propagations d'électricité dans les piles.

4. Intellection. — La différenciation des couleurs est un phénomène diélectrique nerveux prototype de toute intellection. Vaine hypothèse d'une différenciation interférentielle des couleurs.

5. Récurrences. — Récurrence des cellules unipolaires et rôle équilibrateur des récurrences, récurrences basales et amacrines. Récurrence par les multipolaires.

6. Dérivations. — Courant rétinofuge. Courant rétinopète. Conclusion : la rétine un organe complet d'intelligence primaire.

La rétine proprement dite, rétine nerveuse, doit être étudiée dans les détails de son fonctionnement, qui embrasse toutes les étapes de l'innervation. Elle représente à elle seule, nous l'allons voir, une sorte de système nerveux suffisant et complet possédant les organes de l'impression, de l'intellection, et de la réflexion. Les questions qui se posent ici sont : de rappeler dans ses traits principaux l'architecture de la rétine ; exposer les réactions de tous ordres dont elle est le siège et en marquer le rôle ; discuter, en s'éclairant des données de la sensation, les problèmes de l'impression et de la propagation nerveuses ; déterminer, par le pouvoir remarquable de distinguer les couleurs, le processus de l'intellection nerveuse ; saisir par des faits empruntés également à la sensation, le jeu des récurrences ; marquer enfin comment s'amorcent les dérivations cérébrales.

1. La rétine, à la fois organe nerveux terminal et ganglion étalé dans le fond de l'œil devant l'épithélium, est d'une architecture complexe sans doute, mais devenue simple en sa complexité depuis que Ranvier en a rénové la description histologique pour y introduire les notions de plexus et de cellules interplexiques. *Structure histologique de la rétine.*

Les cellules nerveuses forment trois couches, les externes *Cellules nerveuses.*

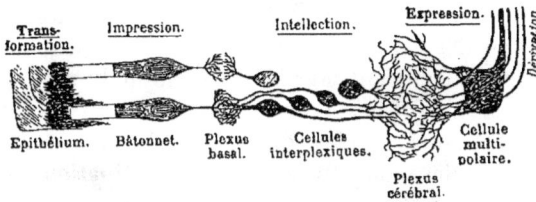

Fig. 43. — *Schéma histologique de la rétine*

ou terminales, les intermédiaires ou interplexiques, les internes ou multipolaires.

Les cellules rétiniennes terminales sont constituées par un article terminal, bâtonnet (ou cône) de la cellule, par un corps cellulaire en forme de grain et par un filet central arborescent. Krause estime le nombre des bâtonnets de la rétine humaine à 130 millions, celui des cônes à sept millions. Ces derniers sont beaucoup plus nombreux dans la macula, et existent seuls dans la fossette où l'on en a compté 9.000 sur une étendue de 0,3 à 0,5 mm.

Les cellules interplexiques sont graniformes, superposées sur une dizaine de rangs, bipolaires et, par leurs deux pôles arborescents opposés, articulées avec les deux autres couches de cellules. Seules les deux rangées limitrophes sont unipolaires et articulées d'un côté seulement : les unes (basales) avec les cellules de la couche externe, les autres (amacrines) avec les cellules de la couche interne.

Les cellules multipolaires sont de grande dimension, munies de pôles multiples du côté périphérique, et d'un pôle cylindraxile unique du côté central.

Plexus nerveux. Les plexus sont au nombre de deux : le basal et le cérébral.

Le plexus basal est situé entre les cellules terminales et les interplexiques ; il est formé de leurs arborescences.

Le plexus cérébral est situé entre les cellules interplexiques et les multipolaires, et formé également de leurs arborescences.

Fibres nerveuses Les fibres nerveuses forment enfin un plan ultime situé sur la face interne des cellules multipolaires et composé des deux sortes de fibres qui entrent dans la composition du nerf optique : les rétino-cérébrales et les cérébro-rétiniennes.

Les fibres rétino-cérébrales sont les cylindre-axes des cellules multipolaires ; elles sont épaisses et à destination lointaine cérébrale ou bulbaire.

Les fibres cérébro-rétiniennes sont les émanations cylindraxiles de cellules appartenant aux divers étages du cerveau ; elles sont minces et se terminent dans le plexus rétinien cérébral après avoir contourné les cellules multipolaires.

Homologie de la rétine et de la moëlle épinière Cette description fait de la rétine un ganglion terminal dont l'homologue existe pour tous les autres sens et en particulier le sens tactile, si l'on veut bien par la pensée associer en un organe commun les groupements cellulaires de la moëlle y compris le ganglion rachidien postérieur.

Le ganglion rachidien postérieur est dans cette association l'homologue de la cellule rétinienne terminale. Son expansion périphérique cylindraxile en représente le bâtonnet démesurément allongé. Son expansion centrale figure le filet central de la cellule rétinienne articulé dans le plexus basal.

Les cellules petites des cornes médullaires postérieures représentent les graius interplexiques de la rétine.

Enfin, les grandes cellules des cornes médullaires antérieures figurent, dans l'association, les cellules multipolaires également grandes de la rétine.

Il importe de garder présente à l'esprit cette homologation du ganglion visuel et du ganglion tactile pour mieux comprendre tout à l'heure les évolutions de l'onde nerveuse au sein de la rétine. Mais notre tâche est ici tout d'abord d'en préparer le terrain par la connaissance des réactions constatées dans la rétine sous l'influence de la lumière.

2. Les phénomènes objectifs constatés dans la rétine en état d'activité sont d'ordre électrique, d'ordre chimique et d'ordre moteur.

Réactions fonctionnelles

On doit aux études expérimentales du suédois **Fr. Holmgren** (1) la découverte des phénomènes électriques provoqués dans la rétine sous l'action de la lumière.

Fluctuation électrique.

Leur point de départ est la constatation, en tout œil fraîchement énucléé, d'une opposition électro-motrice entre les deux faces de la rétine, opposition de l'état de repos, manifeste au déplacement de l'aiguille galvanométrique interposée sur le circuit qui les relie. Elle apparaît à la fermeture et à l'ouverture du circuit.

Poursuivant son étude, Holmgren a constaté, et tous les physiologistes qui s'en sont depuis occupé ont confirmé, que le choc de la lumière sur la rétine en place produit à lui seul un mouvement de l'aiguille, une fluctuation dans l'opposition de repos. Elle a lieu en sens négatif à l'arrivée de la lumière, et en sens positif à son départ, excepté pour la grenouille où elle se produirait uniformément en sens positif.

La fluctuation peut être incessamment reproduite. Elle persiste après une longue exposition à la lumière.

(1) Upsal Laekare foerhandl, 1878.

Elle est l'indice d'une production d'électricité.

Ces phénomènes sont ceux que l'on observe identiques dans tous les nerfs. L'opposition de l'état de repos y est partout constatée entre la face et la tranche des fibres ; elle fait de la fibre nerveuse un foyer constant d'électricité analogue à celui que rend manifeste, l'opposition constatée entre la face et la tranche des éléments voltaïques. La fluctuation négative accompagne partout le courant nerveux, qu'il soit le résultat d'un contact mécanique, gustatif ou autre.

La fluctuation négative ou fluctuation de l'état d'activité prend ici une signification particulièrement intéressante parce qu'il semble possible d'en reconnaître l'origine dans l'électricité qui est le produit naturel des réactions photochimiques épithéliales. Toute réaction chimique, on le sait de la théorie des piles, est en effet une source d'électricité.

On a constaté que la fluctuation photo-électrique coïncide en son apparition avec le bourgeonnement des bâtonnets et des cônes. Elle fut observée dès la huitième semaine de la vie embryonnaire pour le cobaye, du 3e au 4e jour après la naissance pour le lapin, du 4e au 5e jour pour le chat, du 13e au 14e pour le rat(1). Ces moments sont précisément ceux du développement des cônes et des bâtonnets. Ils marquent en mêmetemps l'aurore de la fonction épithéliale, reconnaissable aux premières traces de secrétion purpuréenne.

Modifications chimiques. Comme toute substance nerveuse, la rétine est le siège d'une production acide dans l'état d'activité. Chodin (2) a reconnu, et d'autres ont confirmé depuis, que la rétine obscurée est neutre ou alcaline, et que la rétine insolée est au contraire acide. Le phénomène est chimiquement indépendant du pourpre rétinien, qui ne présente pas cette réaction. Il varie d'intensité suivant la qualité de la lumière. Son maximum est dans le bleu et le violet du spectre (Angelucci) (3).

Corollaire de la constatation qui précède, les éléments de la

(1) Congrès de physiol. 1907 (comm. de Kreide et Ischiara).
(2) Wiener Acad. d. Wiss, 1877.
(3) Real. acad. dei Lincei, 1888.

rétine présentent après l'obscuration une plus grande affinité de coloration pour les couleurs acides d'aniline, et après l'éclairement pour les couleurs basiques. Cela est vrai surtout pour les membres internes des cônes, que colorent bien l'éosine, la fuchsine acide, le violet acide (Birnbacher) (1).

Des composantes chimiques de l'élément rétinien, la chromatine et la nucléine sont notoirement modifiées par la lumière. La chromatine abonde dans les corps cellulaires des trois couches après une obscuration prolongée ; elle ne s'y retrouve plus qu'en petite quantité dans les rétines soumises à l'éclairement. Il n'y a pas de différence sur ce point dans l'action des diverses radiations spectrales. On décèle la chromatine par la méthode de Nissl consistant à fixer le tissu par l'alcool à 96°, à le colorer par le bleu de méthylène, à le décolorer ensuite partiellement dans un mélange d'alcool et d'huile d'aniline. La nucléine diminue sous l'influence de la lumière surtout dans les cellules des cônes et des bâtonnets ; toutes les radiations y contribuent, et, circonstance digne d'être notée, les radiations rouges avec la plus grande intensité (Birch-Hirschfeld) (2).

Ces diverses réactions s'observent, quoique à un moindre degré, sur l'œil obscuré dont le congénère a été soumis à l'action de la lumière. On peut les affirmer en conséquence un produit d'innervation, phénomène d'activité nerveuse, et non le résultat direct de l'action de la lumière.

Des réactions motrices sont constatées dans les éléments nerveux de la rétine. Elles y ont été signalées dès 1876 par Czerni, qui crut y voir un effet pathologique des lumières trop intenses, et reconnues depuis seulement être de nature physiologique. Ces mouvements, les contractions myoïdes de van Genderen Stort (3), appartiennent à toutes les couches de la rétine. En voici la description d'après Angelucci (4).

Les membres externes des bâtonnets sont raccourcis, et ce rac-

Contractions

(1) Graefe's Archiv., 1894 (vol XL, fasc. V.)
(2) Graefe's Archiv., 1900 (vol. L. f. 1.)
(3) Congrès médical international de Copenhague, 1884.
(4) Son article in-vol. II de l'encyclopédie fr. d'ophtalmologie.

courcissement subit, comme les altérations du pourpre et les mouvements du pigment, un accroissement progressif, du rouge aux lumières plus réfringentes.

Les membres internes des bâtonnets et des cônes se contractent aussi de la même façon sous l'action de la lumière, en devenant plus courts et plus épais. Le maximum d'effet serait, à l'inverse du précédent, obtenu par la lumière rouge.

Les corps cellulaires des cônes et des bâtonnets (grains externes), arrondis dans l'obscurité pour les grenouilles deviennent ovalaires dans la lumière. Le phénomène inverse se produirait pour le Leuciscus rutilus, un poisson dont les grains externes allongés au contraire dans l'obscurité seraient arrondis dans la lumière (Pergens).

Les cellules interplexiques subissent des déformations analogues, devenant plus petites, tantôt plus arrondies ou plus ovalaires. Les grandes cellules, contractées et diminuées de volume, donneraient lieu à l'agrandissement de leurs espaces péri-cellulaires. Il n'est pas jusqu'aux fibrilles des plexus qui ne subissent de pareils effets, en montrant des nodosités plus accentuées. Enfin, résultat final, l'épaisseur entière de la membrane en serait diminuée dans une notable proportion : de 224 à 165 pour le Leuciscus d'après Pergens (1).

Ces mêmes modifications appartiennent à l'œil obscuré, quand l'autre œil ou seulement une partie de la peau de l'animal ont subi l'action de la lumière. Elles y sont de même intensité, mais plus lentes à se produire. C'est là certainement le signe d'une activité récurrente, et cela prouve que les mouvements des éléments nerveux ont leur origine, ainsi que les mouvements épithéliaux, non dans une action directe de la lumière, mais dans les phénomènes propres à l'activité nerveuse.

Impression et propagation nerveuses.

3. Il y a lieu de rechercher où et comment le courant nerveux prend naissance et comment il se propage : le mécanisme de l'impression lumineuse auquel se rattache celui de la

(1) Soc. roy. des sc. méd. de Bruxelles 1896.

sensibilité à la lumière, et le mécanisme de la propagation nerveuse.

On doit à Henri Müller (1) d'avoir établi expérimentalement
quel est, pour la rétine, le lieu de premier ébranlement nerveux. Sa démonstration est liée à l'une des expériences par lesquelles il est possible de distinguer l'ombre des vaisseaux rétiniens. En voici l'exposé d'après Helmholtz.

Lieu de l'impression.

Au moyen d'une lentille convergente à court foyer, on con-
centre une lumière très intense, de préférence la lumière polaire,
en un point de la surface externe de la sclérotique le plus éloigné possible de la cornée, de manière à former sur la sclérotique une image petite et très éclairée de la source lumineuse.
Si le regard se porte alors sur un fond obscur, le champ
visuel semble éclairé d'un rouge jaunâtre, et il y apparaît un
réseau de traits sombres, dont les ramifications rappellent celles
d'un arbre ; elles répondent aux vaisseaux rétiniens.

H. Müller a mesuré la grandeur apparente du mouvement
qu'affecte dans le
champ visuel l'arbre
vasculaire, tandis
qu'un aide mesu-
rait en même temps
au compas le dé-
placement du foyer
éclairant sur la sclé-
rotique. Des don-
nées ainsi obtenues,

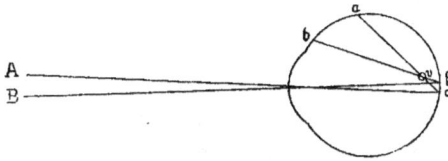

Fig. 44. — Pour déterminer le lieu de première
impression nerveuse dans la rétine.

il put déduire, au moins approximativement par construction
graphique ou par calcul, la distance entre les vaisseaux inter-
cepteurs de lumière et la couche rétinienne sensible.

Dessinons la coupe de l'œil en grandeur naturelle, (*fig. 44*).
Supposons que le foyer sur la sclérotique se meuve entre les
points *a* et *b*.

Soit α l'ombre d'un vaisseau *v*, situé dans le voisinage de la

(1) Med. physic. Gesellsch. de Würzbourg 1855.

tache jaune, dont on a mesuré le mouvement apparent. Pour la position a du point lumineux, ce vaisseau devra être situé sur la ligne droite a α. Soit α β le déplacement réel sur la rétine déduit par le calcul du déplacement apparent dans le champ visuel ; soit donc β la position de l'ombre du vaisseau quand le foyer est en b. Menons la droite b β, le point v où b β et a α se coupent, donne la position du vaisseau, et l'on peut déterminer la distance de ce point à la rétine.

H. Müller trouva de cette manière, dans plusieurs expériences, pour la distance des vaisseaux à la couche sensible et pour divers observateurs, des chiffres variables de 0,17 à 0,36^{mm}. Comme, d'après les mensurations anatomiques du même observateur, la distance des vaisseaux à la couche des cônes et des bâtonnets dans la région de la tache jaune varie entre 0,2 et 0,3^{mm}, il est plus que probable que tel est le lieu de premier ébranlement du nerf, celui de l'impression nerveuse (1).

L'impression une surcharge électrique sa provenance.

La psychologie naturelle (2) établit en quoi consiste le phénomène de premier ébranlement de la cellule nerveuse, j'en reproduis ici à nouveau le court développement.

Conséquence de la loi des relations logarithmiques de la sensation à l'excitation, telle la charge du navire que 10, 100, 1.000 et 10.000 tonnes surajoutées en progression géométrique augmentent proportionnellement en progression arithmétique de 1, 2, 3 unités $\frac{10}{1}$, la sensation en général est une grandeur proportionnelle. Elle est la proportion dont est augmentée ou diminuée la charge nerveuse relativement au moment qui précède. Et, considérée dans son premier ébranlement, elle est la surcharge proportionnelle du foyer de force nerveuse préexistant dans la cellule terminale.

Or, on sait, et nous venons de le rappeler, que l'aiguille galvanométrique est mise en mouvement toutes les fois que par un circuit sont reliées la continuité et la coupe ou la terminaison des nerfs ; que ce mouvement est l'indice d'une opposition électromotrice entre les deux points reliés ; que tout fragment de

(1) Optique de Helmholtz, p. 224 (163).
(2) P. 168 et p. 223.

nerf surpris dans sa terminaison, comme dans sa continuité est en conséquence un foyer permanent d'électricité.

On sait d'autre part, et nous en avons donné la démonstration pour l'œil d'après les expériences de Holmgren, qu'une oscillation se produit, la « variation négative » signalant en tous ses points l'activité du nerf. Considérée dans la terminaison nerveuse, cette oscillation est la surcharge du foyer préexistant dans la cellule nerveuse terminale.

En conséquence, le phénomène physique de l'impression, qui a lieu à l'extrémité des cellules nerveuses à cônes et bâtonnets, nous paraît consister en un ébranlement de la force nerveuse électrique normalement contenue dans la cellule.

Elle est la surcharge électrique du foyer nerveux rétinien terminal par l'électricité née de la transformation chimique de la lumière dans l'épithélium adjacent.

Au phénomène de l'impression se rattache étroitement le mécanisme de la sensibilité. *Physique de la sensibilité.*

La sensibilité lumineuse est mesurée, je le rappelle, par l'inverse de la plus petite différence appréciable nommée seuil différentiel de la sensibilité. Le seuil différentiel est une fraction constante de la force lumineuse, un centième, disions-nous. Cette proportion demeure inchangée si l'on considère les faits non plus dans leur rapport avec la lumière, mais dans leur application dynamique au foyer même de la sensibilité dans la cellule nerveuse ; et l'on doit en conclure que le seuil différentiel de la sensibilité est toute modification de ce foyer dans la proportion du centième de sa grandeur. Appliqué au cas de la lumière limite (trillionnième partie de l'étalon Carcel (1), cela signifie que le foyer nerveux de la sensibilité augmenté du centième fait équilibre à l'électricité développée par cette minime lumière. Ainsi le foyer nerveux terminal de l'état de repos égalerait à un centième près en puissance la force électrique que peut engendrer par transformation un trillionnième de Carcel.

Mais on sait que seul un séjour prolongé dans l'obscurité nous

(1) Voir ci-dessus, p. 154.

rend aptes à distinguer les lumières les plus faibles jusqu'à une certaine limite inférieure qui ne peut être dépassée. Cela signifie qu'à séjourner dans l'obscurité, le foyer terminal nerveux décroît jusqu'à une certaine limite, qui doit être l'état d'équilibre avec l'électricité entretenue dans l'épithélium par le seul fait de sa nutrition.

On sait aussi qu'à séjourner dans la vive lumière, l'œil, d'abord incapable de rien reconnaître, distingue ensuite les objets. Cela signifie qu'à séjourner dans la lumière, le foyer nerveux terminal, progressivement chargé tend à s'équilibrer avec le milieu d'électricité entretenue dans l'épithélium par l'action continue de la lumière.

Ainsi les phénomènes de l'éblouissement et de l'adaptation, cas particuliers du problème de la sensibilité, apparaissent comme la naturelle conséquence de l'équilibration des foyers nerveux terminaux avec le milieu électrique épithélial.

Propagation nerveuse affiliée aux propagations d'électricité dans les piles.

Transmise de proche en proche le long des nerfs, la surcharge impressionnelle donne naissance au courant nerveux. Le caractère propre du courant nerveux est d'être oscillatoire. Aug. Charpentier (1) en fit la démonstration par les effets de pareils courants comme agents de contraction musculaire. Nous en avons précédemment rencontré une manifestation dans le phénomène visuel des contre-sensations, phénomène d'alternance, entre le point éclairé du champ visuel et les parties circonvoisines, avec retour au premier point et ainsi de suite jusqu'à l'extinction du mouvement oscillatoire consécutif à chaque impression nerveuse.

Quant au mécanisme même de la propagation il ne peut être abordé expérimentalement dans la rétine avec quelque facilité à cause de la complexité anatomique de cet organe, et l'on me pardonnera de faire appel, pour l'exposer, aux seules indications de la psychologie élémentaire.

La psychologie établit que les propagations nerveuses sont lentes. Mesurées par le procédé de Bernstein, qui consiste à

(1) C. R. 18 Février 1901.

inscrire la variation négative du nerf excité successivement en deux points de son trajet, ou mesurées indirectement d'après le temps écoulé entre l'excitation d'un nerf et ses effets sur la sensation ou la motilité, elles ont été estimées à des vitesses de 30 à 132 mètres à la seconde. Une pareille lenteur est aussi le propre des propagations dans les piles et chaines électrolytiques : un foyer électrique étant mis en relation avec les chaines électrolytiques, un courant naît dans leur intérieur ; il y progresse ralenti par le temps que nécessite en cheminant le travail inévitable de la polarisation.

La psychologie établit encore que les courants nerveux grandissent comme l'avalanche en progressant. C'est ainsi que, si l'on excite un nerf à terminaison musculaire, la contraction qui en résulte est d'autant plus forte que le point excité est plus éloigné du muscle, c'est-à-dire que le chemin parcouru est plus grand. Il en est de même en sens inverse pour les nerfs sensibles dont les propriétés sont de tous points identiques ; la sensation est d'autant plus forte que le point excité est plus éloigné du centre. Or on sait que les courants grandissent de même en progressant dans les chaînes électrolytiques.

La psychologie établit enfin que, tout comme les piles polarisées par le passage des courants donnent lieu à des courants de sens contraire (ceux que l'industrie utilise dans les accumulateurs), de même les éléments nerveux sont chargés par les courants nés de l'impression pour donner lieu aux manifestations récurrentes de la mémoire : que la mémoire en un mot est assimilable à la polarisation des piles.

En tout semblables aux propagations du courant électrique dans les piles, les courants nerveux paraissent en conséquence devoir leur être assimilés. On commettrait la plus grossière erreur en établissant un parallèle entre la propagation de l'influx nerveux et le déplacement d'une tension électrique dans les conduits inertes. La propagation nerveuse est tout au contraire fonction complexe d'un organe complexe sujet comme tous ses pareils à l'usure et à la récupération matérielles, sujet à la fatigue et à la réparation de puissance par le repos. Des signes de fatigue visuelle ont fait l'objet d'un précédent chapitre. Des

signes de fatigue appartiennent à toutes les fonctions nerveuses.
Il est possible de noter graphiquement la fatigue localisée dans
le tronçon nerveux moteur soumis à l'excitation faradique. Il est
enfin possible de reconnaître par l'influence de la température
sur la conductibilité nerveuse (elle suit la formule d'Arrhénius (1))
que la propagation de l'influx nerveux est basée sur des processus chimiques, comme la propagation du courant électrique
dans les piles ou leurs variantes les accumulateurs.

Intellection.

4. Le calcul enseigne que la surface éclairée dont le diamètre est mesuré par l'angle de 0,5 minute (limite extrême de
l'acuité visuelle) correspond à une image rétinienne d'un peu
plus de deux millièmes de millimètre, dimension égale au diamètre des terminaisons nerveuses (2). Or des taches de cette
dimension et de plus petites encore sont par nous reconnues avec
leur note propre de hauteur bleue, jaune, rouge ou autre, et il
suffit pour cela que l'éclairage en soit suffisant. Il s'en suit que
la même terminaison doit nécessairement servir à l'impression
des lumières de toutes hauteurs, et que, seule capable d'expliquer la diversité des sensations produites, une division de
l'influx nerveux s'impose au sortir de l'élément nerveux terminal. Ce phénomène est celui de l'intellection (de *inter* et *legere*
choisir entre) choix ou division du courant nerveux aboutissant
à la distinction des diverses impressions.

La différencia-
tion des couleurs
un phénomène
diélectrique ner-
neux.

Pareille division existe anatomiquement dans les arborescences fibrillaires qui forment les plexus disposés entre les
étages cellulaires de la rétine. Différents de longueur et
d'épaisseur, diversement résistants aux électricités de tensions
différentes, en raison de leur longueur et de leur épaisseur, les
ramuscules des plexus livrent passage suivant leur résistance à
des électricités de tensions différentes. Ainsi se trouvent divisés et répartis les effets différents de l'impression, et nous ne

(1) Congrès de physiologie, 1907. C. R., p. 33 (comm. de *Snyder*),
(2) Mesures récentes de Rochon-Duvigneau (Ann d'oculistique, mars 1905,
p. 207). Un petit nombre de cônes étaient seuls plus étroits.

pouvons qu'y reconnaître le mécanisme élémentaire de la sélection ou intellection des courants nerveux. L'intellection a pour siège les plexus et pour objet la séparation diélectrique des courants en raison des tensions et des résistances. Elle est l'acte primordial du phénomène de la différenciation des couleurs.

Imiter le phénomène de la différenciation des couleurs au moyen de l'œil artificiel, précédemment esquissé à propos de la mutation nerveuse de la lumière, doit être en conséquence chose réalisable de la façon suivante.

Les pôles d'une pile d'éléments photo-électriques seraient formés de fils multiples, différents d'épaisseur partant de résistance, et chaque fil interrompu dans son circuit par un nerf de grenouille et son muscle. Il arriverait sous l'action de radiations lumineuses alternativement longues ou courtes, rouges ou violettes, productrices de courants de haute ou basse tension, qu'alternativement la contraction serait éveillée dans le muscle de l'un ou de l'autre fil, signalant le partage des courants. Si des sonneries différentes étaient enfin attachées aux divers appareils neuro-musculaires, c'est par des sonorités différentes que pourraient être signalées les différentes espèces de lumière. Cette dernière expérience venant à réussir, l'aveugle même en pourrait être, par l'intermédiaire du son, rendu sensible à la lumière et aux couleurs.

La première intellection nerveuse a pour organe dans la rétine le plexus basal. Elle scinde, d'après leur hauteur, les courants différents nés de l'impression. Elle les distribue entre autant de grains, qui en deviennent les foyers de renforcement de l'intellect rétinien. Elle les achemine ensuite à travers le plexus cérébral, lieu d'une nouvelle intellection, vers le nerf optique directement par les fibres minces, ou indirectement par l'entremise des cellules multipolaires.

La tentative a été faite à diverses reprises d'expliquer la distinction des couleurs par les principes de la photographie d'après Lippman.

On sait que, dans la photographie des couleurs, de la

Vaine hypothèse d'une intellection interférentielle des couleurs

18

lumière réfléchie interfère avec la lumière incidente, et qu'il en résulte la production d'ondes verticales qui éteignent toutes les vibrations lumineuses de phase différente. Ces ondes ont pour chaque lumière incidente une longueur déterminée. Les nœuds de vibration se trouvent donc tous pour cette lumière à la même distance de la surface réfléchissante, et cette distance est différente pour les différentes lumières.

Le développement de la plaque noircit les régions de la couche argentine qui ont été le siège de mouvements vibratoires, et respecte les nœuds de vibration. Des coupes transversales de gélatine impressionnées montrent en effet au microscope des lamelles alternativement claires et sombres, distantes d'une demi longueur d'onde quand la plaque a été impressionnée par une lumière monochromatique ; pour une lumière composée, certaines lamelles sont épaissies, d'autres amincies par les interférences, enfin pour la lumière blanche il y a, tout contre la surface réfléchissante, une large lamelle sombre, à laquelle s'en ajoutent d'autres à des distances déterminées espacées dans toute l'épaisseur de la gélatine.

De même, d'après Raehlmann (1), dans les bâtonnets et les cônes, à la limite entre les deux segments, il y aurait réflexion partielle et interférence. Il y aurait dans le segment interne, proto-plasmique, des zones d'excitation superposées, régulières, dont la distance à la surface réfléchissante se trouverait déterminée pour chaque lumière.

D'autre part les segments internes se contractent sous l'influence de la lumière. Cette contraction, qui peut réduire les cônes de la grenouille de 50 à 5 µ, serait inversément proportionnelle aux longueurs d'onde (Angelucci), et par suite aurait son maximum pour la lumière violette. Ces mouvements se propageraient aux noyaux des cônes. Raehlmann pense que les contractions peuvent avoir plus ou moins de puissance et un rythme particulier pour les excitations correspondantes à des vibrations de période longue, moyenne ou courte ; et qu'à chacun

(1) *Théorie anatomique et physique de la sensation des couleurs.* Zeitschr, f. Augenheilk, nov. 1906 (Ann. d'ocul., sept. 1907).

de ces modes de contraction correspondrait une couleur fondamentale.

Ces considérations méritaient d'être signalées à titre d'aperçu hypothétique. Elles laissent de côté l'épithélium comme agent de la transformation nerveuse de la lumière, et tout ce que l'on en peut dire à cette heure, c'est qu'elles n'expliquent pas comment les impressions de couleurs différentes sont réparties entre les expansions nerveuses d'un même élément terminal rétinien, ce qui est la clef nécessaire d'une théorie nerveuse des distinctions de couleur.

5. Mais nous connaissons, de la phénoménologie des couleurs, des retours de sensation ou récurrences, les contre-sensations, et l'on peut en marquer le mécanisme d'après la disposition même des éléments histologiques rétiniens.

Récurrences.

On sait qu'il est dans la rétine des cellules unipolaires, les *basales*, dont l'arborescence est dirigée vers les cellules terminales et les *amacrines* en sens inverse du côté du cerveau. Organes de répercussion, foyers de récurrence, les cellules unipolaires sont évidemment des organes de contre-sensation.

Récurrence par les unipolaires. Rôle équilibrateur des récurrences. Récurrence par les multipolaires.

Je rappelle que les contre-sensations furent précédemment assimilées aux mouvements des liquides dans les vases communiquants. Comparant le mouvement de première sensation à celui de première dépression dans les vases, il fut possible de reconnaître dans le flot soulevé un ébranlement comparable à l'auréole de contre-sensation, dans le flot en retour l'analogue de l'image de contre-sensation, dans les oscillations répétées de ce double mouvement l'extinction progressive et l'équilibration des mouvements de l'intellect : tous phénomènes tendant à effacer, par une sorte de nivellement, les impressions reçues, à préparer la rétine pour des dessins nouveaux, comme on prépare le tableau noir en y passant l'éponge.

Disposées de façon à assurer un pareil mécanisme, les cellules basales sont des organes de pure répercussion. Tous leurs pôles étant tournés vers la périphérie, l'onde nerveuse pénétrée par l'un d'eux s'épand en retour dans tous les autres, et les foyers ménagés par l'impression s'en trouvent allumés par voie récurrente.

Disposées en sens contraire, les cellules unipolaires internes (amacrines) sont des organes de répercussion inverse. Toutes leurs ramifications tournées vers le centre impliquent le retour au cerveau d'une onde venue de lui. Or ne savons-nous pas que les contre-sensations appartiennent à tous les domaines de la connaissance, et par conséquent au cerveau? Les récurrences en un mot sont de tous les étages de l'intellect.

Disposées enfin comme les basales au point de vue des récurrences, c'est-à-dire les racines tournées du côté de l'impression, les grandes cellules multipolaires sont articulées par de nombreuses ramifications avec le plexus cérébral. Elles en reçoivent par un pôle l'ébranlement nerveux qu'elles conduisent par tous les autres. Je ne vois pas la raison qui, pour elles, ferait admettre avec Cajal et van Gehuchten une conduction exclusivement centripète. Bien au contraire le courant doit progresser en tous sens et revenir en arrière dans les prolongements ramifiés laissés libres par l'impression. Ainsi les grandes cellules multipolaires, dont le rôle inverse va paraître, ont évidemment aussi celui d'agents de répercussion vers la périphérie ; celui d'équilibrer le foyer rétinien de l'intellection.

Dérivations. **6.** Il est enfin, par les fibres nerveuses de la dernière couche rétinienne, origine et aboutissant du nerf optique, des communications entre la rétine et le cerveau. Ces fibres sont de deux catégories : cylindraxes des grandes cellules rétiniennes, fibres rétiniennes à terminaison cérébrale ; et fibres de cellules cérébrales à terminaison rétinienne articulée dans le plexus rétinien interne. Elles sont ensemble greffées sur la rétine à la façon des dérivations qu'en industrie on applique sur les foyers électriques. Elles permettent un courant en deux directions : rétinofuge, de la rétine au cerveau, et rétinopète, du cerveau vers la rétine.

Courant rétinofuge. Au courant rétinofuge sont dévolues les deux fonctions d'ébranler les centres réflexes moteurs (palpébraux, oculomoteurs, endoculaires) et d'actionner la connaissance.

Je pense, étant donné le nombre restreint des grandes cellules rétiniennes et leur analogie avec celles des cornes antérieures de la moëlle, qu'une fonction motrice doive leur appartenir. Et je suppose en conséquence à leurs cylindraxes le rôle d'établir la communication avec les foyers bulbaires oculomoteurs des 3ᵉ, 4ᵉ et 6ᵉ paires de nerfs cérébraux. Cette communication, je la suppose en partie directe, expliquant les réflexes simples, et en partie indirecte par l'entremise des foyers mésencéphaliques, expliquant les réflexes composés ou instincts.

Je pense que, d'autre part, le rôle de conduire les impressions visuelles à la connaissance, c'est-à-dire à l'écorce cérébrale, demeure dévolu aux fibres cérébro-rétiniennes plus fines et en plus grand nombre.

Courant rétinopète.

Au courant rétinopète appartiennent les récurrences de tous foyers cérébraux. Mécaniquement aussi indispensables que les récurrences intra-rétiniennes, elles s'imposent au même titre.

Et c'est ainsi que, d'étage en étage conduites et répercutées, les ondulations nerveuses visuelles font de toute impression rétinienne, si étroite soit-elle, le point de départ d'un ébranlement général de la connaissance.

Conclusion : la rétine, un organe complet d'intelligence primaire.

Et c'est ainsi encore, que, bien loin de représenter les articles d'une chaîne où le courant de proche en proche s'en irait gagnant le centre, comme on l'a pu croire dans les débuts de l'histologie, la rétine figure en réalité un complexe ganglionnaire, organe d'impression, d'intellection et de répercussion équilibratrice, foyer primaire d'intelligence, cerveau en miniature sur lequel est greffé en dérivation le cerveau proprement dit par l'entremise du nerf optique.

CHAPITRE XX

Cerveau visuel et son fonctionnement

SOMMAIRE

Nous abordons enfin la troisième et dernière étape de l'acte
visuel, l'acte cérébral, et devons à cet effet poursuivre l'onde
nerveuse, dans son passage à travers les nerfs optiques, dans
ses relais (les ganglions infra-cérébraux), dans son champ d'ultime élaboration (la sphère corticale).

Nerfs optiques.   **1**. Les deux sortes de fibres nerveuses signalées dans la

rétine, émanations cylindraxiles des grandes cellules rétiniennes, et émanations cylindraxiles des foyers visuels cérébraux, mettent en relation par les nerfs optiques l'encéphale
avec la rétine.

Les prétendus nerfs optiques une commissure, nombre de leurs fibres.

Les fibres nerveuses des nerfs optiques sont, dès la papille
rétinienne et jusqu'au cerveau, enduites de myéline, mais
dépourvues de gaîne de Schwann, de noyaux et d'étrangle-
ments annulaires ; cette circonstance assimilie les nerfs optiques
non aux nerfs mais aux commissures cérébrales. L'embryologie
conduit à la même conclusion, en enseignant que la rétine est
formée d'un article de l'ampoule cérébrale primitive, et en montrant dans les nerfs optiques le pont-qui la relie au cerveau
proprement dit. La grossière anatomie confirme enfin cette
manière de voir, en reconnaissant aux gaines optiques la structure des méninges.

Les fibres du nerf optique sont d'épaisseur très variable
allant de 10 μ à une finesse incommensurable. Krause estime
leur nombre à 800.000, un chiffre qui paraît plus approché de
la réalité que celui de 40.000 indiqué par Kuhnt et qui probablement fait abstraction des fibrilles les plus ténues.

Structure du chiasma d'après l'anatomie.

Convergents vers le milieu de la selle turcique, les nerfs
optiques mêlent en ce point leurs fibres pour former le chiasma.

Le chiasma, entrecroisement des nerfs optiques, est disposé
en croix dans toutes les classes de vertébrés et dans les familles
de mammifères aux yeux latéralement placés ; il tend vers la
forme de la lettre H dans les mammifères aux yeux dirigés en
avant : le chat, le chien, le singe et l'homme, tous également
doués de la faculté de fusionner les images dans la vision binoculaire.

J'ai mesuré (1) les diamètres vertical, antéro-postérieur et
transverse du chiasma pour en calculer l'aire de section et
obtenu les résultats suivants :

(1) Archives de physiologie de Brown-Séguard, Charcot et Vulpian, 1878.

	Section verticale médiane	Section verticale transverse
Homme	19,62 m^{m2}	56,62m^{m2}
Chat	2,26	6,78
Petit lapin	2,70	2,65
Gros lapin	5,70	5,46

Il en ressort que la section médiane égale seulement le tiers de la section transverse pour le chat comme pour l'homme, alors qu'il y a égalité entre ces mêmes sections pour le lapin. Si l'on estime le nombre des fibres nerveuses proportionnel à la surface de section, ce qui est vrai jusqu'à un certain point déterminé par l'inclinaison des fibres sur l'axe du sectionnement, il en résulte que la section transverse couperait des fibres en beaucoup plus grand nombre que la section médiane et qu'une partie seulement des fibres nerveuses s'entrecroiserait au chiasma de l'homme et du chat, tandis que l'entrecroisement doit être complet dans les autres animaux.

La dissection appliquée au chiasma, après durcissement par les réactifs, et l'examen microscopique de coupes fines ont conduit Hannover (1) à décrire dans le chiasma de l'homme deux ordres de faisceaux : 1° les faisceaux croisés ou centraux (*commissura cruciata*) et 2° les faisceaux directs ou latéraux (*fasciculus dexter et sinister*). Les faisceaux latéraux sont moins volumineux que les faisceaux croisés ; ils n'ont pu être retrouvés que dans les chiens, les chats et les singes.

Une relation paraît donc exister, au moins pour les mammifères, entre la position des yeux en avant coïncidant avec la vision binoculaire fusionnée et l'entrecroisement incomplet (*semidecussatio*) des fibres nerveuses au chiasma. Cela est conforme aux prévisions des physiologistes, qui, depuis Newton (2), en faisaient une explication anatomique du fusionnement des images dans la vision binoculaire. Mais il faut bien le dire, si la relation indiquée est indéniable, elle n'est pas

(1) *Das Auge*, Leipzig, 1822.
(2) *De humani corporis fabrica*, lib. IV, cap. IV.

une condition de la vision binoculaire. André Vésale n'a-t-il pas relaté le cas d'un homme qui n'avait pas de chiasma, les nerfs optiques étant dirigés chacun vers l'hémisphère cérébral du côté correspondant, et dont la vue n'avait pourtant présenté aucune anomalie ! Et ne sait-on pas qu'il existe, parmi les vertébrés autres que les mammifères, des animaux, certains oiseaux en particulier, aux yeux portés en avant, doués de la faculté de convergence, dotés par conséquent de vision binoculaire fusionnée, dont pourtant les fibres optiques subissent au chiasma un entrecroisement notoirement complet. Le problème de la distribution des fibres au chiasma est donc d'ordre exclusivement morphologique.

Des fibres bifurquées sont signalées dans le chiasma du lapin par R, y Cajal. Leur direction serait centripète, leur origine dans les grandes cellules rétiniennes.

L'expérimentation et l'observation cliniques se sont ingéniées à contrôler de diverses manières les données de l'anatomie au sujet du chiasma.

Contrôle, épreuve clinique

L'observation clinique enseigne que l'hémianopie ou cécité des deux moitiés homolatérales du champ visuel est l'indice commun de lésions franchement unilatérales du cerveau. Elle frappe les deux rétines dans leur moitié située du côté de l'hémisphère malade ; et cela prouve la liaison de l'hémisphère avec les deux yeux, partant l'existence d'un faisceau direct et d'un faisceau croisé. La verticale suivant la direction du point fixé limite le champ visuel hémiopique. Comme la fossette centrale, lieu de la rétine correspondant au point fixé, est située latéralement au pôle postérieur de l'œil, il en résulte que la ligne de démarcation entre les deux moitiés de la rétine passe en dehors de la papille, et pue la moitié externe, celle du faisceau direct est moins étendu que l'autre. On sait déjà que le faisceau direct est aussi le moins volumineux.

L'observation clinique enseigne encore, ainsi qu'il sera exposé plus loin à propos de la suppléance réciproque des hémisphères, que l'hémianopie, jamais absolue ni complète, laisse subsister une fruste sensibilité dans toute l'étendue du champ apparemment aveugle, et surtout qu'elle n'atteint jamais tout à fait le point fixé. On en doit conclure que le faisceau direct d'un côté et le faisceau croisé de l'autre, bien que très distincts dans leur masse, entremêlent en réalité quelque peu leurs fibres au chiasma.

épreuve sensorielle.

Pour les animaux, j'ai eu recours au sectionnement du chiasma sur la ligne médiane (1) Cette opération, pratiquée sur le sujet à l'état de vie doit nécessairement entraîner la cécité dans l'hypothèse du croisement complet, et ménager une partie de vue dans l'hypothèse contraire. Mes expériences ont porté sur de jeunes chats qu'il faut d'abord em-

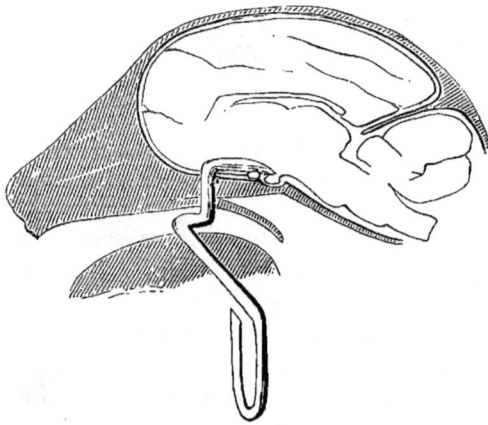

Frg. 45. — *Pour montrer comment on sectionne le chiasma.*

maillotter jusqu'à la tête. L'opérateur assis tient le corps de l'animal entre ses genoux. Il saisit la tête par derrière de la paume de la main gauche, presse du pouce et de l'index sur les joues pour ouvrir les mâchoires, et introduit de la droite l'ins·trument dans la bouche. Lame étroite à double courbure (*fig. 45*), on l'enfonce à la limite du palais membraneux à travers la base du crâne en passant devant le chiasma. C'est le premier temps. Le second temps est un mouvement de bascule faisant, par torsion opérée sur le manche, passer la lame au-dessus du chiasma. Le troisième et dernier temps accomplit la section,

(1) C. R. 10 juin 1878.

en attirant le chiasma contre la base du crâne et en y joignant quelques mouvements de latéralité. Le résultat constant de cette opération est une vue troublée, mais nullement détruite. L'animal continue à se conduire sans peine et évite les obstacles. Les mouvements de la pupille sous l'influence de la lumière sont conservés. Pratiquée par Beauregard (1) sur des oiseaux et par Brown-Squard (2) sur de tout jeunes lapins, la même opération avait entraîné la complète cécité.

De nombreux auteurs, parmi lesquels il faut citer surtout Gudden (3), ont étudié la structure du chiasma par la méthode des dégénérescences, qui consiste à poursuivre dans les nerfs l'atrophie consécutive à leur mutilation. Le cas le plus utilisé est celui de la perte d'un œil. On constate, tant sur l'homme éborgné dans le jeune âge que sur les chats et les chiens soumis de bonne heure à cette opération, une atrophie du nerf optique se continuant à travers le chiasma dans les deux bandelettes. On poursuit aussi en sens inverse dans les deux nerfs optiques l'atrophie produite par la mutilation d'un hémisphère cérébral ou seulement la section d'une bandelette. Et ces deux faits sont considérés à juste raison comme la preuve d'un entrecroisement incomplet.

épreuves de dégénérescence.

La même méthode a permis de circonscrire dans le nerf optique et dans le chiasma de l'homme un faisceau maculaire contenant les fibres nerveuses de la tache jaune. On constate en effet (Samelsohn) (4), à l'autopsie des sujets atteints de cécité localisée à la tache jaune, de l'atrophie occupant en forme de coin le côté externe du nerf optique, placée ensuite à son centre, subissant la semi-décussation au chiasma et se retrouvant dans la portion centrale des deux bandelettes.

La méthode des dégénérescences a démontré en outre l'existence dans le chiasma d'une commissure cérébrale inférieure

(1) Gaz. médicale 1875.
(2) Archives de physiologie 1877.
(3) Graefe's archiv. 1874 et 1875.
(4) Graefe's archiv. xxvii, 1 et III.

indifférente à la fonction visuelle, et voici comment : Sur des sujets privés des deux yeux dès le jeune âge, les nerfs optiques sont totalement atrophiés jusqu'au chiasma, mais les bandelettes sont partiellement conservées, ainsi que la partie supérieure et postérieure du chiasma, le tout formant une anse, la commissure cérébrale inférieure ou racine interne des bandelettes, peu développée sur l'homme, mais bien accentuée sur le lapin. On y distingue trois faisceaux : 1° la commissure de Gudden reliant entre eux les corps genouillés internes, dont la fonction est auditive ; 2° la commissure de Meynert reliant les corps lenticulaires ; 3° enfin la commissure de Forel ou faisceau du tuber cinereum reliant les parties tout internes et postérieures des corps lenticulaires. (Ces faisceaux sont distincts de l'anse superficielle décrite par Cruveiller sous le nom de « racine grise des nerfs optiques » et par Hannover sous le nom de « commissure ansiforme » : un mince bandeau fibrillaire né de la lame grise qui repose sur la partie antérieure du chiasma ; enroulé autour de lui, il se perd à la surface des nerfs optiques, où le rejoignent des fibres émanées du plexus carotidien. On lui suppose une fonction vasomotrice).

Seule atrophiée après la destruction des deux yeux, la moitié externe des bandelettes contient les faisceaux optiques. Elle forme la racine externe ou optique de la bandelette, terminée dans les trois branches radiculaires du tubercule quadrijumeau antérieur, du corps genouillé externe et du pulvinar, qui toutes trois contiennent des fibres directes et des fibres croisées.

Il existerait enfin dans le chiasma d'après Pagano une commissure antérieure, interoculaire, formée de fibres allant d'une rétine à l'autre en traversant le chiasma (1).

Ganglions infracérébraux.

2. Trois racines relient donc le nerf optique au cerveau ; celle du tubercule quadrijumeau antérieur, du corps genouillé externe et du pulvinar, ganglions composant avec le cervelet l'étage cérébral inférieur de l'intellectualité optique. Le corps genouillé

(1) Citation d'Angelucci, *loc. cit.*

et le pulvinar étant étroitement liés, il reste en somme trois foyers pour servir de siège secondaire à l'intelligence visuelle (le siège primaire de l'intelligence visuelle étant, nous le savons, la rétine) : 1° le tubercule, 2° le corps genouillé avec le pulvinar ; 3° le cervelet.

On compte dans le ganglion du tubercule quadrijumeau antérieur quatre couches principales : 1° un lit superficiel de fibres à myéline, le stratum zonale ; 2° une mince couche de petites cellules, sorte de grains interplexiques multipolaires ; 3° une forte épaisseur de fibres entrecoupées de cellules bipolaires à direction antéropostérieure et de cellules multipolaires ; 4° une couche épaisse de grandes cellules multipolaires et de fibres à direction verticale.

Tubercule quadrijumeau antérieur,

L'ablation des yeux entraîne l'atrophie du stratum et l'on peut y voir une preuve de l'origine de ses fibres dans la rétine, où elles ne peuvent naître que des grandes cellules. Leur terminaison a lieu en arborescence au devant des petites cellules de la deuxième couche.

structure et relations,

L'ablation des yeux produit l'atrophie des petites cellules, atrophie complète prouvant leur fonction exclusivement optique. L'extirpation de la sphère visuelle (occipitale) de l'écorce du cerveau produit un certain degré d'atrophie dans la troisième couche, montrant ses relations avec l'écorce cérébrale. Cette couche est aussi en connexion anatomique avec les centres acoustiques et tous les foyers mésencéphaliques.

De la quatrième et dernière couche, couche profonde où des grandes cellules multipolaires émanent par autant de prolongements cylindre-axiles des fibres qui rejoignent en bas le plancher de l'acqueduc et celui des ventricules pour s'y terminer en arborescences articulées autour des noyaux radiculaires des nerfs moteurs oculaires. Une partie de ces fibres subit l'entrecroisement sur la ligne médiane.

La physiologie applique à l'étude des fonctions du corps quadrijumeau les résultats de l'ablation de l'encéphale au-dessus du tubercule ; elle y applique aussi les résultats de l'excision et de l'excitation du tubercule, qui seront exposés dans les cha-

fonctions, ils président à l'intellection des réflexes moteurs.

pitres consacrés à l'innervation des mouvements oculaires et doivent être ici énumérés : 1° l'ablation des hémisphères au-dessus des tubercules laisse subsister tous les réflexes oculaires et en particulier les réflexes lumineux : les pupilles se con-tractent à la lumière ; les yeux en suivent la direction ; les paupières enfin se ferment aux lumières trop vives ; 2° l'excision des tubercules antérieurs supprime les réflexes lumineux : les pupilles ne se contractent plus à la lumière ; les yeux ne la suivent plus et ne s'écartent pas non plus devant une lumière trop vive ; 3° l'excitation des tubercules antérieurs provoque au contraire la motilité oculaire sous toutes ses formes : le rétré-cissement et la dilatation de la pupille, le déplacement du regard de tous les côtés, en convergence et en divergence suivant les points de l'organe que l'on a touchés.

Il ressort de ces expériences que les tubercules quadrijumeaux antérieurs, organes interposés entre la rétine et les racines des nerfs moteurs oculaires servent à l'intellection des réflexes visuels oculomoteurs. Ils servent aussi, par l'intermédiaire des connexions reconnues avec les nerfs acoustiques et tous les autres foyers mésocéphaliques, à l'intellection des réflexes ocu-lomoteurs : les réflexes que nous savons procéder des sensations les plus diverses, quand invinciblement le regard se porte du côté d'où vient le bruit ou vers la partie du corps soumise à l'attou-chement. Par leurs connexions avec les hémisphères sont enfin expliquées les interventions de l'intelligence supérieure dans le jeu des mouvements oculaires.

Corps genouillé externe et Pulvinar,

Le corps genouillé externe, saillie située près de l'extrémité postérieure de la couche optique, en dehors et un peu en avant du corps genouillé interne, immédiatement au-dessus du pul-vinar, qui la surplombe, se compose : 1° d'une coque périphé-rique de substance blanche formant stratum zonal ; 2° d'une partie centrale comprenant à la fois de la substance blanche et de la substance grise. La substance grise revêt la forme d'une lame repliée plusieurs fois sur elle-même dans le sens trans-

structure et relations,

versal. Histologiquement, les stries blanches du corps genouillé externe sont constituées par des fibres à myéline, les unes afférentes, les autres efférentes. Quant à la lame grise, elle renferme des cellules nerveuses de grosseur moyenne, fusiformes ou étoilées, autour desquelles se terminent en arborescence une partie seulement des fibres optiques de la bandelette, les autres traversant l'organe sans s'y [arrêter. Il en émane d'autre part des cylindre-axes, fibres optiques nouvelles à destination du faisceau optique intra-cérébral, et, à destination des agglomérations cellulaires voisines en particulier du ganglion des corps quadrijumeaux antérieurs. L'ablation des globes oculaires dans le jeune âge atrophie l'enveloppe fibrillaire et ménage les cellules ou seulement diminue leur nombre. L'extirpation du lobe occipital fait disparaître les cellules tandis que l'enveloppe fibrillaire n'est que peu diminuée.

Le pulvinar est cette partie toute postérieure de la couche optique, qui proémine en arrière, recouvrant les corps genouillés. Très variable dans sa forme et dans sa dimension, il est formé, lui aussi, d'un stratum zonal de fibres à myéline et d'un noyau de cellules nerveuses. L'ablation des yeux atrophie le stratum composé de fibres émanées de la rétine et terminées autour des cellules du noyau ; elle ménage les cellules. Les cellules du noyau donnent naissance à des fibres à destination du faisceau optique et probablement aussi à destination des autres agglomérations cellulaires méso-cérébrales. L'ablation du lobe occipital provoque leur atrophie.

Placés près l'un de l'autre et de connexions identiques, le corps genouillé externe et le pulvinar reçoivent donc comme le tubercule quadrijumeau antérieur des fibres émanées de la rétine. Des fibres émanent d'autre part de leurs propres cellules. Elles mettent en relation : 1° le corps genouillé et le pulvinar, l'un avec l'autre ; 2° ces deux organes avec les autres agglomérations cellulaires de la profondeur du cerveau ; 3° ces mêmes organes avec l'écorce cérébrale.

Une expérience est particulièrement propre à éclairer leur rôle : celle de la décortication des lobes cérébraux suivant l'exemple de Goltz. On sait que les animaux ainsi traités conservent, avec la totalité des mouvements qualifiés réflexes, mouvements relativement simples et succédant avec une régu-

fonctions, ils président à des combinaisons de réflexes.

larité inlassable à la même application de l'excitant sensoriel, la
faculté de combinaison des réflexes aboutissant à l'accomplissement d'actes habituels qualifiés *instincts*. Ces animaux marchent
lorsqu'on les a mis en mouvement, et, en marchant, sont capables
d'éviter les obstacles, mais ils sont paresseux et inintelligents.
Leur vue est comme obnubilée et l'on a noté l'absence de la
faculté de distinguer les couleurs. Partie intégrante des ganglions infra-cérébraux, le corps genouillé et le pulvinar servent
avec eux à des associations instinctives de réflexes, ils sont
les représentants oculaires de l'intelligence intermédiaire ou des
vulgaires instincts.

Quelques observations anatomo-cliniques ont été relevées
concernant ces ganglions. On a vu des hémorrhagies du pulvinar d'un et même des deux côtés n'avoir provoqué aucune
trace d'hémianopie et Henschen (1) en a voulu exclure le pulvinar de l'acte de la vision. D'autres sont accompagnées au contraire d'hémianopie qui s'expliquerait, alors par une compression de voisinage sur les corps genouillés.

Les lésions du corps genouillé sont régulièrement cause
d'hémianopie. On va même jusqu'à établir une corrélation topographique entre ce ganglion et la rétine, leurs deux parties
supérieures et leurs deux parties inférieures correspondant
entre elles.

Cervelet.

Les auteurs sont muets sur les relations des nerfs et foyers
optiques avec le cervelet. En l'absence de documents sur ce
sujet très intéressant, je ne puis qu'en affirmer la quasi nécessité, rappeler que le cervelet est un lieu de convergence des
réflexes d'orientation statique ou orientation de l'espace, une
fonction à laquelle la vue participe dans la plus large mesure
ainsi qu'il sera exposé au chapitre de la locomotion oculaire.

Sphère corticale.

3. Suprême épanouissement de l'arbre nerveux qui plonge ses
premières racines dans l'épithélium rétinien, et qui s'est à deux
reprises, dans la rétine et dans les masses cérébrales inférieures

(1) Congrès international de médecine, Paris, 1900.

y compris le cervelet, largement dispersé, l'écorce cérébrale a sa sphère visuelle, dont il faut établir la localisation dans l'une et l'autre hémisphère, la structure et les connexions, les fonctions enfin.

De nombreuses études ont été faites concernant le siège de la sphère visuelle corticale. L'expérimentation sur les chiens et les singes par Munk (1), dont les résultats, d'abord contestés, ont été depuis amplement confirmés, l'ont fixé dans les lobes occipitaux en vertu de ce fait que la destruction d'un des lobes produit l'hémianopie et que la destruction des deux lobes produit la cécité. Une détermination plus précise a été fournie par la poursuite au microscope des dégénérescences et atrophies consécutives aux ablations de l'œil, ou, en sens inverse, de parties d'écorce cérébrale. Enfin la clinique a livré les documents les plus précieux par les autopsies variées de sujets atteints pendant leur vie de lacunes visuelles bien établies. *Localisation,*

On est d'accord aujourd'hui pour éliminer de la sphère visuelle proprement dite la face externe du lobe occipital. Mais, tandis que Déjerine et Vialet, et plus encore Monakow lui attribuent une partie importante de sa face interne jusqu'au pôle, Henschen localise le centre visuel à l'écorce de la scissure calcarine et à son voisinage le plus immédiat, là où apparaît le ruban de Vicq-d'Azyr. Henschen affirme, appuyé sur ses propres observations, que la lèvre inférieure de la scissure calcarine correspond à la partie inférieure de la rétine, la lèvre supérieure à la partie supérieure de la rétine et le fond du sillon à sa partie horizontale moyenne (2).

La discussion (3) a porté aussi sur la localisation corticale du champ visuel central ou maculaire. Elle prit naissance à la suite d'observations de double hémianopie, c'est-à-dire presque cécité, avec conservation de la seule vision centrale dans l'étendue de 1 à 1 1/2 degré en hauteur et 2 à 2 1/2 degrés en largeur. L'autopsie *champ maculaire*

(1) Berlin. Acad. der Wissensch, 1886.
(2) *Semaine médicale*, 22 avril 1903.
(3) Congrès de médecine, section d'ophtalmologie, Paris, 1900.

avait révélé l'existence de foyers hémorrhagiques corticaux embrassant l'entière région calcarienne des deux hémisphères, moins un petit foyer situé au fond de la scissure calcarine gauche en arrière, dans un cas (Laqueur) (1), en avant dans un autre (Foerster) (2). Il en résulte, semble-t-il, que l'un et l'autre hémisphère innervent indifféremment, et nous l'allons voir conjointement, les deux macula ; et que le doute doive persister seulement sur la localisation dans la partie antérieure ou postérieure du sillon calcarinien.

Suppléance réciproque des hémisphères.

Une suppléance des hémisphères l'un par l'autre semblait du reste dès longtemps établie pour la région de la macula. H. Wilbrand (3) le premier y avait rendu attentif, montrant que la

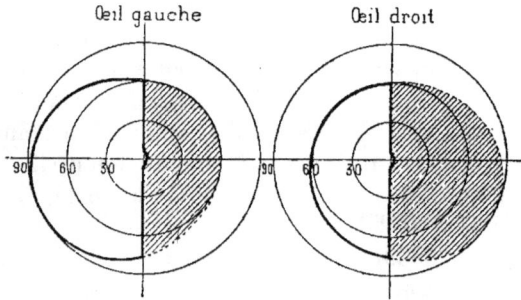

Fig. 46. — Hémianopie double homolatérale droite, pour montrer l'intégrité de la vision par la macula.

ligne de démarcation des champs hémiopiques contourne le point fixé, et qu'en réalité le champ de la vision centrale ou maculaire demeure entier (fig. 46.) Cela prouvait à l'évidence l'innervation de la macula par les deux hémisphères, chacune y ayant une représentation complète.

Mais voici que le même Wilbrand (4) intervient à nouveau

(1) Virchow's Archiv. 1899.
(2) Graefes Archiv. 1890, XXXV.
(3) *Die Doppelversorgung der macula lutea.* Wiesbaden 1895 et publications antérieures depuis 1887.
(4) Klin. Monatsbl. f. Augenheilk, juillet 1907 (*Sem. méd.* 2 octobre).

dans la discussion et annonçe un nombre respectable d'observations (il en compte sept) de minuscules scotomes maculaires hémianopiques gênant la lecture et qui auraient
pu être confondus pour ce fait avec de l'alexie de nature
aphasique. L'un d'eux fut la conséquence d'une plaie pénétrante
apparemment bien localisée dans l'écorce du côté gauche et
offrant, dit-il, la rigueur d'une expérience de laboratoire. De
pareils scotomes, scotomes absolus succédant à une lésion,
unilatérale, détruiraient la possibilité d'une suppléance intégrale.
Je déclare, pour ce qui me concerne, n'avoir rencontré qu'une
fois un cas semblable, celui d'un jeune peintre très nerveux
qui pensa d'abord en perdre l'exercice de sa profession, mais
guérit ensuite, oubliant son mal avec les ennuis qui l'avaient
provoqué. Ce cas m'a laissé l'impression d'un accident de
suggestion provoquée par la minutie de mon propre examen. Un
pareil accident est toujours possible dans le domaine des
lacunes du champ visuel, et nous aurons bientôt à en signaler
un autre exemple appartenant à la description classique de
l'hystérie.

Des études récentes de L. Bard (1) tendent à établir qu'une
certaine suppléance réciproque existe pour l'entière étendue des deux moitiés du champ visuel. Les faits relatés par
l'auteur concernent trois hémianopies de localisation probable
diverse concernant tour à tour la bandelette, le cerveau intermédiaire (région capsulaire postérieure et thalamique) et l'écorce.
Toutes trois portent sur un côté entier du champ. L'hémianopie
paraissait, au premier examen, complète : aucun objet, aucune
forme, aucune couleur ne pouvaient être distingués. Mais les
sujets placés en face des deux fenêtres, dont ils ne distinguaient
qu'une, purent signaler les moindres différences de clarté produites par les mouvements d'un écran du côté soi-disant aveugle.
Ils purent même indiquer si l'écran venait d'en haut, d'en bas ou
de côté. En aucun cas ils ne purent distinguer un objet ni une
couleur. L'hémianopie ne serait donc jamais absolue. Et la conclusion s'impose qu'une fruste représentation existe pour l'entier

(1) *Semaine médicale*, 31 mai 1905.

de chaque rétine dans l'écorce occipitale des deux hémisphères.

En un cas récent d'hémianopie (brusquement survenue en pleine conscience de ce qui se passait, par conséquent non corticale,) j'ai contrôlé l'exactitude de l'observation de Bard. Le sujet ne reconnaissait rien dans l'entière moitié droite de son champ visuel. Placé face aux fenêtres, dont il déclarait ne voir qu'une, il sut cependant indiquer si le volet de droite était ouvert ou plus ou moins fermé. Mais jamais il ne put reconnaître la direction imprimée au mouvement d'un écran, et ses réponses fort intelligentes se bornèrent à dire qu'il voyait plus ou moins de lumière dans un mouvement de va et vient latéral. Une bougie étant avancée par le côté il déclara distinguer une lueur rougeâtre. Cette observation jointe aux précédentes nous fait admettre, jusqu'à plus ample informé, l'entière représentation bilatérale de la sensation de clarté, avec de frustes et inconstantes harmonies de direction et de couleur.

On invoque pour expliquer la double représentation des rétines, explication qui porterait pour la périphérie et pour le centre, l'existence de fibres bifurquées décrites dans le chiasma du lapin par Cajal. Leur bifurcation est centripète : venue de l'un des nerfs optiques, la fibre se divise dans l'épaisseur du chiasma pour pénétrer par l'une de ses branches dans la bandelette gauche et par l'autre dans la droite. Ces fibres procèderaient des grandes cellules multipolaires de la rétine, que j'ai cru pour ma part, raisonnant *a priori* et par analogie avec la moëlle, être réservées aux réflexes moteurs.

Structure. La texture histologique de la sphère corticale visuelle, conforme à celle de l'écorce cérébrale en général, repose sur un double système d'éléments nerveux : les cellules et fibres radiées, les cellules et fibres tangentielles, systèmes que relient de nombreux plexus (fig. 47, p. 299).

Système radié :

Les *cellules* radiées, toutes plus ou moins pyramidales, occupent en rangées irrégulièrement superposées l'entière épaisseur de l'écorce, hormis la couche superficielle. Ce sont, à partir de la profondeur : les cellules petites irrégulières, les grandes cellules pyramidales, les petites cellules pyramidales, les cellules fusiformes.

Les cellules radiées donnent naissance à des fibres dans trois directions : 1° la direction ascendante, grosse fibre, dendrite ascendante, allant du sommet de la pyramide à la surface du cerveau et s'y divisant en panache dans le plexus superficiel (les fusiformes manquent seules de prolongement direct vers la surface) ; 2° la direction latérale, fibres collatérales émergeant latéralement de la dendrite ascendante, et fibres basilaires émergeant en tous sens de la base de la pyramide ; 3° la direction inférieure, cylindraxe né de la base de la cellule pour se continuer dans les faisceaux radiés de la substance blanche.

Les *fibres* radiées se rencontrent dans toute l'épaisseur de l'écorce cérébrale hormis le plexus superficiel ; elles sont en partie l'émanation ascendante et descendante des cellules radiées de la région que l'on considère, et pour une autre partie l'arborisation terminale des fibres de la substance blanche située au-dessous.

Système tangentiel :

Les cellules tangentielles, cellules de Cajal, occupent le fond de la couche superficielle. Ce sont de petites cellules du type fusiforme, triangulaire, ou polygonal suivant qu'elles présentent deux, trois ou un plus grand nombre de pôles. Leurs ramifications, d'abord tangentielles, se terminent, par des arborescences perpendiculaires à cette direction, dans le plexus cortical superficiel. Cette disposition rend les cellules tangentielles comparables à des crabes aux pattes dirigées vers l'enveloppe cérébrale.

Des fibres tangentielles se rencontrent dans toutes les parties de l'écorce à un degré de densité variable. Elles sont très denses à la hauteur des cellules tangentielles. Dans la couche des grandes cellules pyramidales elles dessinent une strie visible à l'œil nu et particulièrement épaisse dans la sphère visuelle ; c'est le ruban de Vicq-d'Azajr, formé des embranchements latéraux des grandes cellules. Elles sont également denses vers la base de l'écorce où elles composent la couche des fibres d'association intracorticales de Meynert.

Plexus :

Les plexus formés en couche sont au nombre de deux. Le plexus *superficiel*, réseau d'Exner, couche moléculaire des anciens auteurs, occupe la surface du cerveau et s'y détache par sa coloration plus claire du reste de l'écorce. Il est le carrefour universel où s'articulent les arborescences terminales des fibres de toute provenance. Le plexus *profond* occupe, divisé en deux par la couche moyenne des fibres tangentielles, toute la hauteur des cellules radiées. Il relie de son feutrage les ramifications latérales de ces cellules et celles des fibres de la substance blanche ramifiées dans l'écorce.

Connexions.

Comme l'écorce cérébrale en général, la sphère visuelle est pourvue de connexions nerveuses en trois directions : 1° commissurales ; 2° d'association ; 3° de projection.

Les fibres commissurales mettent en relation par le corps calleux la sphère visuelle de l'un et de l'autre hémisphère. Celles émanées de la scissure calcarine se portent obliquement de haut en bas et d'arrière en avant pour contourner dans un trajet spiroïde la paroi inférieure de la corne occipitale (Vialet).

Les fibres d'association relient la sphère visuelle avec les autres régions corticales du même hémisphère. On a spécialement délimité les faisceaux qui vont à la convexité du lobe occipital où sont localisés les foyers des harmonies visuelles. D'autres faisceaux (partie du faisceau longitudinal inférieur) mettent la sphère visuelle en relation avec la sphère auditive située dans le lobe temporal, et probablement avec l'entière sphère sensorielle, qui occupe, on le sait, les parties antérieure, postérieure et déclive des hémisphères. Un dernier faisceau (autre partie du longitudinal inférieur) relie enfin la sphère visuelle à la zone corticale motrice, située au sommet des hémisphères et dans la partie médiane avoisinante, où l'on a délimité des foyers propres aux mouvements des yeux, aux mouvements des membres, aux mouvements (de la bouche, de la langue et du larynx) qui actionnent le langage.

Les fibres de projection relient l'écorce visuelle aux centres mésocéphaliques et à la rétine. Elles forment le faisceau optique intracérébral, ou faisceau des radiations optiques dirigé d'arrière

en avant et de haut en bas, d'abord contigu au faisceau longitudinal inférieur, contournant ensuite le ventricule latéral pour
aller s'épanouir par le triangle de Wernicke dans le corps genouillé
externe, le pulvinar et le tubercule quadrijumeau antérieur. Ce
faisceau est composé de fibres cortico-ganglionnaires et
ganglio-corticales, et sûrement, au moins pour certains animaux,
de fibres cortico-rétiniennes et rétino-corticales. Il apparaît en
conséquence que les trois foyers cellulaires visuels, rétinien,
méso-céphalique et cortical, sont uniformément reliés, par des
fibres émanées de chacun d'eux, avec tous les autres.

Forte de ces données anatomiques, la physiologie aborde *Fonctions*
aujourd'hui résolument le problème naguère obscur de la vision *corticales,*
par l'écorce cérébrale.

Je rappelle d'abord les expériences faites sur l'écorce céré- *expériences sur*
brale des animaux. La destruction du lobe occipital pratiquée *les animaux,*
sur les chiens et les singes (expérience déjà citée de Munk)
produit la cécité d'une moitié de champ visuel des deux
yeux du côté opposé à la lésion. Celle des deux lobes occipitaux produit l'entière cécité sans abolir toutefois les réflexes
visuels.

L'excitation du lobe occipital pratiquée sur les mêmes animaux
éveille la sensation. Nous possédons, pour le reconnaître, à
défaut des dires impuissants de leur fruste langage, certains
mouvements des yeux que l'on attribue à des échos de la sensation visuelle dans la zone motrice, déplacements du regard
vers la direction où le sujet excité croit percevoir la lumière.

Plus instructives que les expériences sur les animaux sont les *observation sur*
observations faites accidentellement sur l'homme dont on con- *l'homme,*
trôle les lésions par la nécropsie.

Les hommes frappés de lésion destructive de l'un des hémisphères visuels corticaux ont toujours présenté de leur vivant
le symptôme d'hémianopie homolatérale de l'un et de l'autre œil,
c'est-à-dire : la perte d'une moitié latérale du champ visuel binoculaire.

Cette hémianopie fut tantôt de toute la moitié du champ
(hémianopie mi-circonférencielle), et tantôt d'un secteur seule-

ment, secteur symétriquement placé du même côté aux deux yeux (hémianopie sectorale).

Elle fut tantôt la perte de toute sensation lumineuse, à la réserve près des phénomènes de suppléance précédemment relatés (rétines représentées dans l'un et l'autre hémisphère), et tantôt seulement une diminution de pouvoir visuel avec perte de la faculté d'harmonisation qui est le pouvoir de reconnaître les figures ou les couleurs. Cela prouve qu'il est dans l'écorce cérébrale des foyers spéciaux pour les différentes harmonies lumineuses.

Les foyers harmoniques ont reçu le nom de centres d'association ou centres de Flechsig ; certains d'entre eux, notamment ceux des mots écrits ont certainement une localisation unilatérale prouvée par leur disparition complète après les lésions d'un seul hémisphère, ordinairement le gauche.

Un trait distinctif caractérise l'hémianopie corticale et la différencie : l'impuissance du sujet à connaître directement et immédiatement son mal. Il se plaint de mauvaise vue ; cela lui est venu à telle date, plus ou moins brusquement, mais il ignore qu'une moitié de champ visuel lui fait défaut, et c'est en tâtonnant que le médecin en relève la constatation.

*Conscience et
connaissance
visuelles, les
phases de la con-
naissance :*

La perception visuelle, telle est en somme la fonction de l'écorce cérébrale. Elle fait des cellules qui la composent et en particulier des cellules radiées (les tangentielles semblant dévolues à l'intellection) le foyer central de force nerveuse, dont les variations considérées pour elles-mêmes représentent la *conscience* et, considérées relativement aux foyers corticaux voisins, la *connaissance*.

La connaissance visuelle, tel est donc en dernière analyse l'objet des mouvements nerveux de la sphère visuelle corticale. Nous devons, pour terminer, en évoquer les phases et les étapes qui sont : 1° d'initiation ; 2° d'harmonisation ; 3° d'idéation ; 4° de réflexion mentale et motrice.

*phase
d'initiation,*

L'ébranlement initial des cellules de la sphère corticale visuelle, *initiation* de la connaissance, a pour origine les ébranlements nerveux provoqués par la lumière dans la rétine et propagés de proche en proche jusque dans l'écorce.

Les fibres qui servent à cette propagation, comprises dans les voies dites de projection, procèdent des cellules radiées de l'écorce et touchent d'autre part directement ou indirectement au plexus interne de la rétine. Aussi nombreuses que les relativités simultanément isolables par l'acuité visuelle, aussi nombreuses pour la macula que les cônes dont le diamètre limite les impressions rétiniennes, plus nombreuses même puisque des impressions de couleurs différentes jaillissent du plus petit point qui se puisse distinguer, leur nombre dépasse celui des grandes cellules rétiniennes et des grosses fibres qui en émanent, il doit correspondre à celui des fibres qui du cerveau viennent par le nerf optique s'articuler directement au plexus rétinien interne.

On appelle « images visuelles » les *harmonies* ou associations des mouvements de la connaissance correspondantes aux images rétiniennes des objets extérieurs. Elles impliquent l'ébranlement d'autant de foyers qu'il y a de parties différenciées dans chaque image, et autant aussi de contacts entre ces foyers pour en assurer l'harmonisation. *phase d'harmonisation,*

Fixées matériellement, et comme imprimées dans les foyers de la connaissance par le mécanisme de la « polarisation » commune aux éléments nerveux et aux éléments électrolytiques de l'industrie, (autrement dit la « mémoire ») les images visuelles deviennent ce que nous appelons des *idées*. Le mécanisme de l'idéation est donc lié au jeu de mémoire ou polarisation. Des groupements cellulaires, les foyers harmoniques de Flechsig, paraissent correspondre aux idées usuelles : formes géométriques, formes de lettres et de mots écrits, visages familiers, facilités de l'intelligence comparables aux calculs tout faits des formules en mathématique. Des associations d'idées sont assurées par les voies de connexion intercorticale. *phase d'idéation.*

L'ébranlement général de la connaissance conduit enfin à la *réflexion*, ou répercussion des idées, et par sa propagation à la zone motrice de l'écorce, à l'excitation musculaire. L'entrée en scène de ce département de la connaissance prend le nom de *volonté*. La volonté s'applique à la réflexion aussi bien qu'à l'action musculaire. *phase de réflexion.*

Ainsi l'ébranlement de la connaissance aboutit par l'image à l'idée, aux associations et réflexions d'idées, à la volonté enfin, volonté de réflexion et d'action musculaire. Tel le cycle naturel des mouvements qui font de la sphère visuelle corticale un des multiples groupements de la force nerveuse considérée dans son foyer supérieur le foyer de la connaissance ou *l'âme* (1).

Place de l'appareil dans l'organisation intellectuelle générale. Des intelligences superposées multiples président donc à la fonction visuelle : intelligence primaire dans la rétine, intelligences intermédiaires des corps quadrijumeaux antérieurs et du corps genouillé externe (le rôle du pulvinar demeurant douteux) et intelligence supérieure corticale. A chacune correspondent des dispositions histologiques propres à fournir les étapes fondamentales d'impression, d'intellection, d'expression motrice, d'équilibration et de dérivation nerveuses ; elles y sont faciles à suivre aussi bien que dans les éléments homologues de la moëlle épinière.

En ce qui concerne la rétine, je rappelle : que l'impression a pour organes dans la moëlle les cellules des ganglions rachidiens postérieurs, homologues des cellules rétiniennes à cônes et bâtonnets ; que l'intellection confiée dans la rétine au camp des cellules interplexiques a pour homologue dans la moëlle les cornes postérieures, ganglion de grains multipolaires entre plexus ; que les grandes cellules de la rétine et des cornes antérieures de la moëlle sont motrices par leur prolongement cylindraxile, et sont en même temps organes de répercussion équilibratrice par leurs expansions ramifiées en sens inverse ; que la dérivation cérébrale est enfin assurée dans la moëlle par un lot de fibres verticales représentant les communications cérébrales directes du plexus rétinien interne.

Dans les tubercules quadrijumeaux, les organes de l'impression appartiennent aux fibres zonales, ceux de l'intellection sont représentés par des cellules bipolaires et multipolaires ; il ne manque pas de fibres de dérivation ; et, quant aux foyers d'expres-

(1) *Psychologie naturelle*, p. 309 et suiv.

sion et d'équilibration, ils sont à chercher surtout à côté dans les noyaux du bulbe homologues des cornes médullaires antérieures.

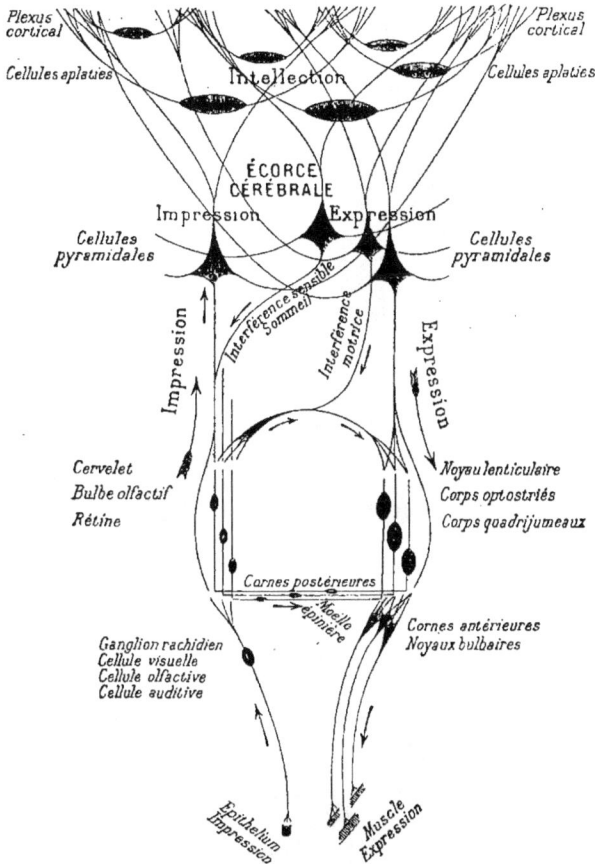

Fig. 47. — *Universel dispositif des voies et foyers de l'intelligence.*

Des dispositions approchantes existent dans les corps genouillés.

Dans l'écorce cérébrale enfin il y a des cellules de toutes formes et de toutes grandeurs ; multipolaires, unipolaires et tangentielles, des plexus et des fibres de toutes directions.

J'ai figuré ici un schéma général du système nerveux reproduit de mon traité de psychologie naturelle : schéma discutable en ses détails, mais dont l'architecture éclaire en son ensemble l'organisation intellectuelle. Il marque la place dévolue dans l'intelligence à l'appareil nerveux de la vision.

CHAPITRE XXI

Phylogénie de la sensation lumineuse

SOMMAIRE

Ce chapitre traite des croissances et déchéances de la sensation lumineuse. Il se propose de suivre le développement général de la sensation dès son apparition dans le protoplasma des Infusoires ; d'observer en ses modalités l'intelligence des couleurs et marquer les progrès du colorisme physiologique ; de traiter l'histoire régressive de la sensation lumineuse.

1. Trois grandes étapes dans le développement de la sensation lumineuse coïncident avec le développement de l'organe visuel. L'une est le *phototropisme* des êtres unicellulaires ; la

Développement général de la sensation.

seconde, liée au développement d'une enveloppe cutanée dans
les êtres pluricellulaires, est la *dermatopsie*; la troisième enfin,
subordonnée à l'apparition et au développement d'un appareil
spécialement consacré à la vue, mérite le nom *d'ophtalmopsie.*

Phototropisme.   La cellule unique des protozoaires possède en germe les fonctions réparties ultérieurement entre les groupements qui font
les organes différenciés des êtres pluricellulaires. Son protoplasma est le siège de transformations motrices de la lumière, et
l'on doit reconnaître à ce fait un indice de sensation visuelle.

On désigne sous le nom de « phototropisme » les manifestations visuelles motrices des protozoaires. Les exemples en sont
nombreux. En voici quelques-uns :

Sur une plasmodie d'*Aethalium septicum*, qui vit à la surface
du tan, si l'on fait tomber un rayon lumineux, le protoplasme se
retire aussitôt du point éclairé et s'accumule dans la partie
demeurée obscure.

Le *Pelomyxa palustris*, organisme amœboïde, exécute dans
l'ombre des mouvements pseudopodiques ; quand on projette
sur lui un rayon lumineux, il retire subitement tous ses pseu-
dopodes et se transforme en un corps sphérique.

Maints infusoires, qui se meuvent à l'aide de cils vibratiles,
recherchent ou fuient la lumière, ainsi fait l'*Euglena viridis*. Si
l'on éclaire une petite partie d'une goutte d'eau contenant des
Euglènes, déposée sur le porte-objet du microscope, aussitôt
tous les organismes s'accumulent dans la région éclairée. Les
Euglènes sont encore intéressants en ce qu'ils ne sont sensibles
à la lumière qu'en un point très restreint de leur corps, l'extrémité pigmentée rouge de leur fouet vibratile, organe agissant à
la façon d'un œil.

Les zoospores d'algues présentent des phénomènes analogues. Ainsi, celles de *Botrydium* placées à l'abri de la lumière,
sont réparties uniformément dans l'eau ; éclairées elles tournent
leurs extrémités vers la source lumineuse et se précipitent vers
elle en décrivant un trajet rectiligne. Celles d'*Ulothrix* se partagent en deux camps, les unes photophiles, les autres photo-
phobes.

Les conclusions générales suivantes résultent des expériences faites en grand nombre sur tous ces êtres :

1° La vitesse du mouvement héliotropique, plus lentement croissante que l'intensité de la lumière, suit, dans ses rapports avec elle, la loi psychophysique commune à toutes les sortes de sensations, celle de la relation logarithmique de la sensation à l'excitation ;

2° Nulle ou presque nulle dans les radiations rouges et jaunes, la vitesse du mouvement héliotropique croît rapidement à partir de ce point du spectre avec la réfringence de la lumière. Elle est donc parallèle au pouvoir chimique de la lumière et c'est là un indice du rôle que joue certainement l'action chimique dans ce genre de sensation ;

3° Aucune trace de différenciation proprement dite des couleurs n'a été constatée ;

4° Une ébauche de différenciation topographique résulte du choix de la direction pour fuir ou rechercher la lumière.

Une prompte spécialisation organique caractérise les êtres pluricellulaires. Elle se manifeste, en ce qui concerne la sensation lumineuse, par sa localisation à la peau, d'où le qualificatif « dermatoptique » alors appliqué à la fonction.

Dermatopsie.

En voici des exemples :

Des Orties de mer, animaux dépourvus d'yeux, s'épanouissent à l'ombre et se ferment à la lumière.

Les Vers de terre réagissent par des mouvements à l'action des rayons lumineux. Cette sensibilité n'est pas limitée, comme on l'avait dit tout d'abord, aux premiers anneaux du corps, mais répandue à toute sa surface. Elle permet la différenciation de faibles différences d'éclairage.

Certaines Méduses et leurs larves, également sans yeux, se rassemblent sur les points les plus éclairés des aquariums. C'est là un indice non seulement d'une sensation lumineuse, mais d'une orientation visuelle de l'espace.

Une sorte de sensation dermatoptique appartient également

aux escargots où elle fut étudiée par Em. Young (1) et localisée dans le pied de la bête.

Histologiquement la fonction dermatoptique pourra présenter plusieurs étapes. Dans l'une, la cellule sensible à la lumière, cellule ordinairement pigmentée, sera en même temps organe moteur. Dans une autre étape, la cellule pigmentée sera distincte de la cellule motrice, et les deux seront liées par des arborisations formant plexus. Dans une troisième étape, des cellules nerveuses entre plexus sépareront la cellule pigmentée de la cellule motrice. Enfin, un appareil de réfraction, bâtonnet transparent de la cellule pigmentée ou cornée épidermique apportera un perfectionnement propre à plus exactement localiser l'action de la lumière

La présence du pigment n'est pas indispensable à ı vision dermatoptique. Ici, comme pour l'œil albinos, l'impressionnabilité du protoplasme importe, non sa pigmentation dont le seul bénéfice paraît être une plus intense absorption lumineuse.

Ophtalmopsie :

Sens visuel de l'œil extrorse.

Les progrès ultérieurs du sens visuel sont liés à la formation et à l'organisation de l'œil.

L'œil à facettes des Arthropodes marque le plus haut perfectionnement de l'appareil projecteur d'image droite. Nous savons combien ces animaux, loin d'être liés comme les précédents au coin de terre qui les a vus naître, sont au contraire aptes à se conduire par la vue sans heurt au travers de bien des obstacles. Leur sens topographique est néanmoins inférieur, même chez les insectes les plus favorisés, puisqu'il suffit à l'apiculteur de ralentir ses mouvements pour demeurer inaperçu.

Leur sens des couleurs est également borné. Les abeilles reconnaissent il est vrai le papier bleu, qu'une fois elles ont trouvé chargé de miel, pour s'y précipiter à nouveau après un voyage à la ruche, malgré qu'on l'ait déplacé et dépouillé au profit d'un papier d'autre couleur mis à sa place (Lubbok, Forel) (1). Mais il ne faut pas oublier que le bleu, note basse, dans

(1) *Bulletin de la Soc. helvétique des Sc. nat.*, 1893.
(1) *Recueil zoologique suisse*, 1886 et 1887.

les tonalités de hauteur s'exalte moins et s'éteint moins aussi aux inévitables variations de l'intensité lumineuse, et que cette stabilité relative suffit peut-être à sa distinction indépendamment de toute notion harmonique de couleur.

L'œil camérulé, qui atteint sa perfection dans les Mollusques supérieurs et les Vertébrés et ne doit plus être étudié ici au point de vue de la construction optique, présente des gradations intéressantes d'autre sorte : l'apparition du pourpre, les différenciations rétiniennes polychrômes, la multiplication cellulaire interplexique.

Sens visuel de l'œil introrse

Un avantage résulte certainement pour les Vertébrés et les rares Mollusques qui en sont porteurs de la présence du pourpre rétinien. D'extrême sensibilité photochimique, cette substance est, nous l'avons vu, l'agent de la vision crépusculaire ; il manque aux animaux, tels les poules, qui ont peine à évoluer dans la demi-obscurité de la nuit et appartient au contraire aux nocturnes (voir plus haut p. 258 l'exception expliquée des chauves-souris). Agent des tonalités-chaleur de lumière, et manquant à la fossette centrale rétinienne propre à l'homme et au singe, le pourpre paraît en outre favoriser la distinction des couleurs par la seule comparaison des clartés entre le centre et la périphérie du champ visuel ; cette disposition paraît être l'avant-coureur des derniers perfectionnements nerveux qui amènent l'intelligence proprement dite des couleurs, et ses difféciations organiques.

apparition du pourpre,

Des différenciations polychrômes existent dans les bâtonnets de la rétine des grenouilles, où l'on en rencontre de verts à côté des ordinaires pourpres. Des différenciations polychrômes existent surtout dans les boules intercalaires de la rétine des oiseaux et de quelques reptiles, boules huileuses, rouges, orangées, jaunes, verdâtres, rarement vertes ou bleues. Elles doivent, tamisant diversement les lumières, donner des objets diversement teintés des mosaïques visuelles où les clartés sont diversement réparties, assurer de la sorte une distinction des couleurs basée sur les seules différences de la clarté relative.

bâtonnets et grains colorés,

La rétine des vertébrés supérieurs, le singe et l'homme, est

augmentation du nombre des cellules nerveuses rétiniennes entre plexus.

20

enfin remarquable par la multiplication extrême des cellules interplexiques, foyer de l'intellect rétinien.

2. On sait des Mollusques supérieurs, des Poissons, des Batraciens et des Reptiles, qu'ils ont la sensation aiguisée des formes ; mais rien n'a transpiré d'une connaissance affinée des couleurs.

On sait, des Oiseaux, et de certains rapaces en particulier, la vue perçante qui leur permet de reconnaître du haut d'un vol vertigineux la souris des champs. Mais on ne connaît rien qui prouve par expérience leur faculté à reconnaître les couleurs. Il est vrai qu'à voir leurs multicolores parures et la différenciation des sexes à ce point de vue, on est tenté d'en inférer qu'ils possèdent la faculté de les distinguer comme nous. Mais une pareille conclusion ne serait pas plus justifiée que pour les papillons et les scarabées non moins brillamment polychrômes, pourtant notoirement ignorants des couleurs.

Des mammifères, on cite le taureau comme distinguant la couleur rouge du manteau que le toréador agite pour exciter sa fureur. Mais je ne suis pas bien sûr qu'un manteau d'autre couleur entre les mains du même homme ne produisît pas le même effet.

Deux singes (mâle et femelle) du Macacus Rhesus ont été éprouvés au point de vue de la distinction des couleurs de la façon suivante par Kinnaman (1).

Des gobelets au nombre de neuf, placés à intervalles réguliers étaient extérieurement recouverts de papiers de couleur différente ; et, de la nourriture introduite dans l'un d'eux à l'exception des autres ; l'ordre en était ensuite interverti à l'insu des sujets à éprouver. On vit le mâle choisir exactement 26 fois sur 30 le vase couvert de rouge, 18 fois le vert ; et l'on vit la femelle choisir exactement 30 fois sur 30, à trois reprises différentes le jaune, le rouge et le vert. Ces expériences, pour être absolument concluantes, exigent le choix de teintes égales en valeur de clarté, ce que l'on ne dit pas avoir été fait. Telles

(1) *American Journal of Psychology*, janv. 1902, *in Revue scientifique*, 14 mai 1904.

qu'elles sont, pleinement affirmatives pour la femelle seulement, elles font prévoir les modalités du colorisme humain.

La sensation lumineuse, affinée dans l'espèce humaine
par le grand nombre des éléments nerveux visuels, et la
richesse de leurs arborisations plexiformes, n'est pas la même
pour tous les individus. On en connaît des variétés caractérisées
par une aptitude variable à différencier et harmoniser les couleurs. On connaît en d'autres termes des degrés dans l'intelligence humaine des couleurs. Or l'intelligence des couleurs fait
le *coloriste*, dont il existe diverses sortes.

Coloriste est le peintre de clair-obscur limitant ses moyens à
l'emploi du noir et du blanc.

Coloriste, le peintre qui rehausse le clair-obscur de teintes
chaudes et froides sans pénétrer plus avant dans l'harmonie
intime des lumières.

Coloriste enfin le peintre qui trouve sa voie en des poly-
chromies de mosaïste.

Ce sont là autant de thèses de peinture cherchées et voulues
par l'artiste, lorsqu'il est pleinement conscient de son art et de
sa parfaite intelligence. Elles reproduisent les stades de l'intelligence appliquée à la compréhension des jeux de lumière
et répondent aux facilités de cette intelligence décrites
par les auteurs sous les noms d'achromatopsie, dyschroma-
topsie et euchromatopsie, auxquels on en a substitué parfois
d'autres nullement plus euphoniques, témoin les termes « pro-
tochroïsme, métachroïsme et pléochroïsme » de mon traité de
psychologie, termes que j'ai préférés comme plus indépendants
du préjugé explicatif. Je crois faire aujourd'hui œuvre exacte et
utile en les rattachant aux variétés correspondantes du colorisme
pictural et en leur appliquant les termes suivants faciles à
retenir, dans lesquels le mot colorisme prend le sens de faculté
compréhensive et intelligence de la couleur :

1° Colorisme de clair-obscur ;

2° Colorisme tempéré ;

3° Colorisme intégral (1).

(1) Le vieux terme *daltonisme* correspond aux deux premiers degrés du colorisme physiologique.

Le colorisme de clair-obscur ramène l'homme à l'état fonctionnel des animaux inférieurs.

Il ignore les intervalles harmoniques de hauteur : les teintes
et leurs accords. Son impuissance à ce point de vue est complète. Elle se manifeste par l'impossibilité de trier et apprécier
les couleurs à première vue. La situation du sujet est celle du
peintre de noir et blanc.

Un tel état dénote l'inexistence des fonctions intellectuelles
par lesquelles est opéré dans la rétine le tri des courants nerveux issus des diverses sortes d'impression lumineuse, ou tout
au moins l'inexistence de foyers corticaux aptes à les différencier. Des altérations de la rétine sont souvent constatées par
l'examen ophtalmoscopique.

Pour être impuissant à qualifier les couleurs à première vue,
l'état de clair-obscurisme n'est pas cependant privé de tout
pouvoir de différenciation entre les sortes de lumière. Il l'emprunte aux changements de clarté relative qu'elles subissent par
la variation générale de l'intensité lumineuse, et par la transition du centre au pourtour du champ visuel, un peu comme les
sourds empruntent à la déformation qu'elles impriment aux
lèvres, un élément de distinction des sons.

Le clair-obscuriste est sensible en effet au phénomène de
Purkinje, c'est-à-dire aux changements de clarté relative produits par les seules variations de l'intensité lumineuse : il sait
en user pour distinguer entre elles les radiations à l'occasion
d'un rapide changement d'éclairage, une simple inclinaison
imprimée aux objets, qu'on le voit prendre à la main et diversement présenter à la lumière.

Il est également sensible au phénomène de Macé de Lépinay et Nicati, c'est-à-dire à l'aberration excentrique des clartés
due à la présence du pourpre rétinien dans l'ensemble de la
rétine et à son absence dans la fossette centrale; et sait aussi
en user pour distinguer les radiations. Un chatoiement se produit au point correspondant à la limite où apparaît l'écran de
substance pourpre, et ce chatoiement, manifeste avec une
intensité différente suivant la longueur d'onde, sert à la distinction. Mon expérience pour le démontrer est la suivante. On

place l'objet d'épreuve (laine colorée) dans le poing fermé, et on l'entr'ouvre progressivement, tandis que le sujet est invité à ne pas déplacer le regard. Dans ces conditions, la couleur n'est pas d'abord reconnue; elle l'est ensuite, quand l'étendue de la surface à examiner vient à dépasser 1 degré angulaire, grandeur correspondante à celle de la fossette privée de pourpre. La distinction est surtout facile entre les lumières bleues et les lumières jaunes, formes extrêmes dans la série des décolorations du pourpre.

Le coloriste tempéré, à la différence du précédent, connaît des harmonies de hauteur et les dénomme à première vue; la gamme en est restreinte, et cela le différencie du coloriste intégral. La dénomination adoptée rappelle celle de gamme tempérée en usage dans l'acoustique pour désigner une restriction dans le nombre des notes qui la composent. *Colorisme tempéré ou métachroïsme :*

Mis en présence d'un lot d'échantillons polychrômes, il en établit l'assortiment facile en trois catégories : 1° les bleus; 2° les jaunes ou bruns suivant le degré de clarté; et 3° les gris ou blancs suivant le degré de clarté également. *spectre.*

Mis en présence du spectre solaire convenablement étalé, il déclare y reconnaître deux franches couleurs : la bleue d'un côté, la jaune de l'autre, séparées par une zone grise ou blanche, qui se reproduit aux extrémités et surtout du côté du rouge. L'étendue du spectre est normale pour le plus grand nombre. Pour quelques-uns elle est raccourcie du côté du rouge.

Ces constatations donnent la clef du système. Il est celui d'une gamme tempérée, limitée à l'intelligence des intervalles fondamentaux bleu (tierce), jaune (quinte) et de leur accord blanc (tonique), ou en somme : deux intervalles et un accord. La situation du sujet est comparable à celle du peintre qui limiterait sa palette à du bleu, du jaune et du blanc en toutes gradations jusqu'au noir, ou, si l'on veut, à celle du dessinateur sur papier blanc avec des crayons noirs, bleus et jaunes. *deux intervalles et un accord,*

La gamme tempérée suffit aux fonctions ordinaires de la vie et n'exclut pas le plaisir des yeux. On en conviendra si l'on sait que nombre d'individus atteignent l'âge d'homme sans se douter

qu'une telle insuffisance leur soit départie, au point que l'expert
chargé de les éprouver est parfois le premier à le leur
apprendre.

La gamme tempérée n'exclut pas la virtuosité dans l'exercice
de la peinture. On la rencontre parmi les professionnels de cet
art et non des moindres. Je connus pour ma part un peintre,
dont je possède une magistrale aquarelle, qui ignorait le
rouge. Il savait cela, et, pour ce motif, lui avait réservé une
place très à part sur sa palette, n'en usant que pour « monter »
ci et là ses effets.

Mais la gamme tempérée est une source de confusions qui
tôt ou tard apparaissent et peuvent être un danger par les
erreurs qu'elles provoquent.

Les confusions sont très apparentes dans la copie de peinture reproduite en fac-similé avec son modèle p. 137 de mon
traité de psychologie. Très exact pour la coloration, ce fac-similé
laisse à désirer en ce qui concerne les valeurs représentées à
tort inégales entre le modèle et sa copie.

Les confusions se résument en celle du rouge et du vert
ensemble et avec le gris. Le rouge a qualité de gris dans
les mélanges qui en contiennent : il disparaît dans les pourpres
et les violets, n'y laissant que du bleu ; il disparaît aussi dans
l'orangé, n'y laissant que du jaune. Et le vert ayant même
qualité s'efface aussi dans les mélanges qui en renferment ; il disparaît dans le vert d'eau pour n'y laisser que du bleu ; il disparaît dans le vert jaunâtre pour n'y laisser que du jaune.

Pour mettre ces faits en évidence, une épreuve d'assortiment,
d'après Holmgren (1), est le moyen employé. On présente au sujet
un lot de laines de toutes couleurs et nuances avec trois échantillons à apparier :

a. Un vert pâle.

b. Un pourpre (rouge violacé).

c. Un rouge.

A l'échantillon vert sont appariés les verts, les gris et les
roses de même pâleur.

(1) *De la Cécité des couleurs.* Stockholm 1877.

A l'échantillon pourpre sont appariés les pourpres et les bleus.

A l'échantillon rouge sont assimilés enfin les rouges, les gris et les verts.

Une variante se présente entre les sujets dans la troisième épreuve. Les uns associent au rouge des gris et des verts égaux en saturation. Les autres leur associent des gris et des verts plus foncés. Ce dernier cas signale le raccourcissement du spectre du côté du rouge.

Toute épreuve consistant à faire simplement nommer la couleur des échantillons serait illusoire. Il arrive en effet que, par son long apprentissage, le coloriste tempéré a appris à dénommer les teintes un peu comme tout le monde, les reconnaissant non pas à la couleur, mais par les procédés accessoires de distinction identiques à ceux dont use le coloriste de clair-obscur : 1° les changements de clarté relative qui accompagnent les variations de l'intensité lumineuse ou phénomène de Purkinje et 2° les changements de clarté relative qui se produisent à la limite entre le champ central de la vision par la fossette rétinienne et le champ périphérique ou phénomène de Macé et Nicati.

Un moyen de même ordre, procédé artificiel, consiste à regarder les objets à travers un verre monochromatique rouge. *artifice de correction,* Par ce verre sont obscurcies toutes les surfaces qui réfléchissent d'autres radiations, et exaltées par comparaison celles qui réfléchissent du rouge. Des différences deviennent ainsi très apparentes entre le vert et le rouge devenus noir et blanc, entre le bleu et le pourpre devenus également noir et blanc ou au moins gris, etc, etc. C'est avec une vraie surprise que le sujet, mis en présence d'échantillons multicolores par lui faussement appariés, voit sous le verre se dresser des différences insoupçonnées. Sur mon conseil, plusieurs personnes, coloristes tempérés et coloristes de clair-obscur, ont adopté l'usage habituel de ce correctif et s'en sont bien trouvés.

Les essais d'éducation les plus suivis ne sont jamais parvenus à étendre le clavier du coloriste tempéré. Le sujet naît tel et demeure tel jusqu'à la fin de sa vie. *une imperfection congénitale, son corollaire anatomique.*

Des statistiques établies sur un très grand nombre d'épreuves montrent le colorisme tempéré fréquent dans le sexe masculin (3 p. cent), extrêmement rare dans le sexe féminin (à peine 1 p. mille). Il est héréditaire dans certaines familles; frappant les hommes et leurs fils, il y ménage les filles mais non les fils de ces dernières. C'est donc une anomalie congénitale héréditaire affectant presque exclusivement le sexe masculin.

Une raison anatomique expliquant cette anomalie n'est pas connue. Mais il y a lieu de supposer que les plexus sont moins richement feutrés dans la rétine, et les cellules moins nombreuses entre plexus. Il y a lieu de supposer surtout des lacunes dans les foyers cellulaires correspondants de l'écorce cérébrale.

Colorisme inté-gral ou pléo-chroïsme. — Etat parfait de la sensation lumineuse avec possession des trois intervalles fondamentaux bleu, jaune et rouge, formant de leurs multiples combinaisons le monde polychrôme que nous connaissons, le *colorisme intégral* est le sens parfait des couleurs analysé précédemment et dont il nous reste à connaître les défaillances.

Déchéances de la sensation. — **3.** Trois sortes principales de déchéance sont observées dans la sensation lumineuse de sujets du reste parfaitement doués à l'origine. Elles correspondent, la première, à des lésions de l'appareil rétinien épithélial, la seconde à des lésions de l'appareil nerveux rétinien et cérébral inférieur, la troisième aux lésions de l'écorce cérébrale, et ont nom : *héméralopie, amblyopie, cécité psychique.*

Héméralopie. — On désigne sous le nom d'héméralopie une manière de cécité crépusculaire empêchant le sujet de se conduire dans la demi-obscurité, alors qu'il voit bien pendant le jour, et distingue les objets les plus ténus.

Ce phénomène est l'expression d'une insensibilité relative de la vision excentrique indispensable à la marche au travers des obstacles épars dans le champ visuel. Un rétrécissement du champ visuel est toujours manifeste dans les formes anciennes et graves de la maladie. Il l'est moins dans les formes récentes et légères, mais sa démonstration y est néanmoins aisée. Je recommande à cet effet qu'après l'essai ordinaire de campimétrie avec le carré de papier blanc sur fond noir, on procède au contrôle par un test de teinte foncée. Des rétrécissements considérables et tout à fait inattendus sont ainsi mis en évidence.

Avec juste raison, Parinaud (1) a invoqué comme cause de l'héméralopie une altération possible du pourpre rétinien. N'avons-nous pas reconnu à cette substance le rôle d'un agent de transformation photo-chimique particulièrement sensible aux faibles lumières? et noté sa présence dans toute la rétine, hormis la fossette, qui est l'organe de la vision centrale demeurée intacte dans l'héméralopie? N'avons-nous pas aussi relaté la loi de M. Schultze montrant le pourpre développé en raison des habitudes nocturnes des animaux?

Mais le pourpre, produit de sécrétion épithéliale, ne peut être en faute que par suite d'altérations de l'épithélium ; et celles-ci sont en réalité très apparentes dans les formes graves d'héméralopie, en particulier dans la rétinite dite pigmentaire, une affection progressive conduisant à la cécité. Il paraît donc justifié d'attribuer le phénomène de l'héméralopie à une insuffisance de l'épithélium rétinien considéré dans son rôle élaborateur de la substance purpurine, à une insuffisance sécrétoire de cet épithélium.

On appelle *amblyopie* (ἀμβλύς = obtus) l'état émoussé de la sensibilité visuelle. Elle reproduit les effets ordinaires de l'éclairage insuffisant : diminution d'acuité visuelle, extinction des lumières dans l'ordre des hauteurs rouge-jaune-bleu, et rétrécissement progressif du champ visuel dans le même ordre. *Amblyopie.*

L'amblyope est donc atteint d'insensibilité relative aux radiations rouges. Il présente un spectre raccourci du côté du rouge, et commet les confusions habituelles au coloriste tempéré.

On observe l'amblyopie avec l'atrophie du nerf optique dans le tabes et dans l'empoisonnement chronique par l'alcool. La

(1) C. R. Avril 1881.

suggestion involontaire, œuvre d'un médecin à idée préconçue, la fait naître à volonté dans l'hystérie où on lui a fait une place certainement indue.

Cécité psychique. Les *cécités psychiques* sont les lacunes de la connaissance visuelle symptomatiques des lésions destructives de l'écorce cérébrale.

Totales, elles entraînent la perte complète de toute faculté visuelle, le fait est très rare et suppose que les deux hémisphères cérébraux sont lésés. Partielles, elles affectent la forme de l'hémianopie bilatérale homonyme, qui est la cécité des deux moitiés gauches ou droites du champ visuel. Plus partielles encore, incomplètes, elles intéressent seulement les sensations harmoniques supérieures des couleurs ou des formes, avec conservation de la sensibilité lumineuse générale. Ces dernières accompagnent communément l'hémianopie droite, d'où l'on conclut que les harmonies visuelles supérieures sont le domaine exclusif de l'hémisphère cérébral gauche.

La première observation publiée de cécité exclusive des couleurs est due à Landolt (1). On en a depuis relevé plusieurs. J'ai moi-même observé le fait suivant. Un homme de 50 ans se plaint de « ne pas voir les choses sous leur jour habituel et de manquer de mémoire ». Secrétaire d'une grande administration, il n'a pas interrompu ses fonctions ; sa parole, un peu hésitante, ne présente pas de lacunes; on n'observe aucun trouble de la motilité ni de la sensibilité générales. L'examen visuel donne les résultats suivants : vision centrale parfaite : celle des couleurs comme la distinction des lettres, mais un mince secteur horizontal manque sur la droite du champ visuel aux deux yeux. En même temps, et dans l'entière moitié droite du champ pour les deux yeux, la distinction des couleurs fait totalement défaut : blanc, gris, noir sont les seuls noms donnés aux teintes. Après deux mois la vision est revenue dans le secteur aveugle, l'intelligence a repris ses facultés, mais nulle amélioration n'est survenue dans la connaissance des couleurs pour la moitié droite du champ visuel.

(1) Thèse d'Aug. Charpentier, Paris 1877.

La cécité des formes est la perte des perceptions harmoniques de cet ordre : le sujet distingue élémentairement chaque trait, mais sans en reconnaître la valeur de combinaison qui fait la figure géométrique, la lettre ou le mot. Témoin cet exemple, dans lequel la moitié droite du champ visuel ayant subi un certain degré d'assombrissement hémianopique, les lettres ne peuvent être lues, dont pourtant le contact est suivi par le doigt. Témoin encore cet autre exemple d'un hémianopique droit capable de voir très bien de petites lettres et de les épeler, mais impuissant à reconnaître les mots qu'elles formaient, alors qu'il les distinguait à l'audition et les employait en paroles.

Une variété fréquente de cécité psychique est celle de la migraine dite ophtalmique où elle apparaît avec le caractère du « scotome scintillant» vulgairement nommé fausse lueur ou *berlue*. Une lacune survient brusquement au centre du champ visuel, symétriquement placée sur la gauche ou sur la droite du point fixé ; son extension à l'entière moitié du champ visuel est exceptionnelle ; encore plus exceptionnelle est l'extension aux deux moitiés du champ visuel provoquant la cécité temporaire. Un scintillement ne tarde pas à marquer le voisinage de la lacune, ou comme on dit du scotome, sous l'aspect de lueurs en zigzags hémi-concentriques. Le caractère cortical de ces phénomènes apparaît à l'analyse du scotome, vraie lacune de la connaissance, non une ombre ou une tache dans le champ visuel. Elle apparaît aussi aux phénomènes concomitants concernant la pensée : à l' «absence » de mots faussement nommée perte de mémoire ; la mémoire persiste et la preuve en est que le mot réapparaît sur les chemins détournés de l'association des idées. Toutes les parties sensorielles et motrices de l'écorce cérébrale peuvent être compromises de façon analogue ainsi que l'a bien établi Robiolis (1). On doit interpréter le scotome scintillant, et les « absences » comme autant de sommeils partiels, champs momentanément exclus de l'activité intellectuelle, isolés par interférence, suivant une théorie du sommeil que j'exposai, je crois, le premier (2) et qui, depuis, a fait fortune sous des noms divers.

(1) Soc. de Biologie, 23 février 1884, et thèses de Montpellier, même année.
(2) Psychologie nat. p. 323 (et Bulletin méd des B. de Rh. 15 mai 1896).

CHAPITRE XXII

Sensations oculaires tactiles.

SOMMAIRE

1. Sensations. — Sensation thermique. Sensation de toucher, sensibilité à la surface et pouvoir de localisation, sensibilité profonde. Sensation chimique, son assimilation au goût et à l'odorat.

2. Appareil. — Revêtement : épithélium et corpuscules. Nerfs : la cellule tactile, sa distribution avec le trijumeau établie par les expériences de sectionnement, sa terminaison périphérique. Centre nerveux et ses connexions.

3. Théorie de fonctionnement. — Transformation thermonerveuse. Transformation tacto-nerveuse; rôle des plexus nerveux terminaux, organes de renforcement pour le bord palpétral, la cornée et les corpuscules. Transformation chimionerveuse, nécessité d'un contact immédiat du réactif avec la substance du nerf.

L'œil ne possède pas que la sensation lumineuse, toutes les sensations y sont au contraire représentées ; et c'est le devoir d'une physiologie oculaire fidèle à son titre que d'en présenter l'histoire naturelle, si fruste et sommaire puisse-t-elle paraître à côté de la sensation visuelle. On exposera les sensations, leur appareil, et leur fonctionnement ou théorie.

Sensations. **1.** On a étudié dans l'œil, à côté de la sensibilité lumineuse, trois autres sensibilités et sensations correspondantes. De distinction difficile, elles peuvent être pour ce fait groupées sous le nom commun de sensations tactiles. Ce sont : la sensation thermique, celle du toucher et de l'action chimique.

Sensation thermique. La sensation thermique est manifeste à la surface de l'œil. On y sent quand l'air fraîchit et quand il s'échauffe ; et même cette sensation est le point de départ d'un réflexe, le reflexe lacrymal régulateur des oscillations de température, protecteur de l'œil contre le refroidissement et l'échauffement.

La plus petite variation sensible de température marque le seuil de la sensibilité thermique. Je ne sais pas quel en est le chiffre car on a bien mesuré, et nous en relaterons les données au chapitre de la nutrition, la température de l'œil en ses diverses parties ; mais il n'existe pas à ma connaissance de mesures portant sur les différences sensibles.

La sensation du toucher appartient également à l'œil ; elle y est le point de départ du réflexe palpébral et aussi du réflexe lacrymal.

Sensation de toucher.

Le toucher atteint sa plus haute acuité sur la cornée, lieu le plus sensible à ce point de vue de toute la surface du corps. Un souffle ailleurs imperceptible y est ressenti ; une poussière impalpable entre les doigts y produit une sensation appréciable. Des appréciations récentes de cet ordre sont dues à Cerise (1), dont l'esthésiomètre use les pressions délicates d'un poil.

La cocaïne en collyre anesthésie la cornée; son action est entière après 2 minutes et ne dure pas au-delà de 10 minutes. D'autres substances, la stovaïne, la tropacocaïne et quelques autres, exercent un pouvoir analogue, mais inférieur en intensité et en durée.

L'atropine émousse la sensibilité cornéenne de façon durable, parfois pour plusieurs jours.

Le pouvoir de localisation du toucher est fort peu développé à la surface de l'œil. La cornée entière est un champ d'impression unique, par nous ressenti comme appartenant à la partie supérieure de la surface oculaire ; nulle distinction n'y est faite entre les pointes du compas esthésiomètre, si écartées soient-elles. Une pointe touchant la cornée et une autre la conjonctive sont différenciées. Un écartement d'un centimètre me fut nécessaire pour la distinction des pointes par la conjonctive du globe oculaire ; il fallut un écartement plus grand

(1) Thèse de Paris, 1908.

encore pour la muqueuse du cul de sac et des tarses ; mais tout au bord, sur l'arête interne de la marge, trois millimètres suffirent.

Dans l'intérieur de l'œil, on note que le toucher de l'iris provoque une vive douleur ; ses inflammations et celles du corps ciliaire sont également douloureuses. Les inflammations de la choroïde passent au contraire inaperçues. La section de la sclérotique par le bistouri est sensible. La section des gaines du nerf optique et celle du nerf lui-même provoquent de la douleur. Le contact de la rétine n'éveille aucune sensation d'ordre tactile.

Sensation chimique.

La sensibilité chimique appartient à toute la surface de l'œil, et la sensation y est appelée des noms de sécheresse, de piqûre et enfin de brûlure suivant l'intensité.

Gaz, liquides et solides, toutes sortes de substances solubles dans la sécrétion lacrymale provoquent cette sensation. Il en est d'acides, témoin les vapeurs nitreuses, les vapeurs d'acide osmique, d'acide acétique, les fumées riches en créosote de nos cheminées, les liqueurs comme le vinaigre, le sulfate de cuivre des cliniques etc. Il en est d'alcalines, tels le gaz ammoniaque et l'eau de savon. Les essences enfin affectent pour la plupart la sensibilité oculaire, telle l'essence de térébenthine quelquefois employée comme collyre.

Aucune qualité ne différencie les sensations produites par ces diverses substances, et cela seul les distingue de l'odorat et du goût riches en harmonies diverses.

Appareil.

2. L'appareil des sensations tactiles comprend une partie de revêtement, un nerf et ses centres.

Revêtement : épithélium et corpuscules.

Organe de revêtement, universellement affecté à l'acte de transformation de la force extérieure en force nerveuse, *l'épithélium* diffère suivant les parties que l'on considère. Il est épidermique sur la peau des paupières, des bords palpébraux, des caroncules. Il est épidermoïde sur la cornée et sur la conjonctive oculaire et s'y distingue de l'épiderme par l'absence de matière cornée ; mais, comme l'épiderme, il est formé superficiellement de plusieurs couches de cellules aplaties, plus profondément de cellules arrondies avec dentelures'engrenées, enfin tout au fond d'une couche unique de cellules cylindriques. Il est enfin glandulaire dans la conjonctive palpétrale et celle des culs de sac, et représenté là par une couche unique de cellules plus ou moins caliciformes.

Les *corpuscules* oculaires tactiles, corpuscules de Krause, ont la forme de globules sphériques, ovoïdes ou piriformes du diamètre de 25 à 60 μ. On ne les trouve que dans la conjonctive oculaire, non dans la palpébrale. Ils sont surtout nombreux dans sa partie supérieure où l'on en compte de cinq à six par quarante millimètres carrés d'après Poncet ; cela met entre eux un écartement moyen de 3 millimètres. Des cellules ovoïdes forment la masse du corpuscule, masse encapsulée, où pénètre la terminaison nerveuse.

Organe nerveux terminal, le nerf trijumeau contient les *cellules nerveuses tactiles*, Elles ont leur corps et leur noyau dans le ganglion de Gasser, homologue des ganglions rachidiens ; leurs expansions périphériques composent en grande partie le tronc du nerf et ses ramifications , les racines du ganglion conduisent leurs expansions centrales. L'ensemble est l'équivalent de la cellule visuelle, dont nous connaissons le corps nucléé, la partie externe surmontée d'un cône ou d'un bâtonnet et l'arborescente expansion centrale dans le plexus rétinien basal. C'est le mérite de Ranvier, mérite que n'efface aucun effort de ses successeurs pour en étendre la découverte, d'avoir ainsi déterminé quel est le fondement structural élémentaire de l'appareil nerveux tactile ; les expériences de régénération dont il illustra sa démonstration trouveront ultérieurement leur place à propos des mouvements de formation. *Nerfs : la cellule tactile,*

Par le sectionnement pratiqué à diverses hauteurs, on fixe la distribution des fibres tactiles dans les nombreux embranchements du trijumeau. Une section portant sur le *tronc du nerf* insensibilise la moitié correspondante de la face ; portant sur la *branche* *sa distribution avec le trijumeau est établie par les expériences de sectionnement.*

ophtalmique, elle insensibilise avec le front toute la région oculaire y compris l'œil lui-même et ses annexes (seule la paupière inférieure conserve de la sensibilité); portant sur sa *branche maxillaire*, elle insensibilise la paupière inférieure.

On sait : que la branche nasale de l'ophtalmique fournit les nerfs du globe oculaire ou *nerfs ciliaires*; que les nerfs ciliaires longs émanent directement de cette branche; que les nerfs ciliaires courts fusionnent préalablement dans le ganglion ophtalmique, situé à la face interne du nerf optique; et que les uns et les autres traversent la sclérotique autour du nerf optique, se continuent à la face interne de cette membrane, pour pénétrer la cornée à son pourtour et s'y dépouiller de leur gaine de myéline. La section des nerfs ciliaires est pratiquée dans l'orbite mise à nu par la résection de sa paroi latérale; elle produit, quand elle est complète, l'insensibilité totale de la cornée, et nullement celle de la conjonctive ni des paupières; limitée aux nerfs ciliaires longs ou aux nerfs ciliaires courts, la section ne fait qu'atténuer la sensibilité, sans l'abolir.

La section directe des nerfs cornéens est pratiquée d'après le procédé de Ranvier par une incision faite à la limite entre la cornée et la sclérotique (on incise la membrane superficiellement au moyen d'un couteau masqué jusque près de la pointe, de façon à ne pas la transpercer) : l'incision de l'entier pourtour insensibilise toute la cornée; celle d'une partie du pourtour insensibilise le secteur correspondant, non sans quelque irrégularité sur les bords; l'incision portée plus près du centre insensibilise exactement le secteur correspondant.

sa terminaison périphérique.

La terminaison des cellules tactiles à la surface du corps est arborescente. Elle est de plus, dans les parties très sensibles de la région oculaire, enchevêtrée en forme de *plexus*.

Dans la paupière, le plexus *de Mises* relie entre eux, avant leur épanouissement, les filets nerveux des bords palpébraux; il est situé sous le plan musculeux de la face marginale.

Dans la cornée, une triple superposition de plexus décrite par Ranvier relie entre elles les premières arborisations des filets nerveux : le plexus *sous-basal* est placé derrière la membrane basale de Bowman, le *sous-épithélial* est devant elle, et l'*intra-épithélial* précéde les terminaisons ultimes en forme de boutons, qui se trouvent dans les interstices entre les cellules de la surface.

Dans les corpuscules enfin, Suchard a décrit, émanée des deux ou trois fibres nerveuses qui y pénètrent, une arborisation plexiforme enlaçant les cellules ovoïdes.

Nous verrons ci-après quelle peut être la portée physiologique d'une pareille disposition.

Organe nerveux central, les *noyaux bulbaires* connus sous le nom de noyau inférieur et noyau moyen du trijumeau, appartiennent à la sensation tactile de la face en général et de la région oculaire en particulier. *Centre nerveux et ses connexions.*

Le noyau *inférieur ou gélatineux*, situé dans la protubérance et dans la moëlle allongée, où il continue immédiatement les cornes postérieures de la moëlle, est composé de cellules multipolaires de dimension moyenne et de formes diverses.

Le noyau *moyen*, situé dans la protubérance contient des cellules de petite taille.

Ces centres, en particulier le moyen, sont en relation par ce que l'on appelle la voie centrale du trijumeau (elle est composée de fibres croisées et de fibres directes) d'une part avec les noyaux moteurs de la protubérance et du bulbe, d'autre part avec le ruban de Reil et l'écorce cérébrale.

Une section du bulbe médullaire, à sa base, entraîne la disparition du réflexe cornéen palpébral. Mathias Duval et Laborde ont obtenu le même effet en sectionnant seulement, sur des chiens et des lapins, la racine inférieure du trijumeau dans le bulbe.

3. Comme la sensation visuelle, la sensation tactile est justiciable aujourd'hui d'explications physiques. Ces explications différentes pour chacune de ses modalités, sont liées à l'assimilation déjà faite entre le nerf et les chaînes électrolytiques de l'industrie. Je les reproduis ici brièvement, renvoyant pour plus ample informé à l'exposé que j'en ai fait en psychologie. *Fonctionnement.*

Transformation thermonerveuse.

On sait de la physique que des changements de température donnent naissance dans les milieux hétérogènes à des courants, ceux que l'on utilise dans les appareils thermo-électriques. La substance du nerf et les éléments qui lui servent de revêtement, en particulier les cellules épithéliales, substances de composition et de structure hétérogènes, sont influencés de même et cela doit être le point de départ de l'excitation nerveuse.

Transformation tactonerveuse.

On enseigne en physiologie générale qu'un toucher quelconque de la substance nerveuse suffit à en éveiller la sensibilité. Cela est vrai des troncs nerveux, témoin la douleur à la pression du cubital et témoin aussi la contraction que produit la pince de l'expérimentateur agissant sur les nerfs à terminaison musculaire. Cela est non moins vrai de la cellule nerveuse centrale, comme l'établissent les contractions produites au toucher de l'écorce cérébrale dans la zone motrice, et cette expérience remarquable de Ranvier, où, par le toucher le plus subtil du lobe cérébral électrique de la torpille, on provoque les décharges d'électricité propres à cet animal. Cela paraît évident enfin des extrémités terminales des nerfs tactiles.

Assimilant les nerfs aux chaînes électrolytiques, l'on peut expliquer la naissance du courant nerveux tactile par la dislocation des particules ou éléments qui forment la cellule et les changements d'équilibre intérieur électrique qui en sont la conséquence obligée. Il n'est donc pas besoin d'invoquer l'intervention d'un appareil spécial pour expliquer la transformation nerveuse du toucher ; et l'épithélium, agent universellement préposé à cette transformation apparaît ici avec le rôle effacé d'un appareil de protection.

Les plexus nerveux terminaux, organes de renforcement tactile.

Le rôle des plexus terminaux doit être, en vertu du phénomène de l'avalanche commun aux nerfs et aux chaînes électrolytiques, de multiplier, par l'allongement du trajet parcouru, l'intensité des courants nerveux nés de l'impression. Ils sont à considérer comme des organes d'amplification nerveuse, non d'intellection comme les plexus nerveux centraux ; leur présence explique l'extrême affinement de la sensibilité tactile à la surface du bord palpébral comme à la surface de la cornée. Au demeurant le plexus cornéen n'est pas solidaire en ses parties, M. Ranvier en a fourni la preuve tirée de l'insensibilité en secteur produite par les incisions au pourtour de la membrane.

Le rôle de la formation corpusculaire, est évidemment du même ordre. Organe encapsulé comprenant sous une commune enveloppe un paquet d'arborisations nerveuses, le corpuscule est affecté dans son entier par l'attouchement d'un point quelconque de sa surface, et l'effet s'en trouve multiplié.

On enseigne également enfin, en physiologie générale, que le contact chimique exerce sur la substance des nerfs un effet identique au simple toucher: celui d'ébranler le courant nerveux. Un réactif, même subtil, appliqué sur la section d'un nerf éveille la sensation dans les nerfs sensitifs et le mouvement dans les nerfs à terminaison musculaire. L'explication en est également simple pour qui sait reconnaître dans le nerf une chaîne d'éléments électrolytiques influencés comme des éléments de piles par l'action des réactifs. *Transformation chimionerveuse*

Ainsi l'impression chimique directe, distincte en cela de l'impression photo-chimique, peut au besoin se passer, comme le toucher mécanique, de l'intervention d'un appareil transformateur de force. Elle exige seulement que le nerf soit mis en contact immédiat avec le réactif, comme cela a lieu dans la bouche, pour le goût, dans la muqueuse olfactive, pour l'odorat, parce que les terminaisons nerveuses y font saillie au dehors de l'épithélium.

A la surface de l'œil, les terminaisons nerveuses affleurent entre les cellules épithéliales et cela suffit.

*
* *

Aux fonctions de l'émission et de la réfraction lumineuses, aux fonctions de sensation qui ont marqué l'effet immédiat de la lumière sur les tissus, et, par les contre-sensations, déjà une sorte de réactivité, l'ordre naturel adopté dans cet ouvrage fait succéder les réactions proprement dites de l'organisme, sa *mécanique* ou ses *actes*, dont il y a deux sortes : les actes nutritifs et les actes sensoriels.

Aux actes nutritifs logiquement placés en première ligne appartiennent les mouvements :

de formation,

de nutrition,

de circulation.

DEUXIÈME PARTIE

Mécanique

CHAPITRE XXIII

Mouvements de formation (prémisses anatomiques)

SOMMAIRE

Situation des yeux, paupières, fente palpébrale. Orbite osseuse. Cavité orbitaire.
Contenu de l'orbite et description de l'œil.

Haut placés, à fleur de tête, deux en nombre, près l'un de l'autre et semblablement dirigés, les yeux de l'homme dominent la position qu'il occupe dans l'espace : vedettes au sommet de l'ouvrage, formées aux dépens d'un diverticule du cerveau lui-même, nourries du courant dérivé de ses propres artères.

Les paupières protègent les yeux en avant, organes mobiles prolongés d'une double palissade de cils et de sourcils. molles et élastiques contre le dehors, dures intérieurement, mais polies et lubréfiées de larmes pour glisser à frottement doux sur la surface de l'œil.

Situation des yeux, paupières, fente palpébrale.

L'ouverture des paupières, horizontalement ovalaire, taillée en forme d'amande, à extrémité médiane plus ouverte (grand angle), à extrémité latérale moins ouverte (petit angle), est surtout effilée dans les races sémitiques.

Elle est le moins effilée, peut-être simplement le plus apparente par le contraste de la blancheur de la sclérotique avec le noir de la peau, dans les races nègres.

Dans les races jaunes, elle est comme bridée et relevée sur le côté, ainsi que les sourcils, relevés à leur tour et obliques dans le même sens. Un pli cutané vertical fait saillie au devant du grand angle dans la variété mongole de la race jaune.

En arrière et sur les côtés, les yeux s'appuient sur l'épaisseur de la tête creusée d'une double orbite pour les recevoir.

Orbite osseuse.   Les orbites sont placées symétriquement des deux côtés de la ligne médiane, en dehors des fosses nasales et des sinus ethmoï-sphénoïdaux, en dedans des fosses temporales, sous la fosse antérieure du crâne au-dessus des sinus maxillaires. Leurs parois sont formées par le concours d'un grand nombre d'os : en haut, le frontal et tout au fond la petite aile du sphénoïde ; en bas, le maxillaire supérieur, le malaire, et, tout en arrière, une facette du palatin ; en dehors, la grande aile du sphénoïde, avec le malaire en avant et un peu du frontal vers le haut ; en dedans, enfin, le corps du sphénoïde, l'ethmoïde, l'unguis, et, tout en avant, l'apophyse montante du maxillaire. Les orbites ont la forme de poches pyramidales quadrangulaires, dont les *axes*, ou lignes perpendiculaires élevées au milieu du plan de chacune des ouvertures, convergent en arrière sous un angle de 42° à 45°, en s'élevant de 20 degrés environ sur l'horizon. Le point de convergence des axes tombe sur le milieu de la selle turcique. Les faces approchées des deux pyramides, parois internes de l'orbite, sont verticales et à peu près parallèles. Le centre de rotation de l'œil n'est pas exactement sur l'axe de l'orbite, mais en un point situé à quelques millimètres en dehors.

L'ouverture des orbites est dessinée par les bords orbitaires supérieur, inférieur, externe et interne, dont les trois premiers avancent sur l'excavation et la surplombent de 2 à 5 millimètres. Cette ouverture, carrée à la naissance, plus tard allongée transversalement et quelque peu tombante en dehors, sauf dans la race chinoise où elle demeure horizontale, présente en moyenne un diamètre vertical de 35 millimètres, un diamètre horizontal de 40,5 millimètres, et une aire de 14 centimètres carrés. Le rapport de ses deux diamètres est l'*indice orbitaire* de l'anthropologie. Il varie de 0,77 à 0,90 dans les races blanches, de 0,79 à 0,85 dans les races nègres, et de 0,88 à 0,95 dans les races jaunes. Les extrêmes observés sont 0,61 pour un Tasmanien, ainsi que pour le vieillard de Cro Magnon de l'époque de la pierre taillée, et 1,07 pour un Chinois, d'après Broca.

L'écartement des ouvertures orbitaires, *intervalle orbitaire* des anthropologistes, qui représente la largeur de la racine du nez, est en moyenne de 22 millimètres. Il est étroit dans les races blanches, plutôt large dans les races nègres, décidément large dans les races jaunes les mieux caractérisées.

Le plan de chacune des ouvertures est incliné obliquement de telle façon que le bord supérieur avance un peu sur l'inférieur, et surtout que l'interne avance sur l'externe. Les orbites sont plus « fuyantes » dans les crânes dolichocéphaliques ; elles le sont moins dans les brachycéphaliques aux pommettes saillantes caractéristiques de certaines races humaines.

Le plan commun des ouvertures est déterminé par la glabelle frontale au milieu, et, de chaque côté par le point le plus saillant de l'os malaire au milieu du bord orbitaire inférieur. Il est situé un peu en avant du sommet des cornées, et peut atteindre exceptionnellement jusqu'à la tangence. Un instrument simple, le protrusiomètre, sert à en reconnaître exactement la position ; il sera décrit dans un chapitre ultérieur.

Cavité orbitaire.

La cavité orbitaire est profonde en moyenne de 43 millimètres ; elle est seulement de 40,5 pour la femme. Cette profondeur, généralement plus grande dans les têtes dolichocéphaliques, où elle atteint jusqu'à 50 millimètres, est communément moindre dans les têtes brachycéphales (Mannhardt) ; on l'y a trouvée réduite à un minimum de 32 millimètres.

La capacité du creux orbitaire (on la mesure à la quantité de liquide qu'elle peut contenir) est en une certaine relation avec celle du crâne. C'est l'*indice céphalo-orbitaire* de Mantegazza trouvé de 22,7 à 36,5, moyenne 27,2, en comparant à la somme des deux capacités orbitaires la capacité cranienne. Moindre dans les Singes anthropoïdes, cet indice ne paraît pas croître régulièrement avec l'intellectualité dans les races humaines; au moins cela ne ressort pas avec évidence des mesures rapportées (Broca).

Des communications de l'intérieur de l'orbite existent à son sommet avec la boîte crânienne par le trou optique et la fente sphénoïdale ou fissure orbitaire supérieure. Celle-ci occupe la partie reculée de l'arête supérieure externe. Une autre fente, la sphénomaxillaire, ou fissure orbitaire inférieure, occupe les deux tiers postérieurs de l'arête inférieure externe; elle met en communication l'orbite avec la fosse ptérygomaxillaire et, par elle, avec la temporale. L'échancrure ou le trou sus-orbitaire, pour le nerf frontal, la gouttière et le canal sous-orbitaires, pour le nerf de ce nom, sont les communications accessoires de l'orbite avec l'extérieur du crâne et la face.

Un périoste revêt intérieurement l'orbite, fermement attaché à l'ouverture, lâche ensuite et semé de fibres musculaires lisses (muscle orbitaire de Müller) très abondantes dans certains animaux, presque nulles dans l'espèce humaine. Il passe en pont sur la fente sphénomaxillaire et la plus grande partie de la sphénoïdale, mais se continue par le trou optique, avec la dure-mère cranienne, et, par les autres orifices, avec le périoste de la face et de ses cavités.

Une aponévrose diaphragmatique ferme en avant l'orbite, liée d'une part au périoste de l'ouverture, attachée d'autre part à l'équateur de l'œil, et contenant aussi des fibres musculaires lisses. Elle est antérieurement doublée par les voiles palpébraux.

Contenu de l'orbite, description de l'œil.

Le contenu des orbites est formé de chaque côté : 1° par le globe de l'œil, suspendu au niveau de son équateur au moyen de l'aponévrose diaphragmatique et reposant sur le coussinet graisseux placé derrière lui ; 2° par ce coussinet et par le nerf optique qui le traverse ; 3° par les muscles de l'œil et leur aponévrose en forme d'entonnoir ; 4° par le tissu cellulo-adipeux qui emplit l'espace autour de l'entonnoir avec la glande lacrymale, placée elle-même en haut et en dehors dans la fossette de ce nom ; 5° enfin par des vaisseaux et des nerfs.

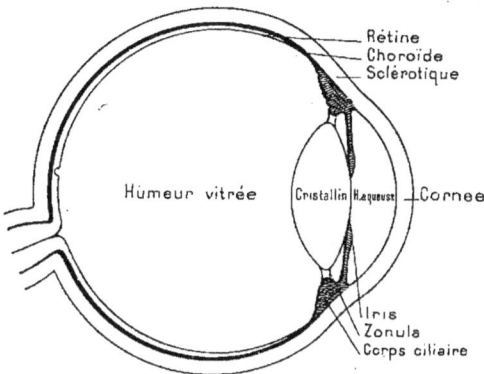

Fig. 48. — *Schéma de l'œil.*
Coupe horizontale gauche.

Le globe de l'œil mérite seul ici une courte description commémorative.

Une capsule scléreuse revêt extérieurement le globe de l'œil ; elle est transparente en avant où elle porte le nom de Cornée ; opaque et blanche sur les côtés et en arrière, c'est la Sclérotique. La Membrane Uvée vient ensuite : vasculeuse, musculeuse et pigmentée, attachée à la sclérotique pour former la Choroïde en arrière, les Procès et le Corps ciliaires en avant, détachée de la cornée, pour former l'Iris. L'iris est de couleur noire dans toutes les races, excepté la blanche où il passe du noir au brun, au vert, au bleu et au gris en même temps que décroît la pigmentation des cheveux et de la peau. L'iris est perforé d'un orifice, la Pupille. La Rétine vient enfin revêtant intérieurement la choroïde et se continuant en arrière dans le Nerf optique, amincie en avant sur la partie ciliaire de l'uvée et sur l'iris. L'Humeur aqueuse, entre la cornée et l'iris, le Cristallin, ou la lentille de l'œil, plus en arrière, l'Humeur

vitrée entre le cristallin et la rétine, milieux également transparents emplissent la cavité oculaire.

Tels sont, considérés dans leur ensemble, les organes qui
composent l'œil et ses annexes, ceux dont le fonctionnement
intéresse de façon immédiate la physiologie oculaire, et dont la
formation sera ici présentée sous les multiples points de vue :
    de la formation embryonnaire ;
    des malformations ;
    des formations réparatrices et néoplasiques ou néoformations.

CHAPITRE XXIV

Mouvements de formation embryonnaire

SOMMAIRE

On sait que la matière mâle, « androplasme » du zoosperme, mise en présence de la matière femelle « gynoplasme » de l'œuf, se combine avec elle ; que, de leur combinaison chimique, il naît un double produit, le protoplasma ; que celui-ci est le mélange d'un précipité granuleux, réticulé ou aréolaire, avec une gangue amorphe qui en isole et individualise les parties ; que, dans le milieu nutritif où il végète, ce protoplasma poursuit un cycle de réactions matériellement représentées par la formation de l'embryon ; que celle-ci est toujours semblable à elle-même dans une même espèce, c'est-à-dire quand le point de départ et le milieu sont chimiquement identiques ; qu'elle diffère enfin suivant les espèces, rendues héréditairement constantes par une même différence chimique au point de départ et des différences identiques du milieu de croissance.

On sait en somme que la fécondation, la formation em-

Essence chimique de la formation embryonnaire, elle est un acte de motilité nutritive.

bryonnaire, l'hérédité sont phénomènes d'ordre chimique, phénomènes de nutrition, que l'embryoplastie n'est donc qu'un premier acte de la grande fonction de *motilité nutritive*.

Caryocinèse.
Multiplication
cellulaire.
Les feuillets
de l'embryon.

Provisoirement inaccessible à l'analyse atomique, la formation embryonnaire a été très étudiée dans son expression morphologique plus aisément reconnaissable. La première étape en est la Caryocinèse, mouvement du noyau à l'intérieur de la cellule qui représente l'œuf à son origine. La caryocinèse conduit à la segmentation de la cellule, à sa multiplication, à l'ordonnance des produits de la multiplication sur trois couches superposées, feuillets primitifs de l'embryon, l'Ectoderme, le Mésoderme et l'Endoderme.

On étudiera :

1° la formation générale de l'œil dans la série animale.

2° la formation de ses parties et organes.

Formation
générale

1. L'œil procède de l'ectoderme directement par différenciation spéciale de l'épithélium tégumentaire, ou indirectement aux dépens du diverticule qui deviendra le cerveau. Le mésoderme intervient accessoirement. L'endoderme ne participe pas à la formation de l'œil.

Formation
des taches
visuelles

Les « taches visuelles » des êtres inférieurs et les « yeux facettaires » ont un développement ectodermique exclusivement direct.

Formation de
l'œil facettaire.

L'œil facettaire des Arthropodes se développe, indépendamment des ganglions nerveux qui lui sont annexés, aux dépens de la couche hypodermique, cellules en palissade formant le revêtement général de la bête. A la place des cellules cylindriques, qui la composent, apparaissent des cellules plus petites en couches multiples groupées en cylindres perpendiculaires à la membrane. Puis chaque cylindre se divise transversalement, et on a deux portions : une externe qui donnera naissance aux cellules cristallines et aux cellules pigmentaires principales ; une interne limitée par la membrane basale, qui formera les cellules rétiniennes embryonnaires et les cellules pigmentaires accessoires. Dans la suite, les cellules cristallines sécréteront la cuticule et son renflement cristallinien pour s'allonger ensuite et former le cône décrit au deuxième chapitre de cet ouvrage.

Ce n'est qu'exceptionnellement que les larves d'insectes possèdent les yeux qu'elles conserveront à l'état parfait ; tel est le cas pour les Libellules. D'ordinaire les larves n'ont que des organes visuels rudimentaires qui disparaissent au moment de la transformation.

L'œil « camérulaire des Mollusques » se développe sous la forme d'une fossette tégumentaire, directement ectodermique, dont l'orifice antérieur, rétréci, peut rester en communication avec le milieu aqueux où vit l'animal (c'est le cas du Nautilus), ou bien se fermer et constituer une vésicule close. *Formation de l'œil camérulaire des Mollusques.*

Ce dernier mode est celui des Gastéropodes, porteurs d'un cristallin développé secondairement aux dépens d'un bouchon épidermique. Il est aussi celui des Céphalopodes, au cristallin formé dans sa moitié antérieure aux dépens de l'épiderme, et dans sa moitié postérieure aux dépens de la vésicule close.

La rétine comprend une couche unique de cellules. Ces cellules, au corps nucléé médian, sont prolongées en avant en forme de bâtonnet pigmenté dans son axe, et terminées postérieurement par une expansion fibrillaire.

Groupées en faisceau, ou nerf optique, les expansions fibrillaires nerveuses de la rétine traversent en arrière un orifice de la paroi oculaire et vont s'épandre dans le lobe optique, ou ganglion visuel cérébral, pour s'y articuler. Ce ganglion possède lui-même des cellules unipolaires et bipolaires représentant la couche interplexique de la rétine des Vertébrés, et des cellules multipolaires à prolongement cylindraxile centripète représentant les grandes cellules de la même rétine.

Une capsule cartilagineuse forme la coque oculaire. Des éléments musculaires lui sont annexés.

L'œil des Vertébrés appartient à deux modalités du type ecto- *Formation de l'œil des Vertébrés.*

dermique indirect; la variété médiane et la variété latérale.

L'œil *cyclopéen* ou œil *pinéal* des Sauriens, impair et médian, variété médiane de l'œil des Vertébrés, n'existe plus qu'à l'état rudimentaire dans les espèces actuellement vivantes. On a pu néanmoins étudier sa conformation et son développement dans quelques-unes et en particulier l'Hatteria punctata, lézard de la Nouvelle-Zélande, qui en a conservé, sous la peau du crâne au niveau du trou pariétal, les organes essentiels aisément reconnaissables.

Un diverticule creux émané du cerveau moyen, d'où procède l'épiphyse ou glande pinéale des mammifères et des oiseaux, s'allonge et pousse en vésicule optique jusqu'au contact de la face profonde de la peau. Il s'y transforme en œil par des modifications simples :

La paroi distale, sous-cutanée, de la vésicule s'épaissit en un cristallin transparent.

La paroi proximale se transforme en rétine. Les bâtonnets en sont tournés en avant comme ceux des Mollusques, et engaînés de pigment. Plusieurs couches de cellules leur font suite.

Une capsule fibreuse, mésodermique, forme la cornée en avant, sous l'épiderme, et la sclérotique en arrière.

Une sorte de chambre antérieure sépare la cornée du cristallin. Un ample tissu vasculaire sépare en arrière la rétine de la sclérotique, entourant le nerf optique.

La formation de l'*œil latéral* des vertébrés est le fruit de trois bourgeonnements concordants : celui de l'ampoule rétinienne, produit cérébral de l'ectoderme; celui du bourgeon cristallinien, produit ectodermique direct; enfin, celui de l'uvéo-sclère, qui est mésodermique.

L'ampoule rétinienne « vésicule primaire », se développe la première de la façon suivante (fig. 49) :

Une dépression linéaire de l'ectoderme, le Sillon dorsal, creusée d'abord, puis fermée sur elle-même est devenue le Tube médullaire. L'une de ses extrémités s'élargit en trois ampoules contiguës pour former les vésicules cérébrales antérieure, moyenne et postérieure. Deux excroissances, diverticules latéraux de la vésicule cérébrale antérieure, apparaissent, grandissent, s'étranglent à la base : les Ampoules ou Vésicules rétiniennes. Les ampoules sont reliées à la vésicule cérébrale antérieure par des pédoncules progressivement allongés et renforcés.

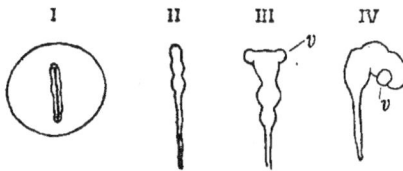

Fig. 49. — *Formation des vésicules rétiniennes aux dépens du cerveau antérieur.* — I. Sillon dorsal. — II. Tube médullaire et ses renflements primitifs. — III. Apparition des vésicules rétiniennes (*v*). — IV. Descente des vésicules.

Tôt après leur formation, les vésicules rétiniennes s'infléchissent et tendent vers le bas, tandis qu'en même temps le cerveau antérieur grossit et s'infléchit à son tour. Dans ce mouvement les pédoncules rétiniens demeurent attachés en arrière, adhérents au cerveau moyen, contigus au ventricule et aux noyaux qui l'entourent. Creux dans l'intérieur, les Pédoncules, futurs nerfs optiques, font communiquer les vésicules avec la cavité ventriculaire ; un pont médian les relie, appelé Plan optique, il est l'emplacement du futur Chiasma.

A la fin de leur chûte, les vésicules rétiniennes, placées sur les arêtes des deux côtés de la base de l'encéphale, viennent toucher la face profonde de la peau ; le contact est immédiat dans l'embryon des oiseaux ; une mince couche épidermique les sépare dans celui des mammifères. Une ample végétation cellulaire pousse au contact de la vésicule dans la profondeur de la peau : le *Bourgeon cristallinien*.

Devant les progrès croissants du bourgeon cristallinien, la vésicule, épaissie elle-même, recule et s'invagine pour faire place à une poche à deux feuillets : la *cupule rétinienne*, comparable à une cuillère, dont le manche serait le pédoncule vésiculaire. Ce pédoncule est lui-même aplati, transformé en gouttière, et sa cavité finalement réduite à néant.

Au moment de l'invagination de la rétine, et immédiatement

après, le corps vitré prolifère au devant du bourgeon cristallinien. On l'a cru longtemps de provenance mésodermique. Mais
des recherches récentes, que cependant quelques-uns contre-
disent, tendent à lui donner une origine névroglio-rétinienne,
partant ectodermique.

Les côtés de la cupule prolifèrent ensuite et s'avancent enser-
rant le cristallin, mais réservant en arrière une large baie : la
fente embryonnaire de l'œil.

*vésicule
secondaire,*

La fente se ferme ensuite progressivement d'avant en arrière.
Elle emprisonne le corps vitré, auquel reste, pour toute liaison
avec le voisinage mésodermique, l'axe de tissu conjonctif que
l'on trouve avec les vaisseaux rétiniens dans le nerf optique.
Elle est obturée en avant par le cristallin. Sa ligne de soudure
suit le méridien inféro externe, et passe près de la macula.
Ainsi est apparue une nouvelle poche close : la « vésicule oculaire secondaire », assise de l'œil définitif.

Il faut reconnaître dans ces transformations successives l'expression d'autant de végétations concordantes, phénomènes chimiques produits au contact de deux parties d'ectoderme. Le
rôle des pressions mécaniques est accessoire, et ce qui le prouve,
c'est qu'un bourgeonnement en partie double précède tous les
actes importants du phénomène (M. Duval). La fermeture de la
fente et la clôture finale de la coupe par le cristallin attiré contre
ses bords sont l'expression ultime de cette action réciproque.
Le cristallin ne se développe pas quand manquent les vésicules
optiques ou qu'on les a détruites au fer rouge ; seuls des em-
bryons de poissons feraient exception à cette règle (Herbst,
Spemann, Mendl (1).

La double « capsule uvéale et sclérale » de l'œil est une super-
fétation tardive, produit exclusivement mésodermique emprunté
aux lames céphaliques avoisinantes. On peut rapprocher sa
formation de celle des capsules fibreuses qui se développent
dans les tissus adultes autour des corps étrangers, la considérer
comme un produit de réaction analogue à celle qu'exerce la
rétine sur le bourgeon cristallinien ou inversement le bourgeon

(1) *Archiv f. Entwickelungsmechanik*, xxv fasc. 3 (*Revue scientif.*, 1er avril 1908).

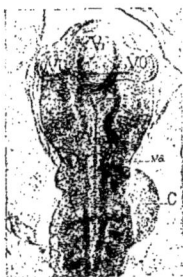

I. *Embryon de poulet*, vu de dos, 2e jour., gross., 9 diam. V_1, V_2, V_3. Vésicules cérébrales. VO Vésicules oculaires (d'après van Duyse).

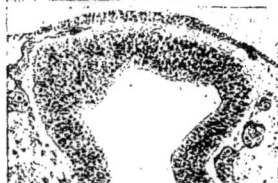

II. *Vésicule oculaire primitive* (coupe d'après le même). La vésicule et l'ectoderme arrivés au contact commencent à proliférer.

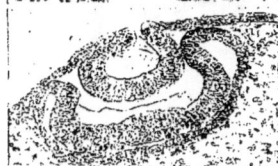

III. *Vésicule oculaire secondaire* (coupe du même). La dépression cristallinienne est formée et déjà étranglée. Le corps vitré est apparu. Les deux feuillets de la rétine ne sont pas encore accolés.

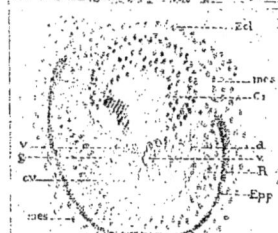

IV. *Vésicule oculaire secondaire* (coupe d'après Tornatola). Le cristallin formé et détaché de l'ectoderme. Le corps vitré CV se continue en *g* et en *d* dans les cellules rétiniennes; ses filets sont réunis en *d* en une sorte de membrane hyaloïde. V vaisseau. *ect* ectoderme. *mes* mésoderme. *cr* cristallin. R rétine. *epp* feuillet épithélial pigmenté.

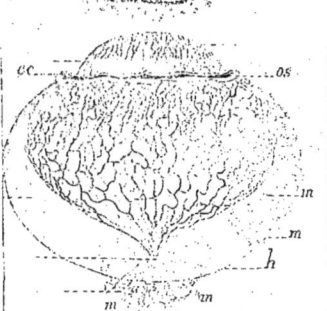

V. *Vaisseaux oculaires de l'embryon* (d'après O. Schultze). *cc* corps ciliaire. *os* ora senata. *m* membrane vasculaire de la rétine. *h* hyaloïde.

Fig. 50. — *Formation de l'œil.*

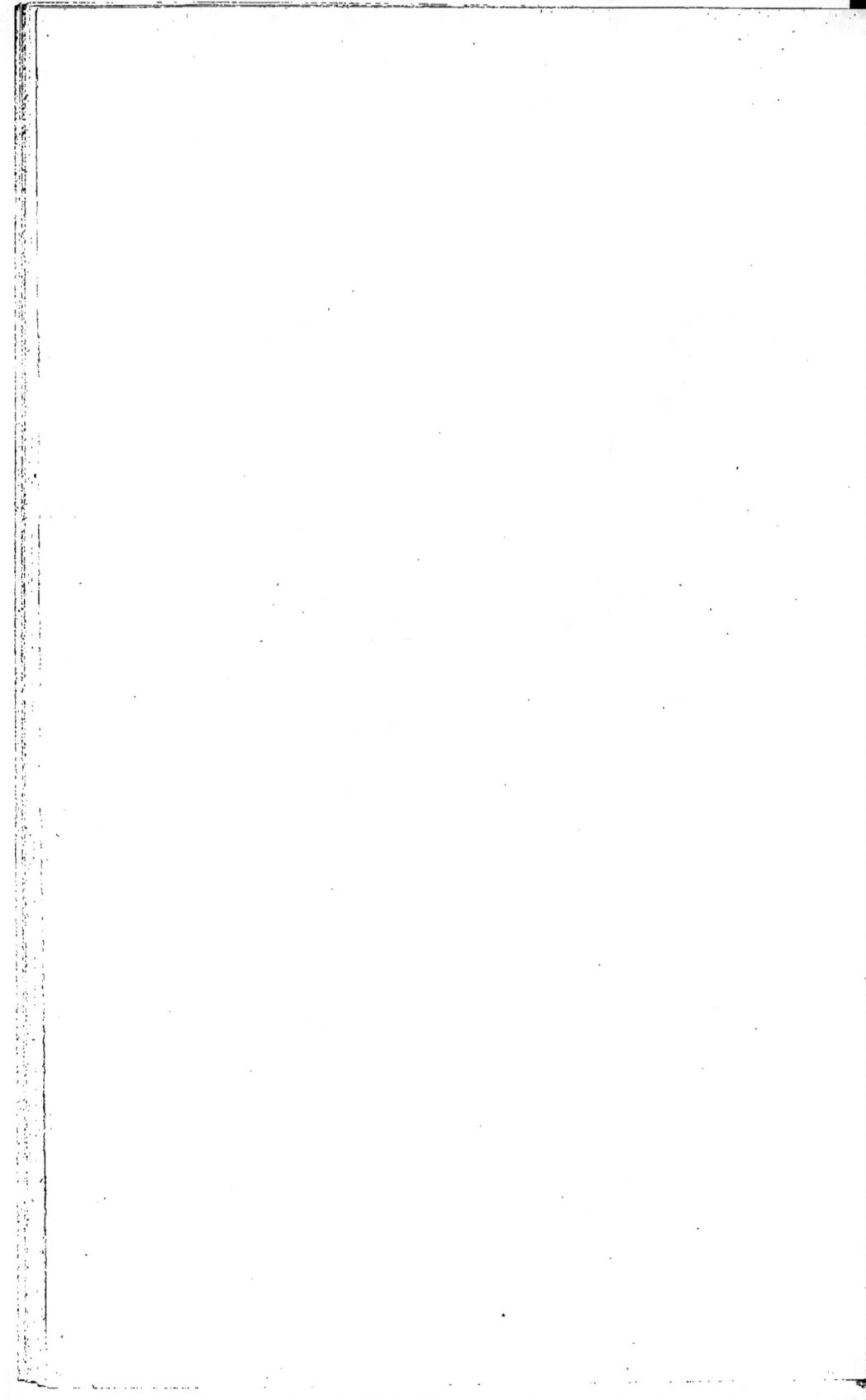

cristallinien sur la rétine, y voir en somme le résultat d'actions chimiques réciproques.

2. Evoluant dans le cadre ainsi tracé, la formation intime des principaux organes de l'œil latéral doit être maintenant exposée. Elle est intéressante en elle-même et pour marquer l'ultérieure évolution de la vésicule secondaire.

Formation des organes.

Le développement de la rétine a lieu aux dépens de la vésicule rétinienne secondaire, comme suit :

Rétine et ses annexes,

Du feuillet externe, non invaginé, procèdent les cellules épithéliales pigmentées qui composent le revêtement externe de la rétine, l'épithélium pigmenté des procès ciliaires, et celui de la face postérieure de l'iris. La membrane de Bruch en est le produit cuticulaire.

l'épithélium pigmenté.

Du même feuillet procèdent aussi le muscle sphincter (Nussbaum) et le muscle dilatateur (Vialleton, Crynfeldt) de l'iris. Les fibres de ce dernier muscle, dépourvues de noyau, sont représentées comme autant d'expansions des cellules épithéliales. Leur ensemble est d'un myo-épithélium, telles les cellules myo-épithéliales de l'hydre d'eau douce, telles encore les cellules musculeuses qui occupent à la face interne de leur membrane basale les culs de sac des glandes sudoripares.

les muscles de l'iris.

Du feuillet invaginé de la vésicule secondaire procède la rétine nerveuse (y compris les éléments de soutien) et sa continuation glandulaire, les cellules cylindriques de la pars ciliaris et des Procès.

épithélium glandulaire,

Les cônes et les bâtonnets de la rétine, excroissances des dernières cellules rétiniennes, apparaissent tardivement. Presque entièrement développés à l'éclosion des poulets, ils manquent au contraire sur les lapins et les chats nouveau-nés (on sait que les poulets ouvrent les yeux au sortir de l'œuf, alors que les lapins et les chats gardent longtemps les paupières soudées) : la limitante externe est demeurée lisse ou présente à peine de petites saillies ; l'article interne se produit le premier après deux ou trois jours ; l'article externe apparaît vers le cinquième

Cellules nerveuses.

22

ou sixième jour, époque à laquelle les paupières s'ouvrent.

fibres nerveuses, Les fibres nerveuses de la rétine et leur continuation dans le nerf optique sont le produit d'un double bourgeonnement : celui des cellules rétiniennes multipolaires met ces cellules en contact avec les plexus de l'intérieur du cerveau, et celui de foyers cellulaires cérébraux multiples établit leur contact avec le plexus interne de la rétine.

vaisseaux. Les vaisseaux de la rétine procèdent du mésoderme à travers la fente oculaire fétale, par une anse vasculaire unique. C'est d'elle que procèderont la caduque artère hyaloïde, ou du corps vitré, avec sa continuation la membrane vasculeuse du cristallin, les artères et veines de la rétine.

Cristallin, Le développement du cristallin a lieu, aux dépens du bourgeon cristallinien de la façon suivante.

fossette Le bourgeon est, peu après son apparition, creusé extérieurement, donnant naissance à la fossette cristallinienne. Grandie progressivement en profondeur, la fossette se transforme ensuite par la soudure de ses bords en vésicule cristalline, dont la végétation est désormais intérieure.

cellules et fibres. Deux foyers de végétation se partagent cette vésicule : un à chaque pôle. Le postérieur aboutit à une formation exclusivement fibrillaire. L'antérieur donne naissance à l'épithélium dont les cellules forment une couche unique en avant et plusieurs couches aux confins de l'équateur; ces dernières ne cesseront pendant la vie entière de se transformer en fibres.

enveloppe. La cristalloïde, capsule du cristallin, est un produit cuticulaire sécrété par son épithélium.

vasculeuse caduque et membr. pupillaire. Des vaisseaux entourent à l'origine le cristallin. Ils naissent dans l'épaisseur de la masse cellulaire qui l'enveloppe après sa séparation d'avec la cornée et forment la Membrane vasculeuse caduque du cristallin : un réseau vasculaire en forme de capsule relié en arrière avec l'artère hyaoïdienne, en avant avec le réseau veineux de l'iris. Cette membrane est ensuite résorbée, ainsi que l'artère hyaloïdienne qui l'alimente ; on n'en trouve plus de traces à la naissance. La dernière partie qui en disparaît, obture la pupille, séparant provisoirement la chambre antérieure de la chambre postérieure de l'humeur aqueuse, c'est la membrane pupillaire fétale ou de Wachendorf ainsi nommée du nom de celui qui le premier la décrivit en 1738.

La Zonula de Zinn, ligament suspenseur du cristallin me paraît devoir procéder de la vasculeuse cristallinienne. J'y ai constamment, en effet, rencontré dans le jeune âge des lapins, des globules sanguins épars, circonstance qu'expliquent seulement des vestiges de communication avec le réseau vasculaire des procès (1). Elle est formée de rayons étoilés correspondants chacun à un procès ciliaire. Chaque rayon est fait dans son axe, d'un filet conjonctif. Sa croûte est occupée par les fibres de Henle, fibres rigides de structure lamelleuse. Contrairement à l'opinion de Terrien, qui fait procéder ces dernières des fibres de soutien de la rétine, je persiste à croire que l'absence de noyau dans leur intérieur et leur structure les rapprochent de la capsule du cristallin, de la limitante choroïdienne, et de la membrane de Descemet ; et à les considérer, jusqu'à preuve du contraire, comme un produit cuticulaire ou de sécrétion épithéliale.

zonula.

Le corps vitré, considéré primitivement comme le produit exclusif du mésoderme, enclos par la fermeture de la vésicule secondaire, a été rattaché par Tornatola (2) à la rétine. Pour cet auteur, seuls les vaisseaux du corps vitré seraient engendrés par des cellules géantes vasoformatives d'origine mésodermique. Quant au vitré lui-même il procèderait directement des cellules rétiniennes embryonnaires et serait constitué par un lacis de très minces fibrilles dirigées primitivement en tous sens et pouvant à l'origine être poursuivis dans les interstices des cellules rétiniennes. Ces fibres représenteraient un tissu de sécrétion comme il en a été décrit ailleurs et comme les cuticules épithéliales en offrent un exemple plus condensé. Une pareille provenance paraît être hors de doute pour certains Mollusques où l'on décrit dans la rétine de grosses cellules glandulaires sous le nom de glandes du vitré.

Vitréum.

(1) *Arch. d'Opht.* 1890, Pl. VII.
(2) *Ricerche embryolog. sull occhio dei vertebrati.* Messine 1898

Uvée. L'Uvée (choroïde, corps ciliaire et iris) est d'abord une enveloppe purement vasculaire apparue dans le mésoderme qui entoure l'œil, en même temps que les vaisseaux caducs du cristallin et ceux de la rétine. Epaissie en bourrelet autour du bourgeon cristallinien, elle l'enserre et se ferme ensuite au-devant du cristallin après sa séparation. A ce moment l'uvée représente un sac vasculaire en continuité avec la membrane vasculeuse cristallinienne, et par elle avec l'artère hyaloïde et les vaisseaux rétiniens.

La perforation de la pupille coïncide avec la résorption de l'artère hyaloïde et des vaisseaux qui entourent le cristallin ; elle marque le moment de la séparation entre les deux réseaux uvéal et rétinien, qui désormais se partageront la vascularisation de l'œil ; elle marque aussi le moment de l'apparition de la chambre postérieure et de sa mise en communication avec l'antérieure déjà existante.

Le corps ciliaire procède d'une saillie reconnaissable dans l'embryon humain dès le deuxième mois.

La pigmentation de l'uvée apparaît au septième mois, plus tardivement que celle de la rétine.

Les muscles dilatateur et sphincter de l'œil sont d'origine ectodermique, procédant, ainsi qu'il a été relaté à propos de la rétine, du feuillet externe de la vésicule rétinienne secondaire. On ne sait si le muscle ciliaire possède la même origine.

Sclérocornée. La sclérotique procède, comme l'uvée, du mésoderme céphalique. Elle apparaît quand le cristallin a été séparé de l'ectoderme. Une fente, premier indice de la chambre antérieure, se forme entre elle et l'uvée.

La cornée ne se distingue pas d'abord de la sclérotique, sauf en ce qu'elle est plus épaisse et un peu bombée ; ses vaisseaux disparaissent au quatrième mois, et alors seulement elle devient transparente. L'épiderme cornéen provient de l'ectoderme cutané. La membrane de Bowman, qui en représente le derme, apparaît peu avant la naissance, ainsi que la membrane de Descemet produit cuticulaire formé aux dépens de l'épithélium cornéen postérieur.

Les paupières apparaissent sous forme de deux replis cutanés *Paupières,*
entraînant une lame mésodermique entre leurs deux faces. D'a- *appareil lacrymal*
bord libres et très écartées l'une de l'autre, elles se rapprochent
et se soudent provisoirement par leurs bords pour s'ouvrir seulement à l'époque de la naissance ou peu après. L'épithélium
participe seul à la soudure. La lame mésodermique engendre
les tarses, les vaisseaux et les muscles des paupières. L'ectoderme des bords libres produit les faces marginales avec les
glandes de Meibomius développées à la manière des glandes
sébacées; il produit aussi les cils et leurs follicules. Sur la
face postérieure des paupières, l'ectoderme prend les caractères
particuliers de l'épithélium conjonctival.

La glande lacrymale est formée par bourgeonnement de l'épithélium conjonctival. Les bourgeons d'abord pleins se ramifient
et se creusent ensuite.

Une gouttière, la gouttière lacrymale, étendue entre l'angle
interne de l'œil et la cavité nasale, est le premier indice des
voies naso-lacrymales. Un cordon épithélial apparu au fond de
cette gouttière, d'abord plein, ensuite creusé d'une lumière, sert
à les former.

Malformations

SOMMAIRE

Les malformations congénitales ou monstruosités, nombreuses dans la région oculaire, sont intéressantes pour leur
relation avec les problèmes de la formation embryonnaire.

Quatre groupes peuvent en être distingués suivant le mode de
leur genèse :

1º Les excès et insuffisances de développement,

2º Les persistances et inclusions embryonnaires,

3º Les formations lacunaires,

4º Les conjonction et disjonction des deux yeux.

*Excès
et insuffisances
de
développement*

Gigantisme,

1. Aux simples excès et insuffisances de développement appartiennent le gigantisme et le nanisme du globe de l'œil, la mélanose et l'albinisme et aussi le distichiasis. Leur genèse encore
obscure les fait ranger jusqu'à plus ample informé parmi les
jeux improvisés de la nature.

En tête de toutes malformations oculaires doivent être placés
le gigantisme et le nanisme du globe de l'œil, états qui nous

sont déjà connus de l'étude de la réfraction sous les noms de térato-myopie et de térato-hypermétropie. Le *gigantisme oculaire,* tératomyopie, macrophtalmus primitif, doit être distingué de l'état décrit sous les noms de Mégalophtalmus et de Buphtalmie, qui est une distension morbide, une hydropisie de l'œil, affection dont nous reconnaîtrons la cause en traitant des voies lymphatiques et de leurs obstructions. Le gigantisme est caractérisé par un volume exagéré du globe de l'œil avec développement intégral de toutes ses parties. La longueur exceptionnelle de l'axe antéropostérieur explique la myopie, qui est extrême. Le *nanisme oculaire,* tératohypermétropie ou microphtalmus, est caractérisé par un développement restreint de l'œil en toutes ses parties et non pas seulement dans sa moitié postérieure comme dans l'hypermétropie commune, qui n'est qu'un œil raccourci par derrière, un brachiophtalmus. Il est caractérisé encore par la complète intégrité de l'organe, et cela le distingue de formations analogues accompagnées des vestiges cicatriciels de lacunes profondes comme il en sera décrit ci-après.

Nanisme,

Autres déviations de même catégorie, la mélanose et l'albinisme marquent les variétés extrêmes de la pigmentation. La *mélanose* est observée dans l'œil sous la forme de taches brunes ou noires affectant la conjonctive et la sclérotique normalement dépourvues de pigment, même dans la race noire. De pareilles taches se rencontrent également dans l'iris qu'elles foncent en totalité ou par plaques. *L'albinisme* oculaire est une des multiples localisations de l'albinisme général. Le pigment manque à l'uvée entière des yeux de l'albinos, à l'iris comme au corps ciliaire et à la choroïde, mais il ne manque pas à l'épithélium rétinien (1) ; cela explique que la vue puisse être parfaite indépendamment de l'inévitable éblouissement provoqué par les vives lumières. L'iris paraît gris ou rosé, et la pupille prend elle-même la couleur rosée d'un œil éclairé par derrière à travers la choroïde non pigmentée.

Mélanose,

Albinisme,

(1) Graefe-Saemisch Hdb. der Augenheilk. VI p, 669, article de Manz relatant des faits étudiés par Bréchet, Lyon, Wagner, etc.

Distichiasis,

C'est une formation excédante que la double rangée de cils qui caractérise le *distichiasis vrai* des paupières. La rangée anormale est formée de poils poussés exceptionnellement dans la marge palpébrale à l'orifice des glandes de Meibomius, ainsi que je le démontrai par des coupes microscopiques avec dessin à l'appui (1), et ainsi que d'autres après moi l'ont confirmé. Une telle disposition ne saurait être confondue avec le faux distichiasis, ou déviation cicatricielle des cils vers le globe de l'œil ; elle constitue une franche anomalie congénitale puisque les glandes de Meibomius sont, bien que variété de glandes sébacées, dépourvues même de poils follets.

Veine communicante,

Excès de développement, la *veine chorio-rétinienne communicante* relie directement le réseau veineux choroïdien à la veine centrale de la rétine, en passant derrière la papille du nerf optique, sur la lame criblée de la sclérotique où elle est visible à l'ophtalmoscope.

Fibres à myéline.

C'est encore une exagération de la nature, que la présence dans la rétine, au voisinage de la papille, de pinceaux de fibres nerveuses à myéline disposition normale seulement dans l'ordre des Rongeurs. Les *pinceaux de fibres à myéline* sont le plus souvent, comme pour le lapin, au nombre de deux, dirigés suivant l'axe du corps. Ils n'apparaissent que dans les premiers jours de la vie extra-utérine.

Epicanthus.

C'est enfin à un développement insuffisant des os de la racine du nez que l'on attribue *l'épicanthus :* un double repli cutané qui des deux côtés s'avance sur l'angle interne de l'œil. Il est l'exagération d'un état habituel aux enfants du premier âge et aux seuls adultes de la race mongole.

Persistances et inclusions embryonnaires

2. Aux malformations par persistance d'organes embryonnaires appartiennent la membrane pupillaire persistante, l'artère hyaloïde persistante et les anses vasculaires multiples du vitréum. Les kystes dermoïdes sont des inclusions.

Membrane pupillaire persistante.

On observe quelquefois jusque dans l'âge adulte la *persistance*

(1) Archives d'opht. 1881.

de la membrane pupillaire ou membrane de Wachendorf, celle qui ferme la pupille pendant une partie de la vie embryonnaire. Ordinairement cela se borne à des restes sous la forme de fils croisés sur la pupille. Leur insertion est à la face antérieure de l'iris sur les saillies de son petit cercle, et cette circonstance, pour la première fois signalée par Weber (1), permet de les distinguer sans peine des adhérences inflammatoires attachées au bord même de la pupille. Une telle disposition n'apporte aucune gêne à la vue. On n'en saurait dire autant du fait tout exceptionnel que je constatai sur un chat nouveau-né, celui d'une obstruction membraneuse complète aux deux yeux avec dilatation extrême, évidemment consécutive, de la chambre pos-térieure et buphtalmie (2).

L'*artère hyaloïde persistante* est un phénomène connu de tous ceux qui ont manié beaucoup l'ophtalmoscope, car il ne compte pas absolument parmi les raretés. On ne l'observe jamais combiné avec la malformation précédente, et cela mérite d'être relevé comme un indice confirmant l'entière indépendance de l'iris d'avec la vascularisation vitréo-cristallinienne propre au seul état embryonnaire et qu'alimente l'artère hyaloïde. L'artère hyaloïde persistante est représentée par un fil unique émané de l'artère centrale de la rétine, tronçon quelquefois ramifié en deux ou trois branches à l'extrémité. Elle est le plus souvent oblitérée et emplie d'hématine, qui lui donne une coloration rouge intense. Quelquefois elle est perméable, charrie du sang reconnaissable à l'ophtalmoscope par sa disparition sous la pression du doigt ; l'artère alors toujours ramifiée se déverse en avant autour du cristallin, je ne sais si c'est dans le réseau vasculaire rétinien ou dans celui de l'uvée.

Artère hyaloïde persistante,

Beaucoup plus rares sont les *anses vasculaires du vitréum*, anses à double insertion papillaire. L'anse est ordinairement simple. J'ai rencontré une fois et relaté (3), fait alors unique dans les annales de l'ophtalmoscopie, une sorte de « pecten

Anses vasculaires du vitré,

(1) Graefe's Archiv. VIII I.
(2) Arch. d'opht., 1891, in *La glande de l'humeur aqueuse*, etc.
(3) Comité médical des Bouches-du-Rhône, recueil de 1882.

caliciforme » avec la disposition particulière aux reptiles des
genres Tachysaurus et Lygosoma. C'est un paquet, vrai fouillis
d'abord, en réalité calice d'anses vasculaires masquant le
nerf optique et ayant pour lieu d'insertion le pourtour de l'excavation physiologique de la papille. Une multitude de vaisseaux
déliés de couleur rouge vif partent de ce point pour se diriger
en avant; à peu de distance du cristallin, ils se réunissent deux
à deux en anses contournées sur elles-mêmes en spirale. Quelquefois plusieurs anses se confondent à leur extrémité. Les
mouvements de l'œil font ballotter cet organe, le rejetant tantôt
en masse vers la macula, tantôt en dedans, ou l'étalant régulièrement et lui donnant la figure caliciforme qui le caractérise. La
vue en est troublée d'une façon intermittente ; tantôt elle est
très nette, tantôt elle est voilée et c'est qu'alors le pecten couché
sur le côté masque la macula. Le sang circule dans ce pecten, et
cela le différencie de l'artère hyaloïde persistante avec laquelle
il ne paraît avoir aucune parenté.

Kystes dermoïdes,

On attribue, avec Richet (1), l'origine des *kystes dermoïdes* de la
région oculaire à l'inclusion d'une portion d'ectoderme dans l'extrémité de la fente branchiale oblique de la face, qui y aboutit.
Ces kystes sont fréquents; ils occupent de préférence la queue du
sourcil (kystes palpébro-sourciliers), et exceptionnellement
d'autres points sur le pourtour et à l'entrée de l'orbite, logés dans
des dépressions du périoste. Stationnaires jusqu'à l'époque de la
puberté, ils peuvent croître à ce moment, et, s'ils sont placés
dans l'orbite, refouler en avant le globe de l'œil. Leurs parois
ont la structure de la peau avec derme et épiderme. Leur
contenu est ordinairement solide, graisseux, quelquefois avec
poils, cartilages et os ; plus rarement il est liquide et alors de
consistance huileuse.

Lacunes.

3. Je vais comprendre ici dans un même groupe toutes formations lacunaires observées dans la région de l'œil, qu'elles soient
arrêt inexpliqué du développement ou mutilation par des brides

_____

(1) *Recueil d'opht.* 1874.

amniotiques, suivant la théorie de Geoffroy Saint-Hilaire (1), pression de membres, ou autres circonstances que révèle l'examen approfondi de certains sujets.

Polycorie,
Corectopie,
Aniridie,

Des lacunes se rencontrent dans l'épaisseur du globe oculaire. On trouve des iris à plusieurs pupilles, et l'on parle alors de *polycorie* (de κόρη = pupille), comme on parle de *corectopie* pour désigner une déviation excentrique de l'emplacement de la pupille. On trouve des iris échancrés et des yeux sans iris, et ce dernier état est désigné sous le nom d'*aniridie*. L'aniridie est le plus souvent complète ; quelquefois il subsiste un faible liséré. Les causes nous en échappent.

Coloboma,

Entre toutes remarquable est la lacune qui intéresse l'uvée en ses diverses parties. Elle porte le nom de *coloboma oculaire* (de χολοβόειν = mutiler). Le coloboma suit la direction du méridien inféro-externe, celle de la fente embryonnaire qui marque la transition de la vésicule primitive à la vésicule secondaire ; il en représente la survivance attardée. Il est manifeste dans l'iris à une échancrure suivant cette direction ; dans le corps ciliaire et dans l'iris, il se reconnaît à l'apparition blanche de la sclérotique à nu. L'iris peut être seul échancré, ou bien la choroïde, ou bien les deux ensemble avec conservation d'un pont ciliaire, c'est le cas le plus fréquent. La région de la macula peut être seule lacunaire ; le coloboma s'y présente alors sous la forme de taches irrégulières. Toujours la région du coloboma est insensible à la lumière, et la rétine absente ou très imparfaitement développée. Le cristallin présente parfois une échancrure. Enfin la sclérotique peut avoir souffert, et l'œil réduit de volume prendre l'aspect microphtalmique. La sclérotique peut même être restée informe et l'œil, arrêté dans son développement, n'être plus qu'un noyau ou kyste plus ou moins caché sous la conjonctive. Il est important de relever que le coloboma est ordinairement bilatéral, ce qui paraît impliquer une cause profonde et lointaine, antérieure à la poussée des vésicules oculaires sur le diverticule cérébral commun.

Cryptophtalmus,
Anophtalmus,

L'œil réduit à n'être plus qu'un grain perdu sous la con-

(1) *Traité de tératologie.* 1832.

jonctive, comme il arrive aux degrés extrèmes du coloboma, constitue l'état de *cryptophtalmus*. Il arrive même que l'œil manque totalement, et l'on parle alors d'*anophtalmus*. Ainsi que le cryptophtalmus, l'anophtalmus peut être le fait d'un arrêt inexpliqué de développement, comme Hess l'a observé sur un embryon de poulet de cinq jours. Il apparaît d'autres fois comme la conséquence évidente d'une mutilation accidentelle de l'embryon ; tel était le cas pour le monstre exencéphale décrit par Guéniot (1), où il y avait adhérence du placenta et de l'amnios au côté gauche, avec forte bride amniotique ayant déterminé l'absence de l'œil, et, à sa place, la présence d'une sorte de champignon cérébral.

Des lacunes surviennent dans le développement osseux de la région oculaire. C'est à une telle lacune qu'est due la hernie cérébrale ou *encéphalocèle orbitaire*, la plus fréquente des hernies cérébrales observée en tout une douzaine de fois d'après Berlin (2).

Encéphalocèle.

Elle se présente sous la forme de petites saillies congénitales placées sous la peau au-dessus du sac lacrymal et contient du liquide en communication avec les méninges. Cette hernie a pour canal une ouverture persistante du crâne entre l'os frontal et la lame criblée de l'ethmoïde aboutissant extérieurement à la jonction de l'os frontal avec l'apophyse montante du maxillaire et l'unguis. On a vu exceptionnellement le canal exister à travers la fente orbitaire supérieure, à travers le trou optique, ou enfin directement à travers le plafond demeuré incomplet de l'orbite. L'encéphalocèle, qui simule à s'y méprendre un kyste, doit être distinguée par le chirurgien pour qu'il évite d'y toucher inconsidérément ; on insiste dans le diagnostic sur la possibilité de refouler le contenu de la tumeur en provoquant des symptômes de pression cérébrale, et sur la présence de pulsations qui augmentent par la congestion veineuse au moment de l'expiration pulmonaire.

Des lacunes se présentent dans la formation des paupières. Elles sont de deux sortes : les fissures palpébrales et le colobome palpébral.

(1) Acad. de méd. 10 oct. 1893.
(2) Graefe. Saemisch Holb. T. VI.

Prolongement des fentes embryonnaires obliques de la face, *les fissures palpébrales* sont dues à une survivance des fentes branchiales. C'est la continuation du bec de lièvre latéral ou bucco-orbitaire, une fente qui part ordinairement du milieu de la lèvre supérieure et contourne l'aile du nez pour atteindre à travers la paupière inférieure l'angle interne de l'œil. Très exceptionnellement, (il n'en existe que trois exemples), elle part de la commissure des lèvres pour se porter vers le côté externe de la paupière inférieure. Au point de vue du squelette, il y a de très grandes différences : la fente, pour gagner l'orbite, passant tantôt entre les os intermaxillaires interne et externe, tantôt entre ce dernier et l'os maxillaire, tantôt enfin par le milieu du maxillaire lui-même (Broca) (1).

Fissures palpébrales,

La seconde catégorie des lacunes palpébrales, celle que l'on nomme *Colobome des paupières*, observée pour la première fois au xviiie siècle par le chirurgien anglais Banister (2), survient indifféremment aux quatre paupières, mais le plus fréquemment aux deux supérieures à la fois (Manz, Wecker, Horner) ; une fois les quatre paupières furent trouvées semblablement mutilées (Lannelongue) (3). C'est une échancrure lacunaire en forme de large V aux angles arrondis, traversant verticalement toute l'épaisseur du voile palpébral dans sa partie moyenne. Le bord palpébral est interrompu au niveau de l'encoche et remplacé par une arête unique dépourvue de cils et de glandes. A la base de l'échancrure, il existe le plus souvent une excroissance muqueuse ou dermique (et en ce cas surmontée de poils), qui occupe le bord de la cornée. On attribue l'origine du colobome palpébral à des adhérences de l'amnios avec la surface de l'œil, et l'explication en est fort plausible.

Colobome palpébral.

Des *excroissances dermiques de la conjonctive et de la cornée*

---

(1) Arch. d'opht. 1889, p. 213.

La première observation de cette anomalie, relatée dans les œuvres complètes de Gœthe eut un certain retentissement pour avoir servi à la démonstration des os intermaxillaires dans le fœtus humain, à une époque où les idées de transformisme faisaient leur première apparition. On la doit à Constant Nicati, mon oncle, dont la thèse « *De labii leporini congeniti natura et origine* » est d'Utrecht 1822.

(2) In Wilde. *Essay on the malform. of the org. of sigt.* London, 1802.

(3) Soc. de chirurgie 1881.

.accompagnent souvent le colobome des paupières, et ont avec lui une origine commune. On les observe aussi isolément. Une peau ferme avec assise fibrodermique, et revêtement pileux les constitue.

Conjonction et disjonction des deux yeux :

4. Au dernier groupe de malformations oculaires, celui des conjonction et disjonction des deux yeux se rattachent finalement les deux raretés que représentent d'une part la cyclopie, et d'autre part l'indépendance et absence de croisement des nerfs optiques.

Cyclopie,

La *cyclopie,* monophtalmus, résulte de la fusion embryonnaire des deux yeux. Sa formation, liée à l'absence de nez, de narines, de nerf olfactif, paraît être un phénomène secondaire à l'arrêt de développement du cerveau olfactif (Manz) (1). La question demeure pendante de savoir si, comme on a pu le prétendre, il est parmi les faits observés des cas de formation simple de la vésicule rétinienne primitive.

L'œil cyplopéen n'a jamais été vu sur un adulte ; on l'a rencontré deux fois sur des enfants qui ont vécu, l'un dix semaines (Schoen) (2), l'autre dix-huit mois (Panum) (3) ; ordinairement il coïncide avec d'autres monstruosités incompatibles avec la vie. L'œil cyclopéen est placé sur la ligne médiane, au-dessous de la glabelle frontale, point correspondant à ce qui serait la racine du nez, si le nez existait en pareil cas. Or le nez manque toujours. Une sorte de tubercule allongé ou « proboscide », inséré au-dessus de l'œil, le surplombe fréquemment. Les paupières, bien constituées, circonscrivent un orifice losangique horizontal, aux angles supérieur et inférieur obtus, aux angles latéraux effilés à la manière des angles externes ordinaires de l'œil ; de chaque côté des sommets des deux angles supérieur et inférieur sont placées les tubérosités lacrymales, au nombre de quatre, pas toujours perforées, mais conduisant, quand elles le sont, à autant de conduits lacrymaux ; les bords palpébraux

---

(1) *Die Missbildungen des menschl. Auges.* Gracfe-Sacmish Hdb. T. II.
(2) Handb. *der pathol. anat. des Auges*; 1828.
(3) *Nordisk. Med 1,* n° 1.

sont continus, garnis normalement de cils et de glandes ; une caroncule velue occupe la conjonctive derrière l'angle inférieur. Le globe de l'œil est généralement de grandeur exagérée , la cornée est ovalaire dans le sens horizontal ; la pupille, rarement ronde, est plus souvent horizontalement ovalaire ou enfin double ; le cristallin et le corps vitré sont simples, allongés transversalement en forme de huit couché, ou sont doubles ; l'uvée et la rétine forment tantôt une poche unique, tantôt une double poche communicante, tantôt deux poches distinctes. Le nerf optique est ou bien simple et alors tantôt cylindrique, et tantôt aplati, ou bien il est double ; dans le cas de nerf optique simple, les hémisphères cérébraux ont fusionné eux-mêmes en une masse unique. L'orbite est toujours une cavité unique ; elle est formée du seul os frontal en haut, rarement de l'ethmoïde très réduit et sans orifices ni apophyse ; les os maxillaires la ferment en bas, les malaires et le frontal sur les côtés ; deux gouttières inférieures et deux fentes orbitaires complètent la description.

Il nous reste enfin à mentionner le fait extraordinaire puisqu'il n'a été observé qu'une seule fois et cela il y a déjà bien longtemps (la notation en est due à André Vésale) (1) de la non conjonction des nerfs optiques pour former le chiasma : *l'incroisement des nerfs optiques*. Il faut, pour expliquer une telle rareté, que bien puissante soit la force qui les entraîne à fusionner ; j'imagine que l'énorme développement latéral des hémisphères cérébraux est par dessus tout la cause de leur rapprochement. Considéré au point de vue fonctionnel, le fait est intéressant en ce que l'incroisement des nerfs optiques n'entraînerait pas de défectuosité visuelle. Au moins nous dit-on que l'homme de Vésale n'aurait pas été de son vivant affecté de mauvaise vue. Cela n'a rien qui doive étonner d'après ce que nous savons aujourd'hui sur la genèse tout empirique de la sensation visuelle et de ses modalités binoculaires.

Incroisement optique.

(1) *De fabrica corp. hum.* édit. Bâle 1555.

CHAPITRE XXVI

Néoformations

SOMMAIRE

1. Régénération. — Expériences sur l'embryon du poulet. Expériences sur le Triton adulte. Autres expériences.

2. Agglutination. — Cicatrisation des plaies de la cornée, l'épithélium éboulé et multiplié, les cellules fixes bourgeonnées, fibres synaptiques.

3. Bourgeonnement. — Bourgeonnement des nerfs après leur section au bord de la cornée (épithélium vorax), après le raclage de l'épithélium, après la section du trijumeau.

4. Néoplasmes. — Variétés mésodermiques. Variétés ectodermiques cutanées. Variétés ectodermiques rétiniennes.

Des processus divers servent à la réparation des dégâts causés dans l'œil par les blessures :

1° La régénération,

2° l'agglutination,

3° le bourgeonnement.

Nous en rapprocherons :

4° Les formations hétéroplasiques ou néoplasmes.

Régénération :

1. Les régénérations proprement dites sont connues de la période embryonnaire de la vie et de la période postembryonnaire.

Embryon du poulet,

Un œil de poulet touché au fer rouge dans les premiers jours de la couvaison a été trouvé, à l'éclosion, reformé en son entier, y compris le cristallin par Barfurth (1).

(1) *Münchner. med. Wochenschr.* 1901.

Ch. Bonnet, le premier (1), a constaté pour le Triton une égale *Triton adulte,* faculté de régénération poursuivie jusque dans l'âge adulte. L'expérience de Bonnet a consisté à exciser l'œil du Triton, mais en conservant toutefois le nerf optique et au moins un quart de la paroi oculaire adjacente, et à l'abandonner ensuite à la cicatrisation spontanée. On assiste dans le délai de 1 à 6 mois, suivant l'importance de la mutilation, à la formation d'un nouveau globe oculaire complet avec cornée, cristallin, choroïde, corps ciliaire, iris, pupille et rétine. L'organe, d'abord minuscule, croît progressivement ensuite, mais sans atteindre, même après onze mois, la grandeur de l'autre œil.

L'étude histologique de cette régénération, par Colucci (2), a montré que chaque partie se développe aux dépens des parcelles qui en sont restées ou des tissus similaires. C'est ainsi que la cornée provient de la sclérotique et du tissu conjonctif voisin, pour la partie fibreuse, et de la conjonctive pour la partie épithéliale ; que la choroïde, les procès ciliaires et l'iris procèdent des restes de la choroïde ; que la rétine est issue de l'épithélium pigmenté et du nerf optique. Il est intéressant de noter que le cristallin, embryonnairement formé d'un bourgeon ectodermique direct, provient ici d'un bourgeon apparu derrière le bord supérieur de la pupille et dépendant de l'épithélium rétinien, qui est, nous le savons, de provenance ectodermique indirecte par l'intermédiaire des vésicules cérébrales. Le même mode de reproduction du cristallin est observé sur le Triton dont on a seulement énucléé le cristallin dans sa capsule.

Une mention spéciale est due à la régénération de la rétine observée non plus après la mutilation de l'œil, mais seulement après le sectionnement du nerf optique sur le Triton par Griffini et Marchio (3). Une atrophie étendue succède d'abord à la section ; elle s'étend à toute la rétine, dont il ne resterait que l'épithélium ciliaire avec les grains internes de la partie avoisinante. Ces grains internes de la partie antérieure de la rétine commenceraient à proliférer dès le 12º jour, ils s'étendraient

(1) *Œuvres d'hist. naturelle.* Neuchâtel 1781.
(2) Acad. de Bologne 1890.
(3) Archives ital. de Biologie 1889.

23

progressivement en arrière et formeraient jusqu'à sept rangs de cellules, que rejoindraient d'autre part les bourgeons fibrillaires émanés du nerf optique, le tout en 64 à 70 jours.

Autres vertébrés.   Beaucoup moins importantes sont les formations réparatrices observées sur les autres vertébrés où l'on doit signaler cependant la régénération des fibres extirpées du cristallin.

La régénération partielle du cristallin, organe de nature épithéliale fut observée sur l'homme déjà par Vrolik (Amsterdam 1801), après l'extraction de la cataracte, sous la forme d'un bourrelet circulaire contenant entre les feuillets conservés de la capsule, repliés sur les bords, de petites quantités de parenchyme fibrillaire transparent. La régénération peut être beaucoup plus importante sur certains mammifères ; elle y a donné lieu, après l'extraction du cristallin, à la formation d'une lentille transparente atteignant jusqu'à la moitié du volume normal, quand les animaux furent opérés jeunes (Millot) (1). Elle empêche la discision de la capsule, procédé de choix pour amener la fonte spontanée de la cataracte des jeunes enfants, de donner un résultat favorable sur les jeunes chiens.

Des études microscopiques (2) ont établi que la réparation des fibres cristalliniennes se fait aux dépens des cellules épithéliales situées à la face profonde de la capsule dans sa partie antérieure ; toute réparation fit défaut quand leur ablation fut complète. La capsule du cristallin est cicatrisée au moyen d'une prolifération épithéliale stratifiée.

Agglutination :

Cicatrisation des plaies de la cornée.

2. Un processus d'agglutination ferme et cicatrise les coupures et déchirures sans perte de substance. On l'a bien étudié dans la cicatrisation des plaies de *la cornée* et trouvé fait d'éléments complexes empruntés à l'épithélium de la surface, aux cellules fixes du tissu conjonctif et à la fibrine du sérum extravasé.

Aux dépens de l'épithélium :

(1) Thèse de Paris 1871.
(2) *Gonin*, in Ziegler's Beitraege 1896.

On doit à Donders (3) et à H. de Wyss (4) d'avoir les premiers constaté que les plaies perforantes de la cornée sont emplies dès après quelques heures par un amas de cellules épithéliales. M. Ranvier (5) a reconnu dans le bouchon épithélial ainsi formé le résultat d'un éboulis sans prolifération, avec soudure des cellules par la même substance gluante qui relie uniformément les cellules épithéliales. Plus tard seulement, après vingt-quatre heures, on observe dans l'épithélium un travail de gonflement et de multiplication nucléaires.

l'épithélium éboulé et multiplié :

Aux dépens du tissu conjonctif :

On sait, dit encore Ranvier, (6) que les cellules fixes de la cornée sont disposées régulièrement entre les lames conjonctives de cette membrane. Elles sont munies de prolongements latéraux qui, sur le lapin, sont presque tous membraniformes. Ces prolongements s'anastomosent entre eux de telle sorte qu'entre les lames conjonctives sont étendues des lames protoplasmiques beaucoup plus minces, fenêtrées. De cette disposition il résulte qu'une incision à la cornée, perpendiculairement à sa surface, divisera les cellules en un point varié de leur corps et de leurs prolongements. Les cellules fixes, qui ont été entamées par le couteau, présentent, déjà au bout de vingt-quatre heures, des prolongements bourgeonnants du côté des lèvres de la plaie. Au bout de quarante-huit heures ces prolongements se sont accrus, ont gagné la surface de section couverte d'épithélium éboulé, puis, après s'être incurvés brusquement, s'y sont étalés pour la recouvrir. Ils se sont aplatis et anastomosés avec ceux qui proviennent des cellules voisines. Il en résulte que la solution de continuité, au dessous des cellules épithéliales qui la comblent, est complètement tapissée d'une lame protoplasmique fenêtrée, qui ne contient pas elle-même de noyaux, mais qui est en rapport avec les cellules fixes voisines au moyen d'un très grand nombre de ponts également protoplasmiques, lesquels ne sont que des

les cellules fixes, bourgeonnées,

(3) Hollaendische Beitraege 1848.
(4) Virchow's. Archiv Janvier 1877.
(5) C. R, 28 Déc. 1896.
(6) C. R, 6 Déc. 1896.

prolongements cellulaires. Ce phénomène se rapproche évi_
demment beaucoup de celui du bourgeonnement des cylindre-
axes nerveux sectionnés.

Aux dépens de la fibrine :

Des fibres relient à la fin les lèvres de la plaie cornéenne,
véritables fibrilles de tissu conjonctif, dont la genèse a été
reconnue par Ranvier dans la *cicatrisation des plaies perforantes
de la cornée.* Ces plaies donnent lieu à la formation d'un bouchon
épithélial à la surface, bouchon identique à celui des plaies
simples, et en même temps à la formation d'un bouchon fibrineux
dans la profondeur. Le feutrage fibrillaire de ce dernier, venu
de l'humeur aqueuse, demeure pour composer les fibres de la
cicatrice, *fibres synaptiques* de Ranvier (1), et former avec les
bourgeons émanés des cellules fixes une cicatrice vraiment
fibroconjonctive.

La cicatrisation des plaies perforantes de la cornée se poursuit
jusqu'à la face postérieure entre les lèvres de la membrane de
Descemet. Ici la membrane elle-même, dans sa partie lamellaire
est recoquillée et l'épithélium ferme seul de ce côté la cicatrice.
M. Ranvier l'y suppose régénéré par division (2).

3. Le bourgeonnement cellulaire constaté tout à l'heure sur les
cellules fixes du tissu conjonctif fibreux cornéen est le processus
aujourd'hui bien connu de la reconstitution des nerfs sectionnés.
M. Ranvier, à qui l'on doit sur ce sujet les mémorables découvertes qui lui permirent d'établir l'unité fibrocellulaire de la
cellule nerveuse et de son cylindraxe, a fait porter une partie
importante de ses recherches sur l'œil, étudiant la régénération
du nerf trijumeau dans ses ramifications cornéennes et dans sa
continuité (3).

Une incision profonde d'environ un demi millimètre (expé-

(1) C. R, 1er mars 1896.
(2) *Leçons sur la cornée*, p. 343.
(3) *Leçons sur la cornée* 1881 et Acad. des. Sc. 13 déc. 1897.

riences sur le lapin) pratiquée sur le pourtour de la cornée, à l'exemple de Ranvier, sectionne entièrement ses nerfs. User à cet effet du bistouri masqué jusque près de la pointe, et s'assurer du résultat à constater l'insensibilité de l'organe au toucher.

(Les nerfs de la cornée, je le rappelle, sont de minces filets, cylindre-axes dépouillés de toute gaîne tant conjonctive que médullaire. Leur direction est rayonnée. Ils se divisent sous la membrane de Bowman pour former le plexus fondamental d'où émanent les rameaux perforants, le plexus sous-épithélial, le plexus intra-épithélial, et les bourgeons terminaux.) Voici ce que l'on observe après l'opération de Ranvier.

Toutes les parties de nerfs situées dans le tissu fibreux au-dessous de l'épithélium (plexus fondamental, filets afférents et efférents) demeurent intactes, même après le septième jour, tandis que toutes les parties en contact avec l'épithélium (plexus sous-épithélial, plexus intra-épithélial, et bourgeons terminaux ont disparu).

(épithélium vorax).

L'explication de cette différence donnée par Ranvier, est liée étroitement à la cause qui explique la destruction des cylindre-axes dans le segment périphérique du tronc nerveux. Cette destruction n'est pas à proprement parler une dégénération ; elle est le résultat de l'activité exagérée des cellules qui entourent ces éléments et qui les dévorent parce qu'ils sont privés désormais de la protection des centres nerveux. Ainsi compris, les faits observés sur les nerfs sectionnés devaient porter à penser que toutes les fois qu'une fibre nerveuse sans myéline, séparée de son centre serait entourée d'éléments cellulaires actifs, ces éléments la détruiraient. Or, comme le montrent son évolution constante et sa réparation rapide, l'épithélium de la cornée a une activité considérable. Il n'y a donc pas lieu de s'étonner que les fibres nerveuses délicates qui y sont logées, privées de connexion avec leurs centres trophiques, aient disparu, étouffées et mangées par les cellules épithéliales. Le stroma conjonctif de la cornée, au contraire, ne possède qu'une vitalité peu accusée ; il est formé d'un tissu pour ainsi dire fixé, qui a une certaine permanence et qui subit peu de modifications. Les éléments cellulaires aplatis et immobiles ont

cessé dès longtemps de se multiplier et même de s'accroître. Il
n'y a donc, dans ce stroma, aucune partie qui puisse détruire
rapidement les éléments nerveux qui y sont logés, et c'est pourquoi ceux-ci se conservent intacts, même sept jours après avoir
été séparés de leur centre.

A-t-on franchement incisé la cornée parallèlement à son bord,
les fibrilles nerveuses situées dans l'épithélium disparaissent de
la lèvre centrale de la plaie, dévorées par l'activité végétative
de ce genre de cellules, tandis que bourgeonnent activement les
fibrilles de la lèvre marginale. L'activité bourgeonnante est telle
qu'après trois jours il y a des filets nouveaux atteignant la surface de l'épithélium où ils se terminent en boutons. Elle est en
rapport avec cette loi générale à savoir que les nerfs sont soumis
à une croissance continue ; et en rapport aussi avec le phénomène de la chromatolyse de Nissl, ou perte de la matière colorante de la cellule d'origine des fibres nerveuses sectionnées.

après
le raclage
de l'épithélium,

A-t-on opéré le raclage de l'épithélium cornéen, cet épithélium est promptement restauré, mais il ne contient d'abord pas
de nerfs. L'œil ayant été enlevé après huit jours, la membrane
traitée par le chlorure d'or et examinée ensuite sur des coupes
méridiennes, on reconnaît qu'elle ne présente encore ni plexus
sous-épithélial ni plexus intra-épithélial. Les branches perforantes, qui sont conservées jusqu'à la lame basale, présentent
quelques bourgeons arrondis qui s'élèvent très peu au-dessus
de la limite du stroma de la cornée ou bien rampent à sa surface, mais s'arrêtent à une petite distance de leur origine. Il
est à remarquer que dès ce moment la sensibilité de la cornée
au toucher paraît rétablie au point de rendre inappréciable toute
différence avec celle de l'autre œil demeuré intact.

Extirpée quarante jours après le raclage et traitée de même,
la cornée fut trouvée porter un épithélium entièrement reproduit, un peu plus épais qu'à l'état normal. Il renfermait de nombreuses fibrilles nerveuses qui, dans la plupart des régions,
affectaient leur disposition caractéristique ; dans d'autres,
elles avaient des diamètres très inégaux et un trajet irrégulier
et anormal. Enfin, en quelques points, la régénération des

nerfs était encore rudimentaire, en ce sens qu'on y voyait des fibrilles nerveuses se terminer par des bourgeons situés à diverses hauteurs dans l'épithélium.

Pour étudier les effets du sectionnement dans le tronc même du trijumeau, la section du nerf est opérée dans la boîte cranienne suivant le procédé classique, et voici quels en sont les résultats. *après la section du trijumeau.*

La première modification consiste dans l'hypertrophie des noyaux des segments interannulaires. Leur protoplasma enfle dans l'intérieur du tube, empiète sur la myéline et le cylindre-axe, il les divise enfin en une série de portions distinctes. Ces phénomènes, bien marqués à la fin du second jour sur le lapin s'accentuent les jours suivants ; et finalement il ne reste plus dans l'intérieur de la gaîne de Schwann qu'une masse protoplasmique parsemée de noyaux et de gouttes de myéline formant de petits amas.

La réparation se fait ensuite. Pour l'observer, l'animal, qui avait au début présenté des troubles de la cornée, guéris à deux reprises en lui cousant l'oreille au devant de l'œil, fût sacrifié seize mois après l'opération. A cette date, la cornée, toujours parfaitement transparente, était encore insensible. Voici le résultat de l'examen.

Les nerfs ophtalmique et maxillaire supérieur dissociés après avoir été soumis à l'action de l'acide osmique, montraient des fibres nerveuses ayant tous les caractères des fibres régénérées, et l'on trouvait encore autour de quelques-unes d'entre elles, qui possédaient une gaîne médullaire bien franche, des granulations et des gouttes de myéline provenant des anciens tubes. (On sait que la régénération se fait aux dépens des cylindraxes hypertrophiés du segment central, qui se divisent et forment de nouveaux tubes nerveux ; que ces tubes passent à travers la cicatrice en faisceaux dirigés en sens divers, dont une partie atteint le segment nerveux périphérique et pénètre graduellement jusqu'à son extrémité).

Dans la cornée, traitée comme de coutume par la méthode de l'or, il y avait abondance de filets nerveux. Après avoir pénétré au niveau de la moitié de son épaisseur, ces filets se divisaient et se subdivisaient, et finalement donnaient naissance à un nombre considérable de branches nerveuses formant, dans toute la région antérieure de la cornée, un plexus qui par son siège rappelait le plexus fondamental, mais n'en avait nullement la disposition. En effet, au lieu des mailles si régulières, des nœuds aplatis et si nets du plexus fondamental physiologique, il n'y avait qu'un enchevêtrement irrégulier de fibrilles nerveuses dont la plupart étaient extrêmement fines. Leur régénération ne consiste donc nullement dans une restauration des anciennes fibres, mais dans une complète néoformation. La formation s'arrêtait du reste à ce point, et l'on n'a trouvé ni branches intra-épithéliales, ni plexus sous-épithélial.

Je pense que l'insensibilité encore persistante de la cornée, malgré cette abondance de fibrilles nerveuses régénérées, doit être expliquée par leur arrêt au-dessous de la membrane basale, c'est-à-dire par leur éloignement de la surface accessible au toucher. On ne nous dit pas du reste que l'insensibilité ait été entière et profonde, qu'elle ait résisté à des chocs de quelque violence.

Néoplasmes.   4. Sous des influences encore inconnues, par quelques-uns supposées microbiennes, il se forme dans l'œil comme dans tous les tissus de l'organisme, des végétations hétéroplasiques, Néoplasmes ou Tumeurs. Les néoplasmes de l'œil intéressent sa physiologie en tant que mouvements de formation plastique apparentés aux mouvements de formation embryonnaire et régénératrice, comme eux résumée en un phénomène de prolifération cellulaire.

Toutes les variétés de tumeurs se rencontrent dans l'œil ; leur nombre est légion et bien digne d'avoir inspiré le travail encyclopédique qu'a consacré à ce sujet en deux splendides volumes M. Lagrange (1). Il en est de mésodermiques et d'ectodermiques, et, parmi ces dernières, des deux catégories,

(1) Steinheil, édit., 1901 et 1904.

celle de l'ectoderme direct ou cutané et celle de l'ectoderme dérivé ou rétinien.

Les néoplasmes mésodermiques sont de toutes variétés connues :

Le myxome pur a été vu dans la cornée. Les fibromes sont observés dans la cornée et dans la sclérotique ; où l'on aurait même, à titre d'extrême rareté, signalé des chondromes et des ostéomes, comme pour rappeler l'existence de parties cartilagineuses et osseuses dans la sclérotique des Vertébrés autres que les Mammifères. La calcification et l'ossification proprement dite sont fréquentes dans l'uvée des yeux atrophiés à la suite d'inflammations septiques ; on les rencontre surtout dans sa partie postérieure ; exceptionnellement on les observe dans le corps vitré. Le lipome s'observe sous la conjonctive, dans les paupières et aussi dans l'orbite autour du globe oculaire. Le m ome à fibres musculaires lisses est une rareté développée aux dépens du tissu similaire de l'uvée, et en particulier du corps ciliaire. L'angiome est connu de la conjonctive ; exceptionnellement il a été constaté dans la choroïde et dans l'iris. Il est plus fréquent dans le tissu cellulaire de l'orbite. Le sarcome à l'état de leucosarcome, ou de sarcome mélanique apparaît dans la conjonctive, la cornée, l'uvée, et y présente toutes les formes cellulaires et d'organisation connues de ce genre de tumeurs.

Les néoplasmes ectodermiques du feuillet cutané sont également multiples. L'épithéliome épidermique est une affection fréquente de la surface de l'œil et de ses annexes.

L'adénome et le carcinome se développent dans le revêtement de l'œil et dans ses annexes glandulaires.

Le carcinome s'observe enfin à titre métastatique dans la choroïde, c'est-à-dire qu'il y est implanté, venant d'un autre organe, par la circulation.

Aux néoplasmes ectodermiques du feuillet rétinien, appartiennent trois sortes de formations :

La plus fréquente est le gliome, développé aux dépens de la rétine nerveuse, et dont il y a plusieurs variétés. L'une d'elles, le glio-sarcome est fait exclusivement de cellules rondes, et pourrait être rattaché aux tumeurs mésodermiques, soit par simple parenté histologique, soit que l'on en attribue la provenance aux éléments mésodermiques pénétrés dans la rétine avec les vaisseaux sanguins. Mais souvent on rencontre dans les gliomes des cellules aux prolongements ramifiés à la manière des cellules nerveuses ganglionnaires, et d'autres cellules à forme de neuro-épithélium. Ce ne sont plus là des glio-sarcomes, mais bien des glio-névromes et des glio-épithéliomes, voire des glio-carcinomes.

L'épithélium glandulaire rétinien, celui de la *pars ciliaris retinæ*, des procès et de la face postérieure de l'iris, est le point de départ de tumeurs épithéliales, à forme d'épithéliome, d'adénome et de carcinome. Elles ont été bien étudiées par M. Lagrange, qui n'a pas eu de peine à en démontrer la genèse à la lumière de faits personnels et de quelques observations antérieures méconnues.

L'épithélium pigmenté rétro-rétinien peut être lui-même le point de départ de formations néoplasiques épithéliales pigmentées. Il n'en existe qu'un très petit nombre d'observations.

⁎

Nous terminons ici l'étude des mouvements de formation, pour aborder celle des actes proprement nutritifs ou *mouvements de nutrition.*

Les problèmes posés à la physiologie oculaire par les phénomènes de la nutrition, un acte chimique, moléculaire et atomique par essence, remplacement de molécules distraites par l'activité fonctionnelle, seront ici étudiés successivement aux divers points de vue :

1° des actes fondamentaux,

2° des fonctions d'apport et de départ,

3° de l'innervation,

4° Des malnutritions.

CHAPITRE XXVII

Mouvements de nutrition (actes fondamentaux)

SOMMAIRE

Réactions atomiques. Température. Forme, poids et volume, leur variation fonctionnelle. Théorie de la polarisation accumulatrice. Stabilité des formes,
coefficient de croissance, balance des matériaux.

Des réactions atomiques, des mouvements de température
et des changements dans la forme, le poids et le volume sont les
actes fondamentaux de la nutrition, à reconnaitre ici dans leur
application à la physiologie oculaire ; ils aboutissent, par certaine balance de matériaux, à maintenir l'œil en sa constante
intégrité. Des phénomènes électriques en sont le corollaire
obligé, nous en traiterons accessoirement pour assimiler les
phénomènes de l'accumulation matérielle aux polarisations.

L'activité des tissus est encore fort peu connue dans son   *Réactions*
intimité atomique. A peine commence-t-on à donner une cons-   *atomiques,*
titution aux albumines et albuminoïdes, noms sous lesquels on
embrasse la plupart des composés organiques animaux. C'est
tout récemment que Fischer a annoncé avoir levé un coin de
voile qui les entoure, les rattachant aux pepsines, qu'il sut
obtenir par synthèse, et dont elles représenteraient des combinaisons.

Quant à l'œil, qui possède des épithéliums de diverses sortes,
du tissu conjonctif à forme lâche et fibreuse, du tissu musculaire lisse et strié, on en isola des substances diverses plus ou

moins caractérisées. C'est ainsi que le cristallin contiendrait 35 parties d'albumine avec des quantités minimes de lécithine, de cholestérine, de graisse, et ne contient pas la kératine (albuminoïde insoluble dans la pepsine), que l'on pourrait attendre vu la nature épithéliale de la formation. Nous n'avons aucun indice sur les changements produits dans ces matières par l'activité fonctionnelle et partant non plus sur le processus de leur réparation nutritive.

L'œil possède aussi du tissu nerveux, notamment la rétine et le nerf optique où furent trouvés les hôtes habituels des nerfs, l'albumine, la lécithine et la neurokératine, cette dernière substance provenant des fibres de soutien et d'autres substances moins bien définies. Observant les sections fraîches du nerf optique au point de vue de leur action sur le papier tournesol, Chodin (1) a trouvé qu'une réaction acide est le propre de ce nerf toutes les fois que l'œil a été pendant la vie exposé à la lumière, tandis qu'une réaction neutre ou alcaline succède à une obscuration de 24 à 48 heures. Il fit les mêmes constatations sur la rétine qu'il trouva, l'ayant séparée de son épithélium, alcaline après l'obscuration, neutre ou acide après l'exposition à la lumière. Un autre indice du même ordre, déjà signalé, est la disparition de la chromatine et de la nucléine dans les cellules nerveuses de la rétine après l'activité, et leur régénération par le repos. C'est l'indice d'opérations chimiques effectuées dans l'état d'activité, l'indice du déplacement moléculaire que la nutrition a pour rôle de remplacer.

Les réactions du pourpre rétinien, ce produit de sécrétion épithéliale que la lumière décolore et que l'obscurité régénère indépendamment même de tout apport sanguin, nous sont connues. C'est là un processus extrêmement subtil, certainement une désagrégation minime dans la constitution moléculaire de la substance, un déplacement avec perte de quelque élément radical inconnu. Non moins subtile est l'opération reconstituante qui représente ici la nutrition.

D'autres exemples pourraient être cherchés dans la physio-

---

(1) Wiener Akad. der Wissensch, 1877.

logie des éléments musculaires, matière molle que l'activité transforme en une matière dure, rétractée avec perte d'éléments moléculaires connus de la chimie et qu'une rapide nutrition répare. De toutes ces réactions, nous ne possédons pas, je crois, la formule, et comment la posséderions-nous n'étant pas renseignés sur la formule du composé lui-même avant et après son entrée en action ? Mais ce que nous en savons, rapproché de faits analogues bien caractérisés nous donne la certitude que sa détermination appartient aux conquêtes prochaines.

Nous possédons dans la température des organes et ses varia- *Température.* tions un indice des réactions chimiques fonctionnelles et nutri- tives qui y ont leur siège. Quelques recherches furent faites à ce sujet dans le voisinage immédiat de l'œil et dans son épaisseur.

Le thermomètre placé sous la paupière a marqué de 35° à 36°, et la température y est toujours inférieure à celle de la bouche ou de l'aisselle (Giese) (1).

Des comparaisons thermo-électriques entre l'œil d'un côté, la bouche et le rectum de l'autre sont dues à Michel (2). Elles ont montré la température de la cornée inférieure de dix degrés, celle de la chambre antérieure de six degrés, celle de la conjonctive de deux degrés, celle de l'iris 0°75. La presque égalité fut trouvée seulement tout au fond de l'œil, à toucher sa paroi postérieure. La fermeture des paupières augmenta la température de la chambre antérieure de 2 à 3 degrés ; l'application de glace sur la paupière la fit baisser de 13 à 15 degrés.

Ces résultats montrent la chaleur proportionnée dans l'œil à l'éloignement de la surface et à l'abondance de l'irrigation sanguine, influencée en conséquence par la température extérieure et par celle du sang. Ils ne permettent pas de reconnaître la part contributive des actions chimiques locales. Cette part est néanmoins indéniable. Elle doit être nulle dans l'humeur aqueuse et l'humeur vitrée dépourvues d'éléments figurés, à peu près

(1) Graefe's Archiv., 1894.
(2) Graefe's Archiv., 1886 et 1893.

nulle dans le cristallin, organe aux éléments immobiles et con-
damnés à la réclusion sous une capsule à peine perméable, peu
développée dans la cornée aux éléments relativement stables,
très abondante au contraire dans la vasculeuse et musculeuse
uvée, siège de multiples mouvements, et, dans la rétine, siège
de réactions photochimiques et nerveuses sensorielles.

Forme, poids et volume,

Nous possédons enfin dans les modifications de forme, de
poids et de volume des organes, mouvements matériels apparents,
des indices sur leur nutrition et l'œil offre à ce point de vue des
documents intéressants.

On sait l'œil plus ou moins développé dans les espèces animales
en raison des appels faits à la fonction. On sait qu'il est bien
formé sur la plupart des animaux qui vivent à la surface de la
terre, qu'il s'atrophie et disparaît quand ils sont appelés à vivre
loin de la lumière, telles les taupes dans leurs galeries obscures,

leur variation fonctionnelle,

tel le Prothée dans les lacs souterrains de Carynthie, tels une
partie des habitants des grands fonds marins. La disparition n'est
toutefois pas complète; et, les conditions de vie venant à changer,
les mêmes espèces récupèrent l'organe disparu. C'est ainsi que
les Prothées de Carynthie élevés accidentellement dans les eaux
éclairées de la surface sont trouvés porteurs d'yeux et savent en
user.

Une expérience a été faite directement dans le même sens,
elle consiste à exclure de la vision par une suture des paupières l'œil du nouveau-né. Opérant sur des chiens, d'un côté
seulement, on a trouvé, après huit mois, l'œil presque aveugle
et la rétine, les nerfs optiques, leurs centres jusqu'à l'écorce
cérébrale arrêtés dans leur développement (H. Berger;
G. Lodato) (1).

La section du nerf optique produit un résultat identique.
Cette expérience est particulièrement intéressante à suivre dans
l'œil du lapin où le nerf est étalé au devant de la rétine sous la
forme de deux pinceaux apparents à l'ophtalmoscope. L'un de

(1) *Semaine méd.*, 16 avril 1904.

ces deux pinceaux ayant été incisé par le travers (Rosow) l'atrophie apparaît d'abord sur le segment central, ensuite sur le segment périphérique; elle est lente à venir et n'est complète qu'après cinq ou six mois.

On poursuit au microscope la trace de l'atrophie dans les cellules multipolaires rétiniennes colorées par le procédé de Nissl (alcool à 96° bleu de méthylène à chaud, décoloration partielle dans un mélange d'alcool et d'huile d'aniline). Ces cellules sont trouvées dépouillées de matière chlorophile (atteintes de chromatolyse) dès après 55 heures. Leur altération, d'abord identique à celle que l'on observe dans les ganglions rachidiens après la section des nerfs, en diffère dans la suite en ce qu'elle est progressive et conduit en peu de semaines à la fonte de l'élément, au lieu de faire place à des phénomènes de régénération (1). Beaucoup moindres sont les effets observés sur les autres éléments cellulaires de la rétine. On a cependant noté quelque raréfaction du protoplasma dans les cellules interplexiques et jusque dans le corps des cellules visuelles sur un animal opéré trois semaines après la naissance et observé après survie d'un an et demi (2).

Très prononcés au contraire sont les effets d'atrophie produits sur les centres cérébraux. Gudden (3) a noté dès longtemps (il enlevait l'œil entier ce qui équivaut ici à la section complète du nerf optique) une atrophie étendue aux corps quadrijumeaux antérieurs, au corps genouillé externe et au pulvinar. Huguenin (4) a relevé l'atrophie de l'écorce des lobes occipitaux. Haab (5), étudiant l'effet des destructions partielles de la rétine, signale l'atrophie ascendante seulement quand la couche des grandes cellules ganglionnaires est altérée.

La destruction des centres nerveux optiques produit des effets analogues. On observe, après l'extirpation de l'écorce occipitale, de l'atrophie dans la couronne rayonnante de Gratiolet, dans le

---

(1) BIRCH-HIRSCHFELD, Graefe's Archiv., 1900.
(2) HERTEL, eod., 1898.
(3) Graefe's Archiv., 1874.
(4) Correspondanzblatt f. Schweizer Aertzte 1878.
(5) Cité in Arch. d'opht., 1908, p. 462.

corps genouillé externe, dans le pulvinar, dans les corps quadri-jumeaux antérieurs, et finalement, après un long temps, dans les nerfs optiques. Ainsi le constata d'abord Monakow (1) et cela fut depuis confirmé par l'observation clinique. L'examen ophtalmoscopique permet de voir, avec l'atrophie progressante de la papille du nerf optique, les vaisseaux capillaires de la rétine progressivement disparaître et les troncs vasculaires diminuer eux-mêmes de calibre. L'autopsie établit le siège de la lésion.

Théorie de la polarisation accumulatrice.

Généralisés à l'œil tout entier, ou seulement localisés dans l'appareil nerveux visuel, les faits qui viennent d'être relatés ne sont autres en somme qu'atrophie et hypertrophie fonctionnelles. On doit les rapprocher très simplement de ceux qui montrent le volume des muscles être une résultante du travail imposé, le développement des os avoir lieu dans les points où portent les effets de pression et de traction, les glandes se développer en raison des appels à la sécrétion, la pensée elle-même enrichie de son propre jeu et le cerveau, son organe, augmenté simultanément de poids et de volume.

Pour expliquer l'atrophie et l'hypertrophie fonctionnelles, une comparaison m'est apparue avec ce qui a lieu dans les piles électriques lorsqu'elles fonctionnent comme accumulateurs. L'accumulateur, chargé par le courant, ne fait pas que provision de force, il est l'objet d'un déplacement interpolaire de matières ou polarisation. La polarisation tend à l'alourdissement d'un pôle aux dépens de l'autre ; elle deviendrait un alourdissement général si quelque apport analogue à celui de la circulation sanguine et lymphatique faisait les frais du déplacement. Peut-être l'hypertrophie fonctionnelle de toutes sortes de tissus, et leur conservation, même en dépit de l'usure, ne reconnaît-elle pas d'autre cause qu'une sorte de polarisation matérielle d'origine électrique ou autre ; c'est l'hypothèse qu'autrefois j'ai émise à propos du système nerveux en psychologie, et qui ne me paraît pas indigne de généralisation.

(1) Archiv f. Psychiatrie, 1881.

La forme naît de la fonction, telle est au demeurant la vérité, non l'affirmation contraire que l'on est tenté d'accepter, pour avoir nécessairement commencé l'étude des organes par leur anatomie. Sans doute la forme réagit à son tour en sens inverse et règle la fonction. Ainsi le veut la loi universelle de l'action égale à la réaction. Mais l'ordre naturel n'en est nullemeut perverti, et il demeure acquis par l'étude de l'œil, aussi bien que des autres appareils animaux, que la forme, le poids et le volume des tissus, expression des phénomènes chimiques de nutrition dont ils sont le siège, sont proportionnés à leur fonctionnement.

Stabilité des formes. Indépendamment de ces variations à longue portée, faciles à déceler, la forme, le poids et le volume de l'œil sont d'une remarquable stabilité, et cela importe fort étant donné la nature délicate des fonctions dioptriques subordonnées aux dimensions de l'organe. On connaît à ce point de vue l'inaltérable courbure des surfaces cornéennes conservée jusque dans ses défectuosités, au point qu'un astigmatisme constaté dans le jeune âge est retrouvé tel dans la vieillesse avancée. On sait aussi l'habituelle constance des diamètres oculaires prouvée par la longue persistance d'un même degré de réfraction sommaire. Cette stabilité montre l'organe conservé dans son intégrité matérielle malgré l'usure autant et mieux que le reste de l'organisme. Elle est à ranger parmi les signes d'évidente activité moléculaire, l'activité de remplacement.

Coefficient de croissance. Très faible est même l'accroissement de l'œil après la naissance. On en juge déjà de façon indirecte d'après la réfraction trouvée hypermétrope de seulement deux dioptries à l'examen du nouveau-né par Herrnheiser (1), alors que l'œil normal de l'adulte est emmétrope ou peu s'en faut. On en juge directement par la mesure des diamètres oculaires. Le diamètre antéro-postérieur de l'œil adulte emmétrope est de **24** millimètres alors que celui du nouveau-né égale **18** millimètres d'après Weiss (2) : petite différence si on la compare à l'accroissement

(1) Prager med. Wochenschr, 1892
(2) Anat-Hefte V. Merkel et Bonnet 1897.

de la taille humaine. Le poids de l'œil emmétrope adulte est, d'après le même auteur de 7 gr. 45 (volume $= 7, 18$) tandis que le poids de l'œil du nouveau-né égale 2 g. 29 (volume $= 2,18$) d'où le rapport approximatif de croissance $\frac{4}{9}$, qui est aussi celui du cerveau. Il est très distant du coefficient de croissance totale du corps, qui est $\frac{4}{24}$. C'est dans la même proportion que le cristallin augmente de poids avec l'âge ; mais son accroissement est continuel jusqu'à la fin de la vie. Il est de 0, 084 de 6 à 14 ans, de 0, 174 de 20 à 30 ans, de 0, 226 de 80 à 90 ans. L'organe devient en même temps progressivement plus dur, surtout en son noyau.

Balance des matériaux.

Ainsi de l'œil considéré dans son ordinaire fonctionnement. Il est de forme, de poids et de volume à peu près invariables, ce qui ne veut pas dire qu'il soit sans changement, car il vit au contraire et chaque élément ne se conserve vivant qu'en vertu d'un processus de déperdition et réparation qui est un constant renouvellement. La stabilité matérielle apparente n'est en réalité que le signe d'une régulière *balance de matériaux*.

CHAPITRE XXVIII

Mouvements de nutrition (apport et départ)

SOMMAIRE

1. Nutrition lymphatique. — Cyto-nutrition; trophocytose, phagocytose. Séro-nutrition.

2. Nutrition sanguine. — Fonction d'apport, effets nutritifs de l'embolie rétinienne, tissus aérobes et tissus anérobes. Fonction de départ, son illustration par les conséquences rétiniennes de l'arrêt du sang dans la choroïde, expériences de Wagenmann.

1. Comblant les pertes, entraînant les déchets, le « milieu circulatoire » préside à la balance des matériaux, à leur *apport et départ* partagés fonctionnellement en deux courants : le lymphatique et le sanguin. D'où la division du sujet :

1° Rôle nutritif du milieu lymphatique.

2° Rôle nutritif du milieu sanguin.

1. Deux parties sont à considérer dans la lymphe : les cellules lymphatiques et le sérum.

Nutrition lymphatique.

On désigne sous le nom de globules blancs du sang, *cellules lymphatiques*, leucocytes, des éléments cellulaires qui se trouvent dans le sang ou dans la lymphe, et qui peuvent en sortir pour cheminer librement au sein des tissus. Ces éléments appartiennent essentiellement au système vasculaire. Leur rôle nutritif apparaît dans les deux mouvements de l'entrée dans la combinaison des tissus, et de la sortie de la combinaison.

Cytonutrition :

Le premier de ces mouvements est apparu à M. Ranvier

trophocytose,

lorsque, suivant les cellules lymphatiques dans leur migration,
il les a vues, dit-il, se fixer, s'accroître, acquérir une forme nouvelle, devenir des clasmatocytes en un mot. Et il fut confirmé
dans cette opinion en songeant que, chaque fois qu'il survient en
un point du corps de l'irritation, quelle qu'en soit la cause, il y
a en ce point un apport de cellules lymphatiques. Il savait aussi
que des actions, même purement physiologiques comme la sécrétion des glandes, ne sauraient se produire avec une certaine intensité, sans qu'il y ait affluence de ces cellules ; qu'il y en a jusque
dans la salive contenue dans la bouche. Ses recherches ont porté
alors sur la cornée (1).

Dans les plaies cornéennes en surface, on trouve après quarante-huit' heures (durcissement par la liqueur de Flemming,
coupes, coloration au picrocarmin), les bords de la plaie recouverts d'épithelium en voie de multiplication nucléaire, et la partie
centrale emplie de cellules lymphatiques. Claires, arrondies,
limitées par un double contour, contenant plusieurs petits
noyaux ; en un mot *cellules du pus*, ces cellules sont mortes ou en
voie de destruction ; elles ont abandonné aux tissus avec lesquels
elles ont été en contact une partie des substances nutritives
qu'elles charriaient. Elles furent attirées finalement à l'air libre
par cette sorte de chimiotaxie positive qu'est leur affinité pour
l'oxygène.

Dans les plaies plus simples de la cornée, celles qui résultent
d'une seule incision, les cellules migratrices viennent de très
bonne heure prendre part à l'action réparatrice. On en voit déjà
un certain nombre dans les lèvres de la plaie au bout de quatre
heures. Quelques-unes d'entre elles arrivent jusqu'à la surface
des sections, la dépassent même et tombent dans le liquide des
larmes. Vingt heures plus tard il y en a un nombre encore plus
considérable. A ce moment la solution de continuité est remplie
de cellules épithéliales qui montrent tous les signes d'une suractivité nutritive. Elles sont grosses, chargées de suc et leurs
noyaux sont volumineux. De même aussi les cellules conjonc-

(1) *Du rôle physiologique des leucocytes, à propos des plaies de la cornée* C. R.,
22 février 1897.

tives, cellules fixes de la cornée, sont à côté volumineuses, chargées de suc et très bien colorées par le picrocarmin. Les unes et les autres ne peuvent accomplir ce travail sans être abondamment nourries. Ce ne sont pas des vaisseaux qui peuvent leur apporter leur nourriture, puisqu'il n'y en a pas dans la cornée ; ce ne sont pas non plus les canaux du suc, puisqu'il n'y en a pas davantage. On pourrait invoquer l'imbibition, elle paraît insuffisante. Il semble plus simple d'admettre que ce sont les cellules migratrices.

Qu'on les observe dans les lèvres d'une plaie résultant d'une incision ou dans le fond d'une plaie en surface, les cellules lymphatiques montrent dans toutes les plaies les mêmes caractères ; elles ont perdu leur chromatine protoplasmique et leurs noyaux sont multiples. Souvent aussi leur protoplasma ayant été entièrement dissous, leurs noyaux sont mis en liberté. C'est là un phénomène purement physiologique, qu'accentuent seulement les circonstances d'exceptionnelle activité nutritive établies par l'expérience. Le nombre des noyaux mis en liberté par la dissolution du corps cellulaire est en rapport avec l'intensité des processus ; on le dit *inflammatoire* quand il est très intense. Il rappelle alors ce que l'on observe dans le développement embryonnaire.

Les cellules migratrices, en cheminant au sein des tissus, peuvent donc leur abandonner une partie des substances qu'elles renferment, notamment leur cytochromatine, et jusqu'à leur protoplasma tout entier dont les matériaux dissous se répandent dans le plasma nutritif au sein duquel vivent les organes. Elles vont dans toutes les parties du corps que les vaisseaux sanguins ne peuvent atteindre et notamment dans la cornée où elles jouent un rôle que l'on peut qualifier « trophocytose. »

Il reste à montrer que le rôle inverse appartient également aux cellules lymphatiques, surprises dans leur fonction contraire qui est de se nourrir elles-mêmes aux dépens des tissus qu'elles traversent. Le fait a été dès longtemps exposé également par M. Ranvier. Mis en présence de particules solides, les leucocytes les prennent et les font pénétrer dans leur intérieur ;

phagocytose.

ils les digèrent. Ce même fait fut plus tard nommé *phagocytose* par Metschnikoff, qui a le mérite d'en avoir reconnu l'importance pour la guérison des maladies microbiennes. La phagocytose n'est pas du reste limitée aux cellules lymphatiques, elle est une propriété générale du protoplasma cellulaire, car toute cellule a des facultés digestives. Elle est seulement plus développée dans les unes que dans les autres, et plus développée à certains moments de suractivité qu'à d'autres de moindre activité végétative. Appliquée à la cornée, que nous savons privée de vaisseaux, la faculté absorbante des cellules migratrices, la phagocytose en un mot, apparaît comme jouant dans le milieu nutritif un rôle fonctionnel égal en importance au précédent : celui d'exporter les déchets et notamment les déchets solides de la nutrition.

Ainsi la cellule lymphatique, arrivée dans les tissus chargée d'éléments nutritifs, les lui abandonne et recueille en échange une pleine charge de matières usagées qu'elle entraîne au loin dans la circulation pour y être réparées ou éliminées.

Séronutrition.   Le *sérum* de la lymphe, sa partie aqueuse, où se trouvent en solution maints principes nutritifs, contribue à la nutrition pour une part importante ; l'œil en fournit diverses preuves éclatantes.

Seul, en effet, le sérum peut entretenir la nutrition du cristallin isolé de toute circulation sanguine, et, par son enveloppe lamelleuse, impénétrable à toute immigration cellulaire. Seul, aussi, il peut entretenir la nutrition du vitréum également invasculaire et qu'habitent de rares cellules plutôt conjonctives que proprement lymphatiques. Seul enfin il entretient les parties de rétine qui survivent à l'embolie de l'artère centrale (tissu conjonctif et double épithélium externe) ; l'absence de circulation collatérale sanguine, l'imperméabilité cellulaire de la limitante, l'extrême pauvreté cellulaire de l'humeur vitrée en sont les sûrs garants. Ici la nutrition est imparfaite puisque la sensibilité visuelle disparaît avec l'embolie.

Ainsi donc, le sérum lymphatique, même très appauvri par son éloignement du réseau sanguin dans ces diverses circonstances, suffit cependant à jouer un rôle nutritif.

On sait du reste que le sérum, aussi bien'que les cellules lymphatiques, afflue dans les tissus vasculaires en raison de leur activité nutritive et qu'il y paraît chargé à proportion d'éléments nourriciers. On sait qu'il exsude en cas d'irritation morbide produisant l'œdème (*chemosis* de la conjonctive) ; et que, si la cornée fait exception à cette règle, bien qu'encerclée d'anses vasculaires sanguines, c'est que ses fibres tendues et bridées s'y opposent, laissant place seulement aux éléments cellulaires. Cette exception n'entache pas la règle qui proportionne la quantité et la qualité nutritive du sérum à l'activité de la nutrition, et suffit à établir le fait par ailleurs suffisamment avéré de la nutrition aux dépens du seul sérum lymphatique.

2. Les échanges chimiques de la nutrition sont placés également sous la dépendance de la circulation sanguine ; et nulle part mieux que dans l'œil on n'en peut observer les manifestations grâce à l'ophtalmoscope, qui en fait une fenêtre ouverte sur la profondeur des tissus. L'ophtalmoscope permet d'abord de reconnaître la prise et l'abandon de l'oxygène à la différence de coloration des artères et des veines situées côte à côte dans la rétine. L'artère s'y présente avec la couleur claire du vermillon propre au sang oxygéné, et la veine, avec la couleur foncée du carmin propre au sang désoxydé. L'ophtalmoscope permet aussi de suivre le cours du sang dans les vaisseaux du fond de l'œil, d'en observer les oscillations, voire l'interruption et ses effets qui sont de deux sortes :

Nutrition sanguine.

1° Effets directs sur les organes exsangues, attribuables à l'arrêt d'apport ; 2° effets indirects, ceux qu'on constate dans les organes avoisinants, ils concernent la fonction de départ.

C'est évidemment à l'arrêt d'apport nutritif que doivent être attribuées les suites de l'exsanguinité observées dans la rétine, un champ clos où le sang ne pénètre que par une voie, l'artère centrale. Il est très difficile de saisir pour la lier expérimentalement l'artère centrale de la rétine au point où elle pénètre dans le nerf optique ; mais il est possible

Fonction d'apport:

effets nutritifs de l'embolie rétinienne,

de la sectionner avec le nerf sans trop intéresser les vaisseaux voisins qui alimentent la choroïde. Cette expérience ne vaut pas toutefois en netteté l'occlusion accidentelle par un caillot ou *embolus* engagé spontanément dans l'artère centrale, fait d'observation courante en clinique. L'embolie de cette artère entraîne la perte immédiate de la vision, sinon en une étroite bande périphérique du champ visuel où paraît intervenir une minime irrigation, dont le chemin demeure incertain. En fait, il n'y a pas, nous le verrons ailleurs, d'anastomose entre les vaisseaux de la rétine et du reste de l'œil, car on ne peut compter comme de quelque valeur une parcelle de champ capillaire commun au niveau de la papille.

Voici ce que l'on observe dans l'œil après l'embolie.

Les artères sont exsangues, aplaties, les veines seules conservent leur contenu. La papille du nerf optique est blanche, ses capillaires vides ayant disparu à la vue. La rétine elle-même, normalement diaphane devient opalescente, d'une opalescence qui a son siège dans la couche des fibres nerveuses et dénote leur désagrégation, probablement graisseuse en un milieu de moindre réfringence. La fossette rétinienne, qui en est presque dépourvue, n'est pas troublée, ni blanchie ; elle conserve au contraire sa normale coloration et prend l'apparence caractéristique d'une fossette couleur de cerise sur fond de lait. Plus tard le trouble rétinien disparaît et le fond de l'œil reprend son uniformité rouge, mais avec des vaisseaux rétiniens filiformes, imperméables, et une papille du nerf optique remarquable d'atrophique blancheur. Quand l'obstruction vasculaire est totale, il n'y a pas, après l'embolie, d'hémorragie rétinienne, contrairement à ce qui a lieu ailleurs dans l'organisme. La cause en est attribuée à l'absence de toute anastomose entre la circulation rétinienne et celle du voisinage, et à la pression propre de l'intérieur de l'œil qui empêcherait le reflux du sang veineux, seul capable, suivant la théorie de Cohnheim, d'expliquer l'infarctus des ordinaires embolies. L'obstruction limitée aux rameaux détachés de l'artère rétinienne donnerait lieu quelquefois à la formation d'hémorragies.

Étudiées au microscope, les lésions de l'embolie rétinienne

consistent en une prompte désagrégation et atrophie de la couche des fibres et cellules nerveuses. Seules demeurent, avec les cellules et fibres de soutien, la double couche des cellules à cônes et bâtonnets et des cellules pigmentaires ; ces parties forment ensemble une ordinaire membrane conjonctive à double revêtement épithélial correspondant au double feuillet ecto-dermique de la vésicule embryonnaire primitive.

Le pigment rétinien lui-même est conservé à sa place ; mais il n'en est pas de même à la suite des sections expérimentales sur les jeunes animaux. On observe en pareil cas une migration du pigment vers la face interne de la rétine ; et c'est là aussi le fait que l'on constate dans certaine atrophie progressive débu-tant dans l'enfance, forme clinique connue sous le nom de réti-nite pigmentaire, caractérisée par la dissémination du pigment et aussi par la progressive disparition des vaisseaux sanguins. On n'observe jamais de lésion propagée à la choroïde à travers la membrane limitante.

Telle est l'histoire naturelle de l'embolie rétinienne, une expé-rience de rare qualité. Mieux que toute observation similaire pratiquée en d'autres organes, elle montre, aux effets immédiats et lointains de son exclusion, la part primordiale du milieu san-guin comme véhicule de nutrition. Elle montre le tissu ner-veux sous la dépendance étroite de la circulation sanguine, avide d'oxygène et des richesses nutritives qu'elle contient en abondance, un tissu aérobe et de nutrition rapide (tachytrophe) ; et à son côté les tissus conjonctif et épithélial indépendants de la directe circulation sanguine, anérobes et bradytrophes, vivant d'exclusive séronutrition lymphatique comme le cristallin ou l'épiderme. De même, dans le lobule du foie après l'occlusion du canalicule biliaire, on observe la disparition des vaisseaux sanguins, la fonte des cellules hépatiques et l'organisation finale à leur place d'un acinus purement épithélial enveloppé de tissu conjonctif (1).

tissus aérobes et tissus anérobes.

Des effets indirects sont observés à l'ophtalmoscope dans la

Fonctions de départ :

(1) C. R 21 avril 1879 et Archives de physiologie (Nicati et Richaud).

rétine, quand le cours du sang vient à être interrompu dans la choroïde pourtant tout isolée au point de vue sanguin. Ils sont attribuables à l'intoxication par des matières que les vaisseaux obstrués ne peuvent entraîner, et relatifs par conséquent à la fonction de départ.

L'arrêt du cours du sang dans les vaisseaux de la choroïde ne peut être étudié sur l'homme de la même façon que dans la rétine ; l'embolie n'y produit que peu d'effet à cause des facilités de circulation collatérale. L'expérimentation sur les animaux est en revanche plus facile. Elle a été pratiquée par Wagenmann (1) sur le lapin de diverses manières.

Radicale entre toutes, la section ou ligature dite « optico-ciliaire » comprend à la fois les vaisseaux artériels qui pénètrent l'œil autour de l'insertion du nerf optique et le nerf optique lui-même y compris les vaisseaux de la rétine. Cette opération entraîne la fonte rapide de l'œil : amollissement immédiat, trouble de la rétine, de l'humeur vitrée, du cristallin et de la cornée, qui bientôt s'ulcère et se vascularise pénétrée de vaisseaux reliés avec le réseau sanguin antérieur de l'œil. L'expérience n'offre pas ici de particularités utilisables pour le sujet actuel.

Mais a-t-on évité de comprendre dans la section ou la ligature le nerf optique et les vaisseaux de la rétine, les résultats prennent un intérêt nouveau par des désordres apparus dans la rétine elle-même malgré l'intégrité de sa circulation : un œdème énorme rendu opalescent par abondante infiltration de leucocytes. Si l'on a limité l'opération à une moitié des artères ciliaires, courtes et longues, l'œdème demeure localisé dans la partie correspondante de la rétine. Il arrive que les milieux eux-mêmes demeurés transparents permettent d'assister après quelques jours au rétablissement de la circulation uvéenne, tandis que l'œdème rétinien disparaît, laissant après lui un granité blanc, lequel fait place finalement à de l'atrophie scléreuse et de la pigmentation. Le pigment ainsi apparu est du pigment épithélial désagrégé et progressivement entraîné par les voies interstitielles vers les espaces lymphatiques ménagés autour des

(1) Graefe's Archiv. 1890, XXXVI, 4ᵉ fasc.

vaisseaux rétiniens, comme dans la rétinite pigmentaire. A-t-on limité l'opération aux seules artères ciliaires postérieures *courtes*, la choroïde seule est d'abord exsangue, ses veines sont ensuite suremplies en même temps que la rétine enfle et s'opacifie ; mais ces désordres ne durent que peu de jours. A-t-on au contraire ligaturé les deux artères ciliaires postérieures *longues* qui alimentent à la fois la choroïde, le corps ciliaire et l'iris, toutes ces parties en sont rendues exsangues, l'œil est mou, la chambre antérieure s'affaisse en l'absence de toute production d'humeur aqueuse ; la rétine enfle prodigieusement et devient laiteuse, le cristallin se trouble ; la cornée s'opacifie et se vascularise ; mais dans la suite une circulation collatérale s'établit par les ciliaires postérieures courtes et les antérieures, la cornée reprend de la transparence et le globe de l'œil est conservé bien que diminué de volume. Enfin, l'opération a-t-elle porté sur les *veines* équatoriales de la choroïde (*vasa corticosa*), il en résulte un durcissement temporaire suivi d'amollissement et d'effets analogues aux précédents mais moins intenses, avec, pour résultat final, une moindre atrophie. On note accessoirement que le cristallin examiné au microscope n'a présenté que de l'infiltration séro-albumineuse, sans leucocytes, et de la désagrégation des éléments fibreux et cellulaires suivie de leur partielle régénération ; à la fin il y a organisation sous la capsule d'une sorte de néomembrane vitreuse.

Tels sont dans leurs grandes lignes les résultats de ces expériences importantes et désormais classiques. Ils consistent en somme en des phénomènes de deux catégories distinctes : 1° la modification directe de la choroïde exsangue ; et 2° une inflammation de la rétine comme il s'en produit autour des foyers de nécrose, et qui est évidemment un effet d'intoxication par des matières diffusées à travers la limitante rétinochoroïdienne.

CHAPITRE XXIX

Mouvements de nutrition (innervation)

SOMMAIRE

1. Nerfs vasomoteurs. — Mode indirect de leur action, distribution. Sectionnement et excitation du sympathique cervical, résultats immédiats. Effets tardifs de paralysie. Conclusion.

2. Autres nerfs. — Nerfs moteurs. Nerf optique. Nerf trijumeau, manuel du sectionnement ; effets superficiels, moyen de les éviter, leur interprétation : effets profonds ; l'herpès un effet d'excitation.

La nutrition est enfin placée sous la dépendance des nerfs. Tous y participent, mais à des titres divers. Nous les étudierons en deux groupes :

1° Les nerfs vasomoteurs ;

2° Les autres nerfs.

Nerfs
vasomoteurs :

1. On vient de montrer l'influence du sang sur la nutrition ; elle est prédominante parce que d'elle dépendent en même temps l'apport et le départ de la lymphe elle-même. Des nerfs, les vaso-

Mode d'action.

moteurs, dont nous aurons à exposer la physiologie au point de vue de la circulation en un autre chapitre, ont pour fonction de régler l'apport du sang et partant la nutrition ; ils sont par excellence les nerfs trophiques et mériteraient ce titre, si la fonction proprement vasomotrice ne précédait la fonction nutritive et n'en était scindée au point de paraître entièrement distincte ; ils sont trophiques indirectement sans doute, mais aucune catégorie de nerfs ne l'est au même degré. (Il n'existe pas de nerfs directement et exclusivement trophiques, comme au début de ses expériences l'avait cru Cl. Bernard).

Les nerfs vasomoteurs ont leurs premiers ganglions épars le long des artérioles dans l'épaisseur des tissus ; des cordons les relient à d'autres ganglions placés le long de la colonne vertébrale, deuxième relais d'intelligence trophique ; d'autres cordons nerveux relient enfin ceux-ci à la moëlle, siège, d'une intelligence trophique supérieure qu'influence secondairement enfin l'activité nerveuse cérébrale. *Distribution.*

Le rôle trophique des vasomoteurs est apparu dans les expériences sur le cordon cervical du grand sympathique pratiquées pour la première fois par Pourfour-du-Petit en 1727, mises en lumière par les travaux de Cl. Bernard dont il faut citer avant tout la mémorable note à l'académie des sciences du 29 mars 1852 : « De l'influence du grand sympathique sur la chaleur animale. » *Sectionnement et excitation du sympathique cervical,*

A l'exemple de Cl. Bernard, on choisit pour ces expériences le lapin, et aussi le cheval parce que leur nerf sympathique est isolé, facile à reconnaître, tandis que, associé au pneumogastrique, enfermé avec lui dans une gaine commune, il est difficile à séparer sur le chien. La tête étant fixée, on fait une incision sur la ligne médiane du cou, au-devant de la trachée ; on la met à découvert ; en dehors d'elle on trouve le muscle sterno-mastoïdien recouvert par la veine jugulaire interne ; on récline ces deux organes en dehors, et l'on met à nu le paquet vasculo-nerveux recouvert par le fascia, qu'on incise ; l'artère est en dedans, la veine en dehors, le nerf entre deux. On reconnaît le sympathique par ses attaches aux ganglions. Le lapin ne possède ordinairement pas de ganglion cervical moyen, mais seulement un ganglion supérieur et un inférieur, avec, entre deux, un filet nerveux assez bien séparé pour se prêter aux épreuves expérimentales.

L'excitation du nerf sympathique provoque : 1° la pâleur de la face signe de contraction vasculaire sanguine, 2° l'abaissement de la température, avec en outre, 3° de la dilatation de la pupille et de l'ouverture palpébrale. *résultats immédiats*

La section du nerf sympathique produit les effets immédiats contraires : de rougeur par dilatation vasculaire sanguine ; d'échauffement tant dans la profondeur qu'à la surface ; de rétrécissement des orifices pupillaire et palpébral ; on note en outre, pour l'homme tout au moins, de l'hypersécrétion sudorale.

Avec Cl. Bernard, on explique le refroidissement des tissus

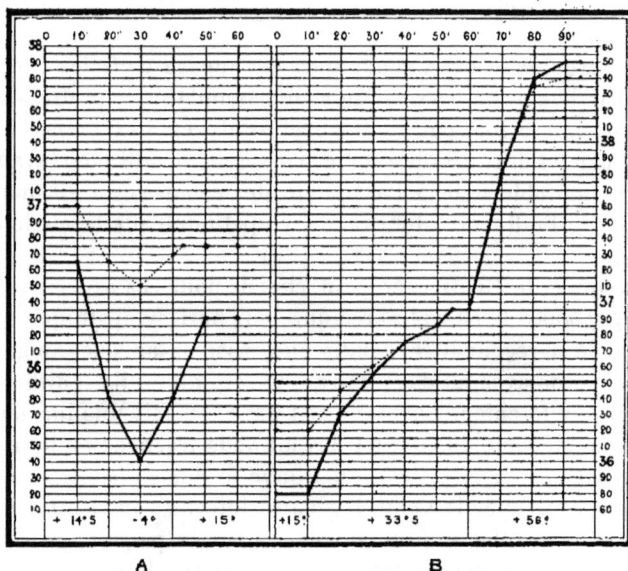

Fig. 51. — *La température dans les paralysies récentes du sympathique.* (*Côté sain ···· , côté paralysé* —— .) **A** exposition du sujet au froid de l'hiver ; **B** exposition du sujet à la chaleur de l'étuve sèche.

par une moindre irrigation, cause de moindre apport de chaleur, et cause en même temps de moindre activité chimique. On explique de même l'échauffement par une irrigation sanguine plus abondante, cause de plus grand apport de chaleur, et cause en même temps de plus grande activité chimique. En tout cela l'on subordonne l'action chimique à l'abondance et la rapidité de la circulation sanguine ; et l'on fait du sympathique, non pas, comme l'avait primitivement supposé Bernard, un nerf préposé directement à la fonction histochimique, mais un nerf simplement vasomoteur.

Des effets tardifs de la section du nerf sympathique sont en outre observés. Ce sont la diminution de volume du globe de l'œil et l'inversion des phénomènes vasculaires et caloriques, inversion que j'ai jadis signalée avec tracés à l'appui dans mon opuscule, monographique « la paralysie du nerf sympathique cervical. » (1)

Effets tardifs de paralysie.

Voici ce que l'on observe :

1° Frappante sur les lapins quand on les a opérés jeunes, une diminution de volume, sorte d'atrophie relative, n'atteint pas seulement le globe de l'œil, mais toute la moitié de la tête ; elle apparaît après une durée de quelques mois. On l'observe également sur l'homme atteint accidentellement de paralysie du sympathique ; elle y est généralement peu prononcée. Survenue à l'âge de neuf ans sur le nommé Schwan (un personnage connu de toutes les cliniques d'Europe et qu'il m'a été donné d'observer à mon tour), à la suite d'une tumeur passagère sous l'angle de la mâchoire inférieure gauche, la paralysie a produit l'effet considérable que l'on observe sur les lapins opérés jeunes. Toute la moitié gauche de la tête présente un moindre développement sans que la motilité ni la sensibilité tactiles soient en rien diminuées. L'œil est moins ouvert, plus enfoncé, réduit de volume au point d'en être hypermétrope de trois dioptries (2) ;

2° De la pâleur s'observe en même temps, du côté paralysé, dans les paralysies anciennes. Elle est plus évidente que la rougeur primitive et apparaît par comparaison avec le côté sain dans les mouvements de vultuosité faciale ;

3° La sécrétion sudorale est amoindrie ;

4° Enfin la température est trouvée inférieure à celle du côté sain, mais pas d'une façon constante et absolue, un froid vif rétablissant la différence au profit du côté paralysé. L'applica-

(1) Paris, Delahaye, 1873.
(2) *Archives d'Ophtalmologie*, 1883.

tion extérieure de la chaleur et du froid, agents de dilatation et de constriction vasculaires, diffère en effet de l'un et de l'autre côté : le paralysé se réchauffe moins par la chaleur et se refroidit moins par le froid.

Conclusion.   D'où l'on doit conclure, formule caractéristique de toutes les périodes de la paralysie, et qui permet de la reconnaître même sous les apparences trompeuses de la pâleur faciale : *Les écarts de l'état normal de calorification, produits par les agents de constriction ou de dilatation vasculaires sont dans les parties paralysées, plus faibles que dans les parties saines.* Une conclusion identique avait été présentée par **Lépine** à la suite de recherches sur la température des hémiplégiques.

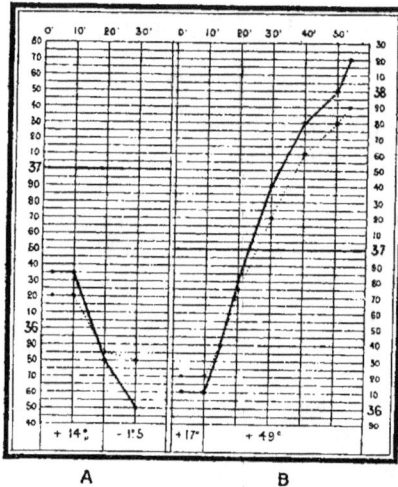

Fig. 52. — *La température dans les paralysies anciennes du sympathique :* (Côté sain ------, côté paralysé ———.)
A exposition du sujet au froid de l'hiver; **B** exposition du sujet à la chaleur de l'étuve sèche.

J'ai reproduit de ma première publication, les tracés thermographiques de thermomètres à mercure introduits dans les conduits auditifs externes de l'homme et garantis contre la température extérieure par du coton. La figure 51 concerne des paralysies récentes et la figure 52 des paralysies anciennes.

Le phénomène de l'atrophie, celui de la moindre sécrétion sudorale, celui enfin de la moindre calorification, symptômes tardifs de la paralysie du sympathique, apparaissent comme autant de conséquences d'une moindre irrigation des tissus ; ils

coïncident avec la pâleur habituelle de la face. Ainsi les manifestations tardives, aussi bien que les effets premiers de la
section du sympathique, sont expliquées par une action primitivement vasomotrice. Le nerf sympathique, moteur des vaisseaux
n'est pas plus trophique par lui-même, que les nerfs moteurs
des paupières qui servent à protéger l'œil, non plus que les
nerfs sensibles qui sont les points de départ de leur activité
réflexe.

2. Il reste à exposer le rôle trophique des autres nerfs : ceux *Autres nerfs.*
de la motilité, et ceux de la sensibilité optique et tactile.

L'innervation motrice, quelle qu'elle soit, agit sur la nutrition : *Nerfs moteurs.*
celle des nerfs palpébro moteurs, par leur action de découvrir ou
masquer l'œil au moyen des paupières, et de répandre les larmes ;
celle des nerfs de locomotion oculaire parce qu'ils président aux
déplacements de l'œil pour voir et pour se cacher sous la paupière ; celle des nerfs moteurs de l'iris et du cristallin par les
mouvements de la pupille et de l'accommodation ; celle des
nerfs de la choroïde par les mouvements de l'ophtalmotonus.
Tous les nerfs moteurs en un mot ont une influence nutritive
par la fonction qu'ils entretiennent, les mouvements qu'ils
font exécuter : mouvements de protection, mouvements auxiliaires de la vision et mouvements auxiliaires de la circulation. La preuve expérimentale en est aisément fournie par
les sections nerveuses et leurs résultats : l'atrophie des
muscles et, à un moindre degré, celles des organes qu'ils
actionnent.

L'innervation toute sensible du nerf optique a des effets nutri- *Nerf optique.*
tifs non moins remarquables.
On connaît à ce point de vue les résultats déjà présentés de sa
section. On sait qu'il en résulte de l'atrophie dans les deux
sens, dans le cerveau d'une part, dans la rétine et l'œil d'autre
part. On sait enfin que l'occlusion permanente de l'œil, c'est-à-
dire la suppression du seul courant nerveux fonctionnel intéresse

profondément aussi la nutrition dans les deux sens. Tout cela suffit à démontrer que l'innervation sensible visuelle influe sur la nutrition. Le fait s'explique parce qu'elle entretient la fonction soit dans le nerf optique et ses centres, soit dans l'œil même par les multiples réflexes placés sous sa dépendance, ceux de la pupille, de l'accommodation, de la locomotion oculaire et palpébrale.

Nerf trijumeau,

L'innervation, également sensible, du trijumeau facial, le nerf tactile de la région oculaire, a enfin ses effets nutritifs, et c'est là un sujet classique de physiologie générale mis en relief par des expériences nombreuses et diverses groupées autour des faits de simple sectionnement et d'excitation.

manuel du sectionnement ;

Le sectionnement du trijumeau est pratiqué, suivant le précepte de Magendie (1), à l'aide d'un petit couteau spécial en forme de faucille allongée et terminée en fer de lance. On pénètre à travers l'écaille du temporal à la base du pavillon de l'oreille du lapin, au-devant d'un tubercule qui borde le conduit auditif externe, entre celui-ci et le condyle du maxillaire, en tenant la lame horizontalement. L'os une fois perforé, ce que l'on reconnaît à la liberté du jeu que prend la pointe de l'instrument, on avance perpendiculairement à l'axe de la tête jusqu'à toucher le rocher, et ensuite, en glissant sur sa face antérieure, jusqu'à sentir un défaut de plan résistant. C'est au niveau de ce point que passe le trijumeau. On tourne le tranchant vers le bas et l'on presse. A ce moment l'animal crie et se débat, ce qui indique qu'on est bien réellement sur le nerf. Alors, tenant fortement la tête du lapin pour que ses mouvements ne fassent pas dévier l'instrument, on le retire légèrement à soi en élevant le manche de manière à opérer la section. Immédiatement après on remarque que le globe de l'œil du côté correspondant paraît faire saillie, que la pupille est très rétrécie ; et on reconnaît, en touchant la cornée, l'absence de réaction motrice : c'est la preuve que l'on a bien coupé le

(1) *De l'infl. de la 5e paire sur la nutrition de l'œil.* Journal de Physiol. T. IV.

trijumeau. Cette opération est délicate. L'instrument dirigé trop en arrière lèse le pédoncule du cervelet à la protubérance ; alors le lapin roule sur lui-même. S'il est porté trop en avant, il atteint le pédoncule cérébral et l'animal présente des mouvements de manège. Le sinus caverneux ou même la carotide peuvent être perforés et leur perforation provoquer des hémorrhagies, tous accidents également mortels, que nul n'est sûr d'éviter. Mais, si on les évite, l'opération n'a pas de suite et l'animal survit à volonté.

La section du trijumeau exerce tout d'abord des effets atrophiants sur le tronc même du nerf, quand on la pratique en deça du ganglion. Nous les connaissons du chapitre précédent où nous avons montré la fibre nerveuse, myéline et cylindraxe, digérée par les cellules conjonctives. Elle provoque, et c'est le point intéressant ici, des désordres oculaires. Ils sont les mêmes, contrairement à une opinion ancienne, quel que soit le lieu du sectionnement, au-dessous ou au-dessus du ganglion, et sont de deux catégories : superficiels et profonds.

Les phénomènes oculaires superficiels de la section du trijumeau, tôt reconnus par Magendie, consistent en un trouble de la cornée survenant après douze ou vingt-quatre heures, suivi d'ulcération et de fonte purulente. On note après l'opération une moindre sécrétion lacrymale, et, dès après quinze heures, l'apparition de cryptes microscopiques, phénomènes d'érosion à la surface de la cornée attribués à sa sécheresse (Ollendorf) (1). L'ulcération proprement dite vient ensuite, et ultérieurement la complication purulente. Les expériences qui suivent donnent l'explication des faits avec le moyen de les éviter.

effets superficiels du sectionnement,

Sachant que l'oreille du lapin est innervée par des branches sensitives venant du plexus cervical, et que par conséquent elle reste sensible lorsque le trijumeau est sectionné, Snellen (2) conçut l'idée de l'attacher par un point de suture au-devant de l'œil insensibilisé, dans l'espoir que, la cornée étant ainsi protégée par un organe sensible contre les chocs extérieurs, les

moyens de les éviter.

(1) Graefe's. Archiv. 1900.
(2) *De vi nervorum in inflammationem*, 1857.

troubles habituels ne surviendraient plus. Il ne fut pas déçu dans son attente, la cornée demeure désormais indemne de toute opacité et de toute ulcération. M. Ranvier (1) a donné de cette expérience une variante ingénieuse. Il a pensé que, si l'on bornait la section aux seuls nerfs de la cornée, la sensibilité des organes voisins, et en particulier celle des paupières, mettrait l'animal suffisamment en garde contre les actions extérieures et que les troubles cornéens en seraient évités. C'est ce qu'il a obtenu par une incision du pourtour de la cornée, assez profonde pour sectionner les nerfs dont le parcours est superficiel, sans néanmoins perforer la membrane. Il provoque ainsi l'entière insensibilité sans nuls troubles consécutifs.

leur interprétation ;

Protégée par l'oreille ou par les paupières, la cornée, quoique insensible demeure donc intacte. C'est la preuve que les troubles et ulcérations produits par la section du trijumeau ne sont pas dus, comme on l'a cru longtemps avec Magendie, à la perte d'une fonction trophique spéciale, mais bien aux traumatismes et contaminations, résultats inévitables d'un défaut de protection. L'observation clinique maintes fois répétée sur l'homme confirme cette interprétation. Elle enseigne que les lésions consécutives à la paralysie du trijumeau ou seulement à certain état de paresse ou insensibilité relative du nerf dans les cachexies extrêmes (atrophie infantile, cachexie strumiprive) (2), sont des *gymnokératites*, lésions de la gymnocornée, c'est le nom que je propose de donner à la partie habituellement découverte de l'organe, bande horizontale correspondante à la fente palpébrale, et dont le centre est un peu au-dessous du sommet cornéen. Elle enseigne encore que ces lésions peuvent être indéfiniment évitées par les pansements occlusifs et l'antisepsie. L'ulcération et la fonte purulente sont donc effets ordinaires de traumatisme et de contamination.

effets profonds du sectionnement ;

Les phénomènes oculaires profonds consécutifs à la section du trijumeau consistent d'abord en une extrême dureté du globe avec surabondance d'humeur aqueuse et plus grande richesse

(1) *Leçons sur la cornée*, 1881.
(2) Rochon-Duvigneau, Arch. de physiol. norm. et pathol., 1894.

dè cette humeur en fibrine et autres éléments du plasma
sanguin. Ce stade bientôt épuisé fait place aux phénomènes
inverses. L'une et l'autre phase influencent la quantité et la
qualité des apports et départs nutritifs. Elles ont pour conséquence définitive peut-être quelque diminution dans le volume
général de l'œil, mais ne causent pas de troubles graves ; la
rétine en particulier conserve toute sa sensibilité. La cause de ces
phénomènes paraîtra à propos de la circulation lymphatique et
sanguine et à propos de l'ophtalmatonus ; elle est également
toute secondaire et dépendante du fonctionnement des réflexes
choroïdiens profonds, en tant qu'ils ont leur point de départ dans
les excitations du trijumeau.

Il a été enfin soutenu avec raison que l'excitation exagérée,
morbide, du trijumeau doit exercer aussi une influence sur la
nutrition de l'œil. C'est à elle en particulier que l'on attribue les
éruptions herpétiques, depuis que les autopsies ont montré à
leur origine un foyer inflammatoire localisé dans le nerf ou son
ganglion et depuis que l'on sait, je l'ai trouvé pour la cornée (1),
que les ulcères de l'herpès ont le fond insensible.

l'herpès un effet d'excitation.

L'herpès est fréquent dans la cornée ; il y est caractérisé par
la poussée de vésicules transparentes suivant la direction de ses
rayons, qui est celle des filets nerveux terminaux. On l'observe
aussi sur la conjonctive et sur les paupières ; des vésicules semblables y sont développées en bouquets caractéristiques de la
distribution terminale des filets nerveux. Les vésicules cornéennes
sont de peu de durée, elles font place à des ulcères longs à cica-
triser, recouverts un jour d'épithélium et le lendemain siège de
nouvelles vésicules. Leur emplacement est, pendant des semaines, quelquefois des mois, insensible au toucher, tandis qu'il
est le siège d'un prurit et souvent de véritable névralgie.

On a cherché à expliquer la formation des vésicules de l'herpès
en les disant produites par le frottement et le grattage, conséquences du prurit. Cette explication semble insuffisante ; elle ne
dit pas pourquoi le soulèvement épithélial, qui forme la vésicule,
demeure limité à l'extrémité d'un mince filet nerveux et ne

(1) Soc. de Biologie 1877.

s'étend pas à la région avoisinante sur laquelle porte tout autant
le grattage. Force nous est bien, en conséquence, de reconnaître dans le fait de l'éruption herpétique l'effet de quelque
récurrence nerveuse. Il doit s'en produire dans le champ du
toucher aussi bien que dans celui de la vision. On se rappelle à
ce sujet les phénomènes de contraste spontané visuel, en particulier l'auréole équilibratrice de sensibilité, le champ rouge
autour du champ vert de l'impression. Il n'est pas interdit de
supposer : que l'influx nerveux récurrent appelle un certain
échange nutritif, et que, cet échange augmenté, circonscrit la
partie insensible, comme l'inflammation circonscrit un foyer
nécrosé ; et que la vésicule occupe un cercle dont le centre seul
correspond à la fibrille nerveuse blessée. En fait, l'extrême
centre est seul insensible dans les ulcères cornéens d'origine
herpétique, et ce qui le prouve, c'est que des tests très apointis
sont indispensables pour la recherche de cette insensibilité.

CHAPITRE XXX

Malnutritions

SOMMAIRE

Il nous reste à esquisser, problème de physiologie pathologique, les malnutritions : dystrophies et atrophies par défaut d'apport ou nutriprivation, par intoxication, par microbisme, par sénilité, par la mort enfin.

1. Les conséquences du défaut d'apport ont été précédemment relevées dans la rétine et la choroïde où elles serviront à illustrer la physiologie de l'apport sanguin. Elles doivent être ici poursuivies dans leur généralité par l'étude des transplantations de tissus l'un dans l'autre. On y verra, effet premier de la nutriprivation, apparaître la transformation graisseuse du protoplasma. D'autres expériences nous montreront son étape ultime, la concrétion calcaire.

Dystrophie nutriprive.

Expériences de transplantation :

Lorsque la cornée excisée de l'œil d'une grenouille a été insinuée dans le sac lymphatique dorsal du même animal à

transformation graisseuse.

travers une incision faite à la peau et qu'elle y a été abandonnée
plusieurs jours, on constate avec Recklinghausen (1), en l'examinant alors dans une chambre humide, qu'il s'y est fait une
immigration très abondante de cellules lymphatiques. Ces cellules proviennent du sang, et ce qui le prouve c'est qu'elles
apparaissent chargées de pigment, si l'on en a préalablement
introduit dans la circulation. Reprise par M. Ranvier (2), cette
expérience a donné lieu aux constatations nouvelles suivantes.
Après avoir séjourné huit jours dans le sac lymphatique dorsal
de la grenouille, les cellules fixes de la cornée vivent encore, ce
que l'on reconnait à ce qu'elles sont parfaitement nettes et qu'il
n'y a pas de noyaux visibles dans leur intérieur. Dans la plupart
d'entre elles, même avant d'avoir employé aucun réactif, on
peut distinguer des granulations graisseuses. Il ressort de cette
observation que, dans des conditions qui ne sont pas physiologiques, qui ne sont pas favorables aux cellules, il se produit,
même dans les cellules fixes, une transformation graisseuse.

La même transformation graisseuse a lieu non moins abondamment dans les cellules migratrices trouvées dans la cornée
et aussi la moëlle de sureau transplantées côte à côte dans
le sac lymphatique. Dans un morceau de moëlle de sureau
macérée, c'est-à-dire provenant d'une branche morte sur l'arbre,
on découpe un petit fragment rectangulaire de 2 millimètres
environ de côté, et on l'introduit dans le sac dorsal d'une grenouille ou dans la cavité péritonéale d'un lapin. Le retirant au
bout de deux ou trois jours, on constate que les cellules lymphatiques ont pénétré dans son intérieur, et cela d'autant plus
abondamment que la moëlle du sureau était mieux macérée.
Accumulées par l'irritation développée autour du corps étranger, elles ont cheminé de cellule végétale en cellule végétale à
travers les canaux poreux de leurs cloisons pour atteindre
l'intérieur de la troisième, même de la quatrième rangée de
ces cellules à partir de la surface. Presque toutes contiennent
un plus ou moins grand nombre de granulations graisseuses

(1) *Virchow's Archiv.*, 1863.
(2) *Leçons sur la cornée*, p. 292 et suiv.

distinctes, indice d'une transformation graisseuse à son début. Cette transformation tient à ce que les cellules lymphatiques se trouvent là dans des conditions défavorables, les échanges nutritifs qui leur sont nécessaires s'opérant alors lentement et d'une façon incomplète.

Partout où les échanges nutritifs sont incomplets, soit parce que les sucs nourriciers n'arrivent qu'avec peine jusqu'aux éléments cellulaires, soit parce que ceux-ci sont en nombre trop considérable par rapport aux vaisseaux qui doivent subvenir à leur entretien, on voit se produire la dégénération graisseuse. Cela ne veut pas dire que la graisse qui se manifeste à un moment donné dans la cellule se forme de toutes pièces dans son intérieur. M. Ranvier est convaincu que toutes les cellules en contiennent à l'état physiologique une quantité plus ou moins grande, que l'on pourrait reconnaître par l'analyse chimique. Mais au microscope nous ne la distinguons pas parce qu'elle se trouve dans un certain état de saponification qui l'empêche de se montrer sous la forme de gouttelettes réfringentes que nous lui connaissons. Lorsque la cellule devient malade, il se produit dans son intérieur des modifications par suite desquelles, cette graisse, larvée jusqu'alors, est mise en évidence.

Bullot et Lor (1) ont opéré la transplantation de l'œil entier du lapin dans la cavité péritonéale et porté leurs recherches sur la cornée. L'épithélium de l'œil ainsi transplanté continue à vivre sans altération, au point même que pendant les deux premiers jours il répare ses pertes. L'endothélium se désagrège, le parenchyme s'épaissit et s'opacifie, à moins toutefois que l'on ait raclé la surface épithéliale, auquel cas l'endothélium demeure intact et le parenchyme transparait. Il semble que l'accès de l'oxygène soit ici en cause, et ce qui le prouve c'est que la même conservation a lieu si l'œil est exposé à l'air dans la chambre humide, et n'a pas lieu quand l'air est remplacé par du gaz hydrogène.

Tentée à titre de prothèse dans la capsule de Ténon, la greffe de l'œil du lapin faite à l'homme a donné lieu à résorption,

(1) Acad. de Belgique, 27 mai 1879, et thèse de Bruxelles, 1900.

non toutefois sans laisser subsister une sorte de moignon (Chibret) (1).

transformation calcaire.

On ne nous dit pas que l'étude histologique du moignon de l'œil transplanté en son entier ait été poursuivie, et ce serait grand dommage qu'elle ne l'eût pas été si nous ne savions par ailleurs, c'est-à-dire de l'examen d'yeux devenus atrophiques accidentellement par blessure ou maladie, ou par l'opération de la ligature opticociliaire, comprenant à la fois les artères de la rétine et celles de la choroïde, quelle est l'évolution dernière du processus de nutriprivation.

L'examen de ces yeux totalement atrophiés ou phtisiques, comme on les appelle, montre l'organe transformé en un tissu conjonctif dense, pierreux, abondant en carbonate de chaux et de magnésie, imprégné de sels calcaires. Un noyau calcaire, occupe dans le centre l'emplacement du corps vitré. Des sels calcaires sont aussi déposés dans la choroïde ; ils y affectent la disposition stratifiée des os, ce qui fait parler alors d'ossification. Un noyau calcaire occupe la place du cristallin, entouré de sa capsule lamelleuse plus ou moins conservée, avec quelques traces de cellules épithéliales. En somme l'étape dernière de la nutriprivation réside dans la rétrogradation des graisses à l'état de sels inorganiques, telle qu'on l'observe dans les kystes graisseux de la peau emplis d'une bouillie de cellules épithéliales, de graisse, de cholestérine, qui est une première rétrogradation, et de granulations calcaires ; on a donné à ces kystes le nom d'athéromes d'où celui de *dégénérescence athéromateuse* appliqué d'une façon générale à ce processus.

Dystrophie toxique.

2. En même temps qu'apparaît la graisse dans les tissus mal nourris, d'autres substances se forment par dédoublement, qui sont toxiques. Leur présence nous est apparue à ses effets de voisinage, l'inflammation de la rétine, à la suite de la ligature isolée des artères choroïdiennes. Elle est nuisible plus encore aux

(1) *Revue gén. d'opht.*, 1885.

tissus mal nourris eux-mêmes, et contribue pour une part certaine à la genèse des malnutritions, ainsi qu'il est démontré
par l'effet des toxiques introduits dans l'organisme ou produits
de maladie : les hétéro-intoxications et les auto-intoxications.

L'exemple classique de la première catégorie est l'intoxication alcoolique dont les médecins connurent de bonne heure
les effets principaux : la malnutrition du foie, sa dégénérescence
graisseuse, son atrophie accompagnée d'hyperformation conjonctive ; les effets plus généraux sur les parois artérielles aboutissant aux plaques athéromateuses à contenu graisseux et calcaire ; et enfin les troubles apportés à la nutrition cérébrale,
l'œdème des méninges, la désagrégation des cellules nerveuses
devenues d'abord incolorables par les réactifs, atteintes ensuite
de dégénérescence graisseuse. Des troubles analogues sont
observés dans la rétine, où l'on constate à l'ophtalmoloscope : de
la rougeur de la papille, de l'œdème, et à la fin de l'atrophie. Les
troubles fonctionnels précèdent : c'est l'amblyopie ou vision
obtuse des alcooliques. Il faut noter dans l'amblyopie alcoolique,
avec M. David (1), trait caractéristique du défaut de nutrition,
l'insensibilité simultanée des deux réseaux vasculaires terminaux,
telle la gangrène à l'extrémité des membres après la ligature des
artères : 1° insensibilité dans le pourtour du champ visuel,
correspondant au pourtour de la rétine où s'éteignent les dernières artérioles, et 2° insensibilité dans le centre du champ
qu'alimentent circulairement les non moins ultimes ramifications des vaisseaux maculaires.

Un autre exemple non moins caractéristique est celui de l'intoxication expérimentale par la naphtaline. M. Bouchard (2), le
premier, a constaté qu'une cataracte se formait dans le cristallin
des animaux soumis à l'expérience ; et M. Panas (3) a reconnu
que des altérations profondes la précédaient dans l'humeur vitrée
et dans la rétine. La naphtaline cristallisée, réduite en pâte par
pulvérisation dans la glycérine, est administrée par la bouche à

*Hétéro-
intoxications :*

alcool,

naphtaline.

(1) Thèse de Paris 1883.
(2) Acad. de méd. 1886.
(3) Acad. de méd. 1887 et *Arch. d'opht.* p. 97.

la dose journalière de 3 grammes pour un lapin. Un amaigrissement rapide en est la première conséquence accompagné d'excrétion exagérée de carbonate et de sulfate de chaux par les urines. Dès le 4ᵉ jour on voit à l'ophtalmoscope apparaître des taches blanches dans la rétine, qui se soulèvent et s'ombiliquent ; de l'œdème généralisé survient ensuite grandissant la papille en forme de champignon. Puis des cristaux apparaissent dans l'humeur vitrée, (13ᵉ jour), symptôme connu en clinique sous le nom de synchisis étincelant, et formé ici par du sulfate et du carbonate de chaux. Le cristallin bientôt après commence à présenter des inégalités de réfringence, suivies d'opacité, d'abord linéaire, ensuite étendue à toute la surface de la lentille, qui est en même temps gonflée et prend une couleur brune de pigment. La pupille réagit encore à la lumière, mais toute réaction cesse à la fin ; l'animal est aveugle.

Des lésions constatées par l'examen microscopique, il faut noter les suivantes.

Du sérum albumineux, rendu granuleux par les chromates qui servent au durcissement, et des leucocytes imprègnent toute la rétine, jusqu'à l'épithélium. La base de la fibre de Müller a disparu, transformée en massue et perdue dans l'épaisseur de la membrane. Les fibres nerveuses sont rompues et variqueuses. Les cellules multipolaires sont à divers degrés d'atrophie ; les grains des deux couches, fondus en une par la disparition du plexus basal, sont en voie d'atrophie ; les cellules à bâtonnets sont devenues kystiques, le bâtonnet lui-même a disparu. Les cellules de l'épithélium hexagonal, gonflées, sont rompues par endroits et leurs grains pigmentaires devenus libres sont progressivement entraînés vers les couches adjacentes. La rétine adhère à la choroïde qui est elle-même longtemps libre de toute altération. Tout à la fin seulement alors que la rétine désorganisée est méconnaissable, formée de tissu conjonctif entremêlé de granulations calcaires et pigmentaires, la choroïde elle-même est atrophiée et il n'existe plus de limites entre les deux membranes. Du sérum albumineux chargé de leucocytes imprègne également, surtout accumulé autour des vaisseaux centraux, le nerf optique progressivement atrophié ; mais cette lésion ne s'étend pas en arrière, le cerveau demeure indemne. Le même sérum épanché à la face interne de la rétine refoule l'humeur vitrée de toutes parts et la réduit à un cône, dont la base repose sur le cristallin, le sommet sur la papille ; il s'y montre chargé des cristaux calcaires révélés par l'ophtalmoscope. Du sérum, albumineux et sans leucocytes, pénètre le cristallin ; il soulève sa capsule, écarte les fibres de la substance corticale ; à la fin seulement il pénètre le noyau, venant par le pôle postérieur en forme de coin. Les fibres du cristallin deviennent elles-mêmes granulées, éclatent et disparaissent dans un magma granuleux tandis que les cellules épithéliales de la capsule prolifèrent. A la fin il y a apparition de cristaux octaédriques de sulfate de chaux. Le corps ciliaire, la cornée, la conjonctive restent sains et l'humeur aqueuse, devenue riche, il est vrai, en albumine, ne contient pas de leucocytes et pas davantage de cristaux. C'est donc que l'empoisonnement est limité au champ circulatoire de la rétine nourrie par l'artère centrale, et qu'il en fait un lieu d'élection.

En résumé, et c'est là le fait capital à retenir de ces expériences. L'empoisonnement par la naphtaline et celui par l'alcool ont tous deux pour conséquence les effets ordinaires de la nutriprivation : la transformation graisseuse et calcaire, précédés d'une exsudation séreuse et leucocytaire, comme on l'observe après la ligature des artères choroïdiennes dans des circonstances où elle nous a paru être déjà une manifestation évidente de toxicité.

Aux auto-intoxications appartiennent : la rétinite de l'albuminurie et du diabète ; l'amblyopie et la cataracte diabétiques ; la cataracte du rachitisme ; et certainement encore beaucoup d'autres phénomènes pathologiques, telles les lésions polymorphes de l'empoisonnement arthritique.

Auto-intoxication :

La rétinite « albuminurique » est signalée à l'optalmoscope par l'apparition d'hémorragies en nappe lorsqu'elles sont capillaires et en fuseau lorsqu'elles s'épandent dans les gaines vasculaires, et surtout par l'apparition de taches blanches. Ces taches occupent surtout le pôle postérieur de la rétine et sont souvent

albuminurie,

localisées au seul emplacement de la macula, que nous savons
être un réseau terminal de vascularisation. Le microscope
y révèle des agglomérations granulo-graisseuses, des masses
hyalines dont on ignore la composition, enfin, dit-on, des
parties de fibrine ; les tissus sont œdématiés dans le voisinage.
La genèse de ces phénomènes paraît être locale et consécutive
à l'altération des parois vasculaires, altération que l'on rencontre un peu partout dans la maladie albuminurique et que l'on
a rencontrée aussi dans les artères de l'œil.

diabète,   Des désordres très approchants caractérisent la « rétinite diabétique », et sont explicables de la même façon, car on dit y avoir
constaté également des lésions endartéritiques. La cataracte est
fréquente dans le diabète ; elle y est à développement rapide et
part de l'écorce, d'abord striée, ensuite ramollie et gonflée. La
genèse en demeure obscure car jamais les doses faibles de sucre
trouvées dans l'œil du diabétique (0,50 pour cent au maximum)
artificiellement introduites n'ont produit un pareil effet. Il est
vrai que les solutions fortes de sucre et d'autres substances,
surtout le chlorure de sodium, injectées sous la peau des grenouilles par Richardson (1) et autres expériences analogues trou-
blèrent passagèrement l'écorce du cristallin ; mais cela n'explique
rien, si l'on songe qu'elles doivent par osmose concentrer la substance interfibrillaire où circule la lymphe dans la lentille, et conséquemment en augmenter la réfringence avant qu'un pareil
résultat ne soit atteint dans les fibres elles-mêmes. On ne peut
d'autre part faire de la cataracte diabétique comme de la
naphtalinique une conséquence nutritive de lésions plus profondes dans la rétine, l'humeur vitrée, la choroïde, car elle se
développe souvent sans qu'il y ait aucune trace de pareilles
lésions, ainsi que le prouvent les incessants succès de l'intervention chirurgicale. Il ne reste, seule interprétation actuellement possible, qu'à en voir la cause dans la production de
quelque poison spécial, comme il s'en produit dans le corps du
diabétique, agissant ici comme la potasse caustique pour dissoudre l'enveloppe fibrillaire, tel l'acétone, poison cérébral par-

(1) *Medical Times*, 1880.

fois rapidement mortel. Quant à la simple amblyopie des
diabétiques, en tout semblable à l'amblyopie alcoolique, insensibilité de la rétine manifeste en ses deux champs vasculaires
terminaux (pourtour et macula), phénomène de subtile dénutrition, elle paraît bien aussi devoir son origine à quelque poison
encore inconnu.

Le « rachitisme » maladie propre au premier âge est à bon *rachitisme.*
droit considéré comme un type dans les maladies générales de
la nutrition. On en connaît la localisation prédominante dans les
os, frappés de raréfaction calcaire. La cataracte le complique fréquemment. On ne la reconnaît que tardivement, alors que l'enfant,
qui est guéri et a grandi, a un besoin plus urgent de la vue.
Son siège est zonulaire, c'est-à-dire qu'elle occupe dans le cristallin une zone intermédiaire entre l'écorce et le noyau. Des
lésions dentaires l'accompagnent, localisées aux incisives, les
dents scalariformes aux extrémités amincies en pyramides
d'une, deux ou trois marches. Comme la cataracte, la lésion
dentaire n'est reconnue que tardivement, aux dents de seconde
dentition, on en reporte l'origine à la période où ces dents non
encore développées étaient cachées dans la poche dentaire.
L'aspect scalariforme ou seulement strié dans le sens horizontal,
et le plein développement de la base dentaire distinguent cette
formation du nanisme propre à d'autres causes infantiles plus
profondes de malnutrition, la syphilis en particulier (dents
de Hutchinson) (1). Il semble qu'un même processus chimique
doive provoquer la décalcification des os, l'arrêt du développement des dents, et le trouble du cristallin où les sels calcaires
abondent normalement ; et il est permis de penser que ce processus puisse être le fait d'une auto-sécrétion de matière nuisible à l'assimilation calcaire.

L' « arthritis » ainsi nommé pour ses fréquentes localisations *arthritis.*
articulaires, présente dans l'intérieur de l'œil une localisation très
particulière assimilable à l'accès de goutte dans les articulations,
l'*iritis* des arthritiques. C'est une affection aiguë, douloureuse

(1) Mon mémoire in *Revue mens. de méd. et chir.*, n° 1 de 1879.

et de conséquence souvent funeste, entraînant l'occlusion de la pupille, et ses suites tant circulatoires lymphatiques que visuelles. On attribue l'arthritis au reliquat de combustions incomplètes, véritable empoisonnement, pour lequel on fait jouer un rôle à l'acide urique, produit certain de combustion imparfaite des albumines. Cette interprétation vaut pour l'iritis, phénomène de réaction inflammatoire comme ceux que nous avons déjà rencontrés partout dans les foyers de localisation toxique.

Dystrophie microbienne :

3. Des troubles de nutrition nombreux et divers sont le fait de l'invasion microbienne ; ils sont réductibles en phénomènes de nutriprivation et d'intoxication.

La nutriprivation est évidente puisque les microbes vivent aux dépens des tissus envahis.

L'intoxication d'origine microbienne est établie par des constatations multiples au nombre desquelles il faut citer, démonstration la plus pure de tout mélange, l'empoisonnement cholérique entraînant la mort par le seul poison développé dans l'intestin sans nul envahissement microbien des organes. Il doit m'être permis de rappeler ici que nous fûmes les premiers, M. Rietsch et moi, à démontrer pour le bacille du choléra la toxicité de cultures filtrées et à en isoler par le procédé de Staas la toxine, un alcaloïde mortel pour les animaux auxquels nous l'injections (1). C'est une telle toxine, isolée par Koch des cultures bacillo-tuberculeuses, qui offre la propriété remarquable d'une action plus toxique pour les sujets en puissance de tuberculose : de provoquer sur eux seuls l'accès de fièvre, quand on l'injecte sous la peau, la rougeur, si on l'applique à sa surface, et, instillée dans l'œil, la conjonctivite caractéristique de *l'ophtalmo-réaction tuberculeuse* d'après Calmette (2).

Une division s'impose à l'étude des dystrophies microbiennes : le microbisme aigu des microbes à végétation rapide et rapidement toxique, et le microbisme chronique des microbes à végé-

(1) C. R. 24 nov. 1884 et *journal de Pharmacie et de Chimie*, 1885.
(2) C· R. 17 juin 1907.

tation plus lente ou d'une toxicité moins foudroyante. Nous terminerons par un aperçu des moyens de défense mis à la disposition de l'œil.

Le « microbisme aigu » est destructif et purulent. Les éléments rongés s'effritent et disparaissent. La purulence, fruit de réaction dite inflammatoire, est le même phénomène que tout à l'heure nous observions autour des foyers de nutriprivation et d'intoxication. Il a certainement la même cause, l'empoisonnement qui paralyse et dilate les vaisseaux, favorisant l'exsudation séreuse et la diapédèse leucocytaire. Le pus est fait de sérum et de leucocytes morts, tués par des toxines microbiennes et les produits toxiques de mortification. On sait que les microbes de la purulence, staphylocoques, diplocoques, streptocoques et autres, pénétrés directement sous la surface de l'œil y provoquent les pustules et les ulcères. Leur végétation progressant les entraîne : 1° dans l'épaisseur de la cornée, dont ils écartent les lames ; 2° dans la chambre antérieure, où le pus accumulé dans le bas devient l'hypopyon ; 3° dans les membranes profondes et jusque dans l'humeur vitrée (panophtalmie) ; 4° dans l'orbite où elle provoque l'œdème inflammatoire du tissu cellulaire, la saillie de l'œil au dehors ou exophtalmie.

Microbisme aigu.

Tel est le tableau succinct du microbisme oculaire aigu.

Le « microbisme chronique » a pour type la syphilis.

Microbisme chronique.

Le microbe de la syphilis s'attaque lentement à toutes les parties de l'œil y provoquant des localisations en si grand nombre qu'il apparaît comme un lieu d'élection de la maladie. La localisation dans l'iris produit une inflammation à évolution typique de trois semaines. Sa localisation choroïdienne provoque la formation de plaques inflammatoires suivies d'atrophie. Sa localisation rétinienne est plus souvent diffuse. Sa localisation cornéenne, la kératite parenchymateuse, est également diffuse. Des gommes s'observent dans tous les organes, noyaux denses conduisant à l'atrophie sans suppuration. Une malnutrition générale est le propre de la syphilis ; survenue dans le jeune âge, elle laisse des traces dans le nanisme dentaire décrit par Hut-

26

chinson, déjà mentionné pour le différencier de l'altération
rachitique, et qu'il faut signaler ici pour sa fréquente coïncidence avec la kératite parenchymateuse.

Un type en quelque sorte intermédiaire de microbisme chronique avec intermèdes aigus, est fourni par la tuberculose. Ses
végétations nodulaires, manière de tissu propre formé autour
des bacilles, ulcèrent et suppurent; ou bien, arrêtées dans leur
évolution, elles nous montrent au centre un amas graisseux et
calcaire, aboutissant ultime de toutes les malnutritions. Les
membranes de l'œil sont toutes sujettes à la tuberculose.

Moyens de défense   Les moyens naturels de défense contre le microbisme sont
multiples et l'œil offre à bien des égards un excellent terrain
pour leur étude. On y étudie le pouvoir bactéricide de l'humeur aqueuse après immunisation, on y étudie la phagocytose,
on y étudie les formations néovasculaires.

Des expériences concernant le premier de ces problèmes,
dues à Leber (1) ont été faites sur les microbes de la fièvre
typhoïde et du choléra. Il s'agissait pour l'expérimentateur de
savoir si l'humeur aqueuse de sujets immunisés possède le
pouvoir bactéricide reconnaissable au phénomène de l'agglutination des globules sanguins du même animal ou *bactériolyse*.
Après s'être assuré que l'humeur aqueuse normale ne possède
ce pouvoir qu'à un faible degré, il injecta à des lapins tantôt
des cultures virulentes et tantôt du sérum ; le résultat fut
constant, de quelque façon que l'on ait varié l'expérience :
toujours l'humeur aqueuse fut trouvée fortement bactéricide.
Des irritations provoquées par l'injection de substances
diverses sous la conjonctive ne firent qu'accentuer ce résultat, en
raison sans-doute de l'afflux du sang auquel l'humeur aqueuse
emprunte ses propres éléments.

D'autres expériences du même ordre ont été faites depuis par
Zur Nedden (2) sur la conjonctive. Cet auteur a constaté que le
parenchyme de cette membrane et sa sécrétion, normalement
impuissants acquièrent ce pouvoir bactéricide sous l'influence

(1) *Graefe's Archiv.* 16 oct. 1906.
(2) *Zeitschrit f. Augenheilkunde*, 1907.

de l'inflammation et le développent proportionnellement à son intensité. Il attribue en conséquence, et je pense avec toute raison, la vertu curative des collyres employés au traitement des conjonctivites à leur action inflammatoire autant qu'à leur pouvoir bactéricide.

Il a été précédemment déjà traité de la *phagocytose*, digestion des microbes par la cellule animale, en particulier la cellule lymphatique, souvent étudiée dans la cornée, qu'envahit le flot des leucocytes; c'est là aussi un puissant moyen de défense. Nous n'avons plus à décrire que le phénomène de la *néovascularisation* pour lequel la cornée offre plus encore un terrain de choix, étant normalement dépourvue de vaisseaux.'

On connaît dès longtemps les vaisseaux de nouvelle formation dans la cornée. Ils y constituent le *pannus* des oculistes, ainsi nommé par comparaison avec une pièce d'étoffe qui viendrait à voiler la membrane. Le pannus est l'universel intermédiaire de toutes les importantes réparations cornéennes. On le voit, procédant de la conjonctive, avancer à la suite des ulcères purulents superficiels, former un étroit pinceau, la kératite « fasciculée », ou bien s'étaler en surface et devenir épais, le *pannus crassus* de l'ophtalmie granuleuse. On le voit, procédant de la sclérotique, gagner le parenchyme profond dans la kératite parenchymateuse des syphilitiques : un nuage cellulaire apparaît d'abord près du pôle, point le plus distant de la base de nutrition placée au bord, et cela montre la nutrition luttant d'abord avec succès contre le microbe; des cellules vasoformatives y apparaissent, (v. Hippel)(1) bientôt en contact avec le réseau sanguin, ouvertes alors et en communication avec lui. Des phénomènes analogues sont observés dans la lèpre et aussi, mais avec tendance à la suppuration, dans la tuberculose.

4. Des troubles de nutrition sont propres à la vieillesse, attribuables au ralentissement de l'activité histochimique. Ils consistent en une altération moléculaire des parenchymes, sur-

Dystrophie sénile.

(1) *Graefe's Archiv.* 1893 et 1896.

venue d'emblée ou comme conséquence de pareilles altérations dans les parois vasculaires.

Gérontoxon, La désagrégation sénile du protoplasma cellulaire est très apparente dans la cornée où elle forme l'Arc sénile ou *géron-toxon*, une opacité commune à presque tous les vieillards, qui occupe superficiellement le pourtour de la membrane. Le protoplasma épithélial de l'arc sénile a été trouvé chargé de gouttelettes graisseuses.

Cataracte. La désagrégation sénile du protoplasma se manifeste encore dans l'œil de façon non moins apparente par la *cataracte* ou défaut de transparence du cristallin, produit par l'inégale réfringence de ses éléments désorganisés. La cataracte est striée quand les fibres diffèrent de réfringence du ciment qui les relie. Une désagrégation et différenciation moléculaires plus intimes des fibres elles-mêmes fait les variétés de cataracte diffuse ou granulée. On a dès longtemps observé dans la cataracte sénile la dégénérescence graisseuse des fibres du cristallin; les fibres à la fin disparaissent pour ne plus laisser qu'une masse homogène semée de gouttelettes graisseuses (Toufesco) (1).

Des études chimiques intéressantes ont été faites sur le cristallin normal sénile et cataracté.

D'après Moerner (2) le cristallin adulte contient dans la proportion de 48 0/0 (21 0/0 dans l'écorce, 64 0/0 dans le noyau) une albumoïde spéciale, *albumoïde du cristallin*, substance insoluble dans l'eau, soluble dans les acides minéraux faibles, soluble surtout dans la potasse caustique dès 0,05 0/0, et coagulable alors par la chaleur entre 45 et 50° non opacifiée par la momification, mais noircie comme les ongles et l'épiderme. Le cristallin contient en outre deux albumines particulières solubles dans l'eau, non précipitées par l'eau distillée et le Nacl comme les globulines, comme elles précipitées par le sulfate de magnésie, il les nomme α et β *cristal-*

(1) Soc. Opht. de Paris, 1907.
(2) Cité *in. Encyclopédie fr. d'opht.*, VII, p. 136 (art. de L. Dor.).

lines. La première siège dans l'écorce, ne contient pas de soufre, coagule à 73°. La seconde siège dans le noyau, contient du soufre, coagule à 65°. On suppose que l'albumine du sérum, qui est aussi, mais en quantité minime, dans le cristallin, s'y transforme sous l'influence diastasique des noyaux en α, en β cristalline et finalement en albumoïde insoluble suivant un mode d'évolution comparable à celui qui est connu de l'épiderme.

Le cristallin sénile ne se prête plus aux mouvements de l'accommodation; il a perdu son élasticité, est devenu rigide. Le noyau surtout durcit comme la corne et il est difficile d'en cliver les couches concentriques; il est plus dense en même temps et plus réfringent. Ce processus consiste en une déshydratation, le cristallin sénile contient moins d'eau. Il contient en même temps moins de soude et plus de chaux; l'acide silicique rencontré dans les cristallins jeunes y disparaît au profit de l'acide carbonique, et l'on n'y trouve plus guère de sels minéraux autres que du carbonate calcaire.

Le noyau du cristallin sénile prend une coloration ambrée. On attribue cette coloration, comme pour le noir de l'émail et des ongles à l'oxydation de la tyrosine, une composante constante de l'albumine. Cette coloration devenue très intense représente le phénomène connu sous le nom de *cataracte noire*.

Le cristallin cataracté contient jusqu'à 7 0/0 de son poids sec de cholestérine (Grunert). Il contient de l'eau tantôt en proportion moindre et tantôt en proportion plus élevée que le cristallin normal du même âge : en proportion moindre (Kunde) dans la cataracte artificiellement provoquée sur les jeunes animaux par l'introduction du sel dans la chambre antérieure ; en proportion plus élevée dans la cataracte naphtalinique (Salffner) et la plupart des cataractes spontanées au moins au début. Cette circonstance, qui explique physiquement la perte de transparence par inégalité de densité, partant de réfringence, entre les fibres de l'organe et le milieu circulaire interstitiel, est le fait de l'osmose naturellement intervenue toutes les fois que les humeurs où baigne le cristallin ont changé brusquement de concentration dans un sens ou dans l'autre, en sens positif par la présence de sel en excès, en sens contraire par la dénutrition. Je ne saurais, sans autre preuve, admettre avec L. Dor (1) que l'on puisse invoquer l'effet de pressions différentes, étant donné que le cristallin est un organe toujours assez élastique pour ressentir jusqu'en sa profondeur les changements de la pression intra-oculaire.

Phénomènes de mort.

5. Des signes oculaires multiples accompagnent et suivent la mort : la disparition du réflexe cornéen palpébral ; l'arrêt de la circulation sanguine constaté à l'ophtalmoscope ; le ramollissement de l'œil par la chûte de la pression intra-oculaire, qui a lieu, nous l'établirons au chapitre de la pression lymphatique, en deux étapes ; enfin, les phénomènes chimiques qui sont la conséquence de l'arrêt de la circulation. Des phénomènes chimiques signalent en effet l'arrêt de tout échange nutritif, ou la mort des tissus. Ils sont très particulièrement visibles dans la cornée.

Opacité cornéenne

Un trouble apparaît dans la cornée (voir pour son explication optique le chap. III), l'opacité cadavérique (2), que les médecins, à l'exemple de Louis (3) ont quelquefois utilisée comme signe de mort. Voici la description que donne de cette opacité Dubourguet (4). Surveiller, dit-il, le cadavre avec beaucoup de soin pour la constater, car elle ne se manifeste que pendant peu de temps et à une date assez variable du moment de la mort. On l'observe après environ onze heures (plutôt après qu'avant) ; elle survient d'une manière diffuse aux deux cornées simultanément, permettant au début de distinguer encore les contours de l'iris et sa coloration. Puis ça et là, mais plutôt vers le centre et dans une disposition irrégulièrement concentrique, on voit des anneaux d'une opacité plus épaisse que celle de la totalité de la cornée, et qui rappellent l'aspect de gérontoxons concentriques. Ces taches tendent à s'agrandir et à fusionner au point que la cornée prend tout entière un

(1) *Ann. d'ocul.*, avril 1907.
(2) *Ann. d'ocul.*, avril 1906 et *Encyclop. fr. d'opht.* vol. VII.
(3) Œuvres diverses de chirurgie.
(4) Thèse de Paris 1882.

aspect absolument opaque. Ce degré d'opacité une fois atteint persiste peu, et sa disparition s'est accomplie d'une manière si rapide qu'il ne nous a pas été donné d'observer son processus.

Le phénomène saillant qui caractérise la mort de la cellule est l'éclaircissement avec perte de réfringence, autrement dit : la dissolution de son protoplasma. M. Ranvier y reconnaît un phénomène chimique d'auto-digestion et le prouve par l'influence de la température. Une basse température la ralentit, une température plus élevée l'accélère, exactement comme fait la digestion par la pepsine, dont la présence est ainsi rendue probable en toute cellule.

M. Ranvier a soumis à l'observation microscopique la cornée mourante sous l'action de violentes décharges électriques, après en avoir rendu préalablement les cellules apparentes par imbibition d'humeur aqueuse dans la chambre humide. La mort obtenue sur la platine du microscope, il vit le protoplasma des cellules perdre de sa réfringence, devenir granuleux et le noyau apparaître (1).

Les noyaux n'apparaissent pas subitement dans l'intérieur des cellules. On les voit se dessiner vaguement d'abord, sans contour bien déterminé. Puis ils deviennent plus visibles, et leur bord finit par être bien distinct. En même temps le protoplasma cellulaire devient de plus en plus vague ; bientôt on ne voit plus nettement les bords de la cellule ; ses prolongements fins et délicats ont disparu sans laisser de trace, quelques rares granulations marquent la place des plus gros, et finalement toute la cellule n'est plus représentée que par une zone granuleuse que l'on distingue bien autour du noyau, mais dont on ne saurait préciser la limite.

De même que la cornée, la rétine aussi devient opalescente après la mort. On voit, en examinant le fond de l'œil à l'ophtalmoscope, les artères se vider avec l'arrêt du cœur, le sang refluer dans les veines, les capillaires eux-mêmes *Opacité rétinienne*

(1) *Leçons sur la cornée*, p. 220 et suiv. (Comparez sur ce sujet avec ce qui en a été dit précédemment, p. 57 et suiv. du chapitre *Transparence*).

exsangues donner à la papille une extrême pâleur. L'opacité rétinienne ne survient elle-même que plus tard, après des heures, identique à celle que nous connaissons déjà de l'embolie rétinienne. Elle est au début dissociable, à l'aide du grossissement ophtalmoscopique en un fin pointillé surtout apparent dans la couche des fibres nerveuses.

Physiquement et chimiquement l'opacité rétinienne et l'opacité cornéenne ne peuvent que reconnaître une cause commune. Et il y a lieu de croire que surviennent dans la rétine, comme dans la cornée, des phénomènes d'autodigestion aptes à différencier par un changement de réfringence les multiples éléments fibrillaires, protoplasmiques et nucléaires qui la composent.

*
* *

A l'étude de la nutrition considérée dans son essence chimique doit succéder celle de la circulation des milieux nutritifs, le sang et la lymphe. C'est là un problème de pure hydraulique à considérer sous ses deux faces habituelles de l'hydrodynamique ou du déplacement des liquides et de l'hydrostatique ou de la pression des liquides.

La circulation sanguine et la circulation lymphatique représentent au dedans de l'œil un tout solidaire par la répercussion des milieux sanguin et lymphatique l'un sur l'autre au moyen de l'organe contractile qu'est la choroïde, agent de pression lymphatique (et, par son entremise, de pression sanguine), agent simultané de compression veineuse (et, par elle, de production lymphatique).

Six chapitres sont consacrés à la circulation :

1° Pression intra-oculaire ;

2° Circulation sanguine ;

3° Circulation lymphatique (membranes) ;

4° Circulation lymphatique (milieux) ;

5° Circulation lymphatique (mécanisme) ;

6° Pathologie des mouvements de circulation (1).

(1) Mes études personnelles sur ces diverses questions ont été consignées dans les publications suivantes : Note sur la disposition et le fonctionnement normal et pathologique d'un véritable appareil glandulaire dans l'œil des mammifères (Epithélium des procès ciliaires et organes annexes). *C. R.*, 23 avril 1889. — Expériences préliminaires sur la physiologie et la pathologie de la glande des procès ciliaires. Soc. de Biol., 11 mai 1889. — La choriocapillaire tout entière sert à la sécrétion de l'humeur aqueuse. Rôle supposé du muscle choroïdien. *Eod.*, 25 janvier 1890. — Innervation de la glande des procès ciliaires. *Eod* , 25 mai, 1er juin, 22 juin 1889 et *Mémoire de la Soc.*, même année, p. 17. — Contribution à l'anatomie et à l'histologie de la chambre postérieure de l'humeur aqueuse et de son arrière cavité. *Eod.*, 4 janvier 1890. — La glande de l'humeur aqueuse, glande des procès ciliaires ou glande uvée : anatomie, physiologie, pathologie. *Arch. d'Opht.*, 1890 et 1891, et *Conclusions in Soc. de Biologie*, 28 févr. 1891. — Ophtalmomètre à niveau-frein et poignée de pression constante. Soc. de Biol., 30 déc. 1893. — Un signe de mort certaine emprunté à l'ophtalmotonométrie. Loi de la tension oculaire, *C. R.*, 22 janv. 1894. — Le problème de la tension oculaire et ses applications. *Rev. gén. d'Opht.*, 1894. — Pression intraoculaire et tension du sang dans les capillaires. *C. R.*, 11 déc. 1899. — L'hydrostatique oculaire, *Arch. d'Opht.*, févr. 1900.

CHAPITRE XXXI.

Pression intra-oculaire

SOMMAIRE

Ce chapitre traite des contre-pressions opposées à la pression sanguine par la pression intérieure de l'œil : une fonction complémentaire de la contraction des vaisseaux, afférente à la circulation sanguine et placée par un mécanisme propre sous sa dépendance.

L'intérieur de l'œil est en effet sous une certaine pression que démontre l'expérience la plus simple, celle de la ponction de l'humeur aqueuse : le couteau à cataracte doucement retourné dans la plaie cornéenne fait écouler l'humeur en totalité, ce qui serait impossible sans qu'une pression intervienne. Commune aux milieux oculaires et aux membranes que n'isolent pas des cloisons rigides, cette pression, la pression intra-oculaire ou *ophtalmotonus*, doit être étudiée aux divers points de vue des procédés de mesure, des pressions observées, de l'appareil qui les produit, de son innervation, de la physiologie comparée ou phylogénie.

1. Il y a deux manières principales de mesurer la pression oculaire :

Procédés de mesure.

L'une, directe, met en œuvre les ordinaires appareils appliqués à la mesure des pressions hydrauliques, les manomètres. L'autre, indirecte, utilise la proportionnalité existante entre la pression du dedans et la résistance aux pressions du dehors ou la dureté de l'œil pour l'apprécier par le palper et la sclérométrie.

La manométrie oculaire est l'application à l'œil des appareils usités en physique pour mesurer la pression des gaz et des liquides ; les manomètres à air comprimé et les manomètres à air libre.

Manométrie.

Les manomètres à air comprimé mesurent la pression par la loi de Mariotte à l'inverse du volume d'air soumis à son action en vase clos. Hering en a mis en œuvre le principe sous la forme d'un tube capillaire droit, fermé extérieurement, partiellement empli d'air et mis en communication avec l'intérieur de l'œil par une aiguille creuse. Une loupe est nécessaire pour bien lire les déplacements de la colonne d'air ; cette circonstance et le peu de sensibilité de l'appareil lui ont fait préférer les manomètres à air libre.

Les manomètres à air libre employés pour l'œil par C. Weber, (1) Adamük, Leber, etc., sont faits d'une tubulure capillaire incurvée en U, partiellement emplie de mercure. L'une des branches est mise en communication avec l'intérieur de l'œil, la chambre antérieure ou le corps vitré, par l'intermédiaire d'une aiguille creuse et d'un caoutchouc emplis de sérum ; l'autre branche est ouverte à l'air. Le mieux est une aiguille tubulaire ouverte latéralement et pouvant être immobilisée par transfixion (Leber) (2). On mesure la pression au soulèvement différentiel de la colonne de mercure.

Des précautions sont prises dans l'appareil de Leber pour empêcher l'écoulement d'humeur hors de l'œil, même dans l'in-

(1) *Nonnullæ disquisitiones quæ ad facultatem oculum rebus longinquis et propinquis accommodandi spectant.* Diss. inaug. Marburg, 1850.
(2) *Graete. Saemisch Handb. der ges. Augenheilk,* 2e éd. II. II, p. 311.

térieur du tube. Un corps de pompe lui est à cet effet annexé permettant de l'emplir d'eau salée (1/2 pour cent) sous une pression qu'il est possible de régler avant que soit ouverte la communication avec l'intérieur de l'œil, et choisie approximativement égale à la hauteur supposée de la pression oculaire. Le tube étant du reste presque capillaire et le corps de pompe volumineux, on évite de la sorte tout déplacement important de liquide dans un sens et dans l'autre.

Wessely, sur le même principe, a construit une toute petite capsule de Maret intercalée entre l'œil et un manomètre à mercure qui est relié à un mécanisme enregistreur très sensible. Il enregistre de cette façon, pendant plusieurs heures la tension oculaire sans qu'il se produise de déplacements notables de liquide (1).

Palper digital.   L'œil, ainsi que toute poche élastique dont le contenu est soumis à des pressions variables, est d'autant plus dur que ces pressions sont plus élevées et inversement. Il est donc possible d'apprécier le degré de la pression oculaire au plus ou moins de dureté de l'organe soumis au palper. Le palper digital est l'expérience primordiale, fondamentale, celle qui a servi, sert et servira toujours à l'appréciation sommaire de la dureté et, partant, de la tension oculaire. Brisseau (2) s'en était servi. Mackenzie (3) à qui l'on doit, après Brisseau, les premières constatations en ce domaine, note que « lorsque l'on appuie le doigt sur un œil dans cet état (glaucomateux), il semble aussi dur qu'un caillou». Depuis lors la méthode s'est précisée et nous devons l'analyser.

Le palper s'exerce soit directement sur le globe de l'œil ouvert, soit indirectement à travers la paupière, d'où deux procédés : celui du palper immédiat et celui du palper transpalpébral.

Le palper immédiat se fait ou bien directement par la pulpe du doigt, ou bien par l'intermédiaire d'un corps dur, ongle ou aiguille émoussée. Dans la première manière il faut apprécier par le toucher à la fois et la pression exercée et la déformation obtenue ;

(1) Congrès opht. de Heidelberg 1906 (*C. R. Revue gén. d'Opht.*).
(2) *Traité de la cataracte*. Paris, 1709.
(3) *Traité pratique des maladies de l'œil*, 4° éd., 1856.

cela exige une perception également affinée du toucher proprement dit et du sens musculaire. Dans la seconde, la vue vient au secours du toucher et le remplace pour apprécier la profondeur et la forme de la dépression. L'insensibilisation par la cocaïne est nécessaire.

Le palper transpalpébral diffère suivant que l'on y emploie un doigt seulement ou deux doigts. Dans le palper transpalpébral, à l'aide d'un seul doigt, on commence par refouler d'un léger effort, aidé de mouvements latéraux, la peau et le tissu lâche de la paupière jusqu'à sentir le contact du cartilage tarse et, par son intermédiaire, le globe oculaire. Ce contact étant établi, on exerce les pressions exploratrices : une série d'impressions graduées d'abord faibles et ensuite de plus en plus fortes. Le palper transpalpébral à deux doigts se pratique de trois manières : 1° L'équateur de l'œil saisi entre le pouce et l'index, placés aux extrémités d'un même diamètre, est soumis à leur pression alternative et réciproque ; 2° l'index et le médius d'une même main, placés près l'un de l'autre sur l'équateur de l'œil, sont employés à des pressions alternatives dont la contrepression est exercée par le coussinet graisseux de l'orbite ; 3° les deux mains étant mises en réquisition, l'index (ou un autre doigt) d'une main exerce la pression que supporte d'autre part et contrôle l'index de l'autre main. Et, pour que la résistance de l'orbite n'entre pas en jeu, les doigts doivent être écartés d'un peu plus d'un quart de cercle. C'est le procédé le plus délicat et le plus sûr. L'équateur de l'œil est seul accessible au palper à deux doigts.

Reportant sur des balances assez sensibles, le même effort que l'on exerce dans ces diverses explorations, je l'ai trouvé atteindre jusqu'à soixante-quinze et au maximum cent grammes.

Quelle est la théorie du palper ?

Le palper digital est, nous l'avons dit, une estimation de dureté. Or la dureté est d'autant plus grande que, pour des pressions plus fortes, la déformation est moindre. Elle est d'autant plus faible que, pour des pressions plus faibles, la déformation est plus prononcée. La dureté est donc estimée par le palper aux rapports entre la pression du doigt et la déformation produite. Et l'on doit considérer également : 1° la succession des rapports de la pression à la déformation dans les moments consécutifs d'une compression progressive ; 2° le rapport définitif de la pression à la déformation quand le palper est à son summum. Par le premier on utilise une suite de rapports, comme une courbe des déformations produites, courbe rapide dans les grandes duretés, courbe au contraire lente dans les petites duretés. Par le second, on utilise seulement le résultat total d'une pression donnée.

Une façon de consécration numérique a été donnée aux résultats du palper par l'usage, introduit sur l'invitation de Bowman, de désigner la dureté normale, et avec elle la tension normale, par T, ses degrés supérieurs par $T + 1$, $T + 2$, $T + 3$, et ses degrés inférieurs par $T - 1$, $T - 2$, $T - 3$.

Sclérométrie.   Il vient d'être exposé que la dureté de l'œil, et non directement la tension de son contenu, est l'objectif du palper. Tel est aussi l'objectif réel de tous les instruments par lesquels on a cherché à perfectionner le palper en mesurant une pression exercée et la déformation qui en est la conséquence. J'ai proposé de nommer « scléromètres », de σκληρός = dur, les instruments destinés à mesurer la dureté des corps et « ophtalmo-scléromètres » ceux que l'on destine à l'exploration de l'œil. On en a construit de deux types principaux : les appareils à tige et les appareils à plaque.

Construits à l'instigation de Donders (1), les scléromètres *à tige* visent à mesurer les pressions exercées et les profondeurs de la déformation opérée par une tige.

Obéissant aux propositions d'Imbert (2), les scléromètres *à plaque* substituent à la profondeur de la déformation l'étendue en surface de cette même déformation telle qu'elle est produite par la pression d'un plan.

Les principales exécutions connues d'appareils à tige sont

(1) *Graefe's Archiv*, IX, 2.
(2) *Recherches sur l'élasticité du caoutchouc*, Lyon, 1870, et Théorie des ophtalmotonomètres, année 1885, p. 353 des *Archives d'ophtalmologie*.

celles de Hamer (1) et de Dor (2). Les principales exécutions d'appareils à plaque sont celles de Maklakoff (3), et de Fick (4). On en trouvera la description dans les traités d'ophtalmologie, tels que celui de Wecker et Landolt. Je veux en présenter seulement la critique.

L'appareil de Hamer et celui de Fick mesurent chacun à leur façon la pression variable nécessaire pour effectuer une déformation constante. Ils présentent le même inconvénient, de confier à l'œil de l'observateur le soin d'apprécier le moment exact où cette déformation est obtenue. Or l'observateur en est incapable, de l'aveu de tous les expérimentateurs non prévenus. L'appareil de Dor, qui est celui de Hamer poussé à son extrême perfection mécanique, obvie à cet inconvénient. Il mesure non la pression, mais la déformation en profondeur obtenue par une pression constante, et utilise à cette dernière fin le poids de l'instrument abandonné à lui-même. Mais l'application n'en est pas sans difficulté quand elle s'adresse à un malade, elle se prête mal aux nécessités de la clinique. La même critique s'adresse à l'appareil de Maklakoff, beaucoup plus simple, mais d'une application non moins délicate. Pas plus que celui de Dor, il ne permet l'exploration rapide et rapidement répétée des diverses parties accessibles de l'œil.

Mon scléromètre mesure les déformations réciproques de l'œil et d'un ressort-étalon pressés l'un contre l'autre d'un effort de cent grammes par l'intermédiaire d'une tige saillante de 1 mm. Cent grammes appliqués contre le ressort seul le déforment de 1 millimètre ; répartis entre l'œil et le ressort, ils déforment l'un et l'autre en raison inverse des résistances ; on en lit les degrés par les déplacements de l'aiguille sur le cadran divisé en cent parties et gradué en deux directions inverses solidaires, de sorte que, lisant par exemple 20 dans un sens, on lira 80 dans l'autre. La dureté est mesurée par le rapport 20/80 des deux dépressions, qui représente également le rapport $\frac{P}{D}$ des pressions exercées aux

(1) Soc. opht. de Heidelberg, 1863.
(2(Soc. de Heidelberg, 1865, et thèse de PFLUGER, Berne, 1871.
(3) Archives d'opht., 1885, p. 170.
(4) Würzburger phys. med, W,, 1888, XXII.

déformations produites par elles. Cela revient donc au principe simple du palper avec l'avantage d'exprimer le résultat de la palpation en unité, fraction et multiples du *centimillimètre-gramme*, C_{gr}^{mm}, qui est la dureté de l'objet déformé d'un centième de millimètre par le poids d'un gramme.

Je ne referai pas ici la description de l'instrument exposée autrefois dans tous ses détails (1), et dirai seulement que l'effort de pression est exercé par l'entremise d'une poignée à glissement adaptée à son armature, ainsi que le montre la figure ci-jointe.

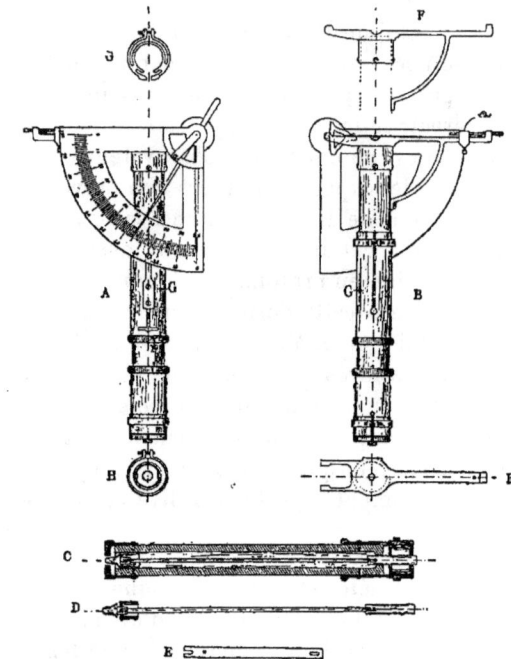

Fig. 53 — *Scléromètre de l'auteur.* — A. Face antérieure de l'appareil. — B. Face postérieure. — C. Coupe. — D. Tige de butée et virole de réglage. — E. Lame de ressort réglable par le chariot *ch*. — F. K. Monture tubulaire et son épaulement. — G. Poignée à frottement doux et déclenchement. — H. Plaque de butée mobile articulée à la Cardan.

L'anesthésie par la cocaïne est à peu près indispensable à l'application du scléromètre. Mais il n'y a à cela aucun inconvénient, la cocaïne appliquée à la surface de l'œil n'affectant pas la pression de son contenu.

(1) *Archives d'Ophtalmologie,* février 1900. (L'hydrostatique oculaire).

On applique le scléromètre indifféremment sur la cornée ou sur la sclérotique, dont les duretés sont égales comme furent trouvées égales aussi les tensions de la chambre antérieure et de l'humeur vitrée, mesurées comparativement à l'aide du manomètre différentiel de Hamburger (1).

2. Mesurée au manomètre dans l'œil du lapin, la pression intra oculaire a été trouvée osciller entre 18,5 et 29,5 mm de mercure par Leber (2). Cet auteur indique comme moyenne de dix observations le chiffre 23,2. Wegner a noté des oscillations de 18 à 25 mm. pour le même animal, et Grünhagen de 25 à 26,5. Le chiffre 24 paraît être en somme la moyenne. Il serait un peu plus élevé pour les chats. J'ai trouvé de mon côté la dureté de l'œil de lapin osciller entre 0,25, et 0,40 centimillimètre-gramme (moyenne 0,33).

Pressions observées et leurs relations.

Premières mesures,

On ne possède à ma connaissance qu'une mesure manométrique de l'œil de l'homme, due à Wahlfors. Elle a donné pour résultat 26 mm. Ce chiffre doit être trop faible, à en juger d'après les mesures de dureté qui donnèrent entre mes mains 0,40 à 0,60, en moyenne 0,50 C $\frac{mm}{gr}$. Un facile calcul de proportionnalité basé sur la valeur comparative des duretés et des hauteurs manométriques porterait cette pression pour l'homme à 36 mm. Voici les éléments de ce calcul :

	LAPIN	HOMME
Sclérométrie.	0,33 C $\frac{mm}{gr}$	0,50 C $\frac{mm}{gr}$
Manométrie	24 mm. hg . . .	36 mm.

Or la physiologie générale enseigne qu'il faut une pression mercurielle de 25 à 50, en moyenne 37,5 millimètres, pour faire pâlir la peau du doigt humain. Ce chiffre mesure la pression du sang dans les capillaires, augmentée de la faible résistance opposée par les téguments. Il est presque identique aux 36 millimètres que semble devoir atteindre la pression manométrique

égalité avec la pression capillaire sanguine.

(1) *Centralbl. f. prakt. Augenheilk. sept.* 1898.
(2) Congrès de Heidelberg 1888 et *Circulations u. Ernaehrungsverhaeltnisse des Auges*, 2ᵉ éd. 1903.

27

moyenne de l'intérieur de l'œil ; et l'on peut dire avec certitude que les deux pressions sont en somme égales.

L'égalité ressort avec non moins d'évidence des faits suivants qui établissent l'incessante solidarité des deux pressions.

Effet d'augment par l'obstruction veineuse.

En même temps que la pression du sang dans les capillaires, et parallèlement avec elle, la pression intra-oculaire est accrue par l'obstruction des veines.

On sait que le sang veineux de l'intérieur de l'œil a pour émissaires principaux les *vasa corticosa* (veines ciliaires postérieures) rangés au nombre de quatre ou cinq autour de l'équateur. Les lier tous est une opération facile parce que ces vaisseaux sont gros et bien visibles sous la conjonctive. Le résultat en fut d'accroître la pression intra-oculaire jusqu'à 90 mm. dans l'œil du chat, d'après Adamük (1), et jusqu'à 70, et au-delà, dans l'œil du lapin.

D'un accès moins facile, les veines ciliaires antérieures et la veine centrale de la rétine ne pourraient guère être saisies indépendamment des artères qui leur sont contiguës. Si on pouvait les lier aussi, il est bien probable que la pression intra-oculaire atteindrait, effet d'une ligature veineuse totale, exactement au niveau de la pression artérielle, soit environ 100 mm. pour un gros lapin.

Parallélisme avec la pression artérielle.

Les mouvements de la pression artérielle influent sur la pression intra-oculaire comme celle du sang dans les capillaires.

La ligature de la carotide abaisse considérablement la pression intra-oculaire, ainsi qu'il fut observé pour la première fois par C. Weber. Le mouvement de l'inspiration pulmonaire, la saignée, l'excitation du nerf pneumogastrique, l'excitation centrale du nerf dépresseur, la section de la moelle cervicale, toutes causes d'abaissement de la pression artérielle agissent de même. Les diminutions ainsi obtenues varient. Elles atteignent leur maximum par l'arrêt total du cœur ; la pression dans l'œil du lapin est alors de 8 à 12 millimètres.

En sens contraire agissent : les efforts d'expiration pulmo-

(1) *Ann. d'ocul.*, juillet-août 1867.

naire, la ligature de l'aorte descendante, l'excitation galvanique
de la moëlle cervicale et tous autres moyens d'augmenter la
pression artérielle. Le degré le plus élevé d'augmentation fut
obtenu par l'injection de sérum artificiel dans les veines, il atteignit d'après Heine (1) 100 millimètres dans l'œil du lapin, alors
que la pression artérielle aurait sous cette influence mesuré en
même temps, chiffre tout à fait anormal, 300 millimètres.

Wessely, par son nouvel appareil, constate aussi des oscillations du pouls (2).

Les mesures de dureté donnent des résultats parallèles.

J'ai trouvé l'œil de l'homme ramolli au maximun dans l'état
syncopal et devenir alternativement plus dur et plus mou avec
les alternances de l'activité cardiaque ; il baisse au moment de
la mort à 0,25 C $_{gr}^{mm}$ (3). J'ai constaté le ramollissement de l'œil
du lapin par la ligature de la carotide, par la section de la
moëlle, par l'ouverture du thorax et par toutes autres causes
de dépression artérielle.

En sens contraire, j'ai constaté le durcissement de l'œil de
l'homme à la suite d'un rapide et violent effort musculaire.

L'exploration manométrique et les mesures de dureté
enseignent que la pression intra-oculaire croît avec la pression
atmosphérique.

*Influence de la
pression
atmosphérique.*

Placé dans la cloche à plongeur sous 2 1/2 atmosphères
de pression, je vis la dureté passer de 0,28 à 0,43 C $_{gr}^{mm}$ dans
l'œil du lapin, et de 0,51 à 0,66 C $_{gr}^{mm}$ dans l'œil de mon appariteur (4). U. Troncoso a depuis relaté que la pression moyenne
de l'œil du lapin mesurée au manomètre sur le haut plateau
mexicain est de plusieurs millimètres inférieure à ce qu'elle
est dans le bas pays (22 millimètres au lieu de 24). La pression du sang dans les carotides n'avait-elle pas été trouvée
également inférieure par les recherches mexicaines de Herrera
et de Vergara Lope? (5).

(1) *Klin. Monatsbl. f. Augenheilk*, 1902.
(2) *Arch. f. Augenheilk*, 1908, LX, 1 *in Ann. d'ocul.* Nov.
(3) C. R., 22 janvier 1891.
(4) C. R., 11 déc. 1899.
(5) *La vie sur les Hauts Plateaux*. Mexico, 1899.

La pression intra-oculaire augmente avec la taille des sujets. Mon assistant le Dr Chailan trouva jadis la dureté de l'œil de l'enfant nouveau-né égaler au sortir de l'accouchement 0,10 C $_{gr}^{mm}$ et monter ensuite en peu de jours à 0,30.

L'ayant mesurée sur des enfants de plus en plus grands, il la trouva progressivement accrue. Mesurant la dureté de l'œil du cheval, le même expérimentateur la trouva de 0,60 C $_{gr}^{mm}$. Des résultats parallèles ont été obtenus par les mesures manométriques. Récemment Socor (1) a indiqué le chiffre de 12 à 15 millimètres comme mesure manométrique de l'œil du cobaye, chiffre notablement inférieur à celui de 20 à 25 obtenu par lui pour le lapin, et de 25 à 37 pour le chat. Or ne sait-on pas que la pression artérielle croît, elle-même, en raison de la taille de la bête, qu'elle est de 100 millimètres environ dans la carotide du lapin, de 280 millimètres dans celle du cheval. Il ne pourrait être autrement, puisque la résistance opposée au cours du sang à travers les capillaires du corps entier ne peut être que proportionnelle à la fois au volume des tissus à traverser et à la surface du corps exposée à la pression atmosphérique.

Il est ainsi démontré que la pression intra-oculaire égale la pression du sang dans les capillaires et lui fait équilibre. Le mécanisme de cet équilibre reste à déterminer.

3. L'ophtalmotonus a son mécanisme propre.

Déjà nous savons que l'arrêt du cœur, qui entraîne la chute de la pression sanguine, n'amène pas la chute de toute pression oculaire. Cette pression demeure au contraire, et se conserve longtemps après la mort à une hauteur de 8 à 12 millimètres dans l'œil du lapin. Observons en la marche au scléromètre sur le lapin tué d'un coup sur la nuque. La respiration étant brusquement arrêtée et le cœur continuant à battre, la dureté passe de 0,40 à 0,50 C $_{gr}^{mm}$, en augmentation du fait de l'asphyxie, pour revenir lentement au point de départ pendant

(1) *Journal de physiologie et de pathologie générales*, mars 1905.

les sept minutes qui s'écoulent jusqu'à l'arrêt du cœur et tomber alors brusquement à $0,25$ C $\frac{mm}{gr}$. Ce niveau se maintient ensuite pendant une heure, cependant que des écarts continuent à se produire dans le sens de la hauteur sous l'influence d'interventions exploratrices répétées, qui sont autant d'excitations mécaniques. Après une heure on observe pour la première fois une dureté inférieure à celle du moment où le cœur a cessé de battre $0,19$ C $\frac{mm}{gr}$. Ce niveau s'est maintenu pendant l'entière après-midi avec des ressauts jusqu'à $0,30$ C $\frac{mm}{gr}$; mais il diminue progressivement. On le trouve le lendemain $0,11$ C $\frac{mm}{gr}$, avec des ressauts jusqu'à $0,16$ C $\frac{mm}{gr}$, qui se reproduisent encore le surlendemain, et disparaissent seulement au quatrième jour où la dureté est définitivement immobile à 0.11 C $\frac{mm}{gr}$. Cette observation fut prise par un temps froid et humide, circonstances dans lesquelles la contractilité musculaire persiste, on le sait, pendant plusieurs jours. De même que les pressions répétées, la faradisation de l'œil, même énucléé, produit des résultats identiques longuement persistants.

De pareilles oscillations ne furent pas signalées par les explorateurs de la pression intra-oculaire à l'aide du manomètre. Il faudra, je pense, pour les constater aussi par ce moyen, ramener la pression oculaire du cadavre à son niveau habituel à l'aide d'une injection pratiquée dans l'humeur vitrée ou dans la chambre antérieure, car l'effet des excitations doit être plus sensible agissant sur un œil exactement empli. Le fait n'en existe pas moins et je regrette de le voir méconnu par M. Leber en la nouvelle édition de son précieux ouvrage. Observateur consciencieux, jaloux toujours de faire œuvre complète, l'éminent professeur de Heidelberg a l'esprit prévenu contre les indications obtenues par le scléromètre, un instrument qu'il semble vouloir ignorer, mais dont il fut pourtant bien des fois obligé de constater les résultats confirmés par l'expérimentation manométrique.

Je soutiens donc qu'il est des mouvements de la pression intra-oculaire indépendants de la pression sanguine et suis obligé d'y reconnaître une fonction indépendante de la pression sanguine et liée à la contractilité de la coque oculaire.

Contractilité de la coque oculaire.

La contractilité de la coque oculaire ressort du fait bien connu que l'œil, même énucléé, conserve la forme sphérique après l'évacuation de l'humeur aqueuse, une preuve de formelle contraction. Des plis n'apparaissent dans l'œil énucléé qu'après des heures, signe de contractilité disparue ; et il en est de même de l'œil du cadavre où la cornée ne s'affaisse que tardivement.

On rend apparente à la vue la contractilité de la coque oculaire par le procédé des leviers-aiguilles implantés dans l'équateur de l'œil de façon que la pointe seule traverse la sclérotique et la dépasse intérieurement : la tige demeurée dehors, pivotant sur la sclérotique, fonctionne alors comme un index amplificateur des mouvements de la pointe. La faradisation de l'œil suffit à produire ces mouvements. Constatés pour la première fois par Hensen et Voelkers (1), ils furent faussement attribués par eux à l'accommodation cristallinienne, une fonction qui a des muscles distincts ainsi qu'il sera montré dans la suite.

Muscle oculotenseur choroïdien.

La choroïde, tunique oculaire moyenne contractile, double la sclérotique comme d'un sac membraneux ouvert en avant.

Elle est riche en éléments myoïdes qui en font au total un muscle. De ce muscle, on connaissait dès longtemps la partie antérieure insérée à la cornée derrière les muscles de l'accommodation, séparée d'eux (au moins dans l'œil des oiseaux) par une fente lymphatique. Depuis longtemps aussi l'on soupçonnait la nature musculeuse d'une partie du parenchyme choroïdien, celle qui est formée d'éléments fusiformes, mais on n'osait l'attribuer aux cellules ramifiées et chargées de pigment qui en composent la majeure partie. Ce pas a été franchi récemment par Münch en un important travail (2). L'auteur y signale l'analogie du stroma choroïdien avec le réseau musculaire des Arthropodes et rappelle qu'il est ailleurs, dans l'organisme humain lui-même, des cellules musculaires de forme rameuse, les myo-épithéliales annexes des glandes sébacées. Il indique en même temps, tirées de la chimie (coloration jaune par la picrofuchsine),

(1) *Graefe's Archiv.* 1873, XIX. 1
(2) *Zeitschr. f. Augenheilk.* XII (*Revue gén. d'opht.*, 1906).

et de la structure (disposition en spirale de la substance nucléaire), les raisons qui tendent à prouver la nature musculeuse
de la masse des cellules choroïdiennes.

4. Sommairement égale à la
pression du sang dans les capillaires, qu'elle suit dans toutes
ses variations, lui faisant équilibre en un mot, et associée à
cette fin à l'action vasomotrice,
la pression oculaire obéit
comme elle à une action nerveuse : le *réflexe hémo-choroïdien.*

Comme le réflexe vasomo-
teur, l'hémo-choroïdien a son
point de départ dans les impressions tactiles de la paroi
vasculaire interne plus ou
moins froissée par les degrés
variables de la pression sanguine. Il obéit comme lui à un
foyer d'innervation intra-oculaire ; et ce qui le prouve, c'est
que l'œil, privé d'autres excitations par la section de tous
ses nerfs conserve l'équilibre
des pressions sanguine et ocu-

Innervation.

*Réflexe
hémo-choroïdien.*

*Son centre
le ganglion
choroïdien
de H. Müller.*

Fig. 54. — *Groupe ganglionnaire du
réseau nerveux de la choroïde
d'un adulte* (ganglion de Henri
Müller).

laire manifeste à l'absence de pulsations artérielles apparentes.
Or il existe dans la choroïde, annexées aux deux réseaux de
ses fibres nerveuses, annexées surtout à son réseau superficiel,
des cellules nerveuses en grand nombre groupées par amas jusqu'à vingt à la fois. Leur ensemble constitue un vaste ganglion
intra-oculaire étalé en surface, à nommer, d'après l'histologiste
qui le premier le décrivit, *ganglion de Henri Müller* (1). C'est là

(1) Une description en est donnée par Iwanoff (in *Traité complet* de Wecker et
Landolt, II, p. 262. La figure 54 qui le représente est empruntée à cet auteur).

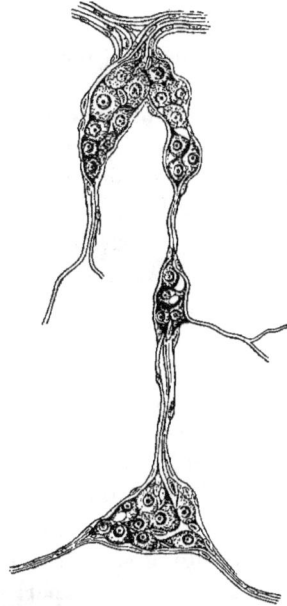

certainement le foyer nerveux viscéral de l'ophtalmotonus, le centre intra-oculaire de son innervation. Il comporte à la fois des éléments de sensibilité, d'intellection et de motilité. Nous ne pouvons dire si les premiers sont en relation directe avec la face interne des vaisseaux ou bien si le ganglion de Müller est déjà greffé en dérivation sur les ganglions des parois vasculaires. L'un et l'autre sont possibles.

Influences nerveuses supérieures : L'histologie montre le ganglion choroïdien en contact avec des fibres nerveuses pâles et des fibres opaques. C'est un indice de relations avec des centres nerveux plus haut placés du domaine sympathique et du domaine cérébro-spinal. Objet d'un autre réflexe, le pariéto-choroïdien (ou réflexe de la production lymphatique), elles sont à considérer ici seulement dans leurs effets secondaires très manifestes sur la pression dans l'intérieur de l'œil.

du sympathique, Le pouvoir du nerf sympathique comme agent d'ophtalmotonus est le suivant.

La clinique enseigne que la régulation ophtalmotonique, en tant que manifeste à la continuité du cours du sang dans l'œil, ne subit aucune altération du fait de la paralysie. Elle signale seulement une légère hypotonie, déjà constatée par Pourfour du Petit, qui disparaît après quelques semaines ou au plus quelques mois. Les expériences physiologiques ont donné sur ce sujet des résultats un peu contradictoires, mais d'où il semble pourtant ressortir que l'excitation du sympathique exalte de quelques millimètres (jusqu'à 6 millimètres) la tension manométrique, et que sa section l'abaisse au contraire d'autant. Ce dernier effet a duré jusqu'à six semaines et fini aussi par disparaître (Adamük, Hippel et Grünhagen, Lagrange et Pichon (1), G. Lodato) (2). Tout porte à croire que ces effets représentent l'écho ophtalmotonique indirect, réflexe, des modifications apportées à la pression sanguine par l'excitation et la paralysie du sympathique, nullement le résultat d'une action directe sur le muscle tenseur ou son ganglion. La preuve en est donnée par

(1) Soc. de biologie, 1900.
(2) *Archivio di Ottalm.*, 1904.

le fait que l'œil du côté non opéré est sensible à ces expériences bien qu'à un moindre degré; et l'on sait que l'action du sympathique sur la pression sanguine n'est pas seulement locale, mais retentit sur le tonus sanguin tout entier.

Ces conclusions ne sont en rien modifiées par les observations à l'aide du nouveau manomètre enregistreur de Wessely. Cet auteur a vu la faradisation du sympathique cervical élever passagèrement l'ophtalmotonus pour le chien et le chat, mais l'abaisser ensuite. Pour le lapin, dont la pression artérielle n'est pas influencée par cette intervention, l'abaissement est immédiat. Un effet contraire passager est produit par la section du nerf. Il semble que la vacuité sanguine de l'œil, effet de constriction vasculaire doive expliquer seule l'hypotonus de la faradisation, et la réplétion sanguine l'effet passager inverse de la section.

Un pouvoir de motricité tensorielle est dévolu au nerf moteur oculaire commun (troisième paire des nerfs cérébraux). *de l'oculomoteur commun,*

Il apparaît aux effets manométriques de l'excitation, qui sont d'élever le degré de la pression intra-oculaire (Adamük). On allègue, il est vrai, que le même nerf exercerait, par le moyen des muscles attachés au globe de l'œil, une action extérieurement compressive, et l'on en voit la preuve dans le fait que le curare empêche l'élévation de se produire. Mais ne sait-on pas que l'excitation du nerf oculomoteur déplace les aiguilles implantées dans l'équateur de l'œil (expérience de Hensen et Vœlkers), bien loin derrière les muscles de l'accommodation faussement accrédités comme atteignant l'équateur? Cet effet ne peut être attribuable qu'à la choroïde. Une objection pourrait être tirée du fait que la paralysie du nerf oculomoteur ne trouble pas l'ophtalmotonus. Mais ne se peut-il que le nerf oculomoteur, greffé en dérivation sur le ganglion de Müller n'intervienne sur le réflexe qu'à titre d'agent excitateur secondaire et nullement comme agent primordial?

Un pouvoir tensoriel très considérable est enfin dévolu au nerf trijumeau. *du trijumeau,*

La section de ce nerf, section des filets sensitifs autour de la cornée et section du tronc à son origine dans le crâne, ont

pour effet commun d'accroître la tension. J'ai vu la dureté de
l'œil atteindre après la section intra-cranienne les plus hauts
chiffres, fait signalé par Donders dès 1864 (1). V. Hippel
et Grünhagen (2) ont constaté au manomètre un degré élevé
de tension, comme seule la ligature des veines équatoriales
en a pu produire. L'effet n'en persiste pas au-delà de
quelques heures ou quelques jours au plus, et il arrive même
qu'une certaine hypotonie lui succède, attribuable à la section
des fibres sympathiques comprises dans le trijumeau.

Troublée par des actions secondaires, l'excitation du nerf trijumeau a produit des effets disparates. L'excitation du bout
central, le seul contact de l'iris par l'aiguille manométrique sont
hypertonisants, et cela peut être une conséquence de l'accroissement de pression sanguine lié à toutes les excitations sensibles. L'excitation du bout périphérique exercerait une même
action, et cela pourrait être une conséquence indirecte de l'accroissement de pression sanguine par les fibres sympathiques
contenues dans le trijumeau.

Je pense qu'il n'y a pas lieu de s'arrêter à ces faits apparemment contradictoires, que seul le résultat de la section est à
retenir, et interpréter comme un effet de contraction spasmodique du muscle tenseur, et aussi, nous le verrons, de surproduction aqueuse. Comment une contraction musculaire peut
succéder à la section d'un nerf sensible, à cela il n'y a qu'une
explication. C'est que ce nerf de sensibilité actionne un centre
dont l'activité, par interférence met obstacle au jeu du réflexe,
et dont l'inactivité a l'effet contraire; de cela il doit être traité
p. 484 à propos du mécanisme de la circulation lymphatique.

Phylogénie.   **5.** Je ne sais, ne l'ayant pas mesurée, quelle pression l'on
observerait au manomètre plongé dans l'œil des *Céphalopodes*,
mais tout fait supposer qu'elle y égale, comme ailleurs, la pression du sang dans ses capillaires. La rétine des Céphalopodes repose sur un coussinet ganglionnaire nerveux optique

---

(1) Soc. de Heidelberg.
(2) *Graefe's Archiv.*, 1870, XVI, I.

et sur d'autres parties molles également vascularisées placées comme le coussinet ganglionnaire à l'intérieur du globe. Il se peut qu'une opposition établie entre champs indépendants de circulation assure avec l'aide des vasomoteurs une suffisante hydrostatique. Mais nous savons d'autre part que la coque oculaire des Céphalopodes, bien que fortement cartilagineuse n'est pas incontractile : des mouvements y sont observés en relation avec la faculté d'accommodation visuelle pour les distances ; peut-être en est-il d'autres en relation avec la pression sanguine.

La choroïde des Poissons, au moins des Poissons osseux, est dépourvue, dit-on, d'éléments musculaires. Ce fait, en relation avec le développement de la glande vasculaire choroïdienne, à étudier au chapitre de la circulation du sang est l'indice d'une suppléance de la fonction tensorielle musculaire par cette sorte d'éponge sanguine.

La paroi des yeux des oiseaux est membraneuse et élastique dans sa partie postérieure. Le muscle choroïdien y est particulièrement développé. Formé de fibres striées comme les muscles des membres, on ne peut plus complètement distinct des muscles ciliaires placés devant lui (voir le dessin qui en est donné au chapitre des mouvements cilio-cristalliniens), séparé de la sclérotique par une fente lymphatique comme on en voit au contact entre les muscles et les os, le muscle choroïdien fait corps intérieurement avec la membrane choroïdienne. La choroïde est par lui constituée un sac contractile attaché au pourtour de la cornée. Le type général est donc celui des mammifères et de l'homme ; il est seulement plus accusé et comme simplifié.

Les reptiles présentent une organisation identique à celle des oiseaux.

Le pouvoir des toxiques comme agents de pression oculaire sera présenté au chapitre XXXVI sur la pathologie des mouvements de circulation.

CHAPITRE XXXII

Circulation sanguine

SOMMAIRE

Pression de réseau à réseau

1. La circulation sanguine de l'intérieur de l'œil est partagée en deux réseaux superposés, le rétinien et l'uvéen, réseaux que relie en un seul point un champ infime de vascularisation commune.

Réseau rétinien.

Le réseau rétinien est formé de vaisseaux à ramification dichotomique et sans anastomoses autrement que par les capillaires, disposition qui leur est commune avec les petites artères du cerveau. Il procède de l'artère et de la veine centrales de la rétine.

L'artère de la rétine naît, au fond de l'orbite, de l'artère ophtalmique ou de l'un de ses rameaux, pénètre la gaine du nerf optique à un ou deux centimètres en arrière de l'œil, traverse le nerf obliquement pour en gagner l'axe et par lui la papille optique. Elle s'y divise en une branche supérieure et une inférieure, qui tôt s'infléchissent pour s'étaler à la surface de la rétine et y subir à leur tour la dichotomie plusieurs fois répétée jusqu'à l'ora de la rétine. Elle y aboutit à une guirlande d'anses capillaires. Une couronne d'anses analogues entoure la macula, qui est elle-même un champ de vascularisation terminale.

Les veines rétiniennes sont de même nombre que les artères et suivent à peu près le même trajet. Elles fusionnent dans l'épaisseur de la papille en une veine centrale unique qui chemine dans l'axe du nerf optique à côté de l'artère, en sort obliquement à côté d'elle et se déverse soit dans la veine ophtalmique supérieure, soit directement dans le sinus caverneux.

Les vaisseaux, artères et veines, sont placés dans la rétine au milieu de la couche des fibres nerveuses. Ils émettent au cours de leur trajet de fins ramuscules qui se portent perpendiculairement vers la face externe et peuvent être poursuivis jusque dans le plexus rétinien basal. Deux étages de capillaires relient les artères et les veines. L'un est situé dans la couche des fibres nerveuses et dans celle des grandes cellules multipolaires ; l'autre est plus en dehors dans la couche des cellules interplexiques.

L'absence d'anastomoses entre les branches des vaisseaux rétiniens, leur caractère le plus saillant, explique qu'il n'y ait pas entre elles de suppléance possible ainsi qu'il fut constaté au chapitre de la nutrition à propos de l'embolie. Nous allons voir qu'entre les vaisseaux de la rétine et ceux de la choroïde la barrière est encore plus infranchissable.

Le réseau uvéen (ou ciliaire) arrose la choroïde, l'iris et le *Réseau uvéen.* corps ciliaire, composant un lacis d'innombrables anastomoses.

Les artères du réseau uvéen forment trois groupes : les postérieures courtes, les postérieures longues et les antérieures. Les postérieures courtes, une vingtaine de filets nés, dans l'orbite, de l'ophtalmique par quatre à six branches, ensuite divisées, traversent la sclérotique autour du nerf optique pour se ramifier dans la choroïde et les procès ciliaires jusqu'à l'iris, non dans le muscle ciliaire ; elles donnent naissance, de leurs ramifications terminales, à la membrane chorio-capillaire. Les postérieures longues, nées de l'ophtalmique, au nombre de deux, pénètrent la sclérotique à droite et à gauche du nerf optique de façon très oblique, et suivent, l'une en dehors, l'autre en dedans, le méridien oculaire horizontal, collées contre la sclérotique sans abandonner en cette partie aucun filet à la choroïde, contournent le muscle ciliaire et se déversent finalement chacune de leur côté dans le grand cercle de l'iris pour alimenter cette membrane, le muscle ciliaire, et, par quelques minces filets récurrents, la partie antérieure de la choroïde. Les antérieures émanent des artères tout externes des muscles locomoteurs oculaires, traversent la sclérotique autour de la cornée

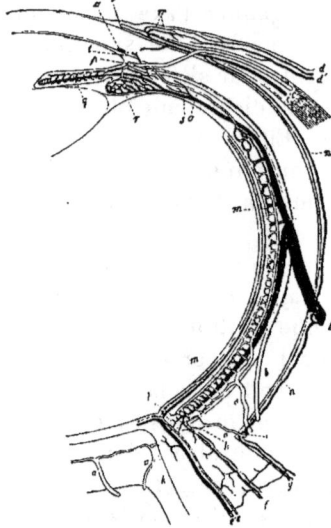

Fig. 55. — *Schéma des vaisseaux de l'œil* (d'après Leber). — (Coupe horizontale, artères en blanc, veines en noir). — *a*. art. ciliaire post. courte. — *b*. art. cil. post. longue. — *c. c'*. art. et veine ciliaires ant. — *d. d*. art. et veine conjonctivale post. — *e. e'*. art. et veine centrales de la rétine. — *f*. vaiss. de la gaine piale du nerf optique. — *g*. vaiss. de la gaine durale. — *h*. veine équatoriale. — *k*. branche d'une artère cil. post. courte passant dans le nerf optique. — *l*. anastomose des vaisseaux choroïdiens avec ceux du nerf optique. — *m*. choriocapillaire. — *n*. vaiss. épiscléraux. — *o*. art. récurrente. — *p*. coupe transversale du cercle artériel de l'iris. — *q*. vaiss. iriens. — *r*. vaiss. d'un procès ciliaire. — *s*. veine iridio-ciliaire. — *t*. veine cil. ant. — *u*. plexus veineux du canal de Schlemm. — *v*. vaiss. péricornéens. — *w*. vaiss. conjonctivaux antérieurs.

près de l'insertion des muscles droits, généralement au nombre de deux par chaque tendon, et se déversent à leur tour dans le grand cercle de l'iris, qu'elles contribuent à alimenter.

Les veines du réseau uvéen forment deux groupes de très inégale importance : les antérieures et les postérieures. Les antérieures sont de très petits filets émanés du seul muscle ciliaire pour se porter directement au dehors à travers la sclérotique, côte à côte avec les artères, et se déverser dans les veines des muscles locomoteurs. Il y en a généralement une des deux côtés de chacun des tendons des muscles droits. Les postérieures sont de gros émissaires, au nomdre de quatre (plus rarement cinq ou six) issus de l'équateur pour s'aller jeter dans l'une ou l'autre des veines orbitaires. Elles reçoivent tout le sang de la choroïde, des procès ciliaires et de l'iris disposées en tourbillons : les *vasa vorticosa*.

Indépendance des réseaux, leur antagonisme.

Séparés l'un de l'autre par la continue lame cuticulaire, qui a nom membrane de Bruch, et totalement dépourvus de communication sur toute cette étendue, le réseau rétinien et l'uvéen ne fusionnent qu'en un point de la profondeur situé dans la lame criblée de la sclérotique, autour du nerf optique. Le cercle artériel de Ziun est là, mince artériole circulaire, formée aux dépens des artères ciliaires postérieures courtes ; il émet des filets nombreux dirigés les uns du côté de la choroïde, les autres vers la papille du nerf optique où leurs ramifications capillaires s'anastomosent avec les capillaires issus de la veine centrale. Les capillaires de la papille, tel est donc le minuscule carrefour où les deux circulations se confondent, confusion minime et qui n'infirme en rien l'affirmation à donner ici comme conclusion : *la vascularisation intra-oculaire sanguine est partagée en deux réseaux superposés indépendants.*

L'existence séparée de ces deux réseaux a son explication morphologique dans l'origine embryonnaire différente des parties qu'ils irriguent, la rétine étant un produit ectodermique annexe du cerveau, et l'uvée un produit mésodermique formé aux dépens des lames céphaliques latérales. Mais cette origine différente ne suffirait pas à elle seule à empêcher l'empiètement réciproque et l'anastomose de deux champs vasculaires contigus, si la fonction n'y contribuait pour sa part.

L'existence séparée des deux réseaux a par dessus tout en effet une signification fonctionnelle importante, celle de participer, par l'opposition de leurs deux champs vasculaires à l'intérieur d'une coque fibreuse plus ou moins rigide, au jeu de régulation par lequel sont maintenues constantes les quantités de sang contenues dans les vaisseaux de l'œil, et secondairement les dimensions de l'œil même. Il semble évident en effet que la quantité de sang contenue dans l'œil venant à varier par la dilatation et le rétrécissement des vaisseaux comme il arrive dans toutes les autres parties du corps, cela modifierait le volume de l'œil et sa toute-réfraction. Et il semble non moins évident que l'antagonisme des deux réseaux marque une limite à ces variations ; toute dilatation de l'un venant à s'opposer en masse à la dilatation de l'autre. Nous verrons en continuant cette étude les contractions des parois vasculaires, contribuer, avec celles du globe de l'œil lui-même, à la même régulation.

Progression
sanguine

2. Deux procédés sont à notre disposition pour observer la progression du sang dans les vaisseaux de l'œil : l'observation ophtalmoscopique et l'auto-observation ; tous deux permettent d'en mesurer la vitesse.

L'ophtalmoscope enseigne (il en a été fait déjà mention au précédent chapitre) que, dans les artères de l'œil, n'existent pas les alternances de plénitude et de vacuité, le pouls visible transmis du cœur, qui, généralement, caractérise le cours u sang artériel. C'est là un fait de haute portée à signaler d'emblée et à retenir pour les clartés que, par la suite, il doit jeter sur le mécanisme des circulations oculaires.

Constatations
ophtalmoscopiques

On observe à l'ophtalmoscope la progression du sang dans les vaisseaux de l'œil de la grenouille, à l'exemple de Cuignet (1), grâce à la visibilité des globules sanguins à cause de leur énorme dimension. On l'y poursuit jusque dans les capillaires. Iwanoff a rendu ce phénomène encore plus apparent en intro-

(1) *Ann. d'ocul.*, 1866, LV.

duisant dans la circulation, par injection sous la peau, des poudres colorées en suspension dans l'eau (1). Le cinabre est devenu visible après trois minutes ; le jaune de chrome et l'iodure de mercure après 1 minute 1/2 à 2 minutes (Leber). Il n'est pas dit que la vitesse ait été mesurée.

On peut observer sur soi-même les mouvements de progression du sang dans l'œil en considérant attentivement l'ombre projetée sur la rétine par les vaisseaux sanguins (voir 1re partie, chap. III). Vierordt (2) le premier en a décrit le procédé. Il constate à la vue des mouvements en forme de courants lorsqu'il porte le regard sur une surface très éclairée de façon intermittente en passant rapidement devant les yeux les doigts de la main tenus écartés. Helmholtz observe le même fait sur un disque rotatif coupé de secteurs noirs et blancs quand il ne tourne pas assez rapidement pour produire une sensation continue. Si l'on regarde bien fixement, dit-il, la figure, au moment où le papillottement est le plus intense, elle disparaît parfois tout à fait, et l'on voit plus en arrière un fond rouge foncé dans lequel se présentent un grand nombre de courants enlacés les uns dans les autres. Purkinje et J. Müller l'ont observé en regardant directement une grande surface éclairée, tel le ciel à travers un verre bleu (O.-N. Rood), telles les lampes électriques à vapeurs de mercure (Fortin) (3) : on fixe un point de vitre, toujours le même, pour comparer la trajectoire des mouvements avec la figure vasculaire qui s'y projette toujours à la même place.

Helmholtz avait d'abord hésité dans l'interprétation du phénomène. Mais, après avoir répété les expériences, il croit comme Vierordt que l'on doit, sans hésiter, rapporter tous ces mouvements à la circulation du sang, et cela par le mécanisme suivant : Un globule un peu volumineux se coince dans un des vaisseaux les plus étroits ; il se forme alors, dans le vaisseau, un certain vide en avant de ce globule, tandis qu'en arrière se pressent un nombre considérable de globules sanguins. Aussitôt

Constatations autoscopiques.

(1) *Graefe'-Saemisch Handb. d. Augenheilkunde*, II, p. 347.
(2) *Wahrnehmung des Blutlaufs in den Netzhautgefaessen. Arch. f. physiol. Heilkunde*, 1856, II.
(3) *Recueil d'opht.* Août 1907.

que l'obstacle cède, tout l'encombrement s'écoule rapidement.
Ce sont là des circonstances qu'on a souvent occasion d'observer quand on examine au microscope la circulation capillaire.
Dans l'expérience oculaire, on voit, en avant de l'obstacle, dans
le champ visuel, une bande claire, longitudinale, répondant à
la partie vide du vaisseau. Cette bande est suivie d'une partie
sombre, qui correspond à l'agglomération des globules sanguins. Dans son œil droit, il voit très nettement et souvent le
phénomène se répéter, un peu à gauche du point de fixation,
dans deux vaisseaux parallèles, et quelquefois cela a lieu simultanément dans les deux. Le mouvement apparent est ascendant ; l'agglomération mobile disparaît en suivant, avec une
vitesse accélérée, les sinuosités d'une courbe en forme de S.
Dans l'image entoptique de l'ombre vasculaire, il retrouve à
l'endroit en question, non seulement les deux vaisseaux parallèles, mais aussi la courbe en forme de S, qui les réunit, et qui
débouche dans un tronc vasculaire plus grand. Du reste, les
deux vaisseaux indiqués ne sont pas les seuls qui présentent un
semblable mouvement : beaucoup d'autres parties dans le champ
visuel du même œil sont dans le même cas ; mais elles sont plus
éloignées du point de fixation et ne présentent pas de formes
aussi caractéristiques. En résumé, l'on doit considérer le phénomène, dont il s'agit, comme étant l'expression optique de
petits obstacles à la circulation sanguine, obstacles qui ne se
présentent ordinairement que dans certaines parties rétrécies
de l'arbre vasculaire, et ne se manifestent que lors du passage
de globules un peu volumineux (1).

Vitesse
du courant,
sa continuité.

La vitesse du courant a été mesurée par Vierordt. Elle fut
trouvée de 0,51 à 0,52 millimètres par seconde. Ce chiffre est
un peu plus faible que celui d'environ un millimètre indiqué
pour d'autres parties du corps, il égale celui de 0,50 millimètres
noté pour la membrane interdigitale des grenouilles.

Une accélération au moment de la systole cardiaque a été
notée par V. Hippel et Grünhagen ; elle n'est pas, dit-on, la

(1) *Optique physiol.* d'Helmholtz, p. 221 (Allem. 161).

règle ; et la vitesse de la circulation dans les petits vaisseaux de la rétine serait, au contraire, généralement constante.

3. La force propulsive est communiquée à la circulation sanguine par la pression de son contenu ; pression qu'il faut savoir mesurer, pour l'étudier ensuite dans ses multiples relations, et dans ses provenances.

Pression sanguine.

Deux procédés ont été mis en œuvre pour la mesure des pressions à l'intérieur des vaisseaux sanguins de l'intérieur de l'œil ; ils concernent l'un la pression dans les artères, l'autre la pression dans les capillaires et les veines.

Procédés de mesure.

V. Schulten (1) a mesuré la pression du sang dans les artères de l'œil comme suit. Ayant introduit un manomètre dans la cavité oculaire, et observant à l'ophtalmoscope, il notait la pression manométrique nécessaire pour chasser le sang des artères. Les chiffres observés par lui atteignirent 120 millimètres de mercure pour le lapin, valeur supérieure à celle de la pression carotidienne du même animal indiquée comme variant entre 90 millimètres et 110 millimètres. Ces chiffres correspondent évidemment à la pression artérielle augmentée d'une quantité équivalente à la résistance des parois artérielles.

Pression artérielle.

Le procédé pour mesurer la pression du sang dans les capillaires et les veines de l'œil, procédé que j'ai utilisé dans mon mémoire sur l'hydrostatique oculaire (2) repose sur l'égalité évidente de pression entre les milieux de l'œil et l'intérieur des capillaires et des veines aux parois à peine résistantes. Il utilise les données expresses de la pression intra-oculaire (exposée pour elle-même au chapitre précédent) mesurée au manomètre, et la dureté de l'œil, qui lui est proportionnelle, dureté mesurée en fractions de centimillimètre-gramme $C\frac{mm}{gr}$.

Pression capillaire et veineuse.

C'est par ces doubles indications parallèles qu'ont été déterminées et le degré de la pression sanguine capillo-veineuse,

(1) *Graefe's Archiv.* 1884.
(2) *Archives d'opht.*, février 1900.

s'élevant à 24 millimètres en moyenne pour le lapin, et ses relations fondamentales, comme suit.

Relation avec la pression cardiaque.   Des oscillations incessantes animent la pression dans les vaisseaux de l'œil sous l'influence des variations de la poussée cardiaque. En voici des exemples.

Ayant isolé la carotide d'un lapin, je l'ai saisie entre les branches d'une pince : la dureté de l'œil, proportionnelle à la pression de son contenu, a faibli aussitôt pour reprendre ensuite, en même temps sans doute que s'établissait la circulation collatérale.

J'ai sectionné la carotide, et l'hémorragie se produisant, la dureté a baissé de 0,43 à 0,19 $C_{ar.}^{mm}$.

L'ouverture du thorax a agi semblablement, abaissant la dureté de 0 43 à 0,31.

Fréquentes sont les observations dans lesquelles j'ai vu le ramollissement transitoire de l'œil humain coïncider avec les états notoires de détente artérielle. Ainsi le ramollissement oculaire est un signe constant de l'état de collapsus cardiaque ; il est très sensible à la palpation du doigt. J'ai vu la dureté tomber dans ces conditions de 0,50 à 0,25 C_{gr}^{mm}, et son relèvement signaler le moment où le malade reprend ses sens. C'est un moyen de reconnaître le collapsus vrai des évanouissements simulés.

Moins nombreuses sont les circonstances dans lesquelles il m'a été donné d'observer le durcissement de l'œil coïncidant avec les élévations notoires de la pression aortique. Je l'ai obtenu sur les lapins par l'injection souscutanée de digitale à faible dose ; et, sur l'homme, par un déploiement exagéré d'activité musculaire : Une ascension rapide de quatre étages a durci l'œil de mon appariteur passagèrement de 0,51 à 0,58 C_{gr}^{mm}.

Toutes les influences nerveuses qui ont pour effet d'augmenter ou de diminuer la pression aortique ont un retentissement parallèle sur la pression sanguine oculaire. L'excitation galvanique de la moëlle épinière, et plus encore celle de la moëlle allongée, l'excitation des nerfs sensibles servent à l'augmenter. L'excitation du nerf dépresseur cardiaque, la section de la moëlle au-dessous de l'occiput ont produit l'effet contraire. J'ai vu la dureté de l'œil du lapin tomber de 0,31 à 0,19 $C_{gr.}^{mm}$ par la section de la moëlle cervicale. Je l'ai vue s'élever passagèrement à 0,66 $C_{gr.}^{mm}$ par des injections de digitaline, et tomber sur la fin de l'intoxication à 0,11.

Ces résultats concordent avec ceux de la manométrie oculaire indiqués par C Weber, Adamuk, Grünhagen, V. Hippel, Wegner, Leber (1), Troncoso. On a noté en particulier une influence des mouvements respiratoires exercée parallèlement sur la pression aortique et sur la pression dans l'œil, et, d'après Wessely, une influence pulsatile des contractions cardiaques. La ligature de la carotide a fait baisser la pression oculaire de 6 à 8 millimètres. La ligature de l'aorte descendante a élevé la pression oculaire. L'injection de sérum dans les veines a porté la pression dans l'œil du lapin au-delà de 40 millimètres, et jusqu'à 100 millimètres.

Ainsi, de quelque façon qu'on la mesure, par la dureté de l'œil ou par la tension manométrique de ses milieux, la pression varie dans les vaisseaux oculaires sanguins parallèlement à celle des gros troncs artériels qui, la première, subit le choc de l'impulsion cardiaque.

Un obstacle imposé à l'écoulement du sang par les veines a pour effet général d'augmenter la pression du sang en amont. La ligature des vasa vorticosa, troncs facilement accessibles et qui à eux seuls emportent la majeure partie du sang veineux de l'intérieur de l'œil, a pour constant résultat de rendre l'œil dur au maximum. La pression manométrique y atteignit 70 millimètres pour le lapin, chiffre très approché de celui qui mesure la pression aortique.

Relation avec la liberté d'écoulement du sang veineux.

Ainsi la ligature des veines aurait pour conséquence certaine, venant à être complète, d'élever la pression dans les capillaires au niveau de la pression artérielle.

Cause déterminante des résistances opposées à la circulation

Relation avec la pression atmosphérique.

(1) *Circulations u. Ernaehrungs Verh. des Auges,* in *Graefe-Saemisch. Handb.,* 1903.

par la pression exercée du dehors sur la surface du corps, la pression atmosphérique doit être un facteur principal du degré de la pression sanguine.

Son influence m'a été démontrée par des expériences pratiquées dans les installations de haute pression établies pour les constructions sous-marines. J'ai trouvé la dureté de l'œil du lapin varier de 0,19 à 0,43 centimillimètres-grammes pour des différences de pression atmosphérique de 1 à 2,5 atmosphères (1).

La manométrie a confirmé ce fait entre les mains de U. Troncoso (2), qui indique pour la pression intra-oculaire du lapin une moyenne de 21 millimètres à Mexico, où la pression atmosphérique est de 580 millimètres seulement, alors que Leber opérant à Heidelberg non loin du niveau de la mer trouve une moyenne de 26,5 millimètres.

Des différences analogues ont été constatées dans les mesures de la pression artérielle par Herera et Lope (3) opérant à Mexico, et confirmées par Camus (4).

Ces faits méritent une place importante dans l'histoire physiologique des hautes et basses pressions atmosphériques. J'ai plaisir de l'avoir reconnu de façon tout indépendante, et imprévue, à des mesures de dureté de l'œil.

Relation avec la taille des sujets.

Mesurée des deux façons par lesquelles on apprécie la pression intra-oculaire, la pression sanguine a été trouvée proportionnée à la taille des sujets. Les mesures sur lesquelles j'ai basé cette affirmation sont les suivantes :

a) La dureté de l'œil du lapin, proportionnelle à la pression intra-oculaire est d'environ 0,3 centi-millimètres-grammes, tandis que la dureté de l'œil de l'homme est d'environ 0,5 centimillimètres-grammes.

b) La pression manométrique de l'intérieur de l'œil du lapin et autres animaux de même taille est de 24 à 28 millimètres, chiffre égal à la pression capillaire mesurée par les procédés

(1) Acad. des Sc., 22 janv. 1894 et 11 déc. 1899.
(2) Clinique opht., 1901.
(3) *La vie sur les hauts plateaux*, Mexico 1899.
(4) *Journal de physiologie et de pathologie générale*, 1903.

classiques, alors que la même pression mesurée à la membrane interdigitale des grenouilles est seulement de 21 millimètres, et, mesurée à la peau des doigts de l'homme, de 37 millimètres.

Un facile calcul établit entre ces chiffres une proportionnalité égale à celle des rapports entre le volume et la surface du corps.

Soit, pour ce calcul, le corps du lapin ramené à un prisme d'un décimètre carré de base pour 30 centimètres de hauteur, il représente un volume de 3 décimètres cubes pour une surface de 14 décimètres carrés. Et, soit le corps d'un homme ramené à un prisme de 3 décimètres carrés de base pour 1^m70 de hauteur, il représente un volume de 51 décimètres cubes et une surface de 142 décimètres carrés. Cela fait, du lapin à l'homme, un rapport volumétrique de $3/51 = 1/17$ et un rapport de superficie de $14/142 = 1/10$. La comparaison entre ces deux rapports établit la relation $10/17$. Elle est approximativement égale au rapport $3/5$, qui exprime la relation entre la dureté de l'œil du lapin et la dureté de l'œil de l'homme, et aussi la relation entre la pression sanguine des mêmes espèces.

Il est donc bien vrai que la pression sanguine, variable avec la taille des sujets, est une fonction commune du volume et de la surface du corps. Ainsi l'exigent du reste les circonstances qui donnent à la pression sanguine la charge de surmonter les résistances qui lui sont opposées en raison du volume des tissus à parcourir et des pressions qui du dehors sont appliquées sur leur surface.

Si maintenant l'on vient à supputer, à la lumière de faits désormais acquis, quelle est la provenance de la pression qui, devant elle, chasse le sang dans les vaisseaux de l'œil, deux facteurs principaux se présentent : d'une part la poussée venue des contractions du cœur aidée de celle des troncs artériels, et d'autre part les pressions auxiliaires vasomotrice et choroïdienne qui lui viennent de l'œil même.

Origines combinées de la pression sanguine :

De la poussée cardiaque, le rôle est évident : il ressort des expériences par lesquelles fut démontré le parallélisme entre la

contraction cardiaque.

pression du sang dans l'œil et dans les grandes artères. Mais la poussée cardiaque est intermittente et l'on se demande pourquoi le pouls n'est pas apparent à l'examen ophtalmoscopique, pas plus dans les artères que dans les capillaires. Dans les capillaires cela ne différencie pas l'œil du reste de l'organisme. L'explication en est donnée par les résistances du frottement et de la pression atmosphérique dispersées le long de surfaces tubulaires extrêmement multipliées. Dans les artères, le fait, que n'expliquent plus les résistances passives, suppose l'intervention de facteurs locaux actifs. Autrement l'on ne comprendrait pas pourquoi des vaisseaux aux parois élastiques, nullement rigides, ne subissent pas l'effet ordinaire de la poussée cardiaque.

contractions vasculaires,

Facteur local et actif, la contraction des parois vasculaires intervient en première ligne pour s'opposer aux dilatations artérielles pulsatiles d'origine cardiaque. On sait que toutes les artères possèdent des muscles dans leurs parois, qu'il en est en faible quantité jusque dans les veines et veinules; il n'est pas jusqu'aux capillaires eux-mêmes que l'on ne dise animés de lentes contractions attribuées à la déformation des cellules endothéliales. Ces éléments, qu'ils soient de direction longitudinale ou transverse, ont pour action commune de contracter les vaisseaux, de comprimer leur contenu. Leur pouvoir va jusqu'à couper toute circulation quand baisse fortement la pression sanguine; il est du reste, joignant son effort à la poussée qui vient du cœur, un facteur évident de pression sanguine.

contractions choroïdiennes.

Mais les artères de l'œil ne sont pas plus musclées que les autres artères de même calibre, et l'on n'y expliquerait pas l'absence de pouls artériel par la seule force de contraction vasomotrice.

Venant à son secours, la pression intra-oculaire entre en ligne et complète ce que la contraction vasculaire n'a pu seule faire; elle est le facteur oculaire propre qui s'oppose au pouls artériel, et contribue en même temps à la poussée du sang dans les vaisseaux. Or la pression intra-oculaire est, nous le savons, le fait des contractions musculaires de la choroïde;

et c'est ainsi que les contractions choroïdiennes comptent au nombre des facteurs de la pression sanguine au-dedans de l'œil.

4. Un système solidaire d'innervation préside à l'appareil entier de la circulation sanguine, y compris le cœur. générateur premier des pressions intra-vasculaires. Le *Innervation sanguine.* cœur n'est pas de notre domaine ; nous avons à traiter ici seulement des localisations oculaires de cette innervation, de l'innervation vasomotrice oculaire. On en doit la découverte aux expériences mémorables par lesquelles Cl. Bernard établit le pouvoir vasoconstricteur du nerf sympathique, pouvoir auquel les expériences ultérieures de Dastre et Morat opposent le rôle vasodilatateur propre à certains filets du même nerf. En l'absence de muscles vasculaires distincts (tous les muscles des vaisseaux, circulaires et longitudinaux sont indifféremment constricteurs), on doit supposer que des foyers nerveux sont interposés, dont l'activité puisse être alternativement incitée par surcroît d'influx ou tempérée par interférence ; cela exige au moins deux étages d'innervation vasomotrice. On en compte en réalité trois :

Le primaire,
Le secondaire,
Le supérieur.

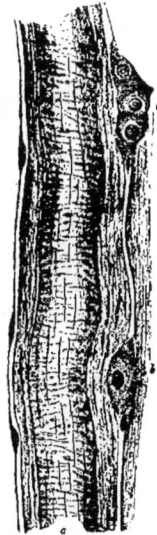

Fig. 56. — *Ganglion des parties vasomotrices des nerfs de la choroïde) d'après Iwanoff).*

Des cellules nerveuses sont accollées étroitement aux artères de l'œil, rétiniennes et uvéennes ; telles on les voit figurées *Foyer primaire (ganglionnaire vaso-pariétal).* dans le mémoire toujours actuel d'Iwanoff sur le tractus uvéal (1). Ces cellules constituent le foyer primaire de l'inner-

(1) Dans le *Traité complet d'ophtalmologie* de Wecker et Landolt, vol. II.

vation vasomotrice, le ganglion vasomoteur viscéral réclamé
par la physiologie pour expliquer que les contractions et dilatations vasculaires persistent après la section de tous les nerfs
oculaires. On y doit distinguer des cellules sensibles aux terminaisons étagées dans la paroi vasculaire interne, des cellules
motrices à terminaison musculaire, des ramifications qui les
relient les unes aux autres directement ou par l'intermédiaire
d'autres cellules nerveuses, et enfin des ramifications sur
lesquelles viennent s'aboucher les terminaisons du nerf sympathique.

Le fonctionnement d'un pareil ganglion apparaît avec clarté
si l'on admet que des impressions nées du choc de la pression
sanguine sur la paroi vasculaire interne sont par lui réfléchies
sur la cellule musculaire. Il constitue le réflexe vaso-vasculaire
local, celui que la pression dans l'intérieur de chaque vaisseau
éveille au lieu même de l'excitation.

*Foyer secondaire
(ganglionnaire
sympathique)*

Des fibres nerveuses pâles entrent en contact avec le ganglion
vasculaire. Iwanoff les a figurées comme on pouvait le faire à
son époque sans coloration du chevelu par les procédés de l'histologie moderne. Ces fibres appartiennent au nerf sympathique
émané des ganglions cervicaux et thoraciques.

Les fibres oculaires du sympathique suivent, après leur sortie
du ganglion cervical supérieur la voie du plexus carotidien pour
s'aller joindre dans le ganglion de Gasser au nerf trijumeau,
d'où elles sortent avec la branche ophtalmique et pénètrent
dans l'œil avec les nerfs ciliaires courts. (Les fibres pupillaires du
même nerf vont directement au ganglion de Gasser par le trou
déchiré et sortent du trijumeau avec les nerfs ciliaires longs.)
Quelques auteurs ont attribué une action vasomotrice à des
fibres propres du trijumeau ; mais il ne paraît pas que la preuve
en soit donnée.

L'excitation du nerf sympathique au cou provoque la constriction vasculaire dans les paupières, dans la conjonctive, la
rétine. Maurice Raynaud décrit le phénomène, dans la rétine observée à l'ophtalmoscope, comme une sorte de contraction péris-
taltique.

Beaucoup moins apparent est, dans la rétine, l'effet paralysant de la section du nerf. Nié par les uns pour les animaux, affirmé par d'autres, il a été observé sur l'homme, mais non régulièrement, à la suite des sections et extirpations sympathiques pratiquées contre l'épilepsie ; sa durée y fut de quelques mois et jusqu'à trois ans sous la forme de rougeur papillaire avec dilatation et sinuosité des gros vaisseaux rétiniens (Schmidt-Rimpler, Jonnesco et Floresco) (1). Je ne l'ai jamais rencontré moi-même dans les faits cependant nombreux de paralysie accidentelle du sympathique qu'il m'a été donné d'observer.

Poncet (de Cluny) (2) a vu le premier dans la rétine du chien, la dilatation vasculaire succéder à l'excitation du sympathique. Morat et Doyon (3) l'ont vue aussi sur le lapin, en appliquant l'excitation à la partie thoracique du nerf.

Les vaisseaux de l'iris participent également des deux actions ; et les effets en précèdent le phénomène de la fermeture pupillaire Pour observer sans être troublé par les mouvements de la pupille, on conseille de l'immobiliser préalablement en contraction par l'ésérine.

Les vaisseaux de la choroïde obéissent aux mêmes influences. Leur observation est faite à l'ophtalmoscope sur les animaux albinos, dont les vaisseaux choroïdiens sont aisément visibles en l'absence de pigment.

Le nerf sympathique et ses ganglions échelonnés le long de la colonne vertébrale relient les troncs vasculaires et leurs embranchements. Ils paraissent présider à des réflexes vaso-vasculaires, préparer les plus petites ramifications aux changements de pression survenus dans les gros troncs et jusque dans le cœur.

Le nerf sympathique et ses ganglions servent en même temps d'intermédiaire aux excitations des foyers supérieurs.

Venus des cornes antérieures de la moëlle ou de plus haut,   *Foyers supérieurs (médullo-cérébraux) :*

(1) *Journal de physiol. et de pathol. gén.*, 1902.
(2) Soc. de Biol., 1881.
(3) *Arch. de physiol. norm. et path*, 1892.

les rameaux communicants médullo-sympathiques relient l'encéphale aux ganglions du sympathique.

centre médullo-bulbaire,

On obtient par l'excitation des rameaux communicants des effets de vaso-constriction et de vaso-dilatation oculaires. Dastre et Morat ont localisé les premières dans les 5ᵉ, 4ᵉ, 3ᵉ et 2ᵉ thoraciques, et les secondes dans le 1ᵉʳ thoracique et le 8ᵉ cervical.

On obtient par l'excitation faradique de la moëlle cervicale inférieure et thoracique supérieure tantôt de la constriction et tantôt de la dilatation des vaisseaux rétiniens, sans qu'il ait été possible de délimiter un siège médullaire propre à chacune des deux fonctions.

Les excitations galvaniques de la moëlle allongée provoquent des phénomènes vasculaires spéciaux liés à l'entrée en scène du nerf trijumeau. Ce sont de l'affaissement et de la dilatation des veines : le pouls veineux, phénomène propre à l'œil tendu, tel on l'observe après la section du trijumeau.

centre cortical

Il est enfin des centres notoires d'innervation vaso-motrice dans l'écorce cérébrale, témoin les pâleurs et rougeurs produites sous l'action des sentiments. Nul effet n'en fut observé dans l'intérieur de l'œil.

Phylogénie.

5. Les étapes phylogéniques de la circulation oculaire sanguine sont liées au développement du double réseau et à celui de l'appareil contractile de la choroïde.

Développement du double réseau.

Circulation vitréenne et circulation uvéenne dûment séparées opposent, avons-nous dit, leurs deux champs l'un à l'autre dans l'intérieur d'une capsule fermée, et cette opposition est le premier facteur du mécanisme multiple par lequel la nature assure l'inaltérabilité de forme du globe oculaire. Des différences très grandes sont observées dans le développement du double réseau tant en ce qui concerne la partie vitréo-rétinienne qu'en ce qui concerne la partie uvéenne.

Variétés de vascularisation vitréorétinienne.

Une membrane *hyaloïde vasculaire* représente le réseau vitréo-rétinien des poissons et des amphibies ; l'étude en a été faite souvent dans l'œil de la grenouille où elle est aisément reconnaissable à l'ophtalmoscope. C'est un réticule de capillaires aux mailles uniformes revêtant intérieurement la rétine sur toute son étendue ; l'artère qui l'alimente pénètre dans l'œil non avec le nerf optique, mais par un orifice propre situé derrière l'insertion du muscle droit supérieur et descend vers la papille ; la veine, plus large et plus visible, la rejoint venant d'en bas en passant directement sur la papille. Les capillaires de l'hyaloïde ne pénètrent pas dans la rétine, excepté toutefois pour l'anguille où des vaisseaux seraient reconnaissables jusque dans la couche granulaire interne.

Le *procès falciforme* de l'œil des poissons est un organe vasculaire placé dans le corps vitré. Il a la forme d'une lame verticale allongée en forme de faux partant de la papille et longeant le méridien inférieur de l'œil jusqu'à l'équateur du cristallin où il se développe en un corps cylindrique, la campanule de Haller, organe musculeux apparenté aux muscles ciliaires et dont le fonctionnement sera étudié à propos des mouvements du cristallin. Une artère et une veine courent dans la faux et se résolvent en capillaires dans la campanule ; leur ensemble mérite, par sa position détachée à l'intérieur du vitré, d'être relié au point de vue des régulations de pression, au réseau vitréen.

Le *pecten* constitue le réseau vitréo-rétinien de l'œil des oiseaux et des reptiles. C'est un éventail membraneux, pigmenté, inséré sur la papille verticalement allongée du nerf optique : libre en avant dans l'humeur vitrée, plissé de cinq à trente plis, et formé d'un double feuillet de mailles capillaires. L'alimentation en est faite par un tronc artériel longeant la base de l'organe et formé de la réunion de filets nombreux issus du réseau optique duremérien. Il n'y a pas de vaisseaux rétiniens proprement dits de quelque importance.

L'artère et la veine centrales sont enfin diversement développés dans l'œil des mammifères : peu considérables dans celui des lapins, des cobayes, des chevaux, elles le sont bien davantage dans celui du bœuf et du mouton, où elles aboutissent dans la région de l'ora rétinienne à un sinus circulaire veineux, qui manque à l'œil de l'homme.

Des modalités variables du réseau uvéen, une disposition particulière est surtout à retenir : celle des poissons osseux.

L'appareil vasculaire profond des poissons osseux est un organe épais, considéré jadis faussement comme une glande, d'où le nom de « glande choroïdienne » qui lui est resté. En réalité : un enchevêtrement vasculaire ou *rete mirabile* étudié comme tel par Erdl (1), par J. Müller (2) et d'autres après eux. Il apparaît comme un coussinet de couleur rouge occupant tout le fond de la choroïde, épais en arrière de plusieurs millimètres, diminuant progressivement en avant. L'histologie le montre formé de deux réseaux communicants, l'un artériel, l'autre veineux, séparés l'un de l'autre par des capillaires. La partie externe est formée d'innombrables artérioles qui fusionnent pour traverser en troncs peu nombreux les couches pigmentées de la choroïde et se résoudre à leur face interne en capillaires. Les troncs veineux émanés de ceux-ci donnent naissance par division à un réseau de veinules innombrables aboutissant en avant à un sinus qui communique avec les veines de l'iris.

La glande vasculaire choroïdienne est alimentée par l'artère grande ophtalmique, une artère spécialement affectée à ce service, émanée non du sinus céphalique d'où procèdent les autres artères de l'œil, mais d'une branchie spéciale aux poissons osseux : branchie qui occupe la partie supérieure de la cavité branchiale et dont l'existence est elle-même étroitement liée à celle de la glande choroïdïenne.

Différent en cela de tous les vertébrés, l'œil des poissons osseux porteur de glande choroïdienne, est totalement incontractile, comme le prouvent et la rigidité osseuse des parois et l'absence de fibres musculaires choroïdiennes. On est en droit de supposer que l'organisation vasculaire toute spéciale de la merveilleuse glande est liée à cette incontractilité, et qu'elle y supplée.

Nous touchons ici au dernier perfectionnement apporté par la nature à la circulation du sang dans l'œil, celui des contractions

(1) *Disquisitiones de glandula choroideali*, Munich, 1839.
(2) *Archiv. f. Anatomie et Physiologie*, 1840.

du globe oculaire, doublure des contractions vasculaires. Il coïncide avec la formation musculeuse de la choroïde, telle qu'on
la voit dans l'œil des reptiles, des oiseaux et des mammifères,
ainsi qu'il fut établi au chapitre des pressions intra-oculaires.

6. Des poisons vasculaires existent, dont les plus remarquables sont l'adrénaline et la dionine.

*Poisons
convulsivants
et paralysants
vasculaires.*

L'adrénaline, alcaloïde extrait des capsules surrénales, fut
reconnu par l'américain Bates (1) à son action sur l'œil.

Appliqué sur la conjonctive oculaire en solution au millième,
ou simplement en substance et en quantité minime, le chlorhydrate d'adrénaline provoque en une minute une extrême pâleur.
L'action en dure d'un quart d'heure jusqu'à deux heures.

Une faible dilatation pupillaire, signe d'anémie de l'iris succède à l'application externe de l'adrénaline. Le même fait se
produit de façon plus intense encore par l'injection de la substance en solution dans la conjonctive. De la décongestion du
corps ciliaire est observée. Mais l'action ne va pas jusqu'à la rétine.

L'adrénaline introduite dans la circulation générale exerce
une action convulsivante sur toutes les parois vasculaires y
compris celles de l'œil. Elle élève la pression artérielle (voir fin
chap. XXXVI).

Une action locale inverse de celle de l'adrénaline appartient à
la *dionine*.

Cet alcaloïde, dérivé de la morphine, précédemment employé
comme analgésique général et soporifique fut par Wolfberg (2)
reconnu comme exerçant sur l'œil, en application directe, une
action locale congestionnante.

Instillée dans le sac de la conjonctive en solution à 10 0/0,
ou appliquée en substance, la dionine provoque en effet, après
une cuisson passagère, de la rougeur et du chemosis accompagnés d'un faible degré d'anesthésie. Le mode de son action
paraît être de paralyser les parois vasculaires.

(1) *Newyork med.* Journ. 1896.
(2) Wochenschr. f. *Ther. hyg. des Auges*, 1899.

CHAPITRE XXXIII

Circulation lymphatique (membranes)

SOMMAIRE

Organisation lymphatique.

L'intérieur de l'œil et ses parois ne possèdent pas de vaisseaux lymphatiques aux parois propres. La lymphe, au sortir des parenchymes, y pénètre directement dans les veines ou bien de proche en proche gagne les fissures et gaînes de l'enveloppe au-delà desquelles seulement elle trouve à s'aboucher à des vaisseaux : ceux qui, de l'orbite mènent aux ganglions lymphatiques de la face et du cou.

Procédés d'exploration.

On utilise pour démontrer les voies de la circulation lymphatique, les injections de poudres et solutions colorantes par elles-mêmes ou sous l'action des réactifs et les substances reconnaissables par leur action physiologique. Ces substances sont introduites directement dans les tissus, ou bien dans les milieux où ils puisent leur alimentation. Par elles il est aisé de suivre le cours de la lymphe dès son origine et jusqu'à sa sortie.

Des poudres colorantes, on emploie surtout le charbon suspendu dans l'encre de Chine et l'argent introduit sous la forme du nitrate en solution, que réduit et précipite l'action ultérieure de la lumière.

Des solutions colorantes, on emploie la fluorescéine reconnaissable à sa coloration jaune ou brune suivant le degré de saturation, et par dessus tout à la fluorescence verte extraordinairement sensible de sa solution aqueuse, au point qu'il suffit d'examiner sous l'eau les tissus imprégnés pour en reconnaître des traces infinitésimales. Le ferrocyanure de potassium, presque aussi sensible, est reconnaissable à la coloration bleu de Prusse très intense développée quand on traite ensuite le tissu par un sel ferrique. L'iodure de potassium est enfin reconnaissable en quantité minime à la réaction violette de l'iode au moyen de l'amidon ; et il suffit pour mettre l'iode en liberté de traiter le tissu par l'acide nitrique ; on le reconnaît aussi à la couleur brune qu'y développe le traitement par les solutions faibles de chlorure de palladium.

Des toxiques, reconnaissables à leur pouvoir physiologique, on emploie enfin spécialement l'atropine pour son action pupillo-dilatatrice.

Tels sont les moyens classiques mis en œuvre par la physiologie avide dès longtemps de connaître quels sont pour chaque partie de l'œil le lieu et la marche de la circulation lymphatique, son lieu de provenance ou d'absorption, le lieu enfin de son émergence : toutes questions d'importance majeure pour la nutrition des tissus.

Nous étudierons la circulation lymphatique successivement dans les membranes et dans les milieux oculaires, et dirons en terminant quelles forces y sont préposées.

1. Les courants lymphatiques naissent dans l'épaisseur des membranes oculaires et doivent y être tout d'abord décelés, en commençant par la plus superficielle, la conjonctive.

Courants de la conjonctive.

Les espaces, où, dans la conjonctive, circule la lymphe, sont, l'histologie l'enseigne, les interstices du tissu lymphoïde qui constitue la membrane propre, derme de la conjonctive, et les mailles du tissu cellulaire lâche qui en occupe la profondeur, homologue du tissu conjonctif cellulaire sous-cutané.

Espaces lymphatiques.

29

Les entrées, portes ouvertes à l'absorption lymphatique, sont multiples :

L'absorption par la surface de l'œil fut supposée dès longtemps pour le fait, signalé par Magendie, de la mort instantanée provoquée sur de petits animaux par une unique instillation d'acide cyanhydrique entre les paupières. Les phénomènes d'intoxication produits par les collyres d'atropine s'en rapprochent. Il y a lieu de considérer toutefois dans l'un et l'autre cas la possibilité d'une descente par les conduits lacrymaux avec absorption du poison par une surface bien plus grande, celle des voies nasales et digestives ; aussi les phénomènes généraux d'intoxication sont-ils considérablement amendés par l'occlusion préalable des points lacrymaux. Mais la réaction pupillaire demeure probante : elle est provoquée par l'instillation en quantité infinitésimale, totalement inefficace par la voie digestive, d'une goutte d'atropine, à 1/100000. Le calomel en poudre insufflé entre les paupières est également absorbé par la surface de l'œil et ce qui le prouve, c'est la présence ultérieure du mercure dans les urines.

L'absorption par la conjonctive aux dépens de l'intérieur du globe oculaire est bien connue de la pathologie, qui signale l'œdème péricornéen comme un symptôme des inflammations et rétentions intra-oculaires. On la démontre expérimentalement par le résultat des injections colorantes pratiquées dans l'épaisseur de la cornée, de la membrane uvée, de la chambre antérieure, ou, plus profondément encore, du corps vitré. La fluorescéine ainsi injectée donne à la conjonctive une coloration jaune, et le bleu de méthylène une coloration bleue.

L'absorption interstitielle est intéressante à étudier pour l'application qui en est faite en thérapeutique sous la forme des injections sous-conjonctivales. Injectés dans l'épaisseur de la conjonctive oculaire, la fluorescéine, le ferrocyanure et l'iodure de potassium sont promptement retrouvés dans la cornée, dans l'humeur aqueuse, dans l'humeur vitrée, même dans le cristallin, et enfin dans l'uvée. Les sels de mercure, si fréquemment employés pour les usages thérapeutiques, n'y seraient, dit-on, retrouvés qu'en proportion infime, mais il est vrai de dire aussi que les quantités injectables sont également minimes.

Il reste à indiquer quelles sont pour la conjonctive les voies d'élimination.

Une observation journalière des malades enseigne que des végétations microbiennes de la conjonctive entraînées par les voies externes les plus directes suscitent l'engorgement des ganglions lymphatiques préauriculaires et sous-maxillaires, émonctoires naturels de la lymphe conjonctivale. Mais ce n'est pas la seule voie de l'élimination, car l'intérieur de l'œil reçoit au moins quelques parcelles des matières introduites dans la conjonctive, témoin l'atropine capable de dilater la pupille par simple instillation à la surface, et témoin encore les pénétrations profondes d'argent ou d'encre de Chine comme il va être exposé.

L'argyrose, ou coloration grise par l'argent, succède aux instillations longtemps répétées de collyres au nitrate avec ou sans neutralisation immédiate par l'eau salée. L'absorption de métal a lieu à l'état de chlorure ou d'albuminate, sels que réduit ensuite la lumière avec dépôt d'argent métallique. L'argyrose atteint en quelques semaines la profondeur de la conjonctive, la cornée (à l'exception de ses deux épithéliums), la sclérotique et jusqu'à la capsule de Ténon ; le bord de l'iris peut en être affecté sur le lapin, si l'on a cautérisé profondément à la pierre infernale le bord cornéen de la conjonctive.

La coloration de la conjonctive par l'encre de Chine a lieu par l'absorption et le dépôt du charbon impalpable, qu'elle tient en suspension. Les cellules lymphatiques lui servent de véhicule Instillée de façon réitérée à la surface de l'œil, l'encre de Chine pénètre la membrane dès après le cinquième jour. Elle y est reconnaissable à une coloration ardoisée du cul de sac inférieur, et, pour le lapin, de la membrane nictitante. Introduite par injection sous-conjonctivale, elle apparaît en peu de jours dans tous les espaces lymphatiques de l'intérieur de l'œil, dans la capsule de Ténon, et dans les gaînes des nerfs optiques ; on en constate la présence dès après vingt-quatre heures à l'ophtalmoscope sous la forme d'un croissant noir, visible sur le fond sclérotical de l'œil du lapin albinos au côté de la papille.

Courants
de la cornée.

2. La cornée, libre en avant, en rapport par son pourtour avec la conjonctive et la sclérotique, contiguë dans la profondeur à l'humeur de la chambre antérieure est un terrain classique d'exploration pour les courants lymphatiques.

De longues discussions se sont engagées pour établir quelles sont les voies lymphatiques de l'épaisseur de la cornée. Le premier, Ranvier a fait la lumière sur ce point en résolvant le problème de sa contexture. Il a montré ses cellules fixes moulées sur les faisceaux de fibrilles dont sont composées ses lamelles, et désormais éteint la légende des « Canaux du suc », formés, disait-on, de ces cellules faussement déclarées creuses et reliées entre elles par des expansions protoplasmiques également creuses. La circulation lymphatique suit en réalité dans la cornée les mailles du tissu fibreux de la même manière qu'elle suit les mailles de la conjonctive. Elle passe entre les faisceaux fibrillaires, à côté des cellules fixes. Pour le démontrer il suffit de rechercher au microscope quels sont, dans les coupes, les points occupés par les cellules migratrices abondantes dans l'inflammation. La démonstration en est également aisée par les imprégnations dites négatives, c'est-à-dire ménageant les cellules et emplissant les interstices. Telles on les obtient par le nitrate d'argent, le bleu de Prusse et d'autres substances.

Lieu
d'alimentation.

Diverses portes sont ouvertes pour la cornée à l'accès de la lymphe ; la plus importante est certainement le réseau capillaire sanguin en forme d'anses terminales qui pénètre le parenchyme à son bord. Une ingénieuse expérience de Gruber (1) doit être ici relatée. Elle consiste, ayant insinué des parcelles de rouille entre les lamelles de la cornée et injecté dans les veines du ferrocyanure à 1 0/0, à attendre ensuite qu'une coloration bleue de la rouille vienne à signaler la présence du cyanure. La coloration est apparue dans un délai de 8 à 26 minutes, en premier lieu au bord, ensuite au centre. L'humeur aqueuse ponctionnée à ce moment ne contenait encore aucune trace de cyanure. C'est directement du sang que proviennent la fibrine et l'albu-

(1) *Graefe's Archiv.*, 1894 (vol. **XL**, fasc. 4).

mine abondantes dans les mailles de la cornée rendue œdémateuse par la ligature des veines choroïdiennes ou par les inoculations microbiennes.

L'absorption par la cornée des substances contenues dans la conjonctive est aisée à démontrer. Un fait d'observation clinique équivaut ici à une expérience. C'est la coloration hématique de la cornée succédant aux suffusions sanguines. Toutes les matières colorantes artificiellement introduites par injection dans la conjonctive colorent de même la cornée : la fluorescéine comme l'iodure et le ferrocyanure de potassium, le nitrate d'argent et l'encre de Chine.

La pénétration de la cornée par sa surface est démontrée par les mêmes expériences qui ont servi pour la surface de la conjonctive ; et il est parfois difficile de départir ce qui revient à l'une et à l'autre. Gosselin (1), employant l'iodure de potassium en instillation entre les paupières, en reconnut la présence dans la cornée après une demi-minute, et dans la chambre antérieure en deux minutes. La pénétration se continue pendant plusieurs heures après l'arrêt du cœur ; elle en devient même plus prompte. Une telle rapidité semble bien indiquer un passage direct à travers la surface. Le revêtement épithélial constitue ici un obstacle à la pénétration ; et ce qui le prouve, c'est que son raclage la rend immédiate. .

L'absorption a lieu aussi par la face postérieure de la cornée. On le démontre avec Knies (2), au moyen des injections dans la chambre antérieure. C'est ainsi que du ferro-cyanure de potassium étant mêlé à l'humeur aqueuse du lapin vivant, et la cornée ensuite excisée pour être à la fin plongée dans une solution ferrique, on trouve imprégnées de bleu de Prusse les soudures de l'épithélium postérieur et les mailles du parenchyme. Mais les matières colloïdes comme le bleu de Prusse, injectées dans la chambre antérieure ne traversent pas la membrane de Descemet. Il en est de même des grains d'encre de Chine qui s'insinuent pourtant entre les cellules épithéliales postérieures et

(1) Acad. de méd., 7 août 1855. .
(2) *Virchow's Archiv.*, 1875.

jusque dans leur protoplasma. En revanche, après les hémorragies survenues dans la chambre antérieure, l'épaisseur de la cornée a été trouvée colorée en rouge et ses interstices imprégnés d'abondantes granulations ovoïdes qui paraissent être un dérivé cristalloïde de l'hémoglobine.

Il n'est pas démontré que l'albumine et la fibrine de la chambre antérieure traversent la membrane de Descemet, même sous forte pression, comme l'a tenté Leber en des expériences *in vitro*. Mais les déchirures de la membrane de Descemet (expérience de Leber) entraînent la libre pénétration de l'humeur aqueuse dans les mailles de la cornée et jusque dans ses fibres, qui en sont gonflées et font perdre à l'organe sa transparence. Le revêtement cellulaire de la membrane de Descemet exerce ici un rôle protecteur analogue à celui de l'épithélium pour la face antérieure. Si on l'enlève par arrachement à l'aide du crochet, sans évacuation d'humeur aqueuse, on observe une rapide coloration du parenchyme dans les parties qui en ont été dépouillées. Ce phénomène est rendu évident par la seule instillation superficielle d'une goutte de fluorescéine, qui donne ainsi le moyen de diagnostiquer avec facilité les défectuosités de l'un et de l'autre revêtements cornéens.

Lieu d'élimination,

Les voies de l'élimination lymphatique hors de la cornée sont déterminées par le sort d'injections colorées pratiquées dans l'épaisseur de la membrane. Une canule très acérée est nécessaire. La quantité injectable est minime à cause de l'extrême resserrement des mailles du tissu cornéen. Mais, si faible soit la quantité, il est toutefois aisé d'en suivre la trace, étant donnée la sensibilité des réactions.

La chambre antérieure, les mailles de la conjonctive, la sclérotique, la fente scléro-choroïdienne, la capsule de Ténon successivement atteints par la coloration sont les aboutissants de la lymphe cornéenne.

Courants de la sclérotique.

3. La sclérotique, parenchyme fibreux semblable, à la transparence près, à celui de la cornée dont il est la continuation, a ses

espaces lymphatiques semblablement disposés. Ces espaces se continuent en avant dans le parenchyme cornéen et en arrière dans la gaîne durale du nerf optique, qui en est le prolongement.

Elle est en contact en dedans avec la cornée, et par elle, avec l'encoignure de la chambre antérieure, l'iris, et les muscles ciliaires qui y prennent leur insertion, enfin et surtout avec toute l'étendue de la ciliochoroïde, dont la sépare une fente à double revêtement endothélial, l'espace scléro-choroïdien. Les procédés ordinaires d'injection montrent que l'absorption a lieu par toute cette surface.

Elle est en contact, par sa face externe avec la conjonctive d'abord, plus en arrière, là où elle sert à former l'articulation du globe oculaire, avec les mailles connectives de la capsule de Ténon (feuillet viscéral), enfin avec la dure-mère du nerf optique. Les injections pratiquées dans l'intérieur de l'œil montrent que cette surface tout entière sert à l'élimination. Les injections pratiquées à sa surface la pénètrent aussi, montrant l'existence possible d'un courant de sens inverse.

La sclérotique est enfin traversée par des vaisseaux et des nerfs en grand nombre : les nerfs et l'artère ciliaire postérieure près du nerf optique ; les veines ciliaires postérieures, à l'équateur, les veines et artères ciliaires antérieures, plus en avant. Des gaînes lymphatiques tapissent ces organes ; ouvertes intérieurement dans la fente sclérochoroïdienne, extérieurement dans les mailles lâches de la capsule, elles mettent ces espaces directement en communication, comme le prouvent sans peine toutes les injections.

4. L'iris, le corps ciliaire et la choroïde, parties composantes de l'uvée, représentent au point de vue de la circulation lymphatique une éponge aux mailles plus ou moins lâches et diversement cloisonnées. Elle est divisée fondamentalement en deux parties : l'iris d'une part, la ciliochoroïde d'autre part, séparées l'une de l'autre par le muscle ciliaire et son insertion à la base de la cornée.

*Courants
de l'uvée :*

iris

L'iris offre à la circulation lymphatique les mailles lâches de son tissu conjonctif : mailles traversées par les vaisseaux sanguins d'où elle tire son alimentation nutritive, et auxquels elle abandonne une partie de ses déchets, mailles en communication avec la chambre antérieure par des stomates tapissés d'endothélium, mailles enfin ouvertes, par la fente scléro-choroïdienne et les interstices de la sclérotique, sur la capsule de Ténon.

Si l'on injecte sous la peau du ventre d'un lapin de la fluorescéine en abondance, deux grammes en solution à 20 0/0 dans l'eau (1), on voit survenir après quatre minutes, en même temps que la membrane nictitante se colore, une tache verte sur la face antérieure de l'iris. Cette tache précède toute coloration de l'humeur aqueuse et cela prouve que, la lymphe nourricière vient à l'iris directement de la circulation sanguine, sans passer par l'humeur aqueuse. Une partie cependant lui vient aussi de ce côté, comme le prouvent les injections colorées pratiquées dans la chambre antérieure, et en particulier celles d'encre de Chine reconnaissable sur les coupes faites au microscope après énucléation.

Les injections d'encre de Chine sont suivies au-delà de l'iris en deux directions : l'épisclère péricornéenne d'une part et la fente sus-choroïdienne d'autre part, avec aboutissement commun dans la capsule de Ténon. Les lieux de passage à travers la sclérotique sont les gaines lymphatiques périvasculaires et les interstices mêmes du tissu fibreux. Dissoutes, les matières injectées sont retrouvées dans les mêmes endroits et aussi à l'intérieur des veines ciliaires antérieures et postérieures.

Cilio-choroïde.

La cilio-choroïde a pour voie de circulation lymphatique les mailles lâches de la chorio-capillaire et les fentes aplaties du parenchyme. Les injections interstitielles colorées et les expériences avec l'encre de Chine montrent la lymphe aboutissant à la fente scléro-choroïdienne et de là à la capsule de Ténon par les gaines des vasa vorticosa autour de l'équateur et celles des artères ciliaires postérieures autour du nerf optique. Des parcelles en pénètrent aussi dans l'entre-deux vaginal du nerf

(1) Arch. d'opht., 1890 et 1891 (*La glande de l'humeur aqueuse*).

optique. Elles la montrent aussi aboutissant directement dans les veines équatoriales. La membrane élastique de Bruch forme à la choroïde une barrière du côté de la rétine, barrière non impénétrable aux couleurs dissoutes, ainsi qu'il sera établi ci-après, mais infranchissable pour les poudres en suspension. Très perméable en revanche est le revêtement épithélial des procès ciliaires à travers lequel a lieu la sécrétion de l'humeur aqueuse.

5. La circulation lymphatique de la rétine a pour champ tracé les espaces cloisonnés par les fibres de Müller, fibres que Ranvier apprit à reconnaître pour des cellules conjonctives aux riches expansions cloisonnantes. Tendues par le travers de la membrane, ces cellules (*cellule de soutènement*, de Ranvier) composent de leurs pieds les polygones de la limitante interne, aux contours faciles à imprégner par le nitrate d'argent; elles s'amincissent ensuite en forme de fibres aux expansions latérales arciformes, livrent passage aux faisceaux nerveux, enveloppent les cellules multipolaires; elles traversent le plexus cérébral; elles s'élargissent ensuite et limitent par un grand nombre de lames ou de crêtes les fossettes des cellules unipolaires et bipolaires interplexiques; elles se rétrécissent brusquement au niveau du plexus basal et s'épanouissent enfin pour former une série de loges dans lesquelles sont comprises les cellules visuelles; elles se terminent en dehors par un bord réfringent cilié formant la limitante externe et le panier fibrillaire des cônes et des bâtonnets. La lymphe baigne les éléments compris dans ces mailles, elle s'épanouit extérieurement à travers les cônes et les bâtonnets dans l'épithélium pigmenté rétinien. Dans ces mailles sont aussi compris les vaisseaux sanguins et leurs capillaires distribués en deux réseaux communicants superposés: l'interne en dedans du plexus cérébral, l'externe au milieu des cellules interplexiques jusqu'au plexus basal, qui ne contient lui-même jamais de vaisseaux.

Courants de la rétine.

Espaces lymphatiques.

L'alimentation lymphatique de la rétine procède en tout pre-

Sources d'alimentation

mier lieu de ses propres vaisseaux sanguins. Ne sait-on pas en
effet que l'atrophie succède à l'obstruction (embolie) de l'artère
centrale, et que toute sensibilité visuelle disparaît à la suite d'un
tel accident.

Une bande étroite de champ visuel persiste ordinairement
après l'embolie rétinienne, située à la périphérie du côté externe.
Cette bande correspond à la partie tout antérieure de la rétine
(l'ora serrata) où la cuticuleuse membrane de Bruch, qui
partout ailleurs la sépare de la choroïde, devient lâche et
disparaît. L'alimentation paraît donc possible en ce point aux
dépens de la lymphe choroïdienne ; elle n'est pas possible plus
en arrière, malgré une certaine perméabilité de la cuticulaire
pour les colorants très diffusibles.

On n'a jamais signalé qu'en état de santé la membrane de
Bruch fût traversée par les leucocytes ou les grains de l'encre
de Chine. Il ne semble même pas probable que cette membrane,
pas plus que celle de Descemet, soit perméable aux matières
colloïdes et en particulier aux albumines. Aussi a-t-on certainement tort en exagérant, comme on le fait communément, la part
de la choroïde à la nutrition de la rétine, en s'appuyant sur les
lésions produites dans cette membrane par l'interruption de la
circulation choroïdienne. Ces lésions, l'œdème, l'exsudation, leucocytaire et finalement l'hyperplasie conjonctive avec désagrégation et transport du pigment dans la direction des vaisseaux
(expérience de Wagenmann relatée au chapitre xxviii de la nutrition), sont phénomènes de réaction inflammatoire comme il s'en
produit par intoxication au voisinage de tous les foyers de
nécrose. Ils suffisent à expliquer le retentissement des affections
morbides de la choroïde sur la rétine : le fait que les choroïdites
en général deviennent des chorio-rétinites.

Une dernière part d'alimentation lymphatique rétinienne
doit enfin procéder de l'humeur vitrée avec laquelle des
communications existent entre les pieds des cellules de soutènement, et avec laquelle des échanges ont lieu dans les
deux sens. Insignifiante pour l'homme, cette voie d'alimentation acquiert de l'importance pour les animaux à rétine avas-
culaire.

L'élimination de la lymphe rétinienne a lieu de proche en proche de la face externe vers la face interne de la rétine.

Lieu d'élimination.

Pour en observer la marche rien ne vaut l'étude des désagrégations pathologiques du pigment rétinien telles qu'on les observe dans la rétinite pigmentaire. Les grains du pigment rétinien désagrégé pénètrent dans la partie vascularisée de la rétine pour s'y accoler aux vaisseaux et en suivre finalement les gaines lymphatiques. L'encre de Chine injectée dans l'humeur vitrée pénètre aussi dans les mêmes gaines ; elle gagne à travers la papille jusque sous la dure-mère du nerf optique, et par cette voie dans les méninges. Un autre courant beaucoup plus faible traverse la sclérotique immédiatement au pourtour de la papille. Toutes ces voies furent jadis reconnues par Schwalbe (1) au moyen des injections cadavériques pratiquées sous la dure-mère optique. L'injection pénètre à la fois en avant jusque dans le corps vitré et en arrière jusque dans les méninges.

(1) M. Schultze's, Archiv. 1870 (*Untersuchungen über die Lymphbahnen des Auges u. ihre Begrenzung*).

CHAPITRE XXXIV

Circulation lymphatique (milieux)

SOMMAIRE

Solidarité organique des milieux oculaires transparents

Quoique formés de parties distinctes et dissemblables, le corps vitré, l'humeur aqueuse et le cristallin, milieux oculaires transparents, peuvent être considérés cependant comme un tout organique, un organe qu'enserrerait une double enveloppe. La première enveloppe, épithéliale, est représentée en arrière par la rétine et son revêtement d'épithélium pigmenté, plus avant par les épithéliums ciliaire, irien et cornéen postérieur. La deuxième enveloppe, cuticulaire, de structure lamelleuse comme sont uniformément les produits cuticuleux de provenance épithéliale, porte les noms de membrane de Bruch, quand elle sépare la rétine d'avec la choroïde, et de membrane de Descemet à la face profonde de la cornée ; une solution de continuité existe entre ces deux parties, laissant place à la poussée des procès ciliaires et de l'iris ; mais là même elle est représentée par des fragments, le ligament pectiné et le ligament suspenseur du cristallin.

Les milieux oculaires transparents organiquement solidaires sont animés tous trois de mouvements de circulation giratoire, de mouvements d'amenée ou production de lymphe, et de mouvements d'élimination.

1. Solide et de consistance gélatineuse, le corps vitré, qui contient près de 99 centièmes d'eau n'est pourtant pas une gelée. La preuve en est que, si on le comprime dans un linge, il en sort une liqueur sirupeuse nullement coagulée, et que, déposé sur un filtre, il laisse écouler une eau limpide tandis qu'il reste sur le filtre une petite masse transformable par la cuisson prolongée à 105° en gélatine à la manière du tissu conjonctif. De vagues fibrilles et des cellules lymphatiques en très petit nombre en sont les seuls éléments figurés. La congélation et divers réactifs durcissants le montrent divisé en feuillets ou écailles concentriques, autant de zones cloisonnées rabattues sur l'axe de l'œil autour d'une sorte de canal central, le canal hyaloïdien de Cloquet.

Courants de l'humeur vitrée.

Composition et structure, giration.

Il est donc bien évident que le corps vitré représente une manière de tissu aux mailles conjonctives extraordinairement lâches dans lesquelles l'humeur circule.

L'humeur exprimée du corps vitré, humeur vitrée, possède à peu près exactement la composition de l'humeur aqueuse, dont elle a le poids spécifique et la réfringence. Toutes deux sont alcalines et l'on y trouve, à côté du chlorure de sodium et d'autres sels, un peu d'albumine (plus, dit-on, que dans l'humeur aqueuse), des traces de sucre, d'urée, d'acide paralactique, de ferment saccharigène. On trouve en outre dans l'humeur vitrée, substance qui n'existe pas dans l'humeur aqueuse, une certaine quantité de mucine.

Si l'on introduit dans le corps vitré du lapin une goutte d'encre de Chine par piqûre de seringue à travers l'équateur de l'œil, et que l'on observe à l'ophtalmoscope, l'encre paraît d'abord massée au point d'injection. Progressivement ensuite elle chemine et se disperse. En quatre heures je l'ai vue occuper les deux tiers inférieurs de l'organe, en huit heures le remplir à l'exception d'une bande verticale médiane, en douze heures l'obscurcir en entier avec des parties moins denses vers

le haut. Cela prouve qu'il existe dans l'humeur vitrée un mouvement intérieur de circulation capable de lutter avec succès
contre la pesanteur. Je le suppose cheminant d'arrière en avant
à la surface pour revenir en arrière par la partie axiale, suivant
la disposition anatomique des feuillets révélés par le durcissement.

Source.   La production de l'humeur vitrée a lieu, le corps vitré n'ayant
pas de vaisseaux propres, aux dépens des parties avoisinantes :
la rétine et l'humeur aqueuse.

La rétine et le corps vitré sont en contact immédiat. Il n'existe
pas entre eux de membrane hyaloïde comme on l'a longtemps
prétendu. Nul endothélium ne tapisse l'un et l'autre organes,
et il y a au contraire communication entre leurs mailles, sinon
ouverte, au moins à travers les soudures basales des cellules
rétiniennes de soutènement. L'adhérence est même complète
dans la partie antérieure au voisinage de l'ora senata sur une
bande de plusieurs millimètres à l'endroit où, dans les yeux des
Ruminants, se trouve le cercle veineux rétinien. Voici, pour le
démontrer, l'œil frais d'un mouton partagé d'arrière en avant
et tenu, pour l'examen, sous l'eau : saisie tour à tour par la sclérotique, chaque moitié laisse échapper le corps vitré, y compris
la rétine de l'ora serrata entraînée avec lui dans sa chûte. La
même adhérence existe pour l'homme et aussi pour le lapin,
dont la rétine n'offre pourtant pas de loin la même richesse
vasculaire. Je ne connais pas de moyen expérimental permettant la démonstration de l'apport rétinien à l'"humeur vitrée.
Mais je sais seulement qu'il doit être relativement faible à en
juger d'après ce fait d'observation constante, que l'obstruction
de l'artère centrale de la rétine ne paraît compromettre en
aucune façon l'entretien du corps vitré ; à en juger aussi
d'après le peu de coloration produite dans l'humeur vitrée par
la fluorescéine introduite, même en masse, dans la circulation
sanguine. La coloration a lieu alors plus fortement dans la partie antérieure, et doit provenir de l'humeur aqueuse.

Une partie condensée du vague tissu vitréen limite le corps
vitré en avant et le sépare de l'humeur aqueuse en son arrière

chambre, c'est l'Hyaloïde, membrane tendue de l'ora retinæ à la face postérieure du cristallin. Un actif commerce d'échange a lieu à travers l'hyaloïde. On démontre le courant d'avant en arrière au moyen des injections de fluorescéine dans la chambre antérieure, qui toujours colorent le vitré (l'encre de Chine introduite dans la chambre antérieure ne suit pas cette voie). Un moyen simple de colorer l'humeur aqueuse pour cette démonstration consiste à injecter sous la peau quelques centigrammes seulement de fluorescéine qui ne colorent pas spontanément l'intérieur de l'œil, à ponctionner la chambre antérieure et à la laisser s'emplir spontanément. L'humeur nouvelle produite en quelques minutes est fortement colorée, et l'humeur vitrée, d'abord incolore, prend une coloration sensible après quelques heures.

On démontre de façon encore plus manifeste le courant d'avant en arrière, de l'humeur aqueuse dans l'humeur vitrée, en évacuant par ponction et aspiration une certaine quantité d'humeur vitrée. Abondamment sécrétée sous cette influence, l'humeur aqueuse pénètre alors rapidement dans le corps vitré; elle le colore si de la fluorescéine a été préalablement introduite dans le sang.

Cette source de l'humeur vitrée permet d'attribuer aux procès ciliaires, lieu de sécrétion de l'humeur aqueuse, la part la plus importante dans sa formation.

Les deux mêmes voies sont ouvertes à l'élimination de l'humeur vitrée : celle de la rétine ou voie postérieure et celle de l'humeur aqueuse ou voie antérieure.

Lieu d'élimination.

Les injections d'encre de Chine de Gifford, de Nuël et Benoît (1) ont démontré l'une et l'autre. Quelques heures après une injection d'encre de Chine dans le vitréum, l'encre est trouvée le long des vaisseaux rétiniens jusque dans le nerf optique et plus loin dans l'entre-deux de ses gaines ; elle pénètre aussi entre les faisceaux du nerf optique jusque dans la pie-mère, qu'elle finit par traverser. L'encre est retrouvée d'autre

(1) *Archives d'opht.*, avril 1900.

part dans l'humeur aqueuse, où elle est reconnaissable seulement à l'examen microscopique. Pour différencier l'encre du
pigment normal, décolorer les coupes microscopiques par un
séjour de deux heures dans l'eau de chlore, agent décolorant du
pigment, mais non du charbon en suspension dans l'encre de
Chine.

Les injections de couleurs dissoutes, pratiquées à la manière
de Schwalbe sous la gaine du nerf optique, ont pénétré, nous
le savons, jusque dans le corps vitré. Elles y emplissent le canal
de Cloquet.

Courants
du cristallin.

2. Le cristallin, formé de fibres en couches concentriques et
d'une cuticule, la cristalloïde, est enchassé entre le corps vitré
et les chambres antérieures. Un ligament suspenseur la zonule,
relie son équateur aux procès ciliaires et à l'ora de la rétine, formée
d'autant de rayons qu'il y a de procès. Chaque rayon est formé
d'une croûte cuticulaire et d'un axe de minces fibrilles conjonctives Les fibres du cristallin ne sont séparées par aucun espace
ouvert à la circulation des liquides ; de forme aplatie et dentelée
sur les bords, elles sont même engrenées les unes dans les
autres par l'intermédiaire de ces dentelures. Un ciment les relie
pourtant, dont la composition diffère, et la preuve en est leur
dissociation par certains réactifs capables de le dissoudre sans
attaquer la fibre ; ce ciment est perméable aux liquides comme
celui qui sépare les cellules endothéliales : c'est lui qu'on trouve
tout d'abord coloré quand on traite par les sels ferriques le cristallin d'animaux ayant absorbé en suffisance du ferro-cyanure
de potassium.

Giration.

Les courants lymphatiques intérieurs du cristallin sont d'une
lenteur extrême. Il existe à ce sujet des expériences faites par
B. Jones (1) avec les sels de lithium reconnaissables à très
faibles doses par les procédés spectroscopiques de la coloration
des flammes. Administré au cobaye par voie stomacale à la dose

(1) Proceed. of the R. soc., 1865.

de 18 grammes de chlorure, le lithium trouvé dans tous les tissus vasculaires après un quart d'heure, et dans le même temps dans les cartilages et dans l'humeur aqueuse, apparut dans la lentille après 30 minutes seulement. Sa disparition constatée partout ailleurs en 3 ou 4 jours ne fut effectuée dans le cristallin qu'après 35 jours.

Ces courants se présentent sous la forme de déplacements concentriques suivant la direction également concentrique des lamelles fibrillaires qui composent la lentille. Leur existence est illustrée par l'histoire pathologique de la formation des cataractes ou opacités du cristallin, qui s'effectue par zones concentriques. Il suffit pour l'établir de rappeler les dénominations usuelles de cataracte corticale, cataracte zonulaire et cataracte nucléaire ; et de rappeler que la cataracte polaire antérieure et la cataracte polaire postérieure sont solidaires, au point de se trouver presque toujours associées, ou se succédent l'une à l'autre. Tout cela est comme l'énoncé de relations établies entre parties d'une même zone.

Trois voies sont ouvertes à l'alimentation lymphatique du cristallin : celle de l'humeur aqueuse, celle de l'humeur vitrée, et celle enfin de la zonula dont les rayons le relient au sommet des procès ciliaires. Diverses expériences et observations éclairent ce sujet. *Alimentation et élimination.*

La chambre antérieure ayant été remplie de fluorescéine, on la voit disparaître rapidement et le cristallin n'en être nullement coloré.

Une très forte dose de fluorescéine étant injectée sous la peau, j'ai vu, après une coloration intense de l'humeur aqueuse, l'équateur du cristallin se colorer en même temps que la partie antérieure du vitré ; il faut pour cela une durée variable de 1 h. 1/2 à 4 heures. L'écorce postérieure du cristallin se colora ensuite et finalement l'écorce antérieure. Des résultats identiques avaient été obtenus par Ulrich (1) avec le ferrocyanure de potassium et par Deutschmann avec l'iodure.

(1) *Graef's Archiv.*, 1880, XXVI, III.

Une goutte de fluorescéine ayant été injectée dans l'humeur vitrée à travers l'équateur de l'œil, j'ai vu la coloration pénétrer dans le cristallin et y persister longtemps. Il importe, pour se bien rendre compte du phénomène de ne pas se contenter de l'examen sur le vif, mais de procéder par dissection, ce qui nécessite le sacrifice successif de plusieurs lapins. Au troisième jour la coloration occupait les couches corticales en avant comme en arrière et sur les côtés. Elle a persisté pendant la durée d'un mois, alors que dès longtemps l'humeur vitrée était devenue totalement incolore.

Le fait suivant est emprunté à l'histoire de la sidérose oculaire d'après Samelsohn (1). Un éclat de fer demeuré longtemps dans l'humeur vitrée a entraîné la formation de petites taches de rouille sous la capsule antérieure du cristallin en un cercle correspondant au bord dilaté de la pupille. Il semble, et c'est l'explication donnée par Leber, que du fer dissous par l'acide carbonique des humeurs, et transporté suivant la voie ordinaire dans la couche corticale ait été précipité par l'albumine des cellules épithéliales et transformé par elles en oxyde insoluble.

Ces diverses expériences nous apprennent en somme à considérer le cristallin comme une annexe lymphatique de l'humeur vitrée. La pathologie sur ce point avait devancé les données de la physiologie. Ne savait-on pas que la cataracte succède aux altérations du vitré ? Et ne savait-on pas surtout que, luxé en arrière et enveloppé d'humeur vitrée comme il arrive parfois à la suite de violentes contusions, le cristallin demeure intact et transparent, tandis que luxé en avant, dans la chambre antérieure et baigné de toutes parts d'humeur aqueuse, il perd sa transparence.

Il ne faudrait pas cependant être tout à fait exclusif dans cette manière de voir. Une certaine alimentation du cristallin est possible par la voie directe de l'humeur aqueuse et aussi par ce mince filet conjonctif axillaire des rayons de la zonule, reliant l'équateur du cristallin aux procès ciliaires.

C'est par les mêmes voies que s'opère évidemment le courant d'élimination.

(1) *Zehender Monatsbl.*, 1881.

3. Trois espaces communicants forment ensemble les chambres antérieures de l'œil, ou chambres de l'humeur aqueuse. Ce sont : la Chambre antérieure proprement dite, la Postérieure et l'Arrière chambre.

La chambre antérieure, ménisque compris entre la cornée d'une part, l'iris et la face pupillaire du cristallin d'autre part, communique avec la chambre postérieure au moyen de la fente capillaire qui sépare du cristallin le bord de l'iris.

La chambre postérieure est l'espace circulaire très aplati situé derrière l'iris, limité par cette membrane en avant, par le cristallin et la face antérieure des procès ciliaires en arrière. Elle communique avec l'arrière chambre par les pertuis du ligament suspenseur du cristallin.

L'arrière chambre, ou Canal godronné de Petit, baigne les procès ciliaires ; elle est limitée en dehors par les dits procès et leurs enfoncements, en dedans par la membrane hyaloïde du corps vitré, en avant par une cloison perforée, le ligament suspenseur du cristallin.

Liquide aqueux, de quantité = 300 millimètres cubes (0,23 à 0,45), transparent, sans couleur ni odeur, de poids spécifique = 1,003 à 1,007, de réfringence = 1,33, de réaction alcaline, l'humeur aqueuse de l'homme contient environ 1,15 pour cent de matières solides elle en contient davantage quand elle a séjourné dans l'œil après la mort. Les matières inorganiques y sont représentées par du chlorure de sodium (0,7 à 0,9), du carbonate de soude (0,1), du chlorure et du sulfate de potassium, des phosphates de soude, de chaux et de magnésie. Les matières organiques y sont en petite quantité : des albumines (jusqu'à 0,08), des traces d'acide paralactique, d'urée, de glucose et de ferment saccharigène. Il n'y a pas de fibrine dans les conditions normales. Cette composition la rapproche de celle de la liqueur cérébro-spinale, et de celle des larmes également riches en chlorure de sodium ; et nous verrons plus loin qu'elle la distingue de la lymphe ordinaire pour l'assimiler aux produits de sécrétion glandulaire auxquels elle appartient à d'autres titres.

L'humeur aqueuse, comme l'humeur vitrée et comme la lymphe des membranes oculaires, doit être étudiée ici dans son cours

Courants de l'humeur aqueuse.

Chambres aqueuses.

Volume et composition de leur contenu.

signalé par des mouvements de circulation giratoire, ses lieux de production et d'élimination.

Quand, à l'exemple d'Ehrlich, on a injecté sous la peau du lapin la forte dose de cinq cents mètres cubes de solution alcaline de fluorescéine à 20 0/0, soit un gramme de la substance mère, voici ce qu'on observe Après environ quatre minutes, en même temps que la nictitante se teinte en jaune, il apparaît à la surface de l'iris, un peu au-dessus de la pupille, un point vert très clair ; et de ce point il s'échappe une fusée de même couleur, qui disparaît incontinent sous le bord supérieur de la cornée, pour réapparaître l'instant d'après venant d'en bas sous la forme

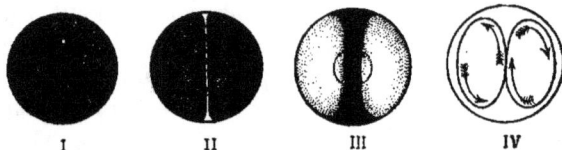

Fig. 57. — *Tourbillons de l'humeur aqueuse démontrés par la fluorescéine.* — I. Point de départ de la fusée. — II. Ligne d'Ehrlich positive. — III Ligne d'Ehrlich négative. — IV. Direction des courants marqués par les flèches.

d'une mince cloison (ligne d'Ehrlich). La cloison partage verticalement en deux moitiés la chambre antérieure ; elle s'épaissit un peu aux extrémités : vue par sa tranche, elle marque d'une ligne brillante la face postérieure de la cornée. Rien ne vaut pour la rendre apparente l'éclairage direct d'un clair soleil.

Le phénomène de la fusée se produit et reproduit plusieurs fois, après quoi on voit la couleur sourde avec abondance de la partie supérieure de l'orifice pupillaire, et la cloison s'élargir, s'étaler, couvrir enfin simultanément ou l'une après l'autre, les deux moitiés latérales de l'iris. A ce moment il n'est pas rare de rencontrer, phénomène inverse, des côtés passagèrement plus colorés que le milieu (ligne d'Ehrlich négative). Deux heures sont nécessaires pour porter la coloration à son summum. L'iris est alors entièrement masqué d'un lait verdâtre.

(1) *Deutsche med. Wochenschr*, 1882.

La décoloration se fait ensuite lentement, en vingt-quatre heures, tantôt plus accentuée dans la partie moyenne, tantôt au contraire plus accentuée sur les côtés, donnant lieu à des alternances de raie verticale intermédiaire plus sombre ou plus claire.

Le mode de distribution de la couleur de fluorescéine dans la chambre antérieure, toujours semblable à lui-même avec les quelques variantes indiquées, prouve l'existence de courants réguliers. La fusée du début, montant du sommet de la pupille directement vers le haut pour réapparaître ensuite à l'extrémité opposée du diamètre vertical, marque la direction de ces courants : ascendante au milieu, descendante sur les côtés, elle constitue une double rotation autour des deux centres symétriques des deux moitiés verticales de la chambre.

Tels sont les mouvements giratoires, *tourbillons de l'humeur aqueuse*, en relation non avec la pesanteur, mais avec les diamètres de l'œil ; et ce qui le prouve, c'est que, si l'on fait tourner l'œil autour de son axe en l'entraînant au moyen d'un crochet ou d'une pince fixés dans la conjonctive, la ligne d'Ehrlich s'incline et suit en tournant tous les mouvements ainsi provoqués.

Il est aujourd'hui démontré qu'une très faible quantité d'humeur aqueuse exsude de la face antérieure de l'iris, qu'une quantité également minime procède de l'humeur vitrée et que de beaucoup la majeure partie est produite par la surface des procès ciliaires comme l'avaient déjà établi Méry, Haller et Zinn. Les faits de la démonstration sont tirés de l'embryologie, de la pathologie, de l'expérimentation.

Lieu de formation de l'humeur aqueuse.

Considérant l'état fœtal d'imperforation pupillaire (on sait que l'ouverture de la pupille n'a lieu qu'à la fin de la gestation), Haller (1), le premier, notait qu'une petite goutte de liquide occupe dès avant la perforation la chambre antérieure tandis qu'il abonde en arrière et il en conclut déjà que l'humeur aqueuse doit être formée surtout derrière l'iris.

Zinn (2) compulsant peu après les dissections pathologiques

(1) *Élémenta physiologiæ*, t. V, lib. XVI, sect. II, ...
(2) *Descriptio oculi humani*, Chap. V, § 2.

publiées de son temps relève le fait observé pour la première fois par Méry (1) et depuis régulièrement confirmé, que l'occlusion pupillaire a pour résultat constant d'accumuler l'humeur dans la Chambre postérieure et d'effacer la chambre antérieure. Preuve évidente qu'un peu d'humeur est produite au devant de l'iris, mais que le gros de la production est effectué en arrière de ce diaphragme.

L'absence d'iris (iridérémie), anomalie congénitale ou accidentelle facile à imiter par arrachement sur les chiens, n'empêche pas l'humeur aqueuse de se reproduire, après qu'on l'a évacuée, dans le délai habituel de quelques minutes ; elle n'influe même pas sur la quantité d'humeur reproduite. Cela prouve que l'iris ne participe pas en proportion de quelque importance à la production de l'humeur aqueuse.

Tout contraire est l'effet de l'arrachement des procès ciliaires. Cette expérience, facile à pratiquer sur les lapins, dont les procès flottent à la face postérieure de l'iris, y est faite, suivant l'exemple de Deutschmann (2) à l'aide de pinces introduites à travers une incision de la cornée par une traction lente exercée sur la membrane iris. L'iris et le corps ciliaire sont arrachés ensemble. Il faut suturer les paupières pour protéger la cornée devenue insensible. Du sang emplit la chambre antérieure ; on attend qu'il soit résorbé, ce qui dure plusieurs jours et l'on voit alors que le cristallin est séparé de la cornée par une petite chambre antérieure. Par la ponction il est possible d'en retirer de l'humeur en petite quantité. Sa reproduction est ensuite extrèmement lente.

La participation de ses diverses sources à la production de l'humeur aqueuse est démontrable par la fluorescéine.

On démontre la participation de la face antérieure de l'iris par l'injection massive d'un gramme de matière colorante sous la peau, en solution à 20 0/0. Après quatre minutes environ, ainsi qu'il a été déjà dit, il apparaît à la face antérieure de l'iris un peu au-dessus de la pupille un point clair d'où s'échappe brusquement comme une fusée de matière colorante, quantité minime,

(1) Acad. des sciences, 1707.
(2) Graefe's Archiv., 1886.

beaucoup moins abondante que celle qui va sourdre de l'orifice pupillaire, mais quantité néanmoins apparente. On a prétendu que cette coloration, phénomène d'osmose tel qu'on l'observe à travers les membranes mortes n'impliquait pas un processus physiologique. Mais l'objection est vaine ; il y a passage de liquide du moment que la couleur passe et ce passage, osmose ou non, est un phénomène physiologique.

On démontre la participation des procès ciliaires à la formation de l'humeur aqueuse, en suivant toujours la même expérience, par l'apparition de la fluorescéine dans l'orifice pupillaire quelques moments après la fusée irienne. Elle y vient en masse et comme en bavant de la partie supérieure. C'est par là qu'elle vient également et en masse plus abondante encore dans la reproduction de l'humeur après la ponction. L'injection minime d'un à cinq centigrammes de matière colorante sous la peau suffit à cette dernière démonstration. On sait déjà que de pareilles quantités ne colorent pas spontanément la chambre antérieure. Mais la ponction ayant été faite, la fluorescéine coule visiblement de l'orifice pupillaire et recouvre l'iris en peu de minutes. Si alors on enlève l'œil, et qu'on le dissèque, on trouve la couleur dans les trois chambres de l'humeur aqueuse, non dans le corps vitré. Et, si l'on agite l'œil dans l'eau, on voit la couleur disparaître de toutes les surfaces, excepté des seuls procès ciliaires. Ils en demeurent teints en jaune de façon ineffaçable, preuve que telle est en réalité la source principale de l'humeur aqueuse.

Il reste à démontrer par les colorants la participation de l'humeur vitrée à la formation de l'humeur aqueuse. Si l'on injecte une goutte de fluorescéine dans l'humeur vitrée, l'humeur aqueuse se colore lentement et si faiblement qu'il a fallu, pour s'en assurer, la soutirer par la ponction et l'examiner hors de l'œil. L'encre de Chine démontre aussi ce passage, puisque, injectée à la dose d'une goutte dans l'humeur vitrée, ainsi qu'il a été dit précédemment, elle se retrouve dans l'humeur aqueuse après quelques heures.

Sécrétée par les procès ciliaires, ou transsudée de l'humeur

Issues
de l'humeur
aqueuse.

vitrée, l'humeur aqueuse se déverse par l'orifice pupillaire dans la chambre antérieure, et s'y mêle aux faibles exsudations de la face antérieure de l'iris.

Cette face de l'iris est par dessus tout le lieu d'élimination de l'humeur aqueuse. Les anfractuosités y abondent : cryptes de Fontana et autres, surtout profondes et nombreuses au voisinage de la cornée, où la surface de l'iris est soulevée par les prolongements fibrillaires de la membrane de Descemet. Les imprégnations au nitrate d'argent m'y ont montré sur les albinos, placées immédiatement au-dessous du revêtement endothélial, de vraies poches rappelant les formations analogues décrites par Ranvier dans les séreuses, ouvertes en avant ou bien à peine masquées par un couple de cellules granuleuses (1). Elles communiquent dans la profondeur avec les mailles du tissu conjonctif et les gaines périvasculaires.

Deux expériences démontrent les issues de l'humeur aqueuse.

Schwalbe (2) le premier a montré que des couleurs solubles injectées dans la chambre antérieure tôt après la mort pénètrent dans l'épaisseur de l'iris sous la minime pression de vingt millimètres, et sous la même pression encore emplissent le canal veineux de Schlemm, les veines ciliaires antérieures et les veines ciliaires postérieures.

Nuel et Benoit, poursuivant leurs expériences déjà relatées à propos de l'humeur vitrée, ont montré que de l'encre de Chine, injectée à la dose d'une goutte seulement dans l'humeur vitrée et pénétrée en quelques heures dans la chambre antérieure, est retrouvée ensuite en abondance non seulement dans les cryptes et stomates de l'iris, mais dans sa profondeur. Le même résultat a été contrôlé par Asayama (3) au moyen d'injections directes dans la chambre antérieure faites sans perte d'humeur aqueuse, de façon à éviter que de la fibrine sécrétée dans ces conditions ne retienne l'encre de Chine. On observe que l'encre de Chine ne pénètre pas seulement l'épaisseur de l'iris ; mais aussi l'inté-

---

(1) *Arch. d'oph.*, 1890 et 1891, pl. III., fig. 18.
(2) Son article *in Stricker's Handb. der Gewebelehre*, 1876.
(3) *Graefe's Archiv.*, 1900, L. I.

rieur de ses veines. Elle aboutit d'autre part de proche en proche soit à traverser la sclérotique en avant, soit à pénétrer les procès ciliaires et la choroïde, et par eux successivement l'espace scléro-choroïdien, la capsule de Ténon et l'entre-deux des gaînes optiques.

En résumé, l'humeur aqueuse, venue de son arrière-chambre où elle est sécrétée par la surface des procès, soumise dans la chambre antérieure à un double mouvement gératoire, résorbée par les stomates de l'iris, est à la fin éconduite par les voies lymphatiques propres à cette membrane.

L'iris est l'éponge de l'humeur aqueuse.

CHAPITRE XXXV

Circulation lymphatique (mécanisme)

SOMMAIRE

1. Quantités et qualités de production. — Reproduction de l'humeur après la ponction : production courante, procédé de Leplat, procédé de Leber (coefficients de filtration et de sécrétion. Humeur incoagulable et humeur fibrineuse.

2. Mécanisme de la production. — Appareil : épithélium glandulaire, vaisseaux, muscle. Forces productrices : osmose, filtration. Moyens de provoquer la filtration : l'évacuation, la compression veineuse, les contractions de la choroïde, les actions irritantes chimiques.

3. Innervation. — Réflexe pariéto-choroïdien (*aquipare*). Innervation primaire, viscérale. Innervation supérieure, nerfs et centres du trijumeau, de l'oculomoteur, du sympathique.

4. Mécanisme de la progression. — Ebranlement sanguin communiqué. Osmose. Pression.

La lymphe, en circulant dans l'œil, s'y renouvelle incessamment. Ce renouvellement a pu être étudié dans l'humeur aqueuse, collection lymphatique abondante et d'exploration facile, aux deux points de vue de la production et de la progression.

Quantités et qualités de production.

Reproduction de l'humeur après la ponction.

1. L'humeur aqueuse est en une demi-heure environ apparemment réparée après la ponction. On a noté un écoulement de 48 millimètres cubes à la minute pendant les premiers instants et un ralentissement consécutif progressif parallèle au relèvement de la pression intra-oculaire. Si, à l'exemple de

Hering on relie la chambre antérieure à un réservoir sous pression destiné en même temps à recueillir l'humeur, on constate successivement : un écoulement très rapide en l'absence de pression, sa diminution proportionnelle aux accroissements de la pression, et la cessation de tout écoulement quand la pression du réservoir est rendue égale à la pression intra-oculaire normale. Est-ce à dire que toute production cesse alors et que l'humeur est devenue stagnante? Non certes, mais seulement que l'écoulement naturel à travers les parois oculaires compense la production. Le vrai problème du renouvellement de l'humeur aqueuse consiste à déterminer la production et l'écoulement naturellement compensés.

Leplat (1) paraît avoir donné une solution à ce problème en obstruant avec de la vaseline les voies d'élimination et en recueillant l'humeur produite sous une pression maintenue uniformément égale à la pression naturelle. De la vaseline étant injectée en lieu et place de l'humeur aqueuse, jusqu'à rétablir la pression normale, on établit la communication de la chambre antérieure avec un réservoir sous pression égale à la pression intra-oculaire. Au lieu qu'alors toute évacuation cesse, on constate au contraire un écoulement d'environ 4 millimètres cubes à la minute, chiffre peut-être exagéré en raison de l'action irritante du traumatisme et de la vaseline.

Production courante.

Procédé de Leplat.

Leber (2) a pensé procéder à la solution du même problème de façon indirecte en mesurant la filtration de liquides injectés. L'expérience consiste à faire pénétrer dans la chambre antérieure, sous des pressions variables, une solution filtrée de chlorure de sodium à 0,75 0/0 contenue en un réservoir assez large pour que de faibles écoulements n'en altèrent pas la pression, et cela par l'intermédiaire d'un long tube horizontal calibré au millimètre avec bulle d'air servant d'index : les déplacements de l'index pendant la minute mesurent les déplacements du liquide; les hauteurs d'une colonne de mercure

Procédé de Leber, coefficients de filtration et de sécrétion.

(1) *Ann. d'ocul.*, 1889, vol. CI.
(2) *Die circulations und Ernaehrungsverhaeltnisse des Auges*, 2e éd.

mesurent les pressions (manomètre à filtration de Leber). On observe que du liquide sous pression pénètre avec continuité, ce qui suppose une évacuation simultanée correspondante ; et cette circonstance permit de considérer la quantité de pénétration comme une mesure de filtration. Combien cette conclusion est en réalité prématurée et approximative, cela résulte de recherches ultérieures établissant qu'il faut un long temps pour obtenir la constance dans la filtration. Toujours une partie du liquide est du reste retenue dans l'œil, au point que pendant 1 à 2 heures il ne ressort que la moitié, le tiers ou le quart du liquide qui y pénètre (1).

Opérant sur le cadavre, Leber et ses collaborateurs (Bentzen, Niesnamoff) trouvent une relation constante de la pénétration à la pression ; ils l'appellent *coefficient de filtration*. Les chiffres suivants sont d'une observation prise sur le lapin :

Pression hs	Pénétration (et filtration.)	Coeficient de filtration.
(23,33 m^m).........	(6,41 m^{m3}).........	0,275.
25	7	—
33	9	—
41	11	—
(49)	(13,47)	—
50	14	—
58	16	—

Le coefficient de filtration a été trouvé pour l'homme $= 0,215$ (5 millimètres à la minute pour la pression de 25 millimètres), pour le porc $= 0,440$ (11 millimètres à la minute). pour le bœuf 2,480 (62 millimètres à la minute) et paraît en quelque relation avec la grandeur du globe oculaire.

Opérant sur l'animal vivant, les mêmes expérimentateurs ont trouvé des chiffres de pénétration moindres ; et la différence par rapport aux mesures précédentes représenterait l'apport spontané ou la sécrétion d'humeur aqueuse. Ils constatent que la sécrétion diminue avec les accroissements de pression suivant

(1) Soc. de Heidelberg, 5 août 1905.

une progression constante qu'ils appellent *coefficient de sécrétion.*
L'observation suivante est prise sur le lapin :

Pression hg	Pénétration	Différence d'avec l'œil mort ou sécrétion	Coefficient de sécrétion (1)
(23,33 m^m)....	(0 M^{m3})...	(6,41 m^{m3})...	0,25.
25	1 ...	6 ...	—
33	5 ...	4 ...	—
41	...	2 ...	—
(49)	(13,47) ...	0 ...	—
50	13,5 ...	0,5 ...	—
58	16 ...	0 ...	—

Un fait intéressant de cette expérience est qu'elle établit la
fin de toute sécrétion au delà d'une pression de 50 millimètres,
valeur double de la pression normale. Il y aurait lieu, d'après
Troncoso (2), de faire ici des réserves, en raison d'expériences
récentes de cet auteur, avec contre-pression du côté de l'humeur
vitrée dans le but d'éviter le refoulement et l'écartement de
l'iris. La sécrétion ne serait plus que de 1,6 millimètre cube dans
l'œil du lapin à la pression de 25.

Somme toute, il paraît que le renouvellement normal de
l'humeur aqueuse est surtout lent. Compté pour l'homme à
5 millimètres par minute, il exigerait pour être complet, le
volume de la chambre étant de 300, la durée d'une heure.

Humeur incoagulable et humeur fibrineuse.

De très grandes différences sont constatées dans la composition de l'humeur aqueuse suivant la rapidité de la production.
Sa composition ordinaire est d'une eau limpide de poids spécifique, 1,003 à 1,007 contenant 1 à 2 pour cent seulement de
matières solides représentées surtout par des sels, quelques
traces d'albumine, absolument pas de fibrine. Tout au contraire
l'humeur de deuxième évacuation contient, moins les globules
du sang, les matières en abondance contenues dans son sérum ;

(1) Le coefficient de sécrétion résulte de la comparaison des pénétrations
obtenues pour les pressions 25 et 33 différentes de 8 millimètres cubes et répondant
à des sécrétions chaque fois diminuées de 2 millimètres cubes, ce qui fait bien
une diminution de 0,25 par millimètre de dépression.
(2) *Ann. d'ocul.*, janvier 1905.

la fibrine y est en telle quantité que la liqueur se prend en masse dans le vase où on la recueille, et le résidu laissé par l'évaporation y est accru dans la proportion du simple au triple, ainsi qu'il paraît aux pesées suivantes :

	Résidu sec.
Humeur de première évacuation.	1,93 pour cent.
Deuxième évacuation, après 30 minutes .	6,32 —
Troisième évacuation, 40 minutes plus tard .	5,15 —

Il y a lieu en conséquence de relever, distinction fondamentale, deux variétés d'humeur : *l'humeur incoagulable*, humeur ordinaire ou de normale production, et *l'humeur coagulable* ou fibrineuse, celle qui se forme après la ponction et, nous le verrons plus loin, dans d'autres circonstances propres à éclairer le mécanisme de la production aqueuse.

Mécanisme.
de la
production.

2. Deux points sont à considérer dans le mécanisme de la production aqueuse : 1° la disposition de l'appareil ; 2° les forces qui en assurent le fonctionnement l'osmose et la filtration ; 3° les moyens de provoquer cette filtration.

Appareil :

J'ai publié jadis sous le titre : « La glande de l'humeur aqueuse, glande des procès ciliaires ou glande uvée », un travail de recherches dont les conclusions tendent à montrer dans cette production le fonctionnement d'un appareil complexe, richement vascularisé et innervé, musclé même et pourvu par surcroît d'un épithélium à forme glandulaire. Il était peut-être osé d'introduire un nouveau nom de glande dans le vocabulaire anatomique ; néanmoins je persiste, malgré l'opposition de M. Leber, à demander pour lui droit de cité. Car il n'est pas d'autre qualification pour désigner l'ensemble organique affecté à l'entretien d'un liquide voisin des larmes par la composition et voisin aussi de l'humeur cérébro-spinale considérée à son tour aujourd'hui comme un produit de sécrétion glandulaire. Cet appareil est celui de la production lymphatique oculaire en général, l'humeur aqueuse étant non seulement l'aboutissant

de tous ses courants, mais l'œil presque entier mis à contribution pour la produire. Il a pour organes : un épithélium, des
vaisseaux et un muscle.

Continuation de la rétine aux dépens de laquelle il est
embryonnairement formé, *l'épithélium de l'ora rétinienne, des
procès ciliaires et de la face postérieure de l'iris*, lieux reconnus
pour servir à l'épanchement de l'humeur aqueuse, est
composé d'une double couche de cellules : l'une externe aux
éléments cubiques et pigmentés, l'autre interne faite d'éléments
cylindriques. L'épithélium de la face postérieure de l'iris est
réduit à une couche unique de cellules cubiques dans l'espèce
humaine. M. Schultze a signalé dans les cellules cylindriques
une striation longitudinale. Un plateau limitant interne y a été
décrit par Schwalbe. On peut évaluer l'étendue de la surface
épithéliale à 6 centimètres carrés au moins, puisque l'on compte
70 procès dans l'œil de l'homme, que chacun d'eux a deux faces,
une forme triangulaire, une longueur de 4 millimètres sur une
largeur de 2 millimètres, et qu'il n'est pas tenu compte dans le
calcul des nombreux plis accessoires révélés par l'examen
microscopique.

épithélium glandulaire,

Les *vaisseaux nourriciers* appartiennent à un tout solidaire,
le réseau uvéen, commun à l'iris, aux procès, et à la choroïde.
Les artères de ce réseau sont les ciliaires postérieures courtes
et longues, dont les premières pénètrent la choroïde obliquement d'arrière en avant et les secondes d'avant en arrière en
contournant extérieurement le sac choroïdien, de telle sorte que
les unes et les autres échappent aux compressions que pourraient exercer sur elles les contractions de ce sac. Les veines
du réseau, veines ciliaires postérieures convergent au contraire
vers l'équateur pour en sortir normalement à la paroi de l'œil
de façon à ne pas échapper aux contractions du sac. Les capillaires enfin, qui sont les plus larges de l'organisme, forment à
l'uvée un revêtement interne continu, aux mailles lâches en
arrière et allongées ensuite, noueuses enfin comme autant de
glomérules dans l'épaisseur des procès; c'est la « membrane
choriocapillaire «. Limitée du côté de la rétine par la cuticuleuse membrane de Bruch et du côté de la choroïde par la mem-

vaisseaux,

brane de Sattler, toutes deux revêtues intérieurement d'endo-thélium, la choriocapillaire est enfermée comme en un sac lymphatique, sorte d'arachnoïde, collecteur de lymphe, ouvert en avant sur l'épithélium des procès ; je l'ai, pour sa participa-tion évidente à l'élaboration de l'humeur nommé *puits de l'hu-meur aqueuse.*

muscle.

Le *muscle* est celui de la choroïde, celui-là même que déjà nous connaissons. Il est fait de cellules fusiformes près de son inser-tion à la cornée, et probablement aussi des cellules rameuses que l'on rencontre dans toute la membrane et qui, d'après Münch, seraient de nature musculeuse. Ce muscle appartient à l'appa-reil producteur d'humeur lymphatique en raison des rapports très particuliers que la choroïde, sac membraneux contractile, entretient avec les vaisseaux sanguins. La choroïde est tra-versée par les vaisseaux qui servent à l'alimentation des procès. Cette traversée est telle que les artères, déjà résistantes par l'épaisseur et la rigidité de leurs parois, sont de plus protégées contre tout étranglement par l'obliquité de leur cours, tandis que les veines au contraire, à la paroi mince et sans résistance, émergent de l'intérieur de l'œil en direction perpendiculaire au sac et doivent en être par la contraction étranglées, les capil-laires enfin par répercussion congestionnés dans l'uvée entière.

Forces productrices :

Ces circonstances anatomiques une fois déterminées, il est pos-sible de reconnaître que deux principes mécaniques président à la formation de l'humeur aqueuse : l'osmose et la filtration.

osmose,

L'*osmose* intervient dans l'état de repos relatif de la choroïde, qui est l'état ordinaire ; elle donne lieu à la formation de l'humeur ordinaire ou de première ponction. Très différente du sérum sanguin, cette humeur est remarquable par son extrême pauvreté en éléments solides et l'absence complète de fibrine. Or l'osmose, échange en partie double entre le sérum sanguin et les chambres aqueuses a le pouvoir de sélectionner les éléments, de n'entraîner que les sels et autres matières cristalloïdes à l'exclusion des colloïdes. C'est conformément aux lois de l'osmose que la fibrine, si abondante dans le sang, manque à l'humeur ordinaire.

On a prétendu, s'appuyant sur des mesures comparatives entre l'humeur aqueuse et le sérum sanguin que la concentration saline de la première serait plus grande. Les mesures furent faites par la détermination du point de congélation (Kunst) et par celle du degré de dilution nécessaire pour entraîner la dissolution de l'hémoglobine contenue dans les globules sanguins (Manca et Deganello). Mais, de mesures récentes dues à Nuël (1), il semble ressortir que c'est là une erreur. Observant le point de dilution de l'hémoglobine non plus à la simple apparition de la couleur rouge, mais à celle des raies de l'oxyhémoglobine au moyen du spectroscope, cet auteur établit au contraire l'égalité entre les deux liquides, ou même une différence insignifiante en faveur du sérum sanguin.

Souvent on a parlé de diffusion à propos de la production de l'humeur aqueuse, voulant expliquer par ce moyen le passage de sels très solubles (iodure et ferrocyanure de potassium, fluorescéine), comme si ces substances fusaient dans les tissus aussi bien qu'en un liquide homogène, ce qui ne me paraît nullement évident.

Avec plus de raison l'on aurait le droit de parler de chimisme épithélial pour expliquer la présence dans l'humeur aqueuse de matières non préformées dans le sérum sanguin, si l'on venait à en signaler. La mucine de l'humeur vitrée appartient à cette catégorie.

filtration,

Mouvement placé sous la dépendance de la pression sanguine, quand elle est supérieure à celle des chambres aqueuses, résultat d'un inéquilibre des deux pressions, la *filtration* entraîne indifféremment toutes les substances dissoutes dans le sérum, y compris les colloïdes et spécialement la fibrine ; elle produit une *humeur fibrineuse*. Cette humeur abandonnée à elle-même se prend en masse en un caillot comme du sérum sanguin. Le microscope y fait reconnaître le feutrage fibrineux. Le perchlorure de fer y provoque un précipité abondant. Elle est chargée de ferrocyanure de potassium et de fluorescéine quand ces substances ont été introduites dans le sang, fût-ce en très petite

(1) Soc. Belge d'Ophtalmologie, 1905.

quantité (0 gr. 05 de l'un et 0 gr. 02 de l'autre) ce qui n'est pas
le cas dans l'humeur ordinaire. Enfin elle contient du résidu sec
en très grande abondance après évaporation. Les cendres abondent à proportion, ainsi qu'il sera établi dans la suite.

Il y a divers moyens de provoquer expérimentalement la
filtration.

Le moyen le plus simple est l'évacuation de l'humeur aqueuse
par la ponction. Tout le monde sait que la chambre antérieure
ainsi vidée est promptement rétablie. A-t-on préalablement fluo-
resciné l'animal à une dose trop faible pour colorer l'humeur
ordinaire (0 gr. 02), il apparaît après une moyenne de trois
minutes un flot de liquide vert coulant à travers la pupille. Une
demi-heure est nécessaire au complet rétablissement de la
chambre. Ce liquide, plus lourd que l'humeur sécrétée ensuite,
tend à se précipiter au fond du réservoir comme ferait un
hypopyon. Ponctionné à son tour il se prend en masse tandis
que l'humeur de première évacuation n'est pas coagulable. La
compression soutenue de l'œil, avec luxation hors de l'orbite
entraîne aussi l'effacement de la chambre antérieure, et produit
le même résultat que la ponction.

L'extraction d'humeur vitrée par la ponction équatoriale
produit le même effet qu'une partielle évacuation d'humeur
aqueuse (couleur de fluorescéine après cinq minutes). Ayant
attendu que la couleur ait totalement disparu, on a, le surlendemain, injecté à nouveau la matière colorante sous la peau ; il
en est résulté un retour de coloration après quarante cinq
minutes. L'œil était encore mou et la plaie béante sous la conjonctive. Pratiquée cinq jours plus tard sans nouvelle ponction
du vitré, l'injection de fluorescéine sous la peau demeura sans
résultat.

Une autre manière de rendre la pression intra-oculaire
inférieure à la pression sanguine est de charger cette dernière
par la ligature des veines. Rangées à quatre ou cinq en cercle
autour de l'équateur, les veines ciliaires postérieures recueillent
le sang des procès et de la choroïde. Les ayant ligaturées, on
voit après peu d'instants, en même temps que l'œil durcit, l'hu-

meur se colorer, si l'animal a absorbé la fluorescéine à faible dose. Cela indique une filtration que prouve également la composition fibrineuse de l'humeur sécrétée.

La simple compression des veines choroïdiennes agit dans le même sens que leur ligature.

Les contractions de la choroïde ont enfin le même résultat. Elles succèdent à toute évacuation des humeurs, ainsi qu'il va paraître. On observe en effet qu'un œil ponctionné conserve la forme sphérique et ne se plisse pas. Cela prouve de la rétraction ou de la contraction des parois. C'est bien en réalité d'une contraction qu'il s'agit; et j'en indiquerai ici pour preuve les accidents expulsifs observés quelquefois lorsqu'on ouvre l'œil pour l'extraction de la cataracte. Il se produit en même temps une douleur interne comparable à celle des coliques hépatiques ou néphrétiques, et le plus souvent de l'hémorragie (hémorragie expulsive des cliniciens). Cette contraction est celle de la choroïde, muscle de la catégorie des muscles lisses aux crampes universellement douloureuses. Une pareille douleur, moins violente, succède à toute expulsion brusque d'humeur.

les contractions de la choroïde,

Une humeur fibrineuse est apparue encore à la suite d'injections de fluorure de sodium dans la chambre antérieure de l'œil de la grenouille. Cette substance a la propriété d'altérer très rapidement les épithéliums. On injecte un quart à un tiers de seringue de Pravaz de la solution à 1 pour cent. Au bout de quelques heures, il apparaît une opacité grisâtre, profonde, de la cornée ; la chambre antérieure s'efface, la tension est diminuée, et demeure diminuée pendant plusieurs jours. Le liquide extrait de ces yeux deux ou trois jours après l'injection est légèrement jaunâtre, épais et se coagule promptement. L'examen histologique montre une profonde altération de l'épithélium ciliaire Des expériences sur le chien ont confirmé ces faits. (Noë Scalinci) (1).

les actions irritantes chimiques

Il faut en rapprocher les effets identiques connus des cliniciens pour être l'ordinaire conséquence des inflammations microbiennes purulentes de l'iris et du corps ciliaire.

(1) *De la nature et du mécanisme de production du liquide endo-oculaire.* Arch. d'opht., juin 1907.

Innervation.

Réflexe aquipare.

3. Considérée dans sa dépendance du muscle choroïdien, la production d'humeur aqueuse obéit aux excitations nerveuses et représente la conséquence d'un réflexe, que suscitent toutes les détentes de l'œil, et en particulier la ponction de la chambre antérieure. Il a pour point de départ l'excitation tactile exercée par la détente intra-oculaire sur la paroi de l'œil et pour agent le muscle de la choroïde, c'est le *réflexe pariéto-choroïdien* ou *réflexe aquipare*.

Une double innervation commande au réflexe aquipare : 1° l'innervation ganglionnaire viscérale ou primaire, et 2° l'innervation bulbo-spinale ou supérieure.

Innervation primaire, viscérale.

Le fonctionnement de l'*innervation primaire*, viscérale, est évident. Augmentée, en effet, ou diminuée, accélérée ou retardée par la paralysie des divers nerfs qui du dehors pénètrent dans l'œil, la production d'humeur aqueuse n'en est cependant jamais altérée au point de faire disparaître le réflexe. Toujours la reproduction de l'humeur aqueuse succède rapidement à son évacuation, et cela suppose que l'excitation résultée de la détente de la paroi, recueillie par des filets à terminaison pariétale, gagne les cellules ganglionnaires choroïdiennes d'où ces filets émanent, pour être ensuite transmise directement ou par l'intermédiaire de cellules voisines aux filets à terminaison motrice insérés sur le muscle tenseur choroïdien.

Tel est le cours direct du réflexe, cours d'innervation primaire.

Innervation supérieure :

nerf et centre du trijumeau.

Greffée en dérivation sur le ganglion viscéral, une *innervation supérieure* commande à la production aqueuse. Elle a pour voie centripète le nerf trijumeau, son centre dans le bulbe, pour voies motrices l'oculomoteur de la IIIᵉ paire et le sympathique.

Nerf de l'impression tactile, *le trijumeau* facial est par ses rameaux oculaires attaché à la production de l'humeur aqueuse. Son rôle est le suivant : tandis que l'excitation du nerf demeure sans effet, à en juger par les mesures de rapidité et d'abondance concernant le retour de l'humeur après la ponction (Adamük), au contraire la section du nerf est incontestablement l'agent de la plus forte sécrétion qui se puisse observer. On connait déjà la manière d'opérer les sections du trijumeau dans le crâne devant et derrière le ganglion de Gasser et plus bas, à l'exemple de Ranvier, en incisant le pourtour de la cornée. Le résultat de ces diverses sections est le même ; il est, à côté des effets déjà notés d'insensibilité de la cornée et de rétrécissement pupillaire, de susciter les phénomènes suivants :

La chambre antérieure se colore spontanément de fluorescéine si l'on en a préalablement introduit une dose même très faible sous la peau ;

L'humeur évacuée par la ponction, chargée de fibrine, se prend en masse comme une humeur de deuxième évacuation, ainsi qu'il fut déjà constaté par Grünhagen et Jesner après de simples cautérisations du pourtour de la cornée (1) ; elle est, comme l'humeur de deuxième évacuation, chargée de résidu sec et de cendres, ainsi qu'il apparaît à la relation suivante de mes expériences :

	Résidu sec	Cendres
Humeur de première évacuation	1,93	1,37
Section du trijumeau, évacuation après 45 minutes.	4,00	3,20
Section du trijumeau, évacuation après 75 minutes.	7,39	3,94

La réapparition de l'humeur après la ponction débute après une demi-minute au lieu des trois minutes, temps normal observé sur l'autre œil servant de témoin ;

L'œil enfin devient très dur et demeure tel pendant quelques jours pour revenir ensuite à la tension normale. J'ai vu la dureté de l'œil atteindre après cette intervention les plus hauts chiffres.

Ce sont là, en somme, autant de signes de surproduction aqueuse consécutifs à l'insensibilisation de la cornée ; insensibilisation profonde, car ils font défaut après l'anesthésie de sa surface par les instillations de cocaïne.

On a invoqué, pour expliquer les effets de la section du trijumeau je ne sais quelle action irritative dont le mécanisme

_____

(1) Contralbl. f. Augenheilk, 1880.

échappe à l'imagination. Une explication s'impose, celle d'une surabondante filtration par l'inéquilibre des pressions sanguine et oculaire. Et, pour la produire, un seul mécanisme peut être invoqué, celui de la compression des veines par les contractions de la choroïde. Ces contractions apparaîssent comme la main levée d'un état d'inhibition entretenu par la sensibilité du nerf.

J'avais dans mes premières publications attribué le rôle d'un foyer d'énergie sécrétoire au ganglion ophtalmique pour avoir trouvé la sécrétion de l'humeur aqueuse ralentie après la section des nerfs ciliaires, confirmant en ceci, paraît-il, Cl. Bernard. Marc Landolt (1) a fait justice de cette opinion en montrant que l'extirpation du ganglion est indifférente à la reproduction de l'humeur aqueuse. La section des vaisseaux, inévitable dans mon opération, explique à elle seule le retard que je constatai. En réalité, le foyer intellectuel du réflexe, intermédiaire entre les impressions oculaires tactiles venues par la voie du trijumeau et les expressions oculaires motrices qui ont pour foyer le plancher du IIIe ventricule ne peut être que dans le bulbe et plus spécialement dans les noyaux intermédiaires connus sous le nom de ganglions bulbaires du trijumeau.

nerf et centre de l'oculomoteur,

Agent de motilité, le *nerf oculomoteur commun* est une voie centrifuge du réflexe cornéo-choroïdien. Je ne possède pas de documents expérimentaux concernant ses effets sur la production aqueuse, et ne puis que rappeler son rôle absolument corollaire comme agent de contractilité choroïdienne apparu aux résultats de son excitation, qui sont de déplacer les aiguilles implantées dans l'équateur de l'œil (Hensen et Vœlkers) et d'accroître la pression intra-oculaire (Adamük) (expériences déjà décrites au chapitre de la pression lymphatique). Ce rôle n'apparaît pas à aucun signe dans les paralysies du nerf, et la raison doit en être l'autonomie et la suffisance relative du réflexe purement intra-oculaire de l'innervation primaire.

nerf et centres du sympathique.

Autre agent de motilité, le *nerf sympathique* exerce une action inverse, modératrice, action plus faible et proportionnée à son

(1) *Archives d'opht.,* mars 1906.

pouvoir de contracter seulement les vaisseaux artériels. Les effets en sont démontrés par les expériences suivantes :

La faradisation du nerf retarde la reproduction de l'humeur aqueuse après la ponction (Wessely) (1).

La section du nerf accélère au contraire le retour de l'humeur aqueuse, comme, avant moi, l'avait déjà constaté Adamük (2).

Expérimentant avec le manomètre à filtration de Leber, Lodato (3) a vu les excitations mécaniques du même nerf provoquer une diminution de la quantité de liquide qui, dans l'unité de temps, peut traverser l'appareil sous une pression constante.

Il résulte de tout ce qui précède que la lymphe endoculaire en général et l'humeur aqueuse en particulier sont bien le produit d'une sécrétion interne réglée par le muscle de la choroïde et soumise à une très spéciale innervation, conformément à mes prévisions d'il y a vingt ans (C. R , 23 avril 1889), que depuis n'ont cessé de corroborer les démonstrations de la physiologie et de la clinique.

4. Il a été montré, dans les chapitres qui précèdent, quels sont pour chaque partie de l'œil, membranes et milieux les espaces où circule la lymphe, et, dans les milieux, quels mouvements, quels courants, quelles girations l'on y sait constater. Les portes d'entrée ont été déterminées et trouvées en somme liées au cours du sang, divisées comme lui en deux circonscriptions : le champ postérieur, lié à la circulation sanguine de la rétine, il comprend cette membrane, l'humeur vitrée et le cristallin; le champ antérieur, lié à la circulation sanguine de l'uvée et comprenant tout le reste de l'œil; une communication de quelque importance entre elles existe seulement au contact de l'humeur vitrée et de l'humeur aqueuse à travers la membrane hyaloïde. Les issues ont été trouvées également partagées

Mécanisme de la progression lymphatique.

(1) *Ergebnisse der Physiol.*, 1905.
(2) Acad des Sc. de Vienne. 1869,
(3) *Archivio di ottalmogia*, 1900.

et dirigées en arrière vers le nerf optique pour le champ postérieur, dirigées en avant vers l'iris, la fente sclérochroïdienne et
la capsule de Ténon pour le champ antérieur ; les gaines du nerf
optique et les espaces subduraux craniens sont pour elles un
lieu d'arrière communication, ainsi que les ganglions lymphatiques cervicaux où toutes deux aboutissent à la fin.

Ces constatations d'ordre hydrographique laissent ouvert le
problème du mécanisme moteur des courants lymphatiques. Un
aperçu doit en être présenté.

Trois forces peuvent être invoquées : l'ébranlement sanguin
communiqué, l'osmose, la pression.

Ébranlement sanguin communiqué. — L'ébranlement communiqué du sang nous est apparu avec la
netteté d'une pure démonstration dans les girations de la
chambre antérieure et tous les détails de l'expérience désormais
classique d'Ehrlich, que je n'ai pas à redire, les ayant amplement exposés à propos de la circulation des milieux transparents (p. 468, fig. 57).

A quelle force attribuer l'origine des girations de la chambre
antérieure, sinon aux vibrations sanguines de la membrane iris
qui flotte entre les deux chambres de l'humeur aqueuse : membrane irriguée de sang, autant qu'un tissu érectile, au moyen
d'un double cercle artériel, le grand et le petit, le premier
surtout, dont les trépidations doivent être inévitablement trans-
mises au liquide qu'elles traversent. La direction même des
courants nous est un indice du cours du sang dans les artères ;
elle nous le fait reconnaître partant d'en haut pour se diviser
à partir de ce point en deux sections latérales.

Contre cette interprétation de la ligne d'Ehrlich, on invoque à tort le fait de sa réapparition sur le cadavre dont on
injecte la carotide. C'est là bien plutôt une preuve en sa faveur.

On invoque aussi contre cette interprétation de la ligne
d'Ehrlich le fait de l'avoir vue disparaître dans l'empoisonnement
par la strychnine et réapparaître tôt après la mort survenue. Je
pense que la strychnine, capable d'interrompre le cours du
sang par un spasme cardiaque n'empêche pas qu'il ne se réta-

blisse pour quelques instants au moment de la détente qui accompagne la mort.

Une explication différente a été proposée, celle des inégalités d'échauffement entre la face profonde et la face superficielle du ménisque aqueux. Turk (1) en est l'auteur. Il invoque à l'appui de sa thèse l'expérience qui consiste à échauffer postérieurement un ménisque d'eau colorée enclose entre un verre de montre et un verre plan. Lorsqu'il chauffait ce dernier il voyait le liquide se mettre en mouvement et dessiner précisément les traînées d'Ehrlich. Je ne crois pas cette interprétation plausible parce que les courants de température produits par des différences de densité dépendent de la pesanteur et que la ligne d'Ehrlich n'en dépend pas; étant déplaçable, nous l'avons dit par les tractions rotatives exercées sur la cornée.

Un indice nous est donné sur la quantité de force motrice en jeu dans les courants d'Ehrlich, nous la montrant infime. Il résulte du fait que la fluorescéine seule les fait apparaître et non les corps en suspension les plus légers, tels les cristaux de cholestérine spontanément développés dans l'œil, la poudre de l'encre de Chine, la poudre fine d'or en feuille, le pus de la chambre antérieure.

Osmose. — Les phénomènes de l'osmose sont à compter parmi les forces auxiliaires capables de contribuer tout au moins à la progression lymphatique. Ils expliquent que des substances cristalloïdes en solution, notamment des sels colorants, franchissent, après les parois vasculaires sanguines, les parois membraneuses imperforées des membranes vitrées et de l'hyaloïde.

Pression. — C'est à la pression qu'incombe finalement par dessus tout la charge de la progression lymphatique, aussi bien que de la progression sanguine. En présidant aux filtrations, elle favorise ou ralentit le renouvellement de la lymphe, sa production et son évacuation, partant sa progression.

Mais la pression de la lymphe obéit dans l'œil à un mécanisme

(1) *Graefe's Archiv.* 1906 (*Revue gén. d'opth.*, mars 1907).

propre, que mes recherches ont mis en évidence : celui des deux
réflexes hémo-choroïdien et pariéto-choroïdien. Le début de cet
exposé de la circulation, a montré le premier, celui de l'ophtalmotomus, suscité par le froissement des parois vasculaires sous
l'effort de l'ondée sanguine. Ce chapitre-ci a montré la production de l'humeur aqueuse suscitée d'autre côté par les froisse-
ments de la paroi de l'œil lui-même sous la pression de son
contenu. L'un et l'autre réflexes contribuent à la progression de
la lymphe, ils font de la choroïde l'organe par excellence de cette
progression. C'est l'ultime conclusion de ce travail. Une comparaison doit en accuser la portée, je l'emprunte à l'organisation des grenouilles.

Des renflements vasculaires contractiles, les cœurs lymphatiques accompagnent la formation des réservoirs lymphatiques
étalés sous la peau des grenouilles comme autant de charges
imposées à la circulation Leur contraction en assure le cours.
Habile en ses dispositions, la nature a su trouver pour l'œil,
où des circonstances analogues se présentent, un moyen analogue. Elle a doublé les vastes réservoirs de l'humeur aqueuse
et de l'humeur vitrée, d'une sorte de cœur lymphatique, en les
enfermant directement dans le sac contractile de la choroïde.
La fonction de la choroïde était, au point de vue sanguin,
d'une sorte de contre-cœur, annexe et doublure des parois vasculaires contractiles ; considérée au point de vue de la lymphe,
elle joue, en même temps que le rôle d'un agent de production,
celui d'un agent de propulsion ou d'un *cœur oculaire lymphatique*.

On savait de tous temps l'œil porteur d'un agent interne de
motilité pupillaire. On connaissait un muscle interne de l'accommodation cristallinienne. Il faut désormais, reprenant une
tradition ancienne, elle remonte au milieu du siècle dernier, à
Crampton qui l'a découvert (voir plus loin au chapitre des mouvements du cristallin) et à Brücke qui lui a donné le nom de
tenseur de la choroïde, accorder qu'il en existe un troisième :
muscle aux fonctions optiques non moins importantes puisqu'il
sert à maintenir en leur constance les dimensions du globe
oculaire, muscle régulateur de la circulation sanguine par
l'ophtalmotomus, muscle préposé d'autre part à la production
et à la progression lymphatiques.

CHAPITRE XXXVI

Pathologie des mouvements de circulation

SOMMAIRE

1. Intermittences sanguines. — Pouls veineux de l'œil tendu. Pouls artériel de l'œil tendu. Pouls artériel de l'œil détendu. Pouls artériel de l'œil synco_ pal. Pouls de Corrigan.

2. Glaucome d'obstruction. — Siège, signes, causes, traitement de l'obstruction.

3. Glaucome paralytique — Forme hémorragique, forme simple, traitement.

4. Ophtalmomalacie. — Formes secondaires. Forme primitive ou du décollement rétinien.

5. Collyres hypertonisants et hypotonisants. — Atropine. Esérine et Pilocarpine. Cocaïne. Surrénine.

Je me propose d'exposer maintenant les troubles liés au défaut d'équilibre des pressions sanguine et lymphatique, les tonopathies, et les ai groupées sous quatre chefs : les intermittences sanguines, le glaucome d'obstruction, le glaucome paralytique, l'ophtalmomalacie. Je dirai en terminant le rôle de quelques toxiques employés en collyres.

1. S'il est bien établi, et nous en avons expliqué mécanique- *Intermittences* ment les raisons, qu'il n'est pas normalement de pulsations *sanguines.* sanguines apparentes dans l'œil, il est non moins vrai qu'on les y observe accidentellement, ainsi qu'il fut constaté pour la première fois à l'ophtalmoscope par E. Jaeger (1). Ce phénomène est l'indice d'une inégalité de pression entre le contenu des

(1) *Wiener med. Wochenschr*, 1854.

vaisseaux et leur surface Il est produit par les exagérations ou les défaillances de la pression intra-oculaire d'une part et par les insuffisances ou les exagérations de la poussée sanguine, d'autre part.

Des pulsations sont produites sous l'influence de la pression intra-oculaire en excès.

Quand, observant la rétine à l'ophtalmoscope, on exerce du doigt sur l'œil une pression progressive, on voit successivement le pouls apparaître dans les troncs veineux d'abord, dans les artères ensuite, et finalement les artères se vider. Autrement dit, l'on assiste aux trois phénomènes successifs du pouls veineux, du pouls artériel et de la vacuité des artères.

Le pouls veineux de l'œil tendu appartient à la partie la plus centrale de la papille et n'atteint qu'exceptionnellement jusqu'à son bord. Son apparence consiste en un mouvement de brusque enflure, progressant de la périphérie vers le centre, et suivie de lente désenflure effectuée en sens inverse.

Une pression très légère suffit à le faire apparaître. Quelquefois même, surtout dans le jeune âge, il est spontané.

Pour en empêcher la production, il suffit de la compression des veines jugulaires au cou, ou simplement d'un mouvement d'expiration prolongée.

On l'explique par un étranglement de la veine à son passage à travers la lame criblée de la sclérotique sous l'effort de la pression intra-oculaire, étranglement que ne subissent pas au même degré les artères aux parois plus résistantes. Et l'on ajoute que la cause intermittente en doit être attribuée à la plus grande réplétion de l'œil au moment de la diastole artérielle. Mais on doit objecter à cette théorie l'absence de tout gonflement apparent des artères, et le fait que l'affaissement de la veine ne coïncide pas avec le moment de la diastole dans l'artère temporale, mais le précède (Donders) (1), qu'il serait même antérieur au pouls de la carotide (Türk), qu'il aurait lieu en même temps qu'on perçoit à l'auscultation le bruit systolique du

(1) *Graefe's Archiv. f. opht.*, 1855, I. 2.

cœur (Epler, Leber). J'estime, pour ma part, y devoir reconnaître l'effet des contractions réflexes de la coque oculaire, contractions dont la conséquence est ici d'augmenter temporairement la pression intra-oculaire, d'en étrangler passagèrement la veine à son passage à travers la sclérotique.

Le pouls artériel de l'œil tendu consiste en un mouvement alternatif d'enflure et de désenflure des artères, limité au champ de la papille ou peu au-delà, et se propageant en direction centrifuge. Le moment de la réplétion coïncide avec le pouls de l'artère temporale. Il a pour cause évidente l'excès de pression intraoculaire surmontant la double résistance des parois artérielles et de leur contenu pendant les intervalles entre deux poussées du sang.

Pouls artériel de l'œil tendu.

On a mesuré à l'aide du manomètre, dans l'œil du lapin, le degré de pression nécessaire pour faire naître le pouls artériel. Il a fallu jusqu'à 120 millimètres de hauteur de mercure, un chiffre supérieur à celui qui mesure la pression du sang dans les artères de cet animal, et qui doit représenter les deux résistances additionnées des parois artérielles et du sang lui-même. Une pression un peu plus élevée eut pour effet de raccourcir la durée de l'enflure et d'allonger d'autant la période de désenflure. Plus élevée encore elle entraîna la totale évacuation de l'artère.

En même temps que le pouls artériel, on constate du côté des veines le pouls veineux de sens inverse décrit ci-dessus, jusqu'à ce qu'à la fin, toute circulation cessant, il s'arrête aussi. Mais il est à remarquer que, tandis que la vacuité des artères est entière, les veines ne peuvent jamais être rendues entièrement vides de sang.

Des pulsations sont produites par les défaillances de la pression intra-oculaire :

Pouls artériel de l'œil détendu.

Observant la rétine à l'ophtalmoscope après une ponction de la chambre antérieure, qui a provoqué pour un moment la détente de l'œil, on y constate le battement régulier des artères. L'explication en est simple, puisqu'elle est celle du pouls artériel dans les régions incapsulées du corps ; l'œil, privé du pouvoir de résister par les contractions de sa propre capsule à la poussée sanguine est placé dans les conditions communes à tous les tissus où le pouls artériel est la règle.

Pouls artériel symopal.

On a observé le pouls artériel rétinien dans l'état syncopal ou d'affaissement extrême de la pression cardiaque.

Il y a pour cause évidente l'impuissance de l'ondée sanguine à surmonter, dans l'intervalle entre les contractions cardiaques, la pression, même atténuée, de l'intérieur de l'œil.

Le pouls artériel signalé dans la chlorose et l'anémie doit y être rattaché.

Pouls de Corrigan.

On observe le pouls artériel dans l'insuffisance valvulaire aortique.

Je rappelle qu'il est suppléé en pareil cas à l'inocclusion de l'orifice cardiaque par des battements exagérés du cœur entraînant des pulsations artérielles plus intenses, mais plus courtes, le pouls de Corrigan, étendu quelquefois aux capillaires et jusqu'aux veines. Le pouls de Corrigan a été signalé dans l'œil par Quincke (1). Il y atteint les trois degrés : pouls artériel, pouls capillaire et pouls veineux. Le pouls artériel consiste en une forme quasi-instantanée de réplétion artérielle ; elle est si rapide qu'on a de la peine à suivre l'onde sanguine, et qu'il semble que le réseau tout entier en soit soulevé en masse. Le pouls capillaire est reconnaissable à une alternance de rougeur et de pâleur de la papille. Le pouls veineux, continuation du pouls artériel, survient à la périphérie et cela le distingue du pouls veineux de l'œil tendu qui est presque exclusivement papillaire. Cette variété est la même que celle qu'avait décrite Maurice Raynaud (2) dans l'asphyxie locale des extrémités.

Glaucome d'obstruction

2. On a baptisé du nom de *glaucome* (un terme d'ancienne

(1) *Berliner Klin. Wochenschr*, 1888.
(2) *Arch. gén. de médecine*, 1874.

pathologie emprunté à la coloration glauque de la pupille observée dans les cas extrêmes) l'état de l'œil atteint d'hypertension. Deux causes lui sont reconnues : l'obstruction des issues lymphatiques antérieures et la paralysie de la choroïde. Cet article est consacré exclusivement aux phénomènes d'obstruction ; il en étudie le siège, les signes, les causes, le traitement.

Deux issues sont, nous l'avons dit, ouvertes à la lymphe du dedans de l'œil : la postérieure et l'antérieure. L'issue postérieure suit l'axe vasculaire de la papille, les faisceaux et les gaines du nerf optique ; son obstruction, « l'étranglement papillaire », provoque la stase veineuse, l'œdème et l'insensibilité de la rétine, elle n'a pas d'effet sur la tension intra-oculaire. L'issue antérieure suit avec l'humeur aqueuse l'orifice de la pupille, la face antérieure, et l'épaisseur de l'iris, d'où la lymphe pénètre à la fois dans les veines ou se déverse au dehors par la voie interstitielle et les gaines péri-vasculaires ; beaucoup plus importante que la précédente, elle sert au dégorgement des milieux ou réservoirs oculaires lymphatiques ; son obstruction entraîne l'hypertomie et l'ensemble des phénomènes morbides qui en sont la conséquence.

Siège de l'obstruction.

Ces phénomènes, les signes du glaucome, sont les suivants :

La *dureté de l'œil*, signe d'hypertension, oscille ordinairement autour de 0,60 C_{gr}^{mm}. Elle peut exceptionnellement atteindre jusqu'à 1,5 C_{gr}^{mm}, maximum observé. Elle peut aussi être insignifiante et la caractéristique de l'hypertension glaucomateuse résider alors non dans le degré de tension absolue, mais dans sa relativité. Un œil glaucomateux n'est pas, en d'autres termes, un œil nécessairement dur, mais seulement un œil plus dur que son congénère demeuré sain auquel se mesure la pression sanguine. Il arrivera même, le cas n'est pas rare, que cette dernière pression étant anormalement affaiblie (du fait de l'âge ou autrement) la dureté du glaucome n'atteigne pas la valeur moyenne de l'état de santé.

Signes.

L'hypertension a pour corollaire l'*opacité cornéenne*, celle-là même que nous avons signalée au chapitre de la transparence, l'attribuant à la réfringence inégale de fibres diversement tendues suivant leur direction. Son influence sur la vue est l'apparition d'un trouble accompagné de spectres d'interférence autour des lumières. (halo irisé ou *iridopsie*). Cette opacité est transitoire ; jointe à l'état de dilatation de la pupille, elle donne à cette dernière la vague teinte verdâtre qui a donné son nom au glaucome.

Conséquence de l'hypertension, un obstacle se trouve opposé à la circulation sanguine ; il la rend intermittente. Le *pouls veineux* en est le premier signe, bientôt suivi de la dilatation des veines. Dans les très hautes pressions, le sang ne pénètre même plus dans l'œil que sous l'influence immédiate de la systole cardiaque et l'on observe, circonstance passagère, le *pouls artériel*.

Autre conséquence d'hypertension due au froissement des parois capillaires indûment comprimées, un mouvement réflexe spasmodique surprend la choroïde et la contracte. Le *spasme choroïdien* est douloureux comme une colique hépatique ; quelquefois il est accompagné comme elle de vomissements ; il caractérise ce que l'on appelle « l'accès de glaucome ».

De la *dilatation pupillaire* survient en même temps.

Enfin, dernière et plus importante conséquence, la vue s'éteint progressivement. Et cette extinction a pour trait caractéristique le rétrécissement du champ visuel non concentriquement au point fixé par le regard, mais concentriquement au lieu de pénétration oculaire du nerf optique en dedans et au-dessus de la macula. Cette circonstance, la diminution de vue avec rétrécissement débutant par le côté interne et supérieur du champ visuel, indique que l'effet des hautes pressions s'exerce suivant l'axe de l'œil, non suivant l'axe visuel.

Causes.   Diverses causes produisent l'obstruction des issues lymphatiques antérieures. Ce sont surtout l'occlusion de la pupille, l'atrophie et l'imperméabilité de l'iris.

De toutes ces causes la plus facile à reconnaître et à démontrer est l'*occlusion de la pupille*, une conséquence fréquente de l'iritis. L'occlusion pupillaire retient l'humeur derrière l'iris ; la chambre postérieure en est dilatée, projetée en avant avec effacement de l'antérieure. Il survient des accès de violentes douleurs. Toute perception lumineuse disparaît. L'œil, extrêmement tendu d'abord, finit à la fin (après des années) par se ramollir et s'atrophier.

Des phénomènes analogues, avec distension manifeste de l'œil tout entier, à commencer par la papille du nerf optique (excavation papillaire), sont la conséquence de la seule *imporosité de la membrane iris*, qui sert d'éponge à l'humeur aqueuse. Ils surviennent dans le cours des inflammations de l'iris et sont alors ordinairement passagers. Ils apparaissent quand l'iris s'atrophie (iris fenêtré de Mauthner). Ils sont enfin, accident dû à l'âge, ou à d'autres causes profondes, un signe d'iridosclérose. Des injections d'encre de Chine pratiquées dans l'humeur vitrée par Nuël et Benoist, n'ont pas même pénétré dans la chambre antérieure ; et cela démontre qu'alors toute circulation de lymphe est bien interrompue par la voie des issues antérieures.

L'expérience s'est attachée à reproduire artificiellement le glaucome d'obstruction. P. Erdmann y a réussi en introduisant dans la chambre antérieure le mélange finement granuleux d'oxyde et d'oxydule de fer qu'il obtient par l'électrolyse appliquée à l'humeur aqueuse avec des aiguilles en acier.

Il procède comme suit (1). A un lapin il vide les deux chambres antérieures à l'aide d'une seringue de Pravaz. L'humeur ainsi obtenue est recueillie dans un vase stérilisé et soumise à l'électrolyse pendant 2 à 4 minutes, l'intensité du courant étant de 30 à 50 M. A. Une masse vert-noir est précipitée au pôle positif. On la recueille dans une seringue pour en injecter 1 à 1 1/2 division dans la chambre antérieure après évacuation préalable de l'humeur aqueuse (animal immobilisé pendant plusieurs heures par l'hydrate de chloral). La tension augmente entre le deuxième et le cinquième jour et cet état persiste pendant une à deux semaines entraînant l'ectasie du segment antérieur de l'œil avec opacité de la cornée. La cornée redevient ensuite

---

(1) *Graefe's, Arch. f. Opht.*, juillet 1907 (vol. LXVI, fasc. 2).

transparente sauf près du limbe où s'est formée de l'adhérence avec la racine de l'iris. L'iris lui-même est couvert de
taches de rouille et devient atrophique. La pupille, dilatée, à
contour irrégulier, réagit faiblement. L'excavation naturelle de
la papille est plus profonde ; ses fibres à myéline s'atrophient et
peuvent à la fin disparaître.

Traitement.   On traite le glaucome d'obstruction en favorisant l'issue de
la lymphe hors de l'œil au moyen d'incisions pratiquées au
coin de la chambre antérieure. La sclérotomie, c'est le nom de
cette opération, vise à déverser d'une façon continue le trop
plein d'humeur aqueuse à travers une sorte de fistule ouverte
dans les mailles de la conjonctive (opération de Wecker).

. Une expérience déjà ancienne, a appris à joindre à la sclérotomie l'iridectomie comme fit, le premier, Graefe. Elle agit surtout, je pense, par l'ouverture d'une large baie dans les mailles
de l'iris où s'opère la constante absorption de l'humeur aqueuse.
L'iridectomie, résection d'un coin d'iris y compris le sphincter,
équivaut du reste à la suppression d'un champ tactile ; elle
retarde, je l'ai constaté, la réapparition de l'humeur aqueuse
après la ponction, et paraît en ralentir la production. Quoi qu'il
en soit de l'explication, les résultats de l'iridectomie, et c'est
l'essentiel, sont plus durables et plus sûrs que ceux de la
seule sclérotomie. J'estime une erreur la théorie qui attribue
son effet à la seule filtration à travers la plaie incomplètement
fermée de la sclérotique, et comme l'on dit « par l'encoignure
de la chambre antérieure » ; j'en eus la preuve récente par
une série d'essais pas toujours fructueux de drainage au moyen
de la seule ponction ignée appliquée à la dite encoignure.

Glaucome   3. On observe encore la dureté de l'œil dans des conditions
paralytique. où l'on n'est pas en droit d'admettre une primitive obstruction
des issues lymphatiques antérieures, mais bien seulement une
paralysie de la choroïde. Deux variétés cliniques de glaucome
s'y rattachent.

1° Le glaucome hémorragique ;

2° **Le glaucome simple.**

Certains glaucomes signalent leur venue par des hémorragies précoces précédant la dureté et les accès douloureux. Ces hémorragies , ensuite répétées, sont l'indice de moments pendant lesquels la pression intra-oculaire opposée naturellement à la rupture des vaisseaux, a cessé de compenser la poussée sanguine, ou, en d'autres termes, l'indice d'une paresse première de la contractilité oculaire : d'une paralysie de la choroïde capable assurément de favoriser l'exsudation séreuse aussi bien que de provoquer l'hémorragie.

Forme hémorragique.

Circonstance particulière, le glaucome hémorragique, bien que d'origine paralytique, n'est pas indemne de spasme choroïdien, et l'on doit en expliquer la venue par la conservation d'une certaine vitalité nerveuse et musculaire de la choroïde. On sait bien que des muscles faibles ne sont pas ceux que les crampes atteignent le moins ; le contraire est bien plutôt la vérité puisque les crampes sont, au moins dans les membres, un phénomène de fatigue.

D'autres glaucomes évoluent de façon lentement progressive, sans accès douloureux, sans même aucuns phénomènes d'iridopsie et sont nommés « simples » pour ce fait. Un trait les caractérise habituellement : le rétrécissement irrégulier du champ visuel, non concentrique autour du point d'émergence optique. Ce rétrécissement est indifféremment latéral, venant de dehors, d'en bas ou d'en haut aussi bien que du côté interne, il est quelquefois échancré. C'est l'indice de pressions irrégulièrement distribuées par les incontractions partielles du globe oculaire. J'en infère la paralysie limitée à un secteur, le reste de la choroïde continuant à fonctionner. Et c'est pourquoi je range le glaucome simple dans les formes paralytiques de cette affection.

Forme simple.

Hémorragique ou simple, le glaucome paralytique n'est pas guéri par la sclérotomie, avec ou sans iridectomie et ce n'est pas là sa moindre caractéristique ; elle exclut la possibilité de l'expliquer par l'obstruction lymphatique. On obtiendrait en revanche de bons effets d'une intervention plus récemment introduite dans la pratique oculistique : la résection du nerf

Traitement.

sympathique cervical préconisée par Jonnesco (1). L'explication rationnelle qui s'impose ici est à chercher dans l'abaissement de la pression sanguine consécutif à cette intervention. Il paraît en effet naturel que, si l'on ne peut relever opératoirement la tonicité du tenseur chargé de maintenir la pression oculaire au niveau de la pression sanguine, on puisse rétablir l'équilibre des pressions en abaissant cette dernière. On obtiendrait aussi de bons effets d'une iridectomie avec résection d'un coin de sclérotique (opération de la fistule persistante d'après Lagrange).

Les collyres d'ésérine et de pilocarpine sont de précieux auxiliaires. Leur action s'explique par une tonification de la choroïde. Leur emploi doit être journalier mais pas abusif, car on l'a vu, et j'en fus témoin, provoquer l'accès spasmodique.

Ophtalmo-malacie.

3. Le ramollissement de l'œil, ou ophtalmo-malacie, est l'aboutissant définitif des paralysies de la choroïde. Deux types se présentent :

1° le type primitif.
2° le type secondaire.

Forme primitive ou du décollement rétinien.

Comme pour le glaucome, ce n'est pas le degré de tension qui importe dans l'optalmo-malacie, mais son infériorité par rapport à la pression sanguine. L'hypotonie, c'est le mot consacré pour désigner l'état de moindre tension, est donc relative. On la contrôle par comparaison avec l'autre œil quand il est sain. Elle a pour cause l'insuffisance du réflexe hémo-choroïdien.

Un certain degré d'insuffisance réflexe choroïdienne peut subsister longtemps sans accident ; il peut y être suppléé par le jeu des muscles vaso-moteurs et par l'opposition réciproque de l'un et de l'autre réseaux intra-oculaires sanguins. La règle est qu'à la fin elle entraîne le *décollement de la rétine.*

Le décollement de la rétine est un soulèvement de la membrane par l'humeur aqueuse venue de son arrière chambre s'insinuer entre la couche des cônes et bâtonnets et celle des cellules

(1) Acad. de méd., 19 avril 1898.

pigmentées. L'origine en fut attribuée par Leber à la rétraction atrophique du corps vitré. J'en ai artificiellement effectué la production de la manière suivante : une forte injection de liquide est poussée brusquement au moyen d'une seringue de Pravaz dans la chambre postérieure, l'œil ayant été préalablement perforé à l'équateur pour donner issue à l'humeur vitrée (1). Ce décollement artificiel ne fut pas durable, tandis que le décollement que l'on observe en clinique (hormis certains faits d'ordre traumatique) est d'essence malin et définitif.

L'hypotonie confirmée par le décollement aboutit à l'effondrement final du globe oculaire et à la perte de toute vision. Des poussées intercurrentes de glaucome l'interrompent parfois, et c'est un indice que leur cause est commune.

Le décollement appartient en somme aux paralysies du muscle tenseur, dont les manifestations symptomatiques composent une trilogie, glaucome, décollement, effondrement.

Formes secondaires, et phtisie oculaire.

Ramené à l'état d'une masse impersonnelle, ayant perdu les régulations qui entretenaient, avec sa forme générale, l'intégrité circulatoire et nutritive de ses milieux, l'œil privé des contractions choroïdiennes s'affaisse sur lui-même, s'effondre, déformé par la pression des muscles loco-moteurs. Cet état, décrit sous le nom de *phtisie oculaire*, est un indice de complète paralysie choroïdienne.

Le glaucome et le décollement conduisent indifféremment à la phtisie.

Toutes les désorganisations profondes de l'œil, toutes ses dystrophies, tendent également par la destruction de la choroïde à la phtisie.

Il est de lentes dystrophies succédant aux choroïdites de faible et moyenne intensité, celles que l'on observe dans les inflammations chroniques. Le ramollissement y est le signe avantcoureur de la phtisie.

Une dystrophie rapide est le fait de tous les traumatismes infectieux qui atteignent directement ou par propagation interne

(1) Soc. de Biologie, 1889.

la choroïde. Le ramollissement y est d'un mauvais pronostic, parce qu'il marque la participation profonde de la choroïde, et signale le danger de transmission à l'œil congénère, ou danger de sympathie.

Collyres
hypertonisants
et
hypotonisants

4. Divers collyres ont la réputation d'exercer quelque pouvoir sur la pression intra-oculaire. Leur influence ne m'est pas apparue par la sclérométrie.

La manométrie donne pour l'atropine des résultats contradictoires, tantôt d'élévation et tantôt d'abaissement, s'élevant à quelques millimètres ; et pour l'ésérine, la pilocarpine, un effet à peu près constant d'abaissement, *mais après une élévation minime et passagère*. A-t-on instillé de l'atropine dans un œil et de l'ésérine dans l'autre, la pression du premier paraît constamment supérieure à celle du second.

Le mode d'action de ces substances est encore un objet de discussion. J'ai déjà dit, à propos du traitement du glaucome paralytique que l'ésérine et la pilocarpine doivent leur action bienfaisante au pouvoir tonifiant musculaire, qui leur est reconnu. La même observation doit être faite à propos du décollement rétinien, également justiciable de l'ésérine et de la pilocarpine.

Avec raison l'on fait entrer en ligne de compte pour expliquer l'action des collyres sur la tension, leur pouvoir de dilater ou rétrécir la pupille, rappelant que l'effet en doit être de diminuer ou d'augmenter les surfaces d'absorption de l'humeur aqueuse par l'iris. C'est ainsi que le rétrécissement pupillaire de l'ésérine et de la pilocarpine, en favorisant l'absorption, ajoute cet effet hypotonisant à l'action tonifiante musculaire ; et que l'atropine agit en sens contraire. Le séjour prolongé dans l'obscurité agit comme l'atropine, et c'est avec raison qu'on recommande au glaucomateux l'usage nocturne des lampes veilleuses (1).

Ces collyres doivent être employés au titre faible de 1 à 5

_____

(1) Un conseil que j'emprunte, par un de ses malades, au bon confrère le Dr Marc Dufour ; il l'aurait inventé, pour avoir vu les accès de glaucome survenir très habituellement dans la nuit avancée.

pour 1.000, en installations très espacées, au risque, je le répète, de provoquer un accès de glaucome, et les quatre paupières longuement closes après chaque application, pour éviter que leur battement ne les entraîne dans le conduit lacrymal.

La cocaïne et aussi la surrénine employées en collyre ont toutes deux un effet légèrement hypotonisant parallèle à leur action notoire de contracter les petits vaisseaux. Leur rôle, celui de la surrénine surtout, est inverse quand on l'emploie en injection dans le sang ; car il est d'élever la pression de l'œil parallèlement à la pression sanguine très fortement accrue par l'universelle contraction vasculaire. Leur emploi thérapeutique est douteux au point de vue tension et doit être rejeté.

D'essais récents par Rubert (Westnik opht. cité in Arch. d'opht. Août 1908, mesures à l'aide du tonomètre de Maklakoff), il résulte : que la surrénine en solution au millième instillée dans le sac de la conjonctive détermine d'abord un abaissement du tonus suivi d'élévation passagère et d'un abaissement définitif ; que l'effet en dure quelques heures ; qu'il est plus accentué et plus durable sur les yeux glaucomateux que sur les yeux normaux.

Le pouvoir de la surrénine en injection veineuse est, d'après les expériences manométriques de Wessely déjà mentionnées p. 419 et p. 447, variable : tantôt d'élévation, tantôt d'élévation suivie d'abaissement et tantôt enfin d'abaissement immédiat. Comme la tension sanguine artérielle en est toujours augmentée, et que la pression intra-oculaire, en tant que réflexe choroïdien devrait suivre ce mouvement, on attribue le phénomène de l'abaissement à certaine vacuité de l'œil privé de sang par vaso-constriction. L'extrême vasoconstriction est le fait premier et fondamental de cette intoxication.

*
* *

Avec la circulation ont été épuisés les actes de la motilité nutritive ; il reste, dernière étape du cycle projeté, à étudier les actes de la motilité sensorielle :

Les mouvements pupillaires ;
Les mouvements cilio-cristalliniens ;
Les mouvements de locomotion du globe oculaire ;
Les mouvements des paupières ;
Les mouvements des larmes,

CHAPITRE XXXVII

Mouvements pupillaires

SOMMAIRE

1. Pupillométrie. — Mesure objective, procédé usuel, artifice pour la mesure simultanée des deux pupilles, pupillomètre de Landolt. Auto observation, procédé du trou sténopéique, pupillomètre à deux trous.

2. Mouvements. — Tonoréflexe pupillaire, sa fonction lymphagogue. Photoréflexe Mimique de la pupille. Synergie palpébrale. Synergie de l'accommodation et de la convergence. Pulsatilité.

3. Mécanisme. — Muscle sphincter. Muscles dilatateurs, membrane myoépithéliale ou de Henle, qualité musculeuse du stroma irien. Rôle de la réplétion sanguine. Vaine théorie de l'élasticité dilatatrice.

4. Innervation. — Ganglion irien organe du tonoréflexe en ses deux directions et organe du photoréflexe en sa fonction d'ouverture. Ganglion orbitaire centre d'irido-dilatation. Innervation cérébrospinale : voies centripètes, n. trijumeau, n. optique ; voies centrifuges; n. sympathique, n. oculomoteur commun.

5. Phylogénie. — Variétés morphologiques. Photo-irritabilité musculaire de l'iris et sa répartition dans les vertébrés.

6. Pathologie. — Suppression du tonoréflexe. Suppression du photoréflexe. Suppression des synergies. Poisons pupillaires : paralysants et excitants de la fonction de fermeture, atropine et ésérine ; paralysants et excitants de la fonction d'ouverture, nicotine et adrénaline ; anesthésiant tactile, la cocaïne.

1. Les mouvements propres de la pupille sont d'ouverture et *Pupillométrie* de fermeture (rétrécissement et dilatation). Ils sont estimés d'après les dimensions changeantes du diamètre pupillaire.

Communément ces dimensions sont estimées au jugé par les termes vulgaires « pupille rétrécie » ou *myosis* de μύειν = fermer, « pupille moyenne » et « pupille dilatée » ou *mydriasis*. Il peut être parfois utile d'en préciser la mesure, c'est l'objet de la pupillométrie, que l'observateur est appelé à appliquer tantôt sur autrui et tantôt sur lui-même.

Mesure objective.   Le procédé usuel de pupillométrie objective consiste à mesurer le diamètre des pupilles par simple visée au moyen de la règle millimétrique tenue aussi près que possible de la cornée. Ce moyen primitif permet, avec une grande rapidité d'exécution, une mesure presque simultanée des deux côtés, circonstance favorable, parce qu'il importe ordinairement plus de comparer la grandeur relative des pupilles surprises dans un même degré d'éclairement, que d'en déterminer la mesure effective. A ce dernier point de vue l'artifice indiqué par Obernier ne manque pas d'un certain intérêt. Il consiste en deux miroirs plans rapprochés en forme de toit et inclinés l'un sur l'autre de 150 à 160 degrés. L'examinateur est placé derrière le sujet examiné, et tient l'appareil devant la figure de ce dernier, de façon que chacun des miroirs réfléchisse la moitié de l'œil qui lui correspond. Les demi-images des deux pupilles doivent alors se toucher dans la ligne de séparation des deux miroirs. De cette façon l'examinateur peut comparer ensemble les diamètres verticaux des deux pupilles, pourvu qu'il ait donné à l'instrument une inclinaison telle qu'il puisse voir les deux images réfléchies.

Des instruments spéciaux plus précis ont été proposés en grand nombre : les pupillomètres. Ceux-là seuls de ces instruments me paraissent présenter une valeur pratique, qui permettent une mesure objective rapide, tel le pupillomètre de Landolt (1). Basé sur l'un des principes de l'ophtalmomètre, celui du dédoublement de l'image, cet instrument est composé d'un double prisme (prisme coupé perpendiculairement à l'arête, et dont les deux moitiés sont collées en sens inverse) monté perpendiculairement sur une tige et glissant sur sa longueur. Regardant la pupille à travers la ligne de contact des deux prismes, l'observateur en voit deux images plus ou moins con-

(1) *Traité complet d'ophtalmol*, 1, p. 951.

fondues ou éloignées suivant que le prisme est plus ou moins
éloigné de l'œil. On cherche le moment où les deux images
affleurent, et on note la distance de l'œil au prisme, pour en
déduire par le calcul le diamètre cherché ; ce calcul est effectué
en dixièmes de millimètre sur la tige même de l'instrument. La
solution serait parfaite si, réalisant par quelque artifice, la
superposition des deux moitiés opposées des deux pupilles
comme l'a fait Obernier, il en permettait la mesure simultanée.

Les résultats de la pupillométrie objective donnent pour
variations au diamètre apparent de la pupille les extrèmes
1 et 12 millimètres, et pour moyennes les chiffres 3 à 5 millimètres. On sait ces chiffres un peu supérieurs à la réalité par le
fait du grossissement lenticulaire derrière le ménisque cornéen.

Pour observer sur soi-même les variations de la pupille, on
peut recourir à l'auto-observation d'après Fick. (1)   *Auto-observation.*

On sait que, si l'on place tout près devant l'œil un foyer lumineux extrêmement petit, pour lequel l'œil n'est pas adapté,
celui-ci forme sur la rétine un cercle de diffusion, qui est limité
par l'ombre projetée de l'iris, c'est-à-dire par l'image entoptique
du bord pupillaire. Ainsi, en regardant au loin le ciel à travers
une carte de visite percée d'un trou d'épingle, on voit un cercle
lumineux dont les dimensions varient avec l'ouverture de la
pupille, et cela permet d'en suivre les mouvements. L'image en
est agrandie si l'écran est approché de l'œil plus près que le
foyer antérieur ; elle en est diminuée s'il en est au contraire
éloigné ; elle égale enfin la grandeur de la pupille s'il occupe le
foyer, l'œil étant supposé emmétrope.

Une carte percée de deux trous contigus fait voir deux cercles
de diffusion. Ces cercles sont tangents lorsque l'écartement
des trous égale le diamètre pupillaire. Ainsi le veut la théorie
pour l'écran placé au foyer antérieur et un œil emmétrope. On
a, d'après ce principe, construit aussi des pupillomètres. Celui
de Javal, le plus simple est constitué par une suite de trous

(1) *Graefe's Archiv. f. opht.*, 1856, t. II, 2.

percés deux à deux dans une plaque métallique mince, et dont l'écartement progresse de deux à quatre millimètres.

Mouvements.

2. Les mouvements de la pupille, bien que limités aux deux directions d'ouverture et de fermeture, n'en présentent pas moins des applications nombreuses et diverses, qui en font autant de variétés fonctionnelles importantes à distinguer. Ce sont :

1° La variété tono-réflexe ;

2° La variété lumineuse réflexe ;

3° La variété lumineuse mimique ;

4° La variété synergique palpébrale ;

5° La variété synergique de l'accommodation et de la convergence ;

6° La variété pulsatile.

Tonoréflexe.

Un mouvement de fermeture succède à la détente de l'œil, à l'évacuation de l'humeur aqueuse, comme de l'humeur vitrée. La syncope cardiaque, la simple inspiration pulmonaire et toutes les causes de détente artérielle agissent de même.

Un mouvement d'ouverture succède au contraire à la compression de l'œil sous le doigt et à tous les accroissements de pression intra-oculaire. L'asphyxie, l'excitation des nerfs sensibles, la douleur, la simple expiration pulmonaire, toutes causes d'hypertension artérielle produisent le même effet.

Tel le tono-réflexe pupillaire ; il est lié à tous les mouvements de tension dans l'œil et secondairement aux mouvements de pression artérielle qui les provoquent. Son point de départ est d'ordre tactile.

On doit attribuer à ces mouvements le rôle de favoriser la circulation lymphatique. Les mouvements de l'iris, en ébranlant l'humeur aqueuse, combattent les dépôts sur la surface profonde de la cornée et sur le cristallin, empêchent que l'iris n'y adhère ; en l'étalant plus ou moins, ils ouvrent et ferment ses stomates, compriment et relâchent ses mailles, favorisent d'autant la progression de la lymphe dans son intérieur et son expulsion hors de l'œil ; ils sont mouvements viscéraux lymphagogues.

Aux fonctions sensorielles appartiennent les mouvements pupillaires modérateurs de quantité lumineuse, ceux de la pupille rétrécie par la lumière et dilatée dans l'ombre, réflexes de l'éclairement et de l'obscuration. *Photoréflexe.*

On observe un intervalle moyen d'une demi-seconde entre le moment de l'éclairement et celui de la constriction commençante ($0''49$) ; le maximum est atteint au bout de $0''58$. Plus lent est l'effet de l'obscuration.

L'obscuration et l'éclairement exercent leur effet à la fois sur les deux pupilles alors même qu'on n'éclaire qu'un œil, et l'on parle à ce propos de consensualité pupillaire ; un inégal éclairement amène toutefois une différence de degré entre les deux ouvertures, celle de l'œil éclairé devenant plus étroite.

Etroitement apparentées au réflexe lumineux, des oscillations d'ouverture et de fermeture pour la première fois signalées par O. Haab, succèdent à l'évocation mentale de lumière et d'obscurité. Elles sont une sorte de geste involontaire, (le mot ne saurait être ici déplacé) exprimant les deux idées contraires non un réflexe comme on le dit à tort habituellement ; elles sont, en d'autres termes, un résultat d'activité cérébrale psychomotrice. *Mimique de la pupille.*

Le phénomène persiste parfois longtemps après la cécité survenue, alors que les pupilles sont indifférentes à l'action directe de la lumière.

Également apparenté au réflexe lumineux, ainsi que l'a déjà dit Graefe en le signalant, un mouvement de fermeture pupillaire accompagne la fermeture palpébrale, qui survient elle-même spontanément et à titre de réflexe protecteur contre les trop vives lumières. Cela n'est pas un réflexe non plus, comme d'aucuns l'ont voulu, mais bien cette fois une synergie. *Synergie palpébrale.*

Pour l'observer, user d'un faible éclairage et tenir les paupières écartées des deux mains ou par le blépharostat, tandis que le sujet fait effort pour les fermer.

Synergies encore les mouvements pupillaires qui accompagnent l'accommodation et la convergence.

L'approchement du regard entraîne la pupille en constriction et son éloignement en dilatation. Il en résulte, par l'effacement des cercles de diffusion, une facilité apportée à l'accommodation cristallinienne pour la mise au point des objets approchés, une sorte d'accommodation supplémentaire, irienne. Cela donne à la pupille une fonction d'ordre sensoriel dioptrique.

Les deux facteurs accommodation et convergence, qui entrent tous deux en jeu dans le rapprochement et l'éloignement du regard contribuent chacun pour une part à l'entraînement de la pupille. La part distincte de l'accommodation a sa preuve dans le fait que ce mouvement appartient même au borgne dépourvu de toute possibilité de convergence. La part distincte de la convergence et de la divergence est démontrée par le fait qu'il accompagne ces sortes de mouvements provoqués par des prismes, la vue restant fixée au loin hors de toute possibilité d'accommoder.

Ici encore on ne saurait davantage parler de fonction réflexe, et seul le mot d'association synergique est à sa place.

Il existe enfin des mouvements purement passifs de la pupille. Ce sont des oscillations rythmiques, véritables pulsations qui accompagnent la diastole et la systole artérielle. Ces mouvements sont de minime étendue; on a peine à les distinguer par l'examen objectif. L'étude autoscopique par le procédé du trou sténopéique permet de les observer très agrandis en projection sur le ciel : mouvement de fermeture coïncidant avec le pouls temporal et mouvement d'ouverture tôt après.

3. — Deux muscles président aux mouvements de la pupille, le sphincter et le dilatateur. Seules les oscillations pulsatiles échappent à ce mécanisme.

Le sphincter de la pupille est fait de fibres musculaires lisses disposées en cercle autour de l'orifice, et représentant un anneau aplati de 1 à 1,3 mm. de largeur. Son épaisseur mesure 0,1 mm. au niveau de la pupille, 0,25 mm. au bord opposé. Rapproché de la face postérieure de l'iris plus que de la face antérieure, il n'est séparé de l'épithélium qui la recouvre que par une partie des fibres radiées très délicates attribuées au muscle dilatateur et par un mince lacis de tissu conjonctif.

Le mode d'action du sphincter est celui de tous les muscles, le raccourcissement par la contraction. Ce raccourcissement peut être démontré en droite ligne si l'on excise le muscle, et que, l'ayant sectionné en un point, on l'étale pour le soumettre à l'excitation faradique (Samkowy et Grünhagen).

Le muscle dilatateur de la pupille est facile à reconnaître dans l'œil de beaucoup de mammifères à la disposition radiée de ses fibres nées de l'épaisseur du sphincter, étalées ensuite sous l'épithélium de la face profonde de l'iris et enfin dissociées près du bord ciliaire en faisceaux ansiformes enchevêtrés les uns dans les autres. *Muscles dilatateurs.*

Son existence un moment contestée dans l'iris de l'homme y est aujourd'hui généralement accréditée. Henle, le premier, a attribué la qualité musculeuse à la délicate membrane qu'il décrit à sa face profonde immédiatement en avant de l'épithélium. Cette membrane se colore par les réactifs comme les muscles lisses ; elle est vaguement striée dans le sens radiaire, et porte à sa face interne des noyaux allongés en forme de bâtonnets de même direction.

Vialleton (1) donne une origine épithéliale à la membrane de Henle. Elle représente pour lui une émanation du feuillet externe embryonnaire de la rétine, celui d'où procèdent l'épithélium pigmenté rétinien et la membrane limitante de Bruch. L'étude du développement embryogénique a paru confirmer cette manière de voir ; elle a permis à Nussbaum de reconnaître que non seulement la membrane de Henle, mais le muscle sphincter lui-même seraient de provenance épithéliale.

Bien faible est le pouvoir du muscle dilatateur ainsi borné à la

(1) *Archives d'anat. microsc.*, nov. 1897

membrane de Henle, dont l'épaisseur oscillerait entre 2 et 5 millièmes de mm. C'est donc avec une réelle satisfaction, et parce qu'elle semble répondre à un besoin de la physiologie, que doit être accueillie l'idée de K. Münch (1) tendant à attribuer la faculté contractile aux cellules du stroma irien, et à leur prêter un pouvoir dilatateur. Cet auteur qui, précédemment, s'était attaché à démontrer la nature musculeuse des cellules du stroma choroïdien a consacré son étude à une démonstration analogue pour l'iris.

Les preuves alléguées spécialement pour l'iris sont multiples et de divers ordres. Particulièrement intéressante est celle tirée de l'éversion du bord pupillaire dans le mouvement d'ouverture; ce phénomène peut être constaté à la loupe binoculaire. Important aussi est le fait de l'enroulement du fragment d'iris réséqué par l'iridectomie, il a lieu la face en dehors. Comme dans la choroïde, il s'agit d'un réseau contractile ainsi qu'il en existe ailleurs dans l'organisme humain et sur les animaux inférieurs : une direction radiée des cellules se distingue seulement près du sphincter. Je pense bien que la preuve dernière ne fera pas défaut, celle de la contractilité directement observée dans le champ du microscope.

Rôle de la réplétion sanguine.

Dépendance immédiate du degré de réplétion des vaisseaux sanguins de l'iris, l'infime oscillation rythmique pulsatile obéit au même mécanisme que les mouvements pupillaires produits sur le cadavre par l'injection de liquide dans les artères. Ceux qui ont pratiqué ces opérations ont appris à reconnaître dans le phénomène constant du rétrécissement pupillaire un signe indiquant la pénétration de l'œil par le liquide de l'injection; ils savent aussi que de la dilatation pupillaire peut suivre, produite par l'évacuation spontanée du liquide de l'injection ou par évacuation provoquée au moyen d'une pression sur le globe oculaire.

L'explication en est simple. Corps spongieux, l'iris gonflé rétrécit l'ouverture de son orifice; dégonflé, il l'élargit. Tels les tubes pneumatiques en caoutchouc des modernes cycles, qui

(1) *Graefe's Archiv.* LXIV, fasc. 2. (Clin. opht., janv. 1907).

enserrent plus étroitement la roue quand on les gonfle et en sont écartés par le dégonflement.

Il fut un temps où, généralisant ce mécanisme on était tenté d'y trouver une explication générale des mouvements de la pupille. Mais l'inanité d'une pareille thèse fut tôt démontrée par les expériences d'innervation qui ont établi l'indépendance des fonctions vasomotrice et pupillaire confiées à des filets nerveux distincts dès leur sortie de la moëlle, et évoluant séparément, puisque la dilatation de la pupille précède le resserrement des vaisseaux carotidiens à la suite des excitations du nerf sympathique au cou (F. Frank).

Certains auteurs, et parmi eux surtout Grünhagen, contestant l'existence d'un muscle dilatateur dans l'iris de l'homme, ont invoqué pour y suppléer l'élasticité de l'iris, qui, disent-ils, entrerait en scène toutes les fois que le sphincter est au repos. Mais cette élasticité est à démontrer, et la théorie en est du reste insoutenable, car il n'est pas d'élasticité organique capable de résister à une action contraire exercée toujours dans le même sens. Ou allègue qu'elle existerait bien pour les vaisseaux sanguins et présiderait à leur dilatation ; mais il m'est avis qu'on se trompe et sur le mécanisme de la dilatation vasculaire et sur la possibilité d'une comparaison avec la dilatation de la pupille. Rétrécis par la contraction de leurs parois, les vaisseaux sanguins sont dilatés par la pression contraire du sang ; et cette pression dépend des contractions du cœur. Ce n'est pas en d'autres termes l'élasticité des conduits, mais bien le muscle cardiaque qui est l'antagoniste des contractions vasculaires.

Vaine théorie de l'élasticité dilatatrice.

4. Trois appareils superposés servent à l'innervation pupillaire : l'irien, l'orbitaire et le cérébro-spinal.

Innervation.

Anatomiquement il faut compter tout d'abord au nombre des éléments nerveux cellulaires de l'iris, l'appareil annexe de la membrane dilatatrice de Henle, s'il est vrai, comme nous l'avons exposé d'après Vialleton, que la dite membrane soit une éma-

Ganglion irien.

33

nation fibrillaire de l'épithéliun irien postérieur, formant avec
lui un tout à la fois épithélial, nerveux et musculaire assimilable
aux cellules neuro-musculaires de l'hydre d'eau douce.

Rien d'analogue n'existe pour le sphincter, dont les éléments
sont au contraire très différenciés. Il paraît probable que le
réseau abondant de minces filets nerveux qui court à la surface
et entre en relation avec lui provient, pour une partie tout au
moins, des cellules nerveuses propres de l'iris.

Des cellules nerveuses sont en effet annexées en grand nombre
à toutes les ramifications des nerfs ciliaires tant de l'iris que de
la choroïde, où H. Müller les décrivit dès 1859. Celles de l'iris
ont été récemment étudiées par Münch (1) au moyen d'imprégnations par l'acide phosphomolybdique et par lui décrites
comme étant des cellules polyédriques au protoplasma rare,
non pigmenté. Elles occupent les nœuds d'un réseau de fibres
nerveuses amyéliniques, et sont en connexion intime avec les
cellules du stroma par des formations qui de loin rappellent les
plaques motrices, ou par contact immédiat de leurs deux surfaces,
et en relation d'autre part avec les cordons nerveux. On ne
distingue pas entre leurs prolongements de différences permettant
d'y reconnaître un cylindraxe.

Il existe donc de par la seule anatomie un ganglion propre de
l'iris situé dans son épaisseur même.

Le fonctionnement du ganglion irien en tant qu'organe
nerveux autonome apparaît avec netteté en diverses expériences.

Opère-t-on sur un œil fraîchement enlevé à l'animal vivant,
mammifère ou autre, la pupille se ferme toutes les fois que la
pression en est diminuée par la ponction ou l'aspiration ; elle
s'ouvre au contraire toutes les fois que la pression en est
augmentée par injection liquide ou par simple compression
digitale. C'est donc qu'il existe à l'intérieur de l'œil un circuit
nerveux complet du tono-réflexe en ses deux directions. Ce
réflexe a pour point de départ les pressions tactiles de la paroi
oculaire et non, comme on l'aurait pu supposer en raison des

(1) *Zeitschr. f. Augenheilk*, XIV, p. 130.

effets identiques de la pression artérielle, les seules pressions exercées sur les parois vasculaires.

Opère-t-on sur l'œil fraîchement énucléé de certains Poissons et Batraciens dont il sera fait mention plus loin à propos de motilité comparée, la pupille se ferme dans la lumière et s'ouvre dans l'obscurité. Ce phénomène est attribué à l'irritabilité lumineuse directe de la fibre musculaire (voir art. Phylogénie). J'avoue que, pour certaines espèces, la rapidité du phénomène et son intensité simulent fort un réflexe, d'autant plus qu'il suffit de porter la lumière sur un point de la membrane pour entraîner une contraction générale. Quoi qu'il en soit de ce cas particulier, et, comme rien de semblable n'est observé sur l'homme, il demeure évident que, d'une manière générale, le ganglion irien ne participe pas au photoréflexe de fermeture. Mais il en est autrement pour le réflexe d'ouverture.

Ce réflexe peut-il jamais être lumineux, c'est-à-dire avoir pour point de départ immédiat la suppression de l'action lumineuse? Je ne le pense pas et crois au contraire qu'il faut en chercher l'origine dans la détente mécanique imposée au muscle antagoniste, et lui attribuer par conséquent une origine tactile. Homologue du réflexe de l'accommodation rémotale il paraît être intermusculaire et devoir être rattaché à la catégorie des réflexes tendineux équilibrateurs de mouvement. Pour en démontrer le siège au-dedans de l'œil, il faudrait, conservant intact l'entier appareil nerveux de fermeture, optique et oculomoteur, sectionner les nerfs iridodilatateurs médullaires que nous apprendrons plus loin à connaître, et extirper le ganglion orbitaire.

Le minuscule ganglion situé dans l'orbite au côté externe du nerf optique est le lieu d'émergence des nerfs ciliaires courts qui, avec les nerfs ciliaires longs, fournissent des filets à l'innervation de l'uvée jusques et y compris l'iris. Des fibres nerveuses à myéline, des fibres de Remak et des cellules nerveuses de deux grandeurs sont contenues dans son épaisseur. Il est en communication en arrière par trois racines avec le nerf trijumeau, l'oculomoteur commun et le sympathique. Pour le découvrir, enlever l'arcade zygomatique, extirper en son entier

Ganglion orbitaire.

le muscle temporal de façon à mettre à nu l'aponévrose orbitaire, inciser celle-ci le long du bord inférieur du droit externe, dont on sectionne l'insertion sur l'œil, et rabattre ce volet vers le haut. Chercher alors le filet nerveux du petit oblique et se laisser conduire par lui jusqu'à la racine très courte du ganglion.

Voici les expériences qui le concernent.

La section des nerfs iridodilatateurs à leur sortie de la moëlle (voir ci-après) n'empêche pas la pupille de s'ouvrir dans l'obscurité après son rétrécissement par la lumière.

L'excision du ganglion orbitaire rétrécit la pupille (Anderson) (1).

Toutes connexions du ganglion ayant été supprimées en arrière, si l'on excite le bout central de certains nerfs ciliaires préalablement sectionnés, il en résulte, d'après Fr. Frank (2) de la dilatation pupillaire, et pas de constriction. C'est la preuve que les nerfs ciliaires formeraient avec le ganglion ophtalmique orbitaire un appareil nerveux complet d'irido-dilatation, et d'irido-dilatation seulement.

Nerfs cérébrospinaux et leurs centres : Quatre nerfs cérébro-spinaux participent à la motilité pupillaire : deux nerfs sensitifs, le trijumeau et l'optique, et deux nerfs moteurs, le sympathique et l'oculomoteur commun.

n. trijumeau. La section du nerf trijumeau dans le crâne au-dessus du ganglion de Gasser produit, Magendie l'avait déjà constaté, du rétrécissement pupillaire : rétrécissement non brusque comme lorsqu'on excite l'oculomoteur, mais développé après quelques instants et diminuant ensuite pour disparaître presque entièrement après quelques jours, et qui persiste encore après que l'oculomoteur a été sectionné ; rétrécissement encore apparent après celui que produit la section du sympathique et renchérissant sur lui ; phénomène enfin d'autant plus frappant que l'œil étant dur en même temps (p. 425 et p. 484) on serait en droit d'attendre le contraire.

(1) *Journal of physiology*, XXIX, 3.
(2) Soc. de Biologie, nov. 1903.

La section pratiquée au-dessous du ganglion de Gasser produit un rétrécissement encore plus prononcé, fait que l'on explique par la section simultanée de fibres motrices venues du sympathique à travers le plexus caverneux.

L'excitation du nerf trijumeau au-dessus du ganglion de Gasser, portant sur le bout périphérique du tronc coupé est sans effet sur la pupille. Portant sur le bout central, elle dilate les deux pupilles ; cet effet est commun à l'excitation de tous les nerfs sensibles en raison de l'accroissement de la pression sanguine et de l'accroissement parallèle de la pression intra-oculaire il est considérable.

Portant sur le bout central de certains nerfs ciliaires sectionnés, l'excitation a produit entre les mains de Fr. Frank la constriction de la pupille des deux côtés, le trajet suivi impliquant l'intégrité du nerf trijumeau et du nerf oculomoteur.

L'effet pupillaire des opérations sur le trijumeau survit à l'ablation du cerveau jusques et y compris les corps quadrijumeaux. On en a fixé le champ central dans les noyaux latéraux du bulbe et postérieurs de la moëlle en raison des phénomènes de constriction et de dilatation pupillaires produits par l'excitation galvanique en ces régions.

Ces dernières expériences illustrent le rôle pupillaire du nerf trijumeau : *voie centripète d'exclusive innervation tactile.* Elles situent le lieu de son intellection.

La section du nerf optique a pour effet de mettre la pupille en état de dilatation moyenne, la motilité de l'iris demeurant entière. Son effet porte sur les deux pupilles, mais avec plus d'intensité sur le côté de l'expérience. *n. optique.*

L'excitation du bout périphérique du nerf optique préalablement sectionné est sans action pupillaire.

L'excitation du bout central du nerf optique contracte les deux pupilles.

Ces effets sont poursuivis dans les corps quadrijumeaux antérieurs, dans les ganglions infra-cérébraux optiques, Corps grenouillé externe et Pulvinar, et jusque dans l'écorce du lobe occipital.

L'excision des corps quadrijumeaux antérieurs annule à elle seule tout effet pupillaire des interventions sur le nerf optique et sur les lobes cérébraux, comme jadis l'établit Flourens ; et l'effet est le même quand, sur des singes, on a seulement extirpé le ganglion situé dans leur épaisseur. On doit en conclure, je pense, qu'il faut attribuer aux dits ganglions le rôle d'un carrefour où aboutissent, à fin d'intellection, et des fibres directement émanées de la rétine (probablement les cylindraxes des grandes cellules) et les fibres en retour venues des régions cérébrales supérieures.

Il y a atténuaton du réflexe pour la moitié insensible du champ visuel dans l'hémianopie, qu'elle succède à la destruction d'un lobe occipital ou soit causée par la section d'une bandelette optique.

Ces expériences font du nerf optique tout entier la voie centripète du réflexe lumineux ; nulles fibres ou groupes de fibres ne lui sont spécialement affectées, toutes au contraire ont indifféremment le même pouvoir sur la pupille.

n. sympathique.   La section du nerf sympathique cervical provoque du rétrécissement de la pupille. Ainsi le vit déjà Pourfour du Petit (1). Ce rétrécissement n'empêche pas la pupille d'être contractée davantage par l'excitation de l'oculomoteur.

L'excitation du sympathique au cou produit au contraire la dilatation pupillaire, comme le virent les premiers E. Biffi (2) et Cl. Bernard, faisant ainsi du sympathique cervical un agent avéré de dilatation pupillaire. L'effet est le même, avec seulement plus d'intensité, quand la section ou l'excitation ont porté sur le nerf après sa sortie des ganglions semés sur son parcours ; les ganglions cervicaux du sympathique, apparaissent en conséquence comme autant de foyers de renforcement de l'action dilatatrice.

Le même effet est produit par les expériences qui portent sur le premier ou quelquefois les deux premiers rameaux commu-

(1) Acad. des sc. 1727.
(2) Thèse de Paris, 1855.

niquants entre le nerf sympathique et la moëlle épinière ; avec
cette différence que l'action vasomotrice, plus haut associée à
l'action pupillaire, fait ici totalement défaut. Il persiste lorsque
l'intervention de l'expérimentateur intéresse les origines médullaires des nerfs communiquants : c'est en ce point, dans les
grandes cellules des cornes antérieures du bas de la moëlle cervicale, qu'est le noyau originel du nerf dilatateur pupillaire, le
centre cilio-spinal de Budge (3) (centre oculo-pupillaire des
auteurs français).

Ce centre, ainsi que les fibres pupillaires issues des ganglions
cervicaux, n'ont probablement pas d'action directe sur les fibres
musculaires dilatatrices de l'iris, mais seulement par l'intermédiaire du ganglion orbitaire et du ganglion irien sur lesquels il
s'insère et dont il est excitateur.

Les fibres pupillaires du sympathique suivent, pour arriver à
l'œil une voie très indirecte. Elles entrent dans le crâne pour se
joindre au plexus caverneux d'où elles s'anastomosent au tronc
du nerf trijumeau au-dessous du ganglion de Gasser, et en
émergent finalement avec les nerfs ciliaires.

On a prétendu que des fibres pupillo-dilatatrices émanées du
bulbe ou de la moëlle supérieure, plus haut que le centre pupillaire du sympathique, accompagneraient le nerf trijumeau dès
son origine, et cela pour expliquer que des dilatations pupillaires
aient pu se produire par le passage de la lumière dans l'obscurité après la section des racines spinales du sympathique. Je
pense qu'une pareille prétention doit être accueillie avec toute
réserve, le fait étant naturellement expliqué, nous l'avons dit,
par le réflexe d'antagonisme intermusculaire.

La section du nerf oculomoteur commun (IIIe paire cranienne)
dans le crâne entraîne la dilatation de la pupille. Le degré de
cette dilatation n'est pas maximum, il laisse place à une augmentation d'effet par l'excitation du nerf sympathique et par
l'atropine.

n. oculomoteur commun.

L'excitation du nerf oculomoteur produit au contraire la

(3) *Bewegungen der iris* ; Braunschweig 1846.

fermeture de la pupille, ainsi que le virent les premiers H. Mayo et Magendie (1). C'est donc que le nerf oculomoteur est constricteur de la pupille. L'histologie ne dit pas si ce nerf se termine directement sur les fibres du muscle sphincter, ou bien les actionne indirectement par l'entremise du ganglion irien. Mais l'action de l'atropine que nous étudierons plus loin apporte une preuve en faveur de cette dernière alternative.

Les origines du nerf constricteur pupillaire ont été fixées par Hensen et Voelkers dans un petit noyau situé tout au haut des racines de l'oculomoteur dans le plancher de l'aqueduc, à toucher celui de l'accommodation.

Pour expliquer les mouvements pupillaires synergiques de l'accommodation, de la convergence et de l'occlusion palpébrale on doit admettre des relations centrales anatomiquement établies entre les noyaux d'origine des nerfs propres à ces diverses fonctions. Une seule expérience existe à ma connaissance concernant ce sujet. C'est celle d'Adamük montrant les mouvements associés de convergence et de contraction pupillaire produits par une excitation localisée à l'avant des tubercules quadrijumeaux antérieurs.

Phylogénie.

5. Des différences doivent être signalées dans la motilité de l'iris entre les animaux qui en sont pourvus, Mollusques céphalopodes et Vertébrés.

Variétés morphologiques.

L'iris des Céphalopodes est un repli cutané (paupière circulaire) dans la famille des Rigopsidés. Il est derrière la cornée dans celle des Myopsidés et figure alors un épais diaphragme contractile.

L'iris est très peu développé dans l'œil de la plupart des Poissons, il y est communément dépourvu d'appareil musculaire. C'est la première étape dans le développement du diaphragme, celui d'un simple bourrelet immobile.

(1) *Journal de physiol. expér.*, 1823 et 1824.
(2) *Graefe's Archiv.*, 1875.

L'opercule pupillaire des raies représente une première manière de pupille mobile, comme un essai promptement abandonné par la nature. Il consiste en un volet membraneux attaché au bord supérieur de l'orifice irien, abaissé dans la lumière, relevé dans l'obscurité. Ses bords sont digités, aux dentelures quelque peu écartées, de façon qu'une petite partie de pupille demeure toujours découverte. Des faisceaux de fibres musculaires verticales atteignant l'extrémité des dentelures assurent le redressement de l'opercule (Leuckart); la pesanteur ensuite peut le rabattre, ou bien des fibres musculaires disposées sur la paroi postérieure. Un ressouvenir de cette disposition est certainement le fait précédemment indiqué de l'éversion du bord pupillaire qui accompagne le mouvement d'ouverture dans l'œil des mammifères.

Tantôt ovale, à fermeture linéaire, horizontale, ou verticale, tantôt ronde, la pupille atteint son ultime perfectionnement dans l'œil des oiseaux par l'apparition de fibres musculaires striées, comme celles des muscles soumis à l'action de la volonté. L'influence effective de la volonté sur les mouvements pupillaires des oiseaux n'a pu être démontrée.

Photo-irritabilité musculaire de l'iris et sa répartition dans les vertébrés.

Arnold (1) a le premier signalé que des contractions de l'iris sous l'influence de la lumière persistent dans l'œil même énucléé de certains animaux. On les observe sur des poissons, telle l'anguille. Je les ai rencontrées sur des Batraciens de diverses espèces (crapauds, rainette, grenouille). Ce phénomène est communément attribué à de la photo-irritabilité musculaire. Brown-Séquard (2) en donne pour preuve sa persistance durant 16 jours en pleine putréfaction, alors que toute vitalité nerveuse doit avoir disparu. Steinach (3) en voit une autre preuve dans l'impuissance de l'atropine à le supprimer. A. Nepveu (4) tout récemment indique comme preuve nouvelle la lenteur du phénomène qui mettrait jusqu'à 3 minutes à se produire; cet

(1) *Physiologie* (2ᵉ vol.) Zurich, 1841.
(2) C. R. 1847 et *Journal de Physiologie*, 1859.
(3) *Pflüger's Arch*. 1890.
(4) Thèse de Paris, 1907.

auteur, qui a observé des animaux de toutes classes, même des
Reptiles aux fibres musculaires iriennes striées, déclare le fait
absolument général, bien que se produisant à des degrés très
divers. J'avoue, pour ma part, après l'observation de certain
crapaud dont je ne connais pas l'espèce et sur lequel la contractilité se manifestait avec une extraordinaire ampleur et rapidité,
avoir songé non à de la photo-irritabilité musculaire, mais bien
à un photoréflexe purement irien. On se trouve en tous cas en
présence d'une action sélective bien particulière, car nulles
fibres musculaires ne sont au même degré sensibles à l'irritation par la lumière, et cette vertu sélective demande explication. Il semble que doivent être annexées au muscle sphincter
des parties plus particulièrement sensibles à l'action de la
lumière, et je songe invinciblement à son origine embryonnaire semblable à celle des muscles de l'hydre d'eau douce dont
les éléments à la fois sensoriels nerveux et musculaire ont
qualité neuro-myo-épithéliale (voir p. 515).

Pathologie.   **6**. Les troubles de la motilité pupillaire sont (indépendamment du cas des adhérences ou synéchies qui immobilisent la
pupille de la façon mécanique la plus simple en attachant ses
bords au cristallin ou à la cornée) à considérer : 1° dans ses
diverses applications fonctionnelles, le tono-réflexe, le photoréflexe, les synergies; 2° comme réaction toxique.

Suppression du   Le tono-réflexe exige l'intégrité du ganglion nerveux intra-
tonoréflexe.   oculaire. Il survit à l'altération des nerfs trijumeau, optique,
moteur commun et sympathique.

Echo des pressions vasculaires il est un indice de l'état du
cœur. Observe-t-on, dans le cours des maladies, de l'immobilité
de la pupille en dilatation, on peut en conclure que la pression
sanguine est surélevée. De l'immobilité pupillaire en état de
rétrécissement indique au contraire la faiblesse de la pression
sanguine. Ces signes notés par le Dr Maurice Coste (1) dans le

(1) *Revue de médecine*, 1890.

choléra sont déclarés l'un et l'autre un élément de fâcheux pronostic. Ils servent, dans l'anesthésie chirurgicale, à reconnaître : l'asphyxie, à la dilatation ; la syncope, au rétrécissement.

Le réflexe lumineux s'éteint avec la sensibilité rétinienne.

Suppression du photoréflexe.

L'insensibilité rétinienne des deux yeux rend la pupille insensible à l'action de la lumière. L'insensibilité rétinienne d'un seul côté supprime la réaction lumineuse de ce côté s'il est seul éclairé ; mais l'éclairement de l'œil sain entraîne le mouvement simultané des deux pupilles.

La destruction d'une bandelette ou d'un corps quadrijumeau antérieur produit la réaction hémiopique, c'est-à-dire bornée à la moitié conservée du champ visuel. Un effet analogue moins prononcé est la conséquence des destructions d'un corps genouillé ou de l'un des lobes occipitaux.

La destruction de l'écorce occipitale des deux côtés supprimerait non pas toute réaction pupillaire à la lumière, mais seulement les mouvements mimiques que suscite l'évocation de l'idée de lumière.

Les lésions destructives du nerf oculomoteur, jusques et y compris ses origines cellulaires dans le plancher de l'acqueduc, mettent la pupille en état de dilatation et suppriment aussi le réflexe lumineux. La destruction des corps quadrijumeaux antérieurs fait de même.

Les lésions qui intéressent le nerf sympathique et ses ganglions, les rameaux communiquants, la moëlle cervicale antérieure, ont pour signe commun de rétrécir la pupille, mais avec conservation du réflexe lumineux.

Les mouvements pupillaires synergiques de l'accommodation, de la convergence et de la contraction palpébrale ont fourni aux cliniciens des documents utilisés en pathologie nerveuse. Ces mouvements disparaissent naturellement par les lésions destructives de l'oculomoteur. Ils ne disparaissent pas avec la suppression du réflexe lumineux, et leur conservation en pareil cas est notée, pour la vision proximale, comme signe d'Argyll

Suppression des synergies.

Robertson, et, pour la contraction palpébrale, comme signe de Westphal-Piltz.

Poisons pupillaires :

Certains poisons nommés pour ce fait poisons pupillaires, ont un effet déterminé de dilatation ou de rétrécissement, reconnaissable quelquefois comme symptôme général de l'intoxication, reconnaissable surtout par application directe du toxique sur la surface de l'œil ; l'œil énucléé y est même sensible, surtout celui des animaux à température variable. On les divise en *myotiques* et *mydriatiques* suivant qu'ils produisent resserrement ou dilatation. Une autre division s'impose, suivant que l'action toxique porte sur l'appareil sphinctérien, sur l'appareil dilatateur, ou sur la sensibilité tactile point de départ du réflexe viscéral.

paralysants et excitants de la fonction de fermeture, atropine et ésérine ;

Les poisons de l'appareil nerveux et musculaire sphinctérien ont pour types antagonistes l'Atropine et l'Ésérine.

L'*Atropine*, poison de la belladone, le plus anciennement connu des poisons pupillaires (son action sur la pupille est signalée par van Swieten), qui tue à la dose d'un centigramme par la paralysie des fonctions modératrices du cœur, et dont nous avons précédemment relaté l'effet paralysant sur l'accommodation proximale, a un pouvoir extrême de dilatation, manifeste par administration interne et par application locale. Une dose interne de cinq milligrammes suffit à la produire. L'instillation oculaire d'une goutte de son sulfate en solution dans l'eau est appréciable dès le titre de 1/120000. La dilatation met de dix à trente minutes à paraître, plus ou moins rapide suivant le titre de la solution, que l'on peut porter jusqu'à 1 %, et dure de un à onze jours. L'humeur aqueuse retirée par la ponction est trouvée active à son tour. La dilatation par l'atropine atteint le maximum possible : elle va jusqu'à ne laisser apparent qu'un lizéré d'iris. Elle est accompagnée d'immobilité pupillaire tant de la fonction viscérale que des fonctions sensorielle et synergique.

Cependant l'évacuation de l'humeur aqueuse par la ponction produit encore du rétrécissement qui peut être un effet passif de congestion sanguine.

La section du nerf oculomoteur produit une dilatation moindre, et l'effet ultérieur de l'atropine est aisé à reconnaître même après cette opération. L'excitation galvanique du nerf oculomoteur est sans effet sur la pupille atropinisée. La section et la galvanisation du nerf sympathique lui sont également indifférentes. Les attouchements de l'iris demeurent douloureux, témoin la douleur de l'iridectomie pratiquée sur l'œil atropinisé, ce qui implique la conservation de la sensibilité tactile. L'attouchement du sphincter produit la contraction; la galvanisation directe de l'iris produit tantôt de la constriction et tantôt de la dilatation; l'un et l'autre phénomènes prouvent la persistance de la contractilité musculaire (1).

Impuissante à agir sur les muscles de l'iris, que persiste à contracter l'attouchement direct, plus active que la section du nerf oculomoteur, l'action de l'atropine est donc celle d'un paralysant ganglionnaire irien. C'est une preuve nouvelle à ajouter à la démonstration physiologique par laquelle fut établie l'existence de ce ganglion. Voici déjà plus de trente ans que V. Bezold et Bloebaum (2) frappés des effets semblables de l'atropine sur l'iris et sur le cœur l'avaient déjà admis, donnant au nerf oculomoteur le rôle du nerf pneumogastrique sur le cœur et au sympathique un même rôle dans les deux organes. Certains auteurs ont fait état de l'extrême dilatation par l'atropine pour admettre avec la paralysie de la fonction de fermeture une irritation simultanée de la fonction d'ouverture. C'est là, je crois, une erreur, elle est combattue par le fait qu'une iridectomie limitée au seul sphincter produit un orifice bientôt élargi jusqu'au bord de la cornée, ce qui prouve que le défaut d'activité sphinctérienne doit suffire à expliquer la dilatation maxima.

La *Daturine*, alcaloïde du Datura stramonium, nommée *hyoscyamine*, et *duboisine* quand on l'extrait de la Jusquiame ou de la Duboisia; la *scopolamine* tirée du Scopolia Japonica, ont des effets identiques plus puissants que ceux de l'atropine, agissant à plus

(1) Travaux de Donders et de ses élèves relatés dans son ouvrage sur les maladies de la réfraction, (traduction française dans le *Traité des maladies des yeux* de Wecker).
(2) *Travaux du laboratoire de Wurzbourg*, 1867.

faible dose. *L'homatropine*, homologue de l'atropine obtenue par synthèse chimique, est d'une activité moindre. *L'euphtalmine* récemment introduite dans la thérapeutique a une action passagère et n'intéressant presque pas, dit-on, l'accommodation, ce qui en fait préconiser l'usage pour dilater la pupille en vue de l'examen ophtalmoscopique.

L'Esérine, poison de la fève de Calabar déjà mentionné pour ses effets sur l'accommodation, est une substance de toxicité assez élevée pour que cinq milligrammes suffisent à tuer un chien. La mort survient avec des symptômes de paralysie succédant à une période de convulsions. L'ésérine n'agit que faiblement sur la pupille lorsqu'on l'administre à l'intérieur. Appliquée sur l'œil, elle exerce son action déjà au titre de 1/12800. Une goutte de sulfate d'ésérine, en solution au centième produit après cinq à quinze minutes le rétrécissement de la pupille. Ce rétrécissement atteint son maximum dans l'espace de trente à quarante minutes, ne s'y maintient que peu d'instants, diminue pour devenir insignifiant après trois heures et disparaître totalement en deux à quatre jours.

Le diamètre de la pupille est encore plus petit que par la lumière la plus intense jointe au plus grand effort d'accommodation. Mais l'influence de la lumière n'est cependant pas abolie : si l'œil ésériné regarde à travers un trou d'épingle et qu'on ouvre et ferme alternativement l'autre œil, le premier constate et peut au besoin mesurer les faibles mouvements ainsi produits.

Le diamètre de la pupille est plus petit qu'après la section du nerf sympathique. Ce nerf ayant été coupé, la pupille se rétrécit encore sous l'action de l'ésérine. L'excitation du nerf sympathique dilate, quoique faiblement la pupille ésérinée ; on obtient une plus forte dilatation par la galvanisation directe du globe de l'œil.

La section du nerf trijumeau n'empêche pas non plus l'action de l'ésérine, même jointe à celle du sympathique.

La section du nerf moteur oculaire commun est également impuissante à empêcher l'action de l'ésérine ; et ce résultat est identique dans les paralysies les plus anciennes et les plus complètes de ce nerf.

Enfin l'œil atropinisé n'est pas lui-même insensible à l'ésérine. On observe toujours, quel que soit le degré de l'intoxication, un rétrécissement faible et passager de la pupille préalablement ainsi dilatée. Quand on applique les deux poisons simultanément, l'effet de l'ésérine se produit d'abord, et l'on observe du rétrécissement ; mais l'effet de l'atropine ne tarde pas à l'emporter de façon durable. Comme celle de l'atropine, l'action de l'ésérine est manifeste par l'instillation même sur l'œil énucléé.

L'humeur aqueuse de l'œil longuement soumis à l'action de l'ésérine, instillée dans un œil sain, rétrécit sa pupille, preuve d'absorption évidente.

Tels sont les faits établis par les études de beaucoup d'auteurs concernant l'action myotique de l'ésérine signalée en 1857 par van Hasselt. Les physiologistes sont presques unanimes à en attribuer la cause à un état de contraction irritative du muscle sphincter parce que l'ésérine exerce une action convulsivante générale sur les muscles lisses de l'intestin, du sphincter vésical, des uretères, de l'utérus. De tous les faits oculaires à alléguer en faveur de cette thèse, le plus probant me paraît être l'effet persistant après l'action de l'atropine, puisque nous avons reconnu à cette dernière substance une action paralysante nerveuse qui doit rendre impossible l'intervention du ganglion irien.

La *Pilocarpine,* poison du Jaborandi (pilocarpus pennatifolius) plus connu pour son pouvoir de produire la salivation, la sueur et une abondante sécrétion des larmes, a une action myotique remarquable signalée d'abord par Ringer et Gould. Cette action est surtout manifeste par l'application directe à la surface de l'œil des solutions de nitrate ou de chlorhydrate (titre 1 à 20 pour mille). Elle est à son maximum après trente minutes, et ne dure pas plus de vingt-quatre heures. Elle ne supprime jamais entièrement aucune des réactions pupillaires ; la lumière en particulier réussit toujours à exercer son influence. Elle est accompagnée de crampe de l'accommodation proximale. Son rôle sur l'œil paraît donc en tous points semblable à celui de l'ésérine.

Les poisons de l'appareil, nerf ou muscle dilatateur, ont pour types antagonistes la Nicotine et l'Adrénaline.

paralysants et excitants de la fonction d'ouverture, nicotine et adrénaline;

La Nicotine, poison nerveux convulsivant d'abord, paralysant ensuite, auquel l'homme est sensible pour des doses minimes de 1 à 2 milligrammes, et qui tue des chiens par 3 à 5 centigrammes, provoque du rétrécissement pupillaire quand on l'ingère à dose moyenne. Appliquée sur l'œil, elle produit d'abord la sensation d'une violente brûlure accompagnée de dilatation fugace de la pupille, comme il arrive quand on irrite la surface de la cornée, et, après quelques minutes, ainsi qu'il a été constaté d'abord par H. Braun (1), du rétrécissement pupillaire. Ce rétrécissement s'ajoute, le cas échéant, à l'effet déjà obtenu par l'ingestion de la substance.

L'excitation galvanique du nerf sympathique est impuissante à actionner la pupille rétrécie par la nicotine, qu'elle ait été appliquée localement ou par voie interne, ainsi qu'il a été établi par Rosenthal et Hirschmann (2). Cela prouve qu'un effet paralysant en est exercé sur la fonction de l'ouverture pupillaire.

L'Adrénaline, ou Surrénine, ou Surrénaline est la substance isolée par Takamine de l'extrait des capsules surrénales dont Bates (3) avait signalé les remarquables effets anémiants en application directe sur la conjonctive. Son action pupillaire fut signalée par Wessely (4). J'ai employé l'adrénaline en substance, de la fabrication de Clin. Elle affecte la forme d'une poudre légère et ténue de couleur rosée. Une parcelle saisie à l'extrémité d'une aiguille à cataracte en est introduite dans la conjonctive où elle se dissout aussitôt. Une nouvelle parcelle est introduite après un quart d'heure et ainsi de suite de quart d'heure en quart d'heure jusqu'à dilatation pupillaire commençante. Cette action devient manifeste après une heure seulement et de façon très irrégulière, la pupille paraissant d'abord allongée vers le bas. Elle est complète après trois heures, et a totalement disparu après douze heures.

On serait tenté étant donnée l'action convulsivante notoire exercée par l'adrénaline sur les petits vaisseaux, en particulier l'extrême pâleur observée sur la conjonctive de l'œil peu après

(1) Graefe's Archiv. V, 124.
(2) D'après Lehrbruh der experim. Toxicologie de I. Hermann.
(3) New-York med. journal, 1896.
(4) Soc. opht. de Heidelberg, 1900.

son application, d'en attribuer l'effet mydriatique à une action purement hydraulique, celle de l'évacuation du sang hors des vaisseaux de l'iris. Contre une pareille interprétation s'élève la durée du phénomène, supérieure à celle de l'anémie ; et il semble bien qu'une action excitative directe sur la fonction pupillo-dilatatrice doive lui être dévolue, identique à celle que nous apprendrons à lui connaître sur la fonction accommodative lointaine.

Anesthésiant tactile, la Cocaïne enfin appartient encore, aux poisons pupillaires.

anesthésiants tactiles, la cocaïne et son action pupillai e.

La *Cocaïne*, dont on connait surtout l'effet anesthésiant en application directe sur la surface de l'œil et des muqueuses en général, découverte due au viennois Koller, exerce sur la pupille une action mydriatique. Quand on instille une goutte de chlorhydate de cette substance en solution à 2 %, on observe, après environ deux minutes, l'anesthésie de la cornée avec pâleur de la conjonctive, et, après dix à quinze minutes, de la dilatation de la pupille, qui n'atteint jamais un degré élevé. L'insensibilité cornéenne dure une dizaine de minutes ; de nouvelles instillations la prolongent à volonté. La dilatation pupillaire, qui a débuté plus tard, dure aussi plus longtemps ; elle n'est complétement éteinte qu'après vingt-quatre heures. Le propre de l'action cocaïnique est d'être légère et de laisser subsister, quoique à un moindre degré, toutes les réactions pupillaires, tant sensorielles que viscérales : l'ésérine contracte l'iris cocaïné, l'atropine la dilate ; et l'on ne constate en somme ni anesthésie marquée de l'iris, ni complète paralysie musculaire ou nerveuse de l'iris. L'œil énucléé étant soumis aux instillations de cocaïne, sa pupille se dilate également.

Si l'on se demande comment agit la cocaïne pour dilater la pupille, deux réponses se présentent : 1° La cocaïne, qui fait pâlir la conjonctive en contractant ses vaisseaux provoquerait une pareille contraction des vaisseaux de l'iris, d'où l'effet mydriatique léger que nous connaissons des intervalles du pouls sur le diamètre de la pupille. Cette interprétation a contre elle la trop longue durée du phénomène, qui dépasse le temps pendant lequel on observe la pâleur de la conjonctive. 2° La

34

cocaïne, bien qu'impuissante à anesthésier profondément les
parois oculaires, et l'iris, exerce cependant une action dans
ce sens, et cette action a pour résultat de rendre l'iris paresseux
aux appels du réflexe viscéral (qui sont des appels d'ordre
tactile), et de placer en conséquence la membrane en un état de
moyenne ouverture, qui n'est ni la dilatation, ni le rétrécissement, mais n'en représente pas moins, pour l'œil exposé à
la lumière, un état de dilatation relative.

Il existe d'autres anesthésiants tactiles, la *tropacocaïne*, la
stovaïne et d'autres. Leur rôle sur l'iris est inférieur à celui de
la cocaïne.

CHAPITRE XXXVIII

Mouvements cilio-cristalliniens

SOMMAIRE

1. Le cristallin et ses ligaments. — Structure fibrillaire, élasticité du cristallin. Ses attaches croisées sont les insertions distinctes de muscles antagonistes.

2. Muscles. — M. rémotal ou ciliaire antérieur. M. proximal ou ciliaire postérieur.

3. Innervation. — Inn. rémotale, réflexe intra-oculaire, rôle possible du sympathique. Inn. proximale, nerf oculomoteur et centre bulbaire. Innervations synergiques.

4 Phylogénie. — Accommodation par changement de longueur d'axe (Batraciens, Serpents). Acc. par déplacement du cristallin (Céphalopodes, Poissons). Acc. par déformation du cristallin (Mammifères, Oiseaux, Sauriens).

5 Pathologie. — Crampe et paralysie du remotum. Crampe et paralysie du proximum. Actions toxiques.

Les mouvements accommodatifs de la réfraction, mouvements du cristallin précédemment reconnus aux changements de grandeur des images réfléchies par sa surface, démontrés encore par l'avancement et le recul du plan pupillaire de l'iris, par l'avancement et le recul du bord de l'iris, et enfin par le rétrécissement et l'élargissement de la circonférence équatoriale de l'organe examiné à l'ophtalmoscope (chap. VII), doivent être ici expliqués dans leur mécanisme : le cristallin et ses ligaments ; les muscles qui l'actionnent ; leur innervation ; et étudiés finalement dans leur phylogénie et leur pathologie.

1. Enveloppé d'une forte capsule, le cristallin est formé inté-

Le cristallin et ses ligaments.

rieurement de fibres superposées en arceaux à la manière dont les ménagères enroulent les pelotes de laine à tricoter.

Une très grande élasticité lui est propre. Déformé, aplati, par une légère pression, il reprend la forme primitive dès que la pression a cessé. Cette élasticité joue un rôle fonctionnel, et en voici les preuves.

Mesurant l'épaisseur du cristallin en place, Helmholtz l'a trouvée moindre qu'après l'avoir détaché dans sa capsule ; il prend une forme plus sphérique, comme on l'obtiendrait du peloton de laine par l'abandon de l'effort de pression axiale ou de traction équatoriale qui l'aurait tenu aplati.

Le même fait est observé sur le vivant quand le cristallin, par une violente contusion, a eu ses attaches équatoriales rompues, ce que l'on constate aux ballottements produits par les mouvements de l'œil. De la myopie accompagne cet état ; elle indique une augmentation de courbure et d'épaisseur du cristallin.

Un déplacement physiologique du cristallin a lieu dans le sens de la pesanteur dans l'acte d'accommodation approchée. Ce déplacement constaté par Hess (1), confirmé par Hering a lieu en hauteur ou en profondeur suivant l'inclinaison de la tête. Il peut atteindre 0,5 mm. On en conclut à une détente des attaches équatoriales.

Attache du cristallin sur les côtés, la *zonule* de Zinn relie son équateur aux procès ciliaires.

Des rayons étoilés forment la zonule. Séparés par les orifices du canal de Petit, en nombre égal à celui des procès, ils sont faits d'un axe conjonctif et d'une écorce fibro-capsulaire.

L'axe conjonctif des rayons est ténu, court ; il adhère d'une part au sommet des procès et se perd de l'autre sur le cristallin. Méconnu des auteurs, ce mince filet m'est apparu comme un reliquat de l'enveloppe vasculaire caduque de l'embryon

(1) *Graefe's Archiv.*, 1896 et 1897.

(*Arch. d'opht.*, 1890 et 1891, pl. VII, fig. 14), une vue que confirment les récentes publications de S. Toufesco (1).

L'écorce des rayons, beaucoup plus volumineuse, est formée des fibres de Henle, sortes de travées rigides à la manière des cuticules voisines, la capsule du cristallin, la membrane de Descemet, et la limitante de la choroïde. Ces fibres adhérentes aux faces des procès sont insérées d'autre part dans la capsule du cristallin, au voisinage de l'équateur, suivant deux lignes placées à quelque distance l'une devant l'autre. Leur direction est croisée en X, ainsi que fort bien l'indique déjà M. W. Schoen (2). Celles d'entre elles qui procèdent de la face antérieure des procès sont insérées plus en arrière; inversement, celles qui procèdent des parties postérieures des procès sont insérées plus avant sur l'équateur cristallinien.

La zonule représente en conséquence un lacis de deux systèmes distincts à savoir : A. l'antérieur ciliaire, à insertion rétro-cristallinienne, il est court et suit dans sa direction le plan de l'équateur cristallinien; B. le postérieur ciliaire, à insertion pré-cristallinienne, il est long et suit une direction oblique sur la précédente.

De ces deux systèmes ligamenteux distincts, le rôle est distinct et antagoniste.

Nous verrons qu'une traction excentrique est exercée sur le premier, qui entraîne excentriquement l'équateur du cristallin, et tend à l'aplatir.

Et nous verrons qu'à l'inverse de la précédente une traction concentrique est exercée sur le second, opérant sur le cristallin un effet de relâchement et de détente, qui lui rend sa forme première, plus épaisse et plus convexe. Le cristallin détendu est enflé, et, ne pouvant reculer à cause de l'incompressibilité de l'humeur vitrée, naturellement projeté vers l'humeur aqueuse, qui prend place alors sur les bas côtés. Cet avancement est prononcé au centre; il l'est moins sur les bords que retient l'attache ligamenteuse. Il en résulte une augmentation de convexité relative pour la partie centrale, et, pour l'ensemble de la face antérieure,

(1) *Annales d'ocul.*, août 1906.
(2) *Arch. d'opht.* 1881.

la forme générale d'un cône aplati sur les bords. C'est le mérite de Tscherning (1) d'avoir, par son étude des images réfléchies du cristallin, reconnu ce fait sinon d'en avoir fourni l'explication actuelle. V. Pfluck en a récemment fourni une confirmation par l'examen comparatif de coupes d'yeux congelés les uns en état de paralysie par l'atropine et le curare, les autres en état de contraction par l'ésérine ou la strophantine ; ses observations ont porté sur l'homme, le singe et le pigeon ; elles indiquent une déformation plus accentuée encore pour la face postérieure (2).

Helmholtz avait jadis réduit le rôle actif de l'accommodation à son mouvement dans la direction du proximum, qu'il explique par la détente de la zonule et le naturel arrondissement du cristallin abandonné à lui-même. Tscherning est encore du même avis ; il admet aussi un seul mouvement actif, le proximal, mais il diffère en ce qu'il l'explique par une traction excentrique de la zonule ayant pour effet à la fois d'aplatir le cristallin sur ses bords et d'en faire saillir le noyau. Je pense pour ma part que l'une et l'autre accommodations sont également actives s'exerçant sur deux ligaments antagonistes aux dépens de deux muscles également antagonistes. On dirait même que le mouvement d'éloignement est le plus actif, puisqu'avec l'âge le cristallin tend à se fixer dans la forme aplatie.

Muscles.

2. Cramer, auquel revient le mérite d'avoir, l'un des premiers, déterminé les changements de forme du cristallin dans l'accommodation, en avait attribué la cause à une pression de l'iris, qui ferait saillir le milieu de la lentille hors de la pupille contractée. Mais le fait que l'accommodation précède le mouvement pupillaire (Donders) et que l'accommodation survit à l'entier arrachement de l'iris (Graefe) montra bientôt l'inanité de cette hypothèse. On attribua alors la fonction accommodatrice à la masse musculeuse du corps ciliaire découverte en 1831 par Crampton

(1) *Optique physiologique*, p. 167.
(2) *L'accommodation de l'œil*, etc. — Bergmann, édit. Wiesbaden, 1906 et *Revue gén. d'opht.*, même année,

et considérée jusqu'alors avec Brücke (1) comme constituant exclusivement un muscle tenseur du globe oculaire. Mais on crut à l'existence d'un seul et unique muscle d'accommodation proximale, suffisant, disait-on, puisque suivant Helmholtz, la seule élasticité du cristallin expliquait le retour de l'organe en posture d'accommodation lointaine.

Je prétends au contraire que deux muscles antagonistes sont en présence : le cornéo-ciliaire antérieur et le cornéo-ciliaire postérieur. Tous deux, aisés à reconnaître dans l'œil de l'homme et des mammifères, y sont des muscles lisses aux contractions lentes et soutenues aptes aux efforts continus.

L'antérieur, muscle « rémotal », naît de la scléro-cornée par une sorte de tendon, et s'étend sous la face antérieure des procès, divisé en faisceaux incurvés au sommet en anses qui chevauchent les unes sur les autres et reviennent au point de départ. Une coupe suivant le méridien prend la direction des fibres dans la partie externe et sectionne perpendiculairement leur incurvation. Il semble à l'examiner que l'on soit en présence de deux muscles, dont l'un serait rayonnant et l'autre annulaire ; c'est ainsi que l'avaient compris le Hollandais van Reenken élève de Donders, et plus tard Ch. Rouget et H. Müller qui s'en disputèrent la priorité. Mais c'est là une erreur, et la cause en est due, je le répète, à l'observation exclusive de coupes méridionales : coupes dans lesquelles la partie incurvée des anses (sectionnée transversalement) simule à s'y méprendre la tranche d'un sphincter, et la partie droite (sectionnée longitudinalement) a l'aspect contraire d'un muscle radié. On se rend compte aisément de la réalité sur des coupes tangentielles, et, même avec un peu d'attention sur les coupes méridionales, témoin celle qu'Iwanoff a figurée et que tous les traités ont reproduites (2). Les contractions de ce muscle attirent au dehors la face antérieure des procès et avec elle le ligament court qui y est attaché ; par son intermédiaire elles exercent une traction sur l'équateur du cristallin et tendent à l'aplatir. C'est le muscle de l'éloignement ; il n'est bien développé que dans

M. rémotal.

---

(1) *Ueber d. musculus Cramptonianus.* Müller's Archiv. 1846.
(2) *Traité complet d'Ophtalmologie* de Wecker et Lauvolt; II, p. 256 et suiv.

les yeux emmétropes ou hypermétropes, et l'est peu dans les yeux myopes.

M. proximal.

Le muscle cornéo-ciliaire postérieur, muscle « proximal », né de la cornée postérieurement au précédent, forme éventail d'avant en arrière et emplit la partie postérieure du corps ciliaire. Les faisceaux qui le composent s'éteignent en partie dans les procès, quelques-uns s'y incurvent pour revenir au point de départ. Les contractions de ce muscle ont pour effet d'attirer les procès en avant et vers l'axe de l'œil, de détendre le ligament long attaché à leur surface, et d'abandonner le cristallin élastique à sa naturelle convexité. C'est le muscle de l'accommodation proximale, tel que l'avait vu Helmholtz.

Considérant ces deux muscles si naturellement antagonistes, le muscle cornéo-ciliaire antérieur, muscle de l'accommodation lointaine, échappé, semble-t-il, à l'intelligence des anatomistes, et le muscle cornéo-ciliaire postérieur ou de l'accommodation proximale, je demande s'il est fonction musculaire quelconque qui ne possède pareillement dans une autre fonction musculaire son antagoniste, et qui n'y trouve le contrepoids nécessaire à la conduite mesurée du mouvement. L'opportunité d'un pareil contrepoids paraît d'autant plus grande qu'il s'agit d'une fonction optique de l'espèce la plus délicate.

Innervation.

3. Pour actionner les deux muscles de l'accommodation, une innervation distincte est indispensable. Elle existe en réalité, j'en vois la preuve dans la durée très différente des actes de l'accommodation lointaine et proximale.

L'acte d'accommoder à distance est plus rapide que l'acte contraire. Pour passer de l'horizon infini à la distance approchée de dix centimètres, il fallut à Vierordt 1,18 seconde ; et il ne lui en fallut que 0,87 pour effectuer le passage inverse. Aeby (1) a trouvé dans des mesures analogues qu'il lui fallut 2 secondes pour le passage de 0 m. 40 à 0 m. 10. Il lui en fallut seulement 1, 2 dans le sens inverse. La raison de cette différence a

_____

(1) *Archiv. f. physiol.* Heibunde, 1857.

été cherchée autrefois dans quelque phénomène mécanique lié à l'élasticité des parties. Je pense que c'est là une erreur et qu'il en faut chercher la cause dans la différence de longueur du chemin à courir par l'excitation nerveuse pour l'accomplissement de ces deux actes.

D'accomplissement rapide, l'éloignement accommodatif est attribuable à un réflexe de court trajet. Il est en réalité exclusivement intra-oculaire, et ce qui le prouve, c'est que la section des nerfs qui entrent dans l'œil immobilisent l'accommodation en situation lointaine : tel un membre immobilisé en extension par la paralysie des fléchisseurs.

Inn. rémotale réflexe intra-oculaire.

Le point de départ du réflexe est à chercher dans le jeu de la fonction antagoniste. Des analogies en grand nombre peuvent en être données à l'appui, empruntées aux réflexes tendineux, et tous les réflexes antagonistes en général. Exemple, les mouvements des globes oculaires qui n'ont pas lieu sans que tous les muscles oculaires entrent en contraction (preuve en soit l'immuabilité du centre de rotation) ; exemple encore, les flexions et extensions des membres, qui ne peuvent être accomplies avec mesure sans la participation des antagonistes.

Des cellules nerveuses annexées en ilots nombreux aux nerfs de la région ciliaire constituent le ganglion propre, intra-oculaire de l'accommodation lointaine. Il reste à rechercher si des influences accessoires peuvent être exercées sur elle par quelqu'un des nerfs qui du dehors pénètrent l'intérieur de l'œil.

Morat et Doyon (1) se sont attachés à étudier expérimentalement l'action possible du nerf sympathique. Ils ont opéré sur le chien dont ils avaient isolé d'une part un nerf ciliaire, et d'autre part le sympathique au cou. Ayant excité le nerf ciliaire, ils ont vu, en même temps que la pupille se contracter, l'image cristallinienne antérieure devenir plus petite. Ayant tôt après excité le sympathique, ils ont vu, en même temps que la pupille se dilater, l'image grandir. L'agrandissement de l'image réfléchie

Excitomotricité accessoire par le sympathique.

(1) Thèse de Doyon, Masson, édit. 1891.

étant le signe d'une plus faible courbure de la surface réfléchissante, il en résulte que l'effet produit par l'excitation du nerf
sympathique serait l'aplatissement de la face antérieure du
cristallin préalablement rendue plus convexe, ce qui est le
mouvement d'accommodation lointaine.

L'expérience de Morat et Doyon venant à être confirmée
(confirmée par les uns, elle est contredite par d'autres), il n'en
résulterait pas que le nerf sympathique soit un excito-moteur
direct de l'accommodation lointaine, car s'il en était ainsi, la paralysie du nerf sympathique cervical devrait se traduire par
quelque paresse de cette fonction ou même un rapprochement
du punctum remotum. Or, pas plus que d'autres, je n'ai jamais
rien noté de pareil dans les paralysies du sympathique pourtant nombreuses qu'il m'a été donné d'observer (1). En
revanche, l'action du sympathique est possible par voie
médiate ; elle exige l'intervention du foyer nerveux intra-
oculaire de l'accommodation sur lequel le sympathique serait
greffé en dérivation. L'analogie serait ainsi complète avec
l'innervation des mouvements de dilatation pupillaire confiés
à l'activité primaire d'un ganglion nerveux situé au-dedans de
l'œil, mais d'autre part en relation secondaire avec la chaîne
du nerf sympathique, et, par elle, avec les centres médullaires.

Inn. proximale nerf oculomoteur et centre bulbaire.

La pensée, incitée par les sensations les plus diverses de la
vue, de l'ouïe, de l'odorat, du toucher, ou seulement par la
réflexion des idées, provoque le mouvement d'accommodation
qui doit fournir l'image la plus nette de l'objet visé. C'est donc
que le domaine entier de la sensibilité participe aux excitations
accommodatrices, et que c'est là une fonction nerveuse d'intellectualité supérieure.

On démontre, par la clinique et par l'expérimentation, que le
nerf moteur de l'accommodation approchée appartient à la troisième paire cérébrale, nerf moteur oculaire commun, dont il
représente un filet.

La clinique emprunte les documents de sa démonstration aux

(1) *La Paralysie du nerf sympathique cervical*, Paris, Delahaye, 1873.

paralysies de ce nerf. Complètes, elles placent l'organe visuel en état de réfraction lointaine, et suppriment toute faculté d'accommoder pour des points plus approchés.

L'expérimentation entre les mains de Hensen et Voelkers (1), dont l'étude magistrale fait époque, a consisté à exciter galvaniquement le nerf après l'avoir isolé, et à en noter les effets par tous les moyens propres à établir la position des surfaces cristalliniennes et l'état sommaire de la réfraction.

Mesurant la grandeur des images réfléchies par la surface du cristallin, Hensen et Voelkers l'ont trouvée diminuée, preuve de plus grande convexité du miroir, comme il convient à l'état d'accommodation proximale.

Ayant implanté des aiguilles latéralement dans l'œil, de façon que les pointes touchent l'un ou l'autre pôle du cristallin, et que la partie libre, en basculant, fonctionne comme index, ils ont vu les pôles manifestement écartés l'un de l'autre, indice que l'organe augmente d'épaisseur comme il appartient à l'état d'accommodation proximale. De pareilles aiguilles placées latéralement d'avant en arrière, à toucher l'équateur cristallinien, s'approchèrent au contraire, indice d'un arrondissement de l'organe. Je ne parle pas du résultat sur les aiguilles implantées seulement dans la choroïde ; leur mouvement, ainsi qu'il fut établi à propos de l'ophtalmotomus, concerne le muscle tenseur choroïdien, non l'accommodation.

Enfin, les mêmes auteurs, en examinant le fond de l'œil à l'ophtalmoscope purent constater de l'accroissement de toute réfraction, signe d'adaptation proximale.

Tous ces faits concourent uniformément à démontrer que l'excitation du nerf moteur oculaire commun place l'œil en état d'accommodation approchée.

Hensen et Voelkers ont obtenu le même résultat sur tout le parcours du nerf, que l'excitation ait porté sur les nerfs ciliaires, sur le ganglion ophtalmique, sur le tronc du nerf ou sur son lieu d'origine dans le plancher du troisième ventricule.

(1) *Experimental Untersuchungen ueber den Mechanismus der Accommodation*, Kiel, 1868, et *Graefe's Archiv.*, 1873, XIX. 1.

Ils ont démontré qu'un foyer ventriculaire spécial est réservé à l'accommodation, et fixé son siège tout au sommet de la colonne grise des noyaux de l'oculo-moteur commun.

Inn. synergiques. Des mouvements de la pupille accompagnent les deux accommodations, mouvements associés ou synergies accommodo-pupillaires.

L'accommodation lointaine a pour mouvement associé celui de l'ouverture pupillaire.

L'accommodation approchée a pour synergie le mouvement de fermeture de la pupille.

Nous savons de l'étude des mouvements pupillaires, que le mode de leur innervation est identique à celui de l'accommodation. Le mouvement d'ouverture obéit à un réflexe viscéral comme son associé l'éloignement de l'accommodation ; et le nerf moteur oculaire commun préside à celui de fermeture pupillaire, comme à son associé l'approchement de l'accommodation.

Ainsi les synergies accommodo-pupillaires trouvent leur justification physiologique dans une vraie communauté d'innervation.

Phylogénie. **4.** L'accommodation, apparue dans la série animale comme un perfectionnement ultime de l'œil introrse devenu chambre obscure (voir chap. II), varie en son mécanisme, suivant trois types.

1° Le changement de longueur d'axe de l'œil ;

2° Le déplacement du cristallin ;

3° La déformation du cristallin.

Changement de longueur d'axe. Au premier type appartiennent les Vertébrés (Amphibiens, Crapauds et Salamandres) porteurs d'un muscle ciliaire qui produirait l'avancement du cristallin par la compression circulaire de l'humeur vitrée. On en voit la preuve dans le fait que l'accommodation serait rendue impossible par l'ouverture de la cavité postérieure de l'œil.

Les Serpents possèdent un mécanisme analogue. Le cristallin y serait également poussé en avant par le corps vitré comprimé circulairement. Mais ici l'agent de la compression est un muscle circulaire faisant partie non du corps ciliaire mais de la racine de l'iris. C'est le seul cas où l'iris participerait effectivement de cette manière à l'acte d'accommoder.

Les Céphalopodes possèdent, pour accommoder, un muscle puissant attaché d'une part à l'équateur du cristallin et d'autre part à la capsule cartilagineuse très rigide qui forme la seconde enveloppe de l'œil. Une électrisation de l'œil entier produit le recul du cristallin et en même temps le recul du remotum. L'électrisation localisée sur un point du pourtour, incline le cristallin sur le côté ; Beer (1) reconnaît en ce dernier fait la possibilité d'un acte d'orientation optique capable de suppléer à l'absence des mouvements oculaires de locomotion.

Déplacement du cristallin.

Le corps ciliaire des poissons n'est pas musculaire. Un autre organe en tient lieu : la *campanule* avec le ligament suspenseur qui lui est opposé. Découverte de Haller, la campanule est un petit muscle allongé, cylindrique, inséré à la partie inférieure équatoriale du cristallin, verticalement dirigé et attaché en bas au pli falciforme de la choroïde, dont il est le prolongement. Production uvéale, comme le pecten des oiseaux, le pli falciforme fait saillie dans l'humeur vitrée, de la papille à l'ora retinæ, en suivant, le long du méridien inférieur de l'œil, la ligne de soudure de la fente embryonnaire. Il est formé de tissu conjonctif, des vaisseaux et des nerfs de la campanule. Un fort ligament placé à l'opposite relie l'extrémité supérieure du diamètre vertical du cristallin à la partie voisine des procès ciliaires : le *ligament cristallinien suspenseur.* Leuckart (2), à qui j'emprunte ces descriptions, attribue au muscle campanulaire aidé du ligament suspenseur, le rôle d'aplatir le cristallin ; il en fait un muscle de l'accommodation lointaine.

Des expériences sont dues à Beer, qui, nous le savons déjà, fait école en ces questions. Soumettant les yeux des poissons à l'examen ophtalmoscopique, cet auteur constate d'abord qu'ils

(1) Voir les indications bibliographiques de la p. 54.
(2) Son article *in Handb. d. ges. Augenheilkunde de Graefe-Saemisch,* vol. II.

sont myopes de 3 à 12 dioptries sous l'eau, leur milieu habituel, au lieu de 40 à 90 dioptries dans l'air, d'une myopie par conséquent changeante, qui prouve la faculté d'accommoder aux distances ; le mouvement en est plus rapide sur les poissons qui nagent avec vitesse, que sur les poissons paresseux du fond des eaux. Examinant ensuite quel est le mécanisme de cette accommodation, il reconnait dans la campanule, ainsi que Leuckart, un muscle, dont il démontre la contractilité par l'excitation électrique. Ce muscle, il le voit, de sa contraction, entraîner la lentille en arrière par sa partie inférieure, tandis que la partie supérieure, tenue par le ligament suspenseur, reste à peu près immobile. L'excision du muscle et le sectionnement de son tendon annulent ces mouvements. Or, le recul du cristallin sphérique diminue la myopie, éloigne le remotum ; il a donc pour effet l'accommodation aux distances éloignées. Ainsi le muscle campanulaire est bien l'agent de l'accommodation, et d'une accommodation négative, comme l'a fort bien compris Leuckart ; mais le mécanisme n'en est pas l'aplatissement du cristallin, il réside dans le recul de cet organe, d'où le nom de *rétracteur du cristallin* donné par Beer au muscle de la campanule. Il resterait à connaître le mécanisme de l'accommodation proximale pour laquelle il n'existe pas de muscle antagoniste : la pesanteur peut jouer ce rôle, étant donné l'extrême densité du cristallin comparée à celle des humeurs très fluides de l'œil du poisson, et la légèreté de sa suspension à la voûte de l'orifice ciliaire.

Déformation du cristallin, muscles ciliaires des oiseaux et des Sauriens.

Découverte par Crampton dès 1824, la musculature interne de l'œil des oiseaux et des reptiles sauriens est formée de fibres striées dont l'épaisseur ne le cède guère à celle des fibres musculaires des membres. Elle est également développée dans l'iris, le corps ciliaire et la choroïde. Les deux muscles ciliaires court et long, antérieur et postérieur sont très distincts et leur mode d'action facile à reconnaître, ayant l'un pour insertion mobile, et l'autre pour attache fixe la crête pectinée propre à l'œil des oiseaux. La *crête pectinée* (renforcement du ligament pectiné des mammifères), feuillet interne dédoublé de la cornée, à l'angle de la chambre antérieure, relie la cornée à l'iris et à la masse ici très mobile du corps ciliaire. Elle limite en arrière un golfe profond, qui la sépare de la sclérotique. Le *muscle ciliaire antérieur* occupe le fond de ce golfe; ses fibres insérées d'une part à la sclérotique, d'autre part à la face externe de la crête ont pour effet, quand elles se contractent, d'attirer en dehors toute la crête, avec elle la masse du corps ciliaire, et par lui l'équateur du cristallin. Le muscle ciliaire antérieur aplatit le cristallin, c'est le muscle de l'accommodation lointaine. Le *muscle ciliaire postérieur*, situé plus en arrière, emplit l'entrée du golfe.

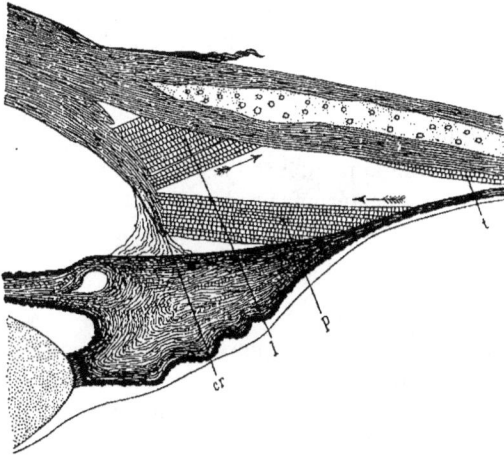

Fig. 58. — *Section antéropostérieure de l'œil de la poule.*
cr crête pectinée, *l* muscle antérieur de l'accommodation, *p* muscle postérieur de l'accommodation, *t* muscle tenseur de la choroïde.

Il a pour insertion fixe la pointe de la crête, et se dirige, isolé sur ses deux faces par une fente lymphatique, vers le corps ciliaire pour s'y insérer à la naissance des procès du côté de la choroïde. Son action est de rapprocher le corps ciliaire du cristallin, de supprimer toute tension exercée par le ligament sur son équateur, et, l'abandonnant à sa propre élasticité, de le rendre plus convexe. C'est le muscle de l'accommodation proximale. Le muscle ciliaire postérieur est en rapport dans la profondeur avec les premières fibres du muscle choroïdien, dont le sépare sa fente lymphatique. L'étude de ces faits, facile sur les coupes microscopiques, est fort instructive, étant le proto-

type du système de l'accommodation par deux muscles antagonistes communs aux vertébrés supérieurs et à l'homme.

Des expériences de Beer (1) sur la réfraction et l'accommodation des oiseaux, que je regrette fort ne pouvoir consulter
dans l'original, et aussi de celles de Heine sur le même sujet, il
résulte que l'œil de ces animaux est hypermétrope d'une ou deux
dioptries, et que sa réfraction croît sous l'influence de l'excitation faradique et des myotiques (fève de Calabar) de douze dioptries. L'excitation galvanique du muscle antérieur produirait de
l'aplatissement de la cornée (et, je pense, peut-être aussi du
cristallin) aplatissement de faible degré, qui serait un indice de
sa fonction appliquée à l'accommodation lointaine. L'excitation
du muscle postérieur produit l'effet contraire d'accroître les courbures du cristallin; l'excitation du nerf oculo-moteur agirait
de même.

Pathologie.

5. — Des troubles peuvent atteindre l'accommodation dans
ses deux fonctions, celle de la vision distante et celle de la vision
proximale, et se manifester dans les deux directions sous la
forme spasmodique et sous la forme paralytique.

*Crampe
et paralysie du
remotum.*

Le *spasme* de l'accommodation lointaine, crampe du muscle
ciliaire antérieur, est caractérisé par l'impuissance à distinguer
nettement les objets approchés, impuissance passagère, comme
sont les crampes en général. J'attribue à cette cause la difficulté
visuelle accusée par les jeunes sujets qui présentent en même
temps un état transitoire de dilatation pupillaire sans complète
disparition du réflexe lumineux. Je lui attribue aussi la défaillance de l'accommodation proximale connue pour être un signe
prodromique du glaucome, accompagnée aussi de dilatation
pupillaire.

La *paralysie* de l'accommodation lointaine, paralysie du
muscle ciliaire antérieur, est manifeste au rapprochement du
punctum remotum, à de la myopie. Le rétrécissement paralytique de la pupille l'accompagne, mais non constamment.

(1) *Graefe's Archiv.*, 1898.

On l'observe comme un symptôme des lésions directes du corps ciliaire. Elle n'est pas rare à la suite de l'iritis, où elle est un signe d'inflammation propagée à la face antérieure des procès. La myopie de l'iritis guérit spontanément après quelques semaines. On l'observe également à la suite des traumatismes contondants et l'on a coutume de l'attribuer alors à la rupture de la zonula. Mais cette dernière est facile à reconnaître au ballottement du cristallin, et se distingue en outre par sa persistance définitive. La paralysie traumatique du muscle de l'accommodation lointaine est passagère au contraire et guérit en quelques semaines. L'atropine ne résout pas la myopie paralytique.

Le *spasme* de l'accommodation proximale, crampe accommodative des auteurs, est manifeste également à de la myopie transitoire, mais cette myopie disparaît par l'instillation de l'atropine. Elle atteint les jeunes sujets plus ou moins nerveux appliqués à un travail de fixation approchée. *Crampe et paralysie du proximum.*

La *paralysie* de l'accommodation proximale est manifeste à l'éloignement du punctum proximum. Conjointement à de la dilatation pupillaire, elle est un signe des lésions destructives du nerf moteur oculaire commun. On l'observe, ordinairement accompagnée aussi de dilatation pupillaire, à la suite des traumatismes contondants du globe oculaire. Elle est une conséquence de toutes les pénétrations microbiennes du corps ciliaire, de celles en particulier de l'ophtalmie sympathique dont elle est un signe précurseur. La diphthérie et quelques autres infections généralisées peuvent la produire.

Divers poisons affectent les deux fonctions accommodatives. *Actions toxiques.* L'*adrénaline*, poison convulsivant des petites artères, appliquée en substance à la surface de la conjonctive la rend pâle en quelques minutes. Elle commence à dilater la pupille après une heure pour atteindre le maximum après trois heures. Le sujet de mes expériences, myope de demi dioptrie en devint emmétrope, reconnaissant au loin les plus petits caractères sans le secours d'aucun verre. En même temps son proximum, qui était à 15 centimètres n'en fut point reculé, mais au contraire approché de quelques centimètres, comme si un pouvoir augmenté dans le sens de l'éloignement avait la faculté de favoriser l'effort de l'antagoniste, ainsi qu'il arrive pour les réflexes pondérateurs des membres.

La *cocaïne*, poison anesthésiant de la surface de la cornée, exerce sur la pupille une action dilatatrice passagère, sans la paralyser toutefois dans un sens ni dans l'autre. Étudiant son pouvoir sur l'accommodation, je l'ai trouvé troublant la vue de loin et de près : elle approcha le remotum (myopie = une dioptrie) et recula le proximum de même quantité. Poison paralysant de la sensibilité tactile, la cocaïne paraît rendre obtuse la sensibilité qui est le point de départ du réflexe intra-oculaire de l'accommodation lointaine et le rendre lui-même paresseux à proportion. Elle peut être considérée à ce titre comme un paralysant de l'accommodation lointaine. L'action égale sur l'accommodation proximale est à considérer comme un résultat de pondération réciproque de l'antagoniste.

Poison avéré du nerf sympathique, qu'il paralyse, la *nicotine* produit le rétrécissement de la pupille. On ne lui connaît pas d'influence sur l'accommodation.

L'effet toxique de l'*ésérine* est d'approcher le remotum, de produire une myopie transitoire. Appliquée sur la conjonctive en solution à partir de 1/1000, le sulfate de cette substance contracte la pupille ; il en faut dix fois plus pour atteindre l'accommodation. Son action débute dix minutes après l'instillation d'une goutte au centième, pour atteindre le maximum après environ une demi-heure, persister une dizaine de minutes et diminuer ensuite. L'effet sur l'accommodation a presque disparu après deux heures écoulées, totalement après six ; l'effet sur l'iris s'efface plus lentement, on le constate encore au deuxième et même au troisième jour. Le maximum d'effet accommodatif a été de porter la réfraction à + 13 dioptries. Toute amplitude d'accommodation a alors disparu, tandis que, si le maximum n'est pas atteint, la possibilité d'accommoder encore est conservée, et même le proximum est porté plus près qu'à l'état normal. Certainement l'ésérine est un poison convulsivant de l'accommodation proximale.

L'effet toxique de *l'atropine* est de reculer le proximum : en même temps qu'il dilate la pupille, de paralyser la fonction accommodatrice proximale. Son action, déjà sensible par une instillation au 1/100.000 sur la pupille, ne l'est guère qu'au 1/1000 sur l'accommodation ; débutant sur la pupille après dix minutes, pour atteindre le maximum après demi-heure, persister ainsi trois jours et en mettre une huitaine à disparaître, elle commence sur l'accommodation un peu après dix minutes, met plus d'une heure à être complète, tend à diminuer vers la fin du deuxième jour, et persiste en s'effaçant progressivement dix jours et plus. L'atropine fait voir les objets plus petits par comparaison avec la vue de l'autre œil. On explique ce phénomène par une erreur de jugement : l'effort infructueux d'accommoder ferait projeter les objets plus près qu'ils ne le sont en réalité ; de même la lune au zénith paraît plus petite qu'à l'horizon à cause de la forme apparemment surbaissée de la voûte céleste.

L'emploi simultané de l'atropine et de l'ésérine provoque (il en est de même pour la pupille) un premier effet de spasme tôt suivi de paralysie ; appliquée sur un œil déjà atropinisé l'ésérine produit un ressaut faible et passager de l'accommodation proximale.

CHAPITRE XXXIX

Mouvements de locomotion du globe oculaire

SOMMAIRE

1. Cinémométrie. — Sphère cinémométrique, point et ligne de regard, angle γ, mouvements de regard. Instruments et procédés de mesure. Champ du regard.

2. Centre rotatoire. — Démonstration par l'autoscopie et la kératoscopie. Position, elle est variable par rapport à la cornée, mais constante par rapport au pôle postérieur. Déplacements dans les mouvements d'extrême latéralité.

3. Axes des rotations. — L'œil, orienté vers la position primaire, évolue sur des diamètres équatoriaux comme une lampe suspendue à la Cardan. Orientation visuelle de l'espace par la pesanteur. Partielles torsions compensatrices des déclinaisons de la tête avec orientation vers la position primaire de l'œil tors. Ophtalmotrope.

Les déplacements de l'œil en totalité sont ses locomotions. Observés dans l'espèce humaine, ils sont de simples déplacements angulaires à étudier d'abord dans leur direction et leur étendue. On en déterminera ensuite le mode d'évolution, qui a lieu autour d'un centre immobile, centre de rotation, dont le point sera précisé. Les axes du mouvement seront définis et l'on reconnaîtra dans leur simplicité le principe de l'orientation visuelle de l'espace.

Cinémométrie.   **1**. Une entente préalable est nécessaire pour déterminer les positions de l'œil dans ses rapports avec l'espace extérieur et avec le sujet qui en est porteur.

A cet effet, l'œil est supposé évoluer au centre d'une sphère ayant pôles, équateur, parallèles et méridiens. Les pôles sont les points de la sphère que touche de ses extrémités opposées la direction du regard lorsqu'il est perpendiculaire au plan de la face, ou, suivant l'expression consacrée, placé en position primaire. L'équateur est le grand cercle formé par l'intersection du plan élevé perpendiculairement à la ligne des pôles par le centre de rotation de l'œil. Les parallèles et les méridiens sont en relation avec les pôles et l'équateur suivant les principes adoptés pour la sphère céleste. On appelle point de fixation du regard, ou « point de regard », le lieu de la sphère que fixe la vision. La ligne qui relie ce point à la rétine par le centre de rotation de l'œil est la direction ou « ligne de regard ». Cette ligne ne passe généralement pas par le sommet de la cornée, mais un peu à côté, et l'on nomme *angle* γ l'écart entre les deux.

Sphère cinémométrique, point et ligne de regard, angle γ, mouvements de regard.

Les « mouvements » du regard sont l'étendue angulaire des mouvements à partir du pôle. Leur mesure est l'objet premier de la cinémométrie ou mesure des mouvements oculaires.

Les installations cinémométriques en usage sont multiples. L'une consiste, ayant placé le sujet, le dos contre l'une des parois d'une chambre, à marquer d'un point fixe la direction du pôle sur la paroi opposée, et par autant de traits les lignes d'intersection des méridiens et parallèles tant avec la paroi de face qu'avec les quatre parois contiguës. D'autres fois on fait usage du périmètre tel qu'il a été construit pour la mesure du champ visuel; et qui consiste en un demi-cercle gradué pivotant sur son sommet, l'œil à observer devant en occuper le centre.

Instruments et procédés de mesure.

Le cinémomètre que j'ai construit pour mon usage (1), et progressivement perfectionné, est formé (fig. 59) d'un arc en demi-cercle articulé aux extrémités du campi-périmètre décrit pour la mesure du champ visuel, arc qu'il double intérieurement; une rotation sur deux axes perpendiculaires lui est ainsi assurée : le premier, suivant le diamètre de l'arc, le

(1) Soc. de Biologie, 1877.

second, par l'intermédiaire du campimètre. Cette disposition permet, dans le plan de la sphère, tous les mouvements d'un point choisi quelconque. Un disque kératoscopique est joint à l'appareil, disque réflecteur peint en blanc à placer au sommet de l'arc cinémométrique où le maintient un tube ouvert pour l'observation de la cornée.

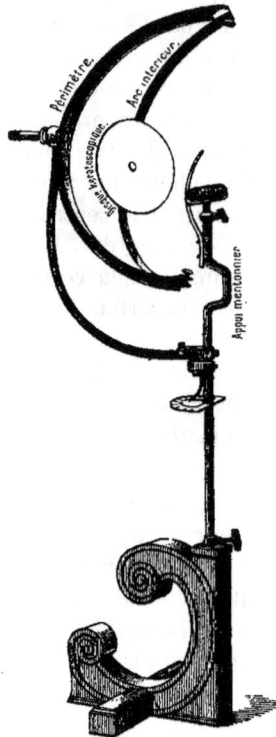

Fig.59.— *Modèle de cinémomètre.*

L'ensemble de cet appareil est porté sur un pied reposant à terre, et muni d'un appuie-tête dont il y a diverses sortes. L'appui « dentaire », recommandé pour les mesures de précision, est une planchette couverte de cire, mobile suivant trois directions perpendiculaires ; les dents mordent dans la cire tiède et leur impression persistante après refroidissement fait retrouver et conserver sans peine la position choisie. L'appui « mentonnier » est une planchette horizontale mobile dans le sens de la hauteur ; on le combine à l'appui « facial », tige métallique fixe dont l'extrémité, destinée à servir de buttée à la dépression sous-orbitaire de la face, doit être placée au-dessus et en avant du centre de l'arc.

Deux procédés de cinémométrie sont mis en œuvre : le procédé autoscopique ou des images persistantes et le procédé kératoscopique.

1° Procédé autoscopique :

Quand on a fixé un peu longuement un objet fortement éclairé, surtout s'il est de couleur tranchée, l'impression subie persiste sous la forme d'une image secondaire qui, pendant plusieurs secondes est comme attachée à la rétine et suit l'œil en tous ses mouvements. C'est « l'image persistante », appliquée pour la première fois par Ruete (1) aux explorations cinémo-métriques. S'agit-il de faire une mesure, l'œil, placé au centre de la sphère, fixe d'abord fermement le pôle marqué d'un point éclairé, pour en porter ensuite l'image persistante en toutes directions. L'étendue extrême des excursions lue directement en degrés périmétriques, donne la mesure du champ de regard.

2° Procédé kératoscopique :

On a de bonne heure utilisé l'observation directe de la cornée comme moyen d'apprécier la position de l'œil. Les points fixes que dessinent les vaisseaux de la sclérotique avoisinante, ou ceux que l'on a pu marquer à l'encre ont servi de points de repère aux premiers observateurs. C'est là un procédé peu susceptible d'exactitude. Donders et Schuurman (2), les premiers se sont servis du reflet des lumières sur la cornée repérés par eux à l'aide de l'ophtalmomètre d'Helmholtz. Ils notent quels sont sur un arc périmétrique les déplacements du regard correspondants aux écartements extrêmes du reflet cornéen. Mais il n'est pas besoin d'un outillage aussi complexe. Landolt nous a appris à faire ces mesures, sommairement, avec une bougie promenée au-devant du périmètre, tandis que l'œil observateur placé der-rière elle suit pas à pas les mouvements de la flamme et son reflet au centre de la cornée. Le cinémomètre assure une très bonne mesure de ce genre en remplaçant la flamme par le disque kératoscopique.

Voici quels sont les résultats des mesures cinémométriques appliquées à la détermination du champ de regard pour les quatre directions principales du mouvement :

Champ du regard.

Angle du mouvement interne ou adduction .... 44°
—   —   externe ou abduction.... 46°
—   —   supérieur ou élévation... 44°
—   —   inférieur ou abaissement. 50°

(1) Acad. Proefschrift. Utrecht, 1863.
(2) Lehrbuch, *der Ophtalmologie*, 1846.

Elles donnent en schéma de projection la figure 60 qui comporte une échancrure en bas et en dedans suivant la direction du nez.

Des chiffres un peu supérieurs sont observés sur les yeux hypermétropes à hypermétropie faible et dont l'axe n'est que peu raccourci.

Des chiffres inférieurs sont observés dans la myopie ; et le

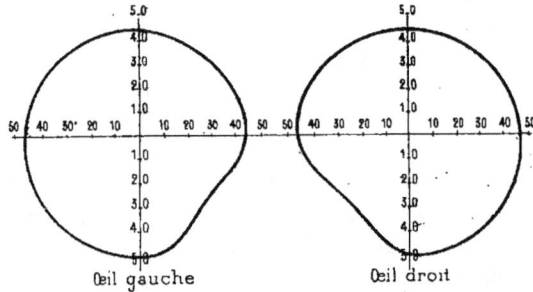

Œil gauche   Œil droit

Fig. 60. — *Champ de regard de l'un et de l'autre œil.*

rétrécissement du champ de regard y est proportionnel à l'allongement du globe oculaire devenu un obstacle à l'étendue de ses excursions.

Le rétrécissement est très prononcé dans l'hypermétropie forte ou microphtalmique toujours accompagnée d'un arrêt de développement de l'appareil musculaire.

Centre rotatoire. **2**. Les locomotions oculaires sont essentiellement des rotations effectuées autour d'un centre, centre des rotations, point fixe autour duquel l'œil évolue en ses mouvements. Le fait est à démontrer. La position du centre des rotations dans l'œil doit être déterminée. De rares déplacements du centre sont à relever.

Démonstration, Choisir un point éclairé distant, le masquer très exactement, sans dépasser, par un écran placé au devant de l'œil et porter ensuite le regard en toutes directions ; le point éclairé débordera l'écran et sera vu indirectement, si le centre se déplace ; il demeurera masqué, si, au contraire, les mouvements de l'œil ont lieu autour d'un point central. Or l'observation enseigne que l'écran ne cesse de masquer la lumière en toutes circonstances hormis les positions extrêmes qui seront indiquées plus loin.

La coïncidence du centre de rotation du globe de l'œil avec le centre de la sphère cinémométrique est obtenue par tâtonnement dans les deux procédés autoscopique et kératoscopique de la cinémométrie. Dans le premier procédé, l'œil, placé approximativement au centre, fixe longuement du regard une droite tracée en clair au sommet de l'arc, suivant sa direction. Le regard étant porté ensuite vers les deux extrémités de l'arc y rencontre, image persistante, un prolongement de la droite, si les deux centres coïncident. On déplace la tête jusqu'à ce que ce résultat soit obtenu ; puis on recommence la même opération pour une direction perpendiculaire ; un dernier essai dans une direction quelconque sert au contrôle définitif.

Le même problème est un peu plus compliqué pour l'épreuve kératoscopique à cause de l'écart existant entre le sommet de la cornée et la ligne de regard, écart désigné sous le nom d'angle γ. L'œil à observer étant placé approximativement au centre du cinémomètre, et fixant le milieu du kératoscope, on constate que le reflet n'occupe pas le centre de la cornée ; donnant alors à fixer une pointe mobile, on la déplace le long de l'arc jusqu'à ce que cette position soit obtenue. La position de la pointe par rapport au zéro de l'instrument placé au sommet de l'arc mesure l'angle γ ; il est généralement externe, on le dit alors positif et sa mesure ordinaire est de 3 à 5 degrés (elle peut atteindre jusqu'à dix degrés). L'angle γ, angle formé par le croisement de la ligne de regard et de la ligne qui joint le centre de rotation au sommet de la cornée, diffère quelque peu de l'angle α connu de l'étude de la réfraction pour être celui qui sépare la ligne visuelle de l'axe optique.

La première opération à effectuer quand on veut contrôler la bonne position du centre de rotation de l'œil est donc de déterminer d'abord approximativement l'angle γ et de marquer visiblement sur le kératoscope le point à fixer pour que son reflet occupe le centre de la cornée. Faisant fixer ce point par l'observé, l'observateur se déplace avec le disque suivant deux méridiens perpendiculaires, et amène en même temps petit à petit la tête de l'observé en une position telle que le reflet conserve une situation constante. Ce résultat obtenu indique la coïncidence du centre de rotation oculaire avec le centre de la sphère cinémométrique.

Position.

On a cherché de diverses manières quelle est par rapport aux surfaces de l'œil la position de son centre de rotation.

La méthode de Volkmann (1) place l'œil au devant d'une série de lignes convergentes horizontales sur papier, piquées d'aiguilles verticales ; et redresse sa position jusqu'à ce que l'œil voie, en déplaçant le regard, les aiguilles de chacune des lignes se couvrir en toutes directions. Le centre de rotation coïncide alors avec le point de convergence des lignes ; et la grandeur linéaire de l'espace que parcourt le centre pupillaire lorsque l'œil exécute une rotation d'un certain nombre de degrés sert à déterminer l'emplacement du centre de rotation par rapport au niveau de la pupille.

La méthode de Donders et Doyer (2) consiste à mesurer, d'une part, directement le diamètre de la cornée, et, d'autre part, le mouvement angulaire que doit faire l'œil observé pour amener successivement les deux extrémités de ce diamètre en face d'un même point. On a ainsi les éléments d'un triangle isocèle déterminé par sa base et l'angle opposé et l'on en calcule aisément la hauteur. Cette hauteur est la distance du centre de rotation à la base de la cornée. En y ajoutant la hauteur de la cornée elle-même, on a la distance du centre au sommet de cet organe. Les mesures de diamètre sont faites à l'ophtalmomètre ; les mesures de l'angle sont obtenues sur un arc cinémométrique de la façon suivante : on tend un cheveu devant le milieu de la cornée et l'on amène ses bords opposés à lui être successivement tangents pour l'observateur qui regarde à travers l'orifice du cinémo-

(1) *Wagner's Handwoerterbuch*, III, p. 274-1846, art. « Sehen ».
(2) Traité de Donders des *Anomalies de la réfraction et de l'accommodation.*

mètre. La distance angulaire entre ces deux limites est la mesure cherchée. Quant à la hauteur de la cornée, elle est mesurée ensuite par quelqu'un des procédés usuels (voir p. 71) ; sa moyenne égale 2,6 mm.

Donders a trouvé le centre de rotation placé à 13, 5 mm. du sommet de la cornée, moyenne d'observation de dix yeux emmétropes. Cela le met à environ 10 mm. de la face postérieure de la sclérotique (22, 3 mm. = longueur de l'axe optique 1,2 mm. = épaisseur de la sclérotique, au total = 23, 5 mm). Le centre est donc situé plus près de cette dernière, et cela dans la proportion d'environ 75/100. Il est plus reculé dans les yeux myopes, que l'on sait plus allongés (maximum 15, 86 mm.) ; il est au contraire moins profondément placé dans les yeux hypermétropes que l'on sait plus courts (minimum 12, 32 mm.). Sa position paraît être fixe par rapport au pôle postérieur de l'œil, et ce fait parle en faveur de l'opinion des anciens physiologistes qui place le centre des rotations au centre de l'hémisphère postérieur de l'organe visuel.

Déplacements. Des déplacements du centre de rotation ont lieu seulement dans les positions excentriques extrêmes du regard. Ils ont été constatés par J. J. Muller (1) de la façon suivante.

L'auteur examinait son propre œil à l'aide de deux miroirs inclinés l'un sur l'autre de 45°, et marqués chacun d'un point. Il cherchait à donner aux miroirs une position telle que le sommet de la cornée réfléchi et vu de profil couvrît les images des deux points. En exécutant cette détermination pour un grand nombre de directions différentes de l'œil, la tête étant fixée, il obtenait une série de points, qui, réunis entre eux, donnaient une courbe parallèle à la trajectoire que l'œil avait parcourue, et dont le centre est le centre de rotation de l'œil.

Ainsi fut constaté que le centre de rotation se déplace de quelques dixièmes de millimètres en avant, quand l'œil est dirigé fortement vers le haut, et un peu en arrière dans le mouvement exagéré en bas.

(1) Thèse de Zurich 1868 (Landolt, *Traité complet*, 1, p. 901).

Ces déplacements ont leur origine dans une action des paupières. Et ce qui tend à le prouver : c'est que le seul effort pour tenir les paupières écartées a projeté l'œil en avant d'un millimètre, et que l'effort de fermeture pour cligner l'a reculé d'autant et plus encore.

O. Berlin (1) a confirmé le fait par la méthode de Volkmann un peu modifiée. Il considère deux objets inégalement distants qui se recouvrent dans la vision directe, et les voit se déplacer l'un par rapport à l'autre, lorsque le regard change de direction, c'est-à-dire lorsque l'œil voit ces mêmes objets indirectement.

Axes des rotations.

3. Rotations autour d'un centre unique, les mouvements des yeux sont déterminés par les axes de ces rotations.

L'œil évolue sur ses diamètres équatoriaux.

On déduit la position des axes de rotation de la direction que prennent, dans les mouvements de l'œil, les méridiens de la cornée. Observer à cet effet les particularités de la sclérotique, telle la veine placée au milieu du bord supérieur de ma cornée droite, que d'autres yeux présentent en d'autres directions et les suivre comme autant de points de repère.

Il est facile de constater par cette simple observation, que l'œil en se mouvant, oriente ses méridiens de façon toujours identique pour chaque direction du regard, fait connu sous le nom de loi de constante orientation ou loi de Donders, qui le premier l'a signalée.

Quelle est cette orientation ?

La réponse est aisément donnée par l'observation de l'œil venu en une position quelconque au départ d'une position quelconque, pour être porté ensuite dans la position primaire ou du regard dirigé vers l'horizon. C'est, en pareil cas, toujours un mouvement rectiligne qui ramène la cornée à la bonne place, et cela permet de conclure que l'œil en ses déplacements est toujours orienté vers la position primaire. Reconnu d'abord par Listing et publié par Ruete sous le nom de loi de

_____

(1) *Archives de Graefe*, 1871, II.

Listing, ce fait complète la loi d'orientation à désigner désormais sous le nom de loi de Donders-Listing ou loi de constante orientation de l'œil vers la position primaire.

On contrôle la loi d'orientation par l'observation autoscopique des images persistantes, et voici comment on procède en s'aidant du cinémomètre. On fixe du regard un trait rouge dessiné sur fond blanc au sommet de l'arc, suivant sa direction, qui peut être quelconque, et l'on porte ensuite le regard vers la périphérie suivant la même direction. Ou bien aussi l'on fait l'expérience inverse consistant à fixer du regard un trait dessiné dans la périphérie de l'arc suivant sa direction et à en porter ensuite l'image persistante dans la position primaire vers le sommet de l'arc. Quel que soit le chemin parcouru pour atteindre l'une et l'autre position, l'image conserve toujours la direction du méridien choisi.

Si l'on projette l'image persistante non plus sur un arc, mais sur un plan tangent à son sommet, on observe que l'image conserve sa direction dans les déplacements qui suivent la ligne du test-objet ou lui sont perpendiculaires ; elle s'incline dans tous les autres déplacements vers la direction du mouvement, comme feraient les rayons d'une roue qui avance (mouvement de roue des images de projection). Ces inclinaisons, la construction géométrique le démontre, sont les naturelles projections des méridiens déplacés conformément à la loi.

On peut enfin contrôler la loi d'orientation, avec A. Fick, par la position de la tache aveugle de Mariotte. Correspondante à la naissance du nerf optique, point où la rétine s'arrête et fait défaut, la tache aveugle est une lacune dans le champ visuel, reconnaissable à l'absence de sensation visuelle. Elle est située à 3 degrés au-dessous et à 15 degrés en dehors du point de regard. La tache aveugle suit naturellement les rotations des méridiens et l'on peut déduire, de sa situation à chaque instant, leur orientation. Moins aisé et d'approximation moins parfaite, ce procédé n'en confirme pas moins les faits établis.

Il reste à interpréter mécaniquement le phénomène de la constante orientation vers la position primaire un peu pompeusement érigé à la hauteur d'une loi.

Soit d'abord le cas le plus simple : celui du déplacement direct de la position primaire vers une autre position quelconque. On a noté déjà que, si l'on observe un vaisseau scléral ayant la direction de ce mouvement, qui est celle d'un méridien, on ne le voit subir aucune déviation, et qu'il en est de même pour l'image persistante du trait dessiné suivant le même méridien dans l'arc cinémométrique. Cela implique une rotation simple du globe de l'œil autour de la perpendiculaire à cette direction élevée par le centre de rotation : cet axe est un diamètre du plan équatorial.

Soit ensuite le passage d'une position secondaire à une autre position secondaire. Si l'on a choisi pour déplacement la direction oblique d'un vaisseau apparent sur la sclérotique, il est aisé de constater que le vaisseau conserve sa direction sur tout le parcours du mouvement. Il est également aisé de voir l'image persistante (l'arc du cinémomètre occupant la direction du mouvement) prolonger en se déplaçant le trait qui l'a produite si le trait a été dessiné suivant cette direction. Ces déplacements ont donc lieu suivant les grands cercles de l'œil, ils impliquent une rotation simple, autour d'axes élevés perpendiculairement à leur direction par le centre des rotations. Or cela implique, l'œil étant déjà transporté en position secondaire par rotation simple autour d'un diamètre du plan équatorial, qu'une nouvelle rotation également simple s'est effectuée autour d'un autre diamètre du même plan. Les déplacements d'une position secondaire à une autre position secondaire sont donc effectués comme les précédents autour des diamètres du plan équatorial.

En résumé, tous les mouvements, qu'ils aient pour point de départ la position primaire ou une autre position quelconque, évoluent exclusivement autour de diamètres du cercle équatorial ou en un mot sur des axes équatoriaux. C'est l'expression mécanique de la loi de constante orientation. Elle est analogue en ses effets à celle qui guide les lampes marines, oriente leur ouverture au zénith, en vertu de la pesanteur et de leur mode de suspension sur deux axes perpendiculaires.

Orientation visuelle de l'espace par la pesanteur.

Les expériences de Flourens sur les canaux semi-circulaires

de l'oreille interne, ont fait connaître l'existence d'un mécanisme auditif de l'orientation des animaux dans l'espace.
Ces canaux étant détruits, l'animal, inapte à la station verticale, chancelle comme pris de vertige. Par le liquide des canaux,
et par les otolithes qu'il contient, par la verticalité de l'un et
l'horizontalité de l'autre, les canaux semi-circulaires, comparables à des niveaux d'eau, empruntent certainement à des
phénomènes de pesanteur les éléments de l'orientation.

Un principe analogue préside à l'orientation visuelle de l'espace. Il a son mécanisme dans les mouvements de l'œil, et la
preuve en est que s'ils viennent à manquer par paralysie ou
autrement (cela est vrai même du borgne), le sujet chancelle,
inapte à repérer l'espace, autrement dit atteint de vertige.

Or la position primaire, comparable à un pôle magnétique,
est, si l'on y regarde de près, déterminée par la pesanteur,
étant liée à la position de la tête que détermine son centre de
gravité. Elle est plus précisément l'état de repos du regard
dans la position reposée de la tête sur la colonne vertébrale,
autant en somme de conditions déterminées par la pesanteur·
On a même constaté, exception confirmant la règle, que la
tenue habituellement baissée du regard commandée par la
myopie ou le travail de lecture prolongée déplace la position
primaire vers le bas.

En résumé : la constante orientation de l'œil vers la position
primaire, loi de Donders-Listing, ou des rotations équatoriales,
poursuivie en son dernier retranchement, la pesanteur, représente le mécanisme remarquable et remarquablement simple de
l'orientation visuelle de l'espace.

Telle la loi générale. Il est un cas cependant où l'on observe —
faible indice des torsions compensatrices qui, nous le verrons
plus loin, sont le mode d'orientation des animaux dépourvus de
fixation binoculaire — une rotation autour de l'axe des pôles.
C'est dans les inclinaisons latérales ou déclinaisons de la tête.
En voici la démonstration :

On sait qu'un point lumineux distant, étoile ou phare, n'apparaît jamais comme un point, mais est plus ou moins allongé,

*Partielles torsions
compensatrices
des déclinaisons
de la tête.*

irradié dans un sens ou dans l'autre en raison des imperfections de la cornée toujours plus ou moins astigmatique. Or, quand on penche la tête latéralement, la figure irrégulière du point lumineux devrait, pour obéir à la loi de constante orientation, accompagner exactement le mouvement de déclinaison. En réalité elle reste un peu en arrière. Javal s'en aperçut à constater

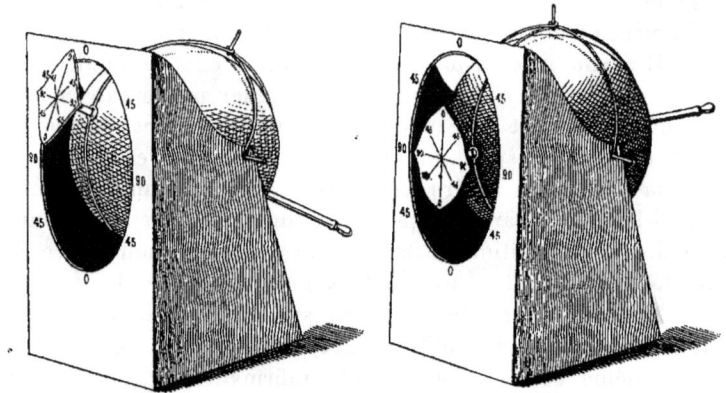

Fig. 61. — Modèle simple d'ophtalmotrope (pour illustrer la loi d'orientation).

que les verres cylindriques, correcteurs de son astigmie dans la position verticale de la tête, cessaient d'être exactement correcteurs dans ses positions latéralement inclinées.

Mesurées par le procédé des images persistantes, les torsions compensatrices, toujours inférieures aux déclinaisons de la tête, ont été trouvées augmentant jusqu'à 20 degrés quand l'angle de déclinaison en a atteint cinquante; passé ce point elles sont demeurées stationnaires. Encore faut-il distinguer la torsion immédiate de la torsion durable, toujours plus faible (Hering).

L'œil placé en torsion par la déclinaison de la tête venant à se mouvoir, on constate que l'orientation a lieu vers la position primaire de l'œil tors. Il faut donc appliquer à cette position exceptionnelle la loi des rotations sur les seuls axes équatoriaux dans toute sa simplicité.

Les mouvements des yeux ont trouvé leur illustration dans l' « ophtalmotrope », un instrument que l'on pourra construire comme suit :

Ophtalmotrope.

Une boule figure l'œil, telle une toupie à jouer dont le pied et le manche forment axe polaire. Un anneau l'entoure, traversé par l'axe des pôles, suspendu lui-même et pivotant sur un axe vertical dans un second anneau, lequel pivote sur un axe horizontal appuyé aux côtés d'un cadre. Une cornée factice représentée par un disque gradué surmonte en avant l'axe des pôles ; elle se meut au devant du cercle vertical, également gradué qui ferme en avant le cadre.

Mobile suivant tous les diamètres de son plan équatorial grâce aux deux axes qui le supportent à la manière d'une lampe à la Cardan, et mobile autour de l'axe des pôles, cet appareil réalise toutes les possibilités de mouvement.

L'adjonction de fils armés de poids et de poulies complète l'appareil dans les modèles perfectionnés, tel celui de Ruete.

Locomotion associée binoculaire

SOMMAIRE

Solidarité binoculaire.

1. Dirigés tous deux en avant, ayant même champ d'exploration, les deux yeux de l'homme sont liés l'un à l'autre en leurs mouvements par des positions solidaires nées de la nécessité de confondre en une perception commune les documents impressionnels fournis par chacun d'eux. Ces positions étant respectées, les deux images d'un même objet se superposent dans la pensée et l'objet est vu simple. Il est vu double dans le cas contraire. Les points des deux rétines qui confondent leurs impressions sont dits identiques ou correspondants, expression à laquelle je préfère le mot « solidaire. »

Points rétiniens solidaires:

On détermine les positions solidaires en notant quels sont, dans les deux champs visuels les points et les lignes dont l'impression se confond en une sensation unique. En voici le relevé.

Centres communs des deux champs visuels, dirigés vers un même point de fixation, les points de regard éveillent dans l'esprit une seule sensation, ils sont solidaires. Chacun d'eux correspond au point de contact de la ligne de regard avec la rétine, point situé au milieu de la dépression rétinienne centrale. Cherchons comment sont placées les deux rétines par rapport à ce point et considérons, tout d'abord le cas de la vision à distance dans laquelle les lignes de regard sont parallèles.

Soit la tête couchée en arrière, le regard au zénith, c'est-à-dire en position primaire. Nul point de la voûte céleste n'est vu double, et les champs visuels coïncident : méridiens sur méridiens et parallèles sur parallèles. Il en est de même si l'on porte le regard de côté et d'autre sur le fond du ciel; et comment pourrait-il en être autrement puisque, en vertu de la loi des rotations équatoriales, tous déplacements parallèles du regard s'accompagnent d'une même évolution des yeux autour des centres de rotation. Dans le parallélisme des lignes de regard, les deux rétines sont donc solidaires par tous leurs méridiens de même nom, verticaux, horizontaux ou obliques, et aussi par tous leurs secteurs de même direction : moitié supérieure avec moitié supérieure, moitié droite avec moitié droite et ainsi de suite. *fixation lointaine*

Au lieu de placer la tête en arrière face au zénith, qu'on la place verticale, en fixant au loin devant soi : tous les points distants sont vus simples, tous les points approchés assez brillants pour être distingués par la vision indirecte sont vus doubles. Mais l'écartement des doubles images diminuant à mesure qu'on considère des directions plus écartées du point de regard, et la vision devenant en même temps moins aiguë, il en résulte que, pratiquement, les images des objets échelonnés sur le sol ou plus haut que la tête, et vus indirectement, paraissent se confondre.

Dirigées sur des objets approchés, les lignes de regard se croisent; et les conditions diffèrent suivant que le croisement a lieu sur l'horizon des yeux ou bien s'en écarte. *fixations approchées, comment les points se comportent dans les déplacements des yeux.*

Le regard étant dirigé vers l'horizon, en face, à droite ou à gauche, les champs visuels des deux yeux continuent à superposer purement et simplement leurs parties déjà reconnues solidaires et l'on continue à voir unique le point de commune fixation et aussi tous les points de l'espace situés à la même distance, tandis que sont vus doubles les points plus approchés ou plus éloignés.

Voyons ce qui se passe dans le regard incliné en bas pour la lecture ou la couture. On sait bien qu'alors nous continuons à voir simple, non seulement le point fixé, mais aussi tous les points latéralement situés à la même distance. Et pourtant, d'après la loi des rotations équatoriales, des yeux ainsi dirigés en bas et en dedans, devraient être placés de façon que leurs méridiens verticaux orientés vers la position primaire convergent l'un vers l'autre dans la direction du sol. Or il n'en est rien. J'en vois la preuve dans la contrepartie de l'observation de Javal par laquelle ont été découvertes les torsions compensatrices, c'est-à-dire dans le fait que l'astigmate porteur de verres cylindriques, dont l'inclinaison a été déterminée pour la vision à distance, n'en réclame pas le changement pour la vision approchée. Le sujet qui fixe dans une direction abaissée pour lire ou coudre redresse ses méridiens verticaux par un mouvement de torsion compensatrice, et la position de solidarité des rétines demeure inchangée.

On démontrera ces redressements de façon plus directe par une expérience connue : Fixer successivement avec chaque œil et avec les deux yeux ensemble une croix verticale aux branches perpendiculaires. Toujours droite pour les deux yeux fixant ensemble, et pour chaque œil isolément dans la position primaire, la croix est souvent inclinée à gauche pour l'œil gauche regardant seul en bas et inclinée à droite pour l'œil droit regardant seul dans la même direction, tandis qu'elle s'incline en sens inverse quand le regard est dirigé vers le haut. Ces quatre positions représentent deux V renversés l'un sur l'autre comme suit ⟨. La vision avec les deux yeux faisant disparaître cette inclinaison, cela ne peut être que l'effet d'un redressement par torsion.

Ainsi donc, en dépit des apparences contraires et par le fait de redressements opérés par torsion dans les positions inclinées du regard, les parties solidaires des rétines sont en somme toujours les mêmes, et se correspondent méridien pour méridien en tous sens autour de la fossette centrale.

Après avoir ainsi déterminé les points solidaires des rétines, nous devrions, pour nous conformer à l'usage relever les points de l'espace vus simples, ou, comme on dit, l' « horoptère » (de ὅρος = limite et ὄπτω = voir). Or, en vertu de ce qui précède, il n'y a pas qu'un horoptère, mais autant en réalité que de distances du regard. Dans le regard lointain, l'horoptère est l'hémisphère infini, et dans le regard approché le lieu de moyenne superposition des deux sphères menées de l'un et l'autre centres de rotation par le point de croisement des regards : ce que l'on peut formuler d'une manière plus générale en disant qu'il est *la série des hémisphères concentriques dont le sommet est au point fixé, et le centre au milieu entre les yeux.* *Horoptère.*

Telle n'est pas certes la conception classique. Renonçant à l'opinion d'Aguilovius (1), qui en faisait « le plan passant par le point de fixation, sur lequel nous projetterions les images visuelles, Helmholtz (2) s'est laissé entraîner à la suite de Volkmann (3) à formuler une conception bizarre refusant la solidarité aux verticales rétiniennes sans cesser de l'accorder aux horizontales, et conduisant aux pires mathématiques pour la construction géométrique de l'horoptère. Cette interprétation résulterait des expériences mêmes par lesquelles il a été constaté que, dans le regard approché et incliné, chaque œil fonctionnant seul projette obliquement la droite reconnue verticale par les deux yeux ensemble. J'ai dit à quels mouvements de torsion l'on doit attribuer cette passagère obliquité et son redressement. Un même mouvement de torsion explique l'expérience classique en cette matière (4) : celle du fil à plomb placé près devant les yeux, vu double si l'on fixe au loin derrière lui, mais avec obliquité et croisement des doubles images à l'horizon.

Expression de la solidarité rétinienne, le *port des yeux* marque leur position relative dans l'état de repos. *Port des yeux.*

(1) *Opticorum libri* VI. Anvers, 1613 (d'après Helmholtz).
(2) *Physiologische Optik.*
(3) *Physiolog. Untersuchungen im Gebiete der Optik*, 2e fasc., Leipzig, 1864.
(4) *Optique Physiol.* de Tscherning, p. 274.

Il est normalement infini, par quoi l'on exprime que les regards sont parallèles, et on le dit alors *euphorique*.

On le dit *ésophorique*, positif ou convergent, quand, anormalement pour l'état de repos, les regards se croisent devant la face.

On le dit enfin *hyperphorique*, négatif ou divergent, quand, anormalement aussi pour l'état de repos, les regards se croisent derrière la tête.

Ces indications servent spécialement aux mesures de motilité binoculaire.

Motilité binoculaire.

2. Mouvements solidaires de l'un et de l'autre œil effectués en application du principe de solidarité des rétines, les mouvements binoculaires sont de deux sortes : mouvements de *convergence* et de *divergence* employés à la poursuite des objets qui se meuvent en profondeur, et mouvements de *collatéralité* employés à la poursuite des objets qui se meuvent latéralement.

Mouvements de convergence.

Le passage de la fixation binoculaire lointaine à la fixation approchée, croisement antérieur des lignes de regard, signalé à l'observateur par le rapprochement des cornées, constitue le mouvement binoculaire de convergence. On l'effectue en face et en toutes directions.

Avec Graefe on s'est longtemps contenté d'en estimer approximativement l'étendue au degré du prisme, à arête verticale interne, qui peut être surmonté dans la vision lointaine sans provoquer de diplopie. Le « pouvoir d'adduction » ainsi déterminé varie entre 24 et 30 degrés prisme.

Beaucoup plus instructive est l'estimation d'amplitude d'après un principe analogue à celui qui sert à déterminer la réfraction sommaire et l'accommodation de la façon suivante :

Pour le croisement antérieur à $0^m,10$ $\dfrac{1}{C \times 0,10} = +10$ degrés

— — à $0^m,50$ $\dfrac{1}{C \times 0,50} = +2^\circ$

Pour le croisement antérieur à 1 mètre $\dfrac{1}{C \times 1} = + 1°$

— — à 2 mètres $\dfrac{1}{C \times 2} = + 0,5°$

— — à 3 mètres $\dfrac{1}{C \times 3} = + 0,33°$

Pour le croisement à l'infini (parallélisme) $\dfrac{1}{C \times \infty} = 0°$

Pour le croisement postérieur à 10 mètres $\dfrac{1}{C \times - 10} = - 10°$

Le mouvement lui-même a pour unité (Nagel) l'angle-mètre, en abrégé *am*, qui est l'effort accompli pour passer du repos en parallélisme à l'état de fixation à 1 mètre : $\dfrac{1}{C \times 1 \text{ mètre}} = 1 \; am$.

L'amplitude a^c en est mesurée à la différence entre la valeur p^c de la convergence au proximum (position de relativité binoculaire la plus approchée) et la valeur r^c de la convergence au remotum (position de relativité la plus éloignée) : $a^c = p^c - r^c$

Pour déterminer le proximum, établir par une mesure la distance (comptée à partir de la ligne qui joint les centres de rotation) au point le plus approché de la vision simple, celui où l'on voit se dédoubler l'objet.

Pour déterminer le remotum, considérer les trois situations possibles : l'euphorie $r^c = 0$, l'ésophorie $r^c = +$ et l'hyperphorie $r^c = -$. On reconnaît l'euphorie à ce fait qu'un objet distant est vu simple et que le moindre prisme à arête verticale interne le fait paraître double. On reconnaît l'ésophorie à ce fait qu'un objet distant vu spontanément double est ramené à l'unité par un prisme à arête verticale externe, et l'on en note le degré minimum. On reconnaît enfin l'hyperphorie à ce fait qu'un objet distant vu simple n'est pas dédoublé par un prisme à base verticale interne, ou bien spontanément double est ramené à l'unité par un prisme de même direction ; et l'on en note le degré maximum.

Il reste à transformer en unités angles-mètres les degrés prismes de ces dernières mesures suivant la proportion 1 *am* =

7 degrés-prisme indiquée par Landolt (1) et calculée comme suit : La déviation produite par un prisme étant égale à peu près exactement à son angle d'ouverture, et l'angle-mètre valant pour les écartements extrêmes 58^{mm} et 64^{mm} des centres oculaires 1°,40 à 1°,50 (en moyenne 1°,45 ou 105 minutes, l'angle-mètre égale la valeur du prisme exprimée en minutes Pr° $\times$ 60) divisée par 2 et par 105 : 1 $am = \text{Pr}° \times \dfrac{60}{2 \times 105} = \dfrac{\text{Pro}}{3,5}$. Cette valeur répartie entre les deux yeux représente pour chacun $\dfrac{\text{Pro}}{7}$.

Des mesures de l'amplitude de convergence ont été faites sur des sujets nombreux ; elles ont donné les résultats suivants. L'amplitude de convergence est, pour les emmétropes, de 10 à 16 am, moyenne 12 am correspondant au proximum distant de 0,08^{cm}. Les hypermétropes présentent une moyenne un peu supérieure = 13,2 am, avec 21 pour maximum. Les myopes présentent au contraire une moyenne un peu inférieure = 11,3 am.

Mouvements de divergence.

L'écartement des lignes du regard dans le passage de la fixation binoculaire approchée à la fixation distante représente le mouvement de divergence. On l'effectue également suivant toutes directions : en face, latéralement, en haut et en bas.

On mesure d'après Graefe la force de divergence, hors l'état de parallélisme ou, comme il dit, d' « abduction » au degré du prisme à base verticale interne qui peut être supporté sans produire de diplopie dans la fixation lointaine. Cette force oscille entre 3,5 et 14 degrés-prisme, ce qui représente 0,5 à 2 am ; le maximum en est rencontré dans la myopie avec une moyenne de 1,2 am, le minimum dans l'hypermétropie avec une moyenne de 0,78 am, la valeur intermédiaire dans l'emmétropie avec moyenne de 1,08 am (Ellaby) (2).

L'entière amplitude du mouvement de divergence, du proximum au remotum, égale en sens inverse celle du mouvement de convergence et ne demande pas de nouvelle mesure.

Mouvements collatéraux.

Les mouvements de collatéralité, mouvements parallèles

(1) Société française d'ophtalmologie, 1885.
(2) Cité *in* Landolt, *Traité complet*, III, p. 790.

accomplis par les deux yeux employés à la poursuite d'un objet qui se déplace latéralement ont pour étendue le champ des mouvements parallèles, ou « champ de regard binoculaire ».

On mesure le champ de regard binoculaire en déterminant quelle est en toutes directions la portée angulaire de la fixation simple. Pratiquée en faisant circuler une lumière sur une sphère cinémométrique distante, où l'écartement des deux yeux devient une quantité négligeable, cette mesure équivaut dans l'état normal de la fonction à la simple superposition des champs monoculaires. Le champ du regard forme ainsi un cercle presque complet d'un rayon d'environ 50 degrés, avec cependant la

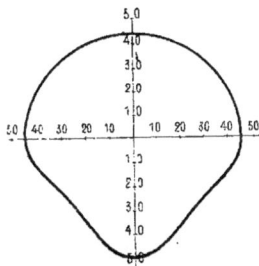

Fig. 62. — *Champ de regard binoculaire.*

double échancrure d'à peu près 15 degrés que dessine en bas des deux côtés la saillie du nez. Mesuré de même à l'aide de l'image persistante que provoque la fixation binoculaire prolongée d'un point brillant, le champ de regard binoculaire est trouvé un peu plus restreint (Hering); une lumière effective serait donc un appel plus puissant au fusionnement des images que le phénomène secondaire des images persistantes. On obtiendrait un chiffre plus faible en pratiquant les mesures sur une sphère cinémométrique de court rayon, où une partie du mouvement de latéralité est retenu par la convergence vers un point approché.

(Les harmonies visuelles binoculaires de la sensation du relief, ou vision stéréoscopique, et de l'appréciation des distances, problèmes de sensation, ont été exposées à leur place en ce domaine, p. 178 et suiv.).

CHAPITRE XLI

Appareil de la locomotion

SOMMAIRE

1. Articulation. — Poche articulaire, ses adhérences profondes, pelotes graisseuses et leur fonctionnement. Diaphragme ligamenteux, il limite les excursions de l'œil, immobilise le centre, aide au déroulement du coussinet. Aponévrose musculaire commune.

2. Muscles. — Muscles droits, leur entonnoir oblique sur l'axe de la cornée et perpendiculaire sur le plan des insertions. Muscles obliques, par leur partie réfléchie perpendiculaires à l'entonnoir des droits suivant un grand cercle de l'œil. Ligne de traction, rayon vecteur, plan et axe de rotation dessinent pour chaque muscle la direction du mouvement imprimé. Déroulement musculaire égal au déplacement linéaire de la cornée, il mesure le raccourcissement fonctionnel.

3. Actions diverses propres à chaque muscle. — Dans le mouvement de position primaire à position secondaire et inversement, actions sur le plan d'insertion des droits, actions sur la cornée. Dans le mouvement de position secondaire à position secondaire.

Une organisation très parfaite sert aux mouvements de locomotion. Elle est à considérer :

1° Dans l'articulation ;

2° Dans les muscles ;

3° Dans les actions diverses propres à chaque muscle suivant les circonstances.

Articulation.

1. De forme sphérique adaptée aux rotations dont il est l'objet, l'œil est articulé dans l'orbite à la manière des enarthroses. Sans doute il n'est pas libre d'adhérence profonde autre que le nerf optique, et ce nerf ne présente pas la flexibilité du ligament rond coxofémoral ; mais il y a loin de là au paradoxe qui consiste à placer l'articulation de l'œil en avant dans le sac palpébral et à donner au nerf optique une fonction mécanique analogue à celle du fémur. Une pareille thèse exigerait que le centre de rotation fut placé à une distance constante du pôle cornéen quelle que soit la profondeur de l'œil; or nous savons au contraire qu'il recule avec l'allongement de l'œil dans la myopie, et qu'il avance avec son raccourcissement dans l'hypermétropie. Placé à une distance constante du pôle postérieur, le centre de rotation est en même temps celui de l'hémisphère postérieur, qui est sans contredit la face articulaire de ses rotations.

Trois parties composent l'articulation : la poche, le ligament, l'aponévrose.

Formée de tissu fibro-cellulaire à revêtement endothélial, et dépendance du tissu cellulaire de l'orbite, la poche de l'articulation, partie proprement articulaire de la capsule de Ténon, *Poche articulaire.* revêt la cavité creusée dans l'orbite pour recevoir l'œil, s'appuie en arrière sur le nerf optique, d'où elle est réfléchie sur le globe oculaire pour le vêtir jusqu'à l'équateur.

Le nerf optique et de nombreuses brides vasculaires, nerveuses, ou simplement conjonctives, relient les deux faces de la poche; ce sont les ligaments profonds de l'articulation. Par eux l'œil entraîne en son mouvement la poche articulaire et l'atmosphère cellulo-graisseuse qui l'entoure : Motais (1) en a fait la démonstration sur le cadavre en suivant, à travers des fenêtres artificielles, les mouvements rotatoires provoqués par traction sur les muscles. Loin d'en être gênées, les rotations de l'œil en sont au contraire favorisées, si bien que le tissu adipeux de l'orbite, transformé grâce à ses attaches, à son cloisonnement, à son élasticité, en pelotes plus ou moins sphériques, roule en se déplaçant. Le tissu orbitaire adipeux paraît ainsi jouer dans l'articulation oculaire un rôle analogue à celui des billes dans les enarthroses des modernes bicyclettes.

(1) *Anatomie de l'appareil moteur de l'homme et des vertébrés*, Paris, Delahaye, 1887.

Diaphragme ligamenteux.

Une membrane fibreuse relie le pourtour de l'orbite à l'équateur de l'œil : le ligament diaphragmatique ou diaphragme ligamenteux capsulaire de l'orbite.

Continuation du périoste orbitaire, de l'épisclère et de l'aponévrose commune des muscles oculomoteurs, le diaphragme ligamenteux est traversé par le muscle releveur des paupières et les tendons des muscles droits. Les muscles droits et obliques y ont des insertions sous forme d'ailerons tendineux ; ceux du droit interne et du droit externe, particulièrement développés, renforcent le ligament dans sa partie horizontale où l'on signale en outre des fibres musculaires lisses.

Quand le regard se porte de côté ou d'autre, que l'équateur du globe oculaire est jeté d'une part en avant, d'autre part en arrière, le diaphragme fibreux est tendu jusqu'à un point qui ne peut être dépassé ; le diaphragme limite ainsi l'étendue des excursions. En même temps, aussi rapides que le déplacement équatorial, les contractions musculaires agissent par les ailerons tendineux, et les tractions qui en résultent pour le diaphragme contribuent à immobiliser le centre des mouvements.

Le diaphragme sert enfin à maintenir et aussi à comprimer le contenu de l'orbite jusqu'à produire un déplacement du coussinet articulaire en sens inverse du mouvement comme suit : pressé du côté vers lequel l'œil se meut et trouvant du jeu du côté opposé, le coussinet est déplacé en masse et doit exécuter une légère rotation en sens inverse du mouvement oculaire ; on la perçoit au toucher si, dans la partie inférieure de l'orbite, on insinue le doigt profondément entre l'œil et la paroi de l'orbite tandis qu'on déplace le regard latéralement.

Aponévrose musculaire.

Dernier feuillet du labyrinthe membraneux qui a valu l'immortalité au scalpel de Ténon, l'aponévrose musculaire commune (Motais) engaîne les muscles rotateurs de l'œil et les relie en un entonnoir musculo-membraneux né du fond de l'orbite et terminé en avant dans le diaphragme ligamenteux et dans l'épisclère. Elle enferme, avec le nerf optique et l'œil lui-même, le manchon cellulo-adipeux qui lui sert de coussinet et la poche articulaire elle-même.

2. Six muscles président aux mouvements du globe oculaire : *Muscles.*
les droits interne et externe, les droits supérieur et inférieur,
les grand et petit obliques.

Les quatre muscles droits nés du fond de l'orbite, autour du *M. droits.*
trou optique, sur la gaine du nerf de même nom et le périoste
environnant, s'en écartent en entonnoir pour embrasser le
coussinet adipeux de l'œil, le nerf optique et le globe oculaire
jusqu'à l'équateur. L'axe de cet entonnoir, loin de se confondre
avec l'axe qui unit le sommet de la cornée au pôle optique postérieur, s'en écarte en dehors d'environ 25 degrés et peut être
confondu approximativement avec l'axe de l'orbite.

Arrivés à l'équateur de l'œil, les muscles droits deviennent
tendineux, s'appliquent sur le globe et le contournent pour
s'insérer par de larges tendons à peu près aux quatre points
cardinaux d'un cercle perpendiculaire à l'axe de l'entonnoir : le
droit externe verticalement à 8 millimètres en dehors de la
cornée, l'interne verticalement à 5 millimètres seulement en
dedans de la cornée, les droits supérieur et inférieur obliquement
au-dessus et au-dessous. Le plan de ces insertions est oblique
sur la base de la cornée autant que l'axe de l'entonnoir musculaire sur l'axe antéro-postérieur cornéen.

Le muscle grand oblique, né du fond de l'orbite, chemine le
long de son arête supérieure interne jusqu'à la poulie fibro- *M. obliques.*
cartilagineuse qui en occupe l'extrémité. Infléchi en ce point, et
devenu tendineux, il prend une direction oblique en dehors, en
arrière et en bas, pour passer sous le droit supérieur, contourner
l'équateur de l'œil et s'insérer obliquement derrière lui. Le
muscle petit oblique prend naissance en avant à l'angle nasal
inférieur de l'orbite, sur l'apophyse du maxillaire. Il se dirige en
dehors, en arrière et en haut, passe sous le droit inférieur, contourne l'équateur de l'œil et s'insère obliquement derrière lui.

Le muscle grand oblique, dans sa partie réfléchie, et le
muscle petit oblique convergent suivant le plan d'un grand
cercle vertical de l'œil passant par le centre de rotation et la
racine du nez. La direction de ce plan, sur le cadavre d'environ

50 degrés en dedans du sommet de la cornée, doit être, sur le vivant, l'œil étant plus avant projeté, plus approché de la perpendiculaire à l'axe de l'entonnoir musculaire des quatre droits, et de la parallèle au plan de leurs insertions. Les lignes d'insertion des obliques, perpendiculaires au plan de ces deux muscles, sont placées derrière l'équateur de l'œil entre le droit externe et le droit supérieur.

Ligne de traction, rayon vecteur, plan et axe de rotation.

Mouvements rotatoires autour d'un centre fixe, exclusives rotations, les excursions de l'œil obéissent aux seuls efforts exercés perpendiculairement à des rayons de la sphère. Les muscles locomoteurs rotateurs de l'œil, re-

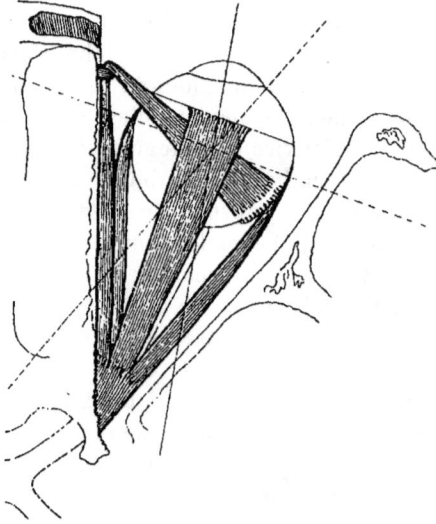

Fig. 63. — *Schéma de l'orbite, pour montrer l'action des muscles sur le globe de l'œil.*

marquables par leur enroulement deux à deux autour de grands cercles, ont pour lieu d'action non pas leur insertion, mais le point où commence leur contact avec le globe oculaire. Leur « ligne de traction » est la direction du muscle déterminée par son point d'origine (pour le grand oblique son point de réflexion sur la poulie) et par le lieu de premier enroulement sur l'œil. Le rayon de la sphère normal au point de premier enroulement, « rayon vecteur » de la rotation, qui change incessamment avec elle, est le levier sur lequel ils agissent. Ensemble la ligne de traction et le rayon vecteur dessinent le « plan de rotation. » Une ligne élevée perpendiculairement à lui par le

centre est l' « axe de rotation », qui détermine en dernier ressort
la direction du mouvement.

L'excursion angulaire de l'œil autour de l'axe de rotation *Déroulement* *musculaire.*
répond au déroulement linéaire du muscle, ou, ce qui revient au
même, au déplacement linéaire de la cornée. Or l'observation la
plus simple enseigne que ce développement peut atteindre près
d'un centimètre. La longueur des muscles oculaires étant d'environ cinq centimètres, il en résulte que le raccourcissement
du muscle, sous l'effort de la contraction, peut atteindre le
cinquième de sa longueur.

3. L'action propre à chaque muscle ne saurait être définie par *Actions* *diverses* *propres* *à chaque* *muscle.*
une formule générale, car elle diffère suivant que le départ
a lieu de la position primaire avec retour dans la même direction, ou bien entre positions secondaires.

Il est aisé de préciser l'action de chaque muscle au départ de *Au départ* *de la position* *primaire* *et pour y revenir :*
la position primaire.

Dans ce but, que l'on considère, non pas comme on fait
habituellement les déplacements du sommet de la cornée, mais
ceux du cercle d'insertion des muscles droits, dont l'axe est à
quelque vingt-cinq degrés en dehors. Cette action est la suivante : 1° les droits interne et externe à direction horizontale
dans le plan qui passe par l'axe de l'entonnoir musculaire sont
muscles des mouvements horizontaux ; 2° les droits supérieur
et inférieur, dirigés suivant le plan vertical où passe le même
axe, sont muscles des mouvements verticaux ; 3° les obliques
supérieur et inférieur, dirigés à peu près perpendiculairement à
l'axe des muscles, et qui font tourner le plan des insertions
sur lui-même, sont muscles des mouvements de torsion.

On déduit de la position oblique de la cornée sur le cercle
des insertions l'action des muscles sur la cornée elle-même.

Cette action est la suivante : 1° seuls les droits interne et
externe, placés dans le méridien horizontal de la cornée, ne
changent pas d'action ; ils restent muscles des inclinaisons

horizontales; 2° les droits supérieur et inférieur, tout en continuant leur action l'un en haut, l'autre en bas, portent la cornée en dedans, et lui impriment un mouvement de rotation dans le même sens; ils sont donc, en même temps qu'élévateur ou abaisseur, convergents et rotateurs internes; 3° Les grand et petit obliques, simples rotateurs du cercle des insertions, portent la cornée en dehors, l'un en bas, l'autre en haut, et lui impriment une rotation externe dans le sens du mouvement; ils sont donc élévateur ou abaisseur divergents et rotateurs externes.

Tout cela peut être résumé par la figure ci-dessous, où des

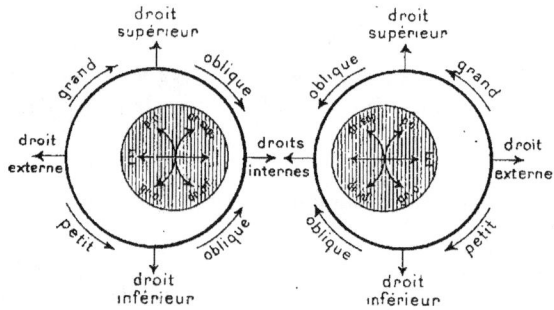

Fig. 64. — Action figurée des muscles sur le cercle des insertions musculaires (circonférence externe) et sur la cornée (circonférence interne).

flèches indiquent la direction du mouvement considéré dans le cercle des insertions, et d'autres flèches, celle du mouvement considéré dans la cornée et l'axe optique.

La figure 65 hexagonale qu'il est bon de garder toujours présente à l'esprit, indique par des flèches l'action des divers muscles sur les déplacements de la cornée, et, par les côtés de l'hexagone, la direction des axes de rotation propres à chacun. Elle est dressée pour l'œil droit vu de face, et applicable à l'œil gauche par inversion latérale.

Ainsi plusieurs muscles concourent à chaque variété de déplacement de la cornée. Trois s'associent pour la déplacer en dedans : les droits interne, supérieur et inférieur. Au déplacement en dehors, trois collaborent : le droit externe et les deux obliques. Le déplacement en haut est effectué par l'action simultanée du droit supérieur et du petit oblique. Le déplacement en bas, enfin, est actionné par le droit inférieur et le grand oblique. Il en est de même pour les torsions : le droit supérieur qui fait tourner le rayon supérieur de la cornée en dedans est aidé par le grand oblique, qui fait tourner le rayon inférieur en dehors ; ces deux actions n'en font qu'une et les muscles qui l'exercent ensemble sont antagonistes pour tout le reste. De même le droit inférieur et le petit oblique, du reste antagonistes, s'associent pour la rotation en sens inverse. Un muscle a de la sorte pour antagonistes non pas un muscle mais un groupe de muscles ; et tels muscles antagonistes pour une fonction sont synergiques dans une autre.

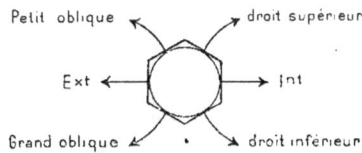

Fig 65. — *Action figurée des muscles sur la cornée.*

Faut-il louer la nature ou la blâmer de cette apparente complexité ? Je pense qu'ici comme en toutes choses, la nature atteint son résultat par la voie la plus simple. Il lui a suffi d'incliner l'axe visuel sur l'axe commun des muscles pour donner à chacun la diversité d'action, et par elle à la motilité oculaire une souplesse, que la mécanique intentionnée des hommes aurait peine à surpasser.

Ces données une fois établies pour le passage de la cornée de la position primaire à une position secondaire, on analysera aussi quelle est l'action des divers muscles dans les mouvements qui l'amènent d'une position secondaire à une autre position secondaire ?

Pour aller de l'une à l'autre positions secondaires.

Soit, par exemple, le mouvement de la position externe à la position supéro-interne : l'adduction y est exercée par le droit interne et le droit supérieur ; l'élévation, par le droit supérieur et le petit oblique ; la rotation, nécessaire pour placer la cornée en

posture de parfaite orientation, est le fait de tous ces muscles
réunis. Quatre muscles au moins contribuent à ce mouvement.

Autre exemple : le regard étant dirigé latéralement, quels
sont les muscles préposés au mouvement de convergence ? On
sait que dans le regard en face, la convergence est opérée des
deux côtés par le groupe des trois adducteurs : droit interne,
droit supérieur et droit inférieur. Dans la direction latérale du
regard, l'œil dévié en dehors est placé de telle manière que les
droits supérieur et inférieur perdent leur pouvoir convergent
dévolu au seul droit interne. Le mouvement de convergence
dans le regard dirigé en haut ou en bas appelle le redressement
du méridien vertical (oblique en vertu de la loi des rotations
équatoriales) et cette nécessité de redressement appelle le
concours de l'oblique supérieur d'un côté, et de l'inférieur de
l'autre côté, ou inversement.

Ces exemples, que l'on pourrait multiplier à volonté, suffisent
à montrer combien diverse est l'action des divers muscles
suivant la place occupée par l'œil en dehors de la position primaire, et c'est là le fait important qu'il en faut tirer pour laisser
à l'examen de chaque mouvement particulier la tâche facile et
instructive d'analyser quels sont les muscles qui y participent.

CHAPITRE XLII

Innervation locomotrice

SOMMAIRE

Pour guider des mouvements si précis, l'appareil nerveux est fourni très amplement :

1° de nerfs moteurs,

2° de centres d'intellection primaire ou réflexe,

3° de centres d'intellection secondaire, réflexe composée ou instinctive,

4° de centres d'intellection supérieure ou de connaissance et de volonté.

1. Pénétrant les muscles par leur face profonde, les nerfs qui les animent viennent isolément ou par groupes du fond de l'entonnoir musculaire, et, par la fente sphénoïdale, de l'intérieur du crâne, dont ils suivent la pente déclive pour émerger du cerveau au pourtour de la protubérance.

Nerfs oculomoteurs.

trajet et origine.

Les filets nerveux des muscles droit supérieur (et releveur

palpébral) droit inférieur, droit interne et petit oblique, réunis au nerf ciliopupillaire ou du ganglion ophtalmique, composent ensemble le nerf oculomoteur commun, celui de la IIIe paire cérébrale. Ce nerf émerge, au devant de la protubérance, de la face interne des pédoncules cérébraux, par une douzaine de filets venus des noyaux gris alignés au fond du IIIe ventricule, à l'extrémité inférieure de l'aqueduc de Sylvius. Un filet radiculaire vient de plus loin encore, ayant, après entrecroisement, pris origine dans le plancher du IVe ventricule, au noyau qu'il possède en commun avec le nerf moteur oculaire externe. Le nerf du muscle grand oblique, nerf pathétique, ou de la IVe paire cérébrale, placé, le second, au côté de la protubérance, a contourné pour arriver en ce point la faxe externe du pédoncule cérébral, émergeant en réalité de très haut en un point situé derrière les tubercules quadrijumeaux sur la valvule de Vieussens. Ses racines, au nombre de cinq à six, en traversent l'épaisseur et s'y entrecroisent pour gagner de haut en bas le fond de l'aqueduc de Sylvius et finalement le noyau gris situé près de son extrémité à la suite des noyaux de l'oculomoteur commun. Enfin le nerf du muscle droit externe, nervus abducens ou de la VIe paire cérébrale, émerge le dernier en arrière de la protubérance, entre celle-ci et la pyramide. Ses racines, nombreuses et très minces, viennent directement et sans entrecroisement du plancher du IVe ventricule, où leur noyau d'origine forme saillie sous le nom d'éminentia teres.

Les nerfs moteurs oculaires prennent donc naissance dans les noyaux gris alignés de haut en bas des deux côtés de la ligne médiane dans le plancher du troisième ventricule, de l'aqueduc et du quatrième ventricule, où ils représentent, avec les noyaux analogues du nerf facial et de l'hypoglosse, la continuation des cornes antérieures de la moëlle. Les cellules qui les composent, de moyenne et grande dimensions, sont les homologues des cellules situées à la base de ces cornes. Cellules ayant pour prolongements périphériques les cylindre-axes des nerfs moteurs, elles se terminent dans les plaques motrices des fibres musculaires.

*Contrôle
expérimental.*

Pratiquée pour la première fois par Hensen et Voelkers, (1) l'excitation galvanique des noyaux d'origine des nerfs moteurs oculaires a confirmé et complété les indications de l'anatomie. Elle a permis de déterminer strictement, non seulement le lieu d'origine de chaque nerf, mais, résultat précieux, celui des filets propres à chaque muscle. C'est ainsi qu'a été établie la topographie suivante :

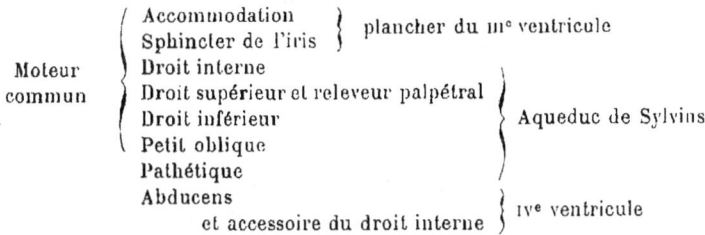

Moteur commun	Accommodation / Sphincter de l'iris	plancher du IIIᵉ ventricule

Moteur commun :
- Accommodation, Sphincter de l'iris } plancher du IIIᵉ ventricule
- Droit interne
- Droit supérieur et releveur palpétral
- Droit inférieur } Aqueduc de Sylvius
- Petit oblique
- Pathétique
- Abducens et accessoire du droit interne } IVᵉ ventricule

Ces conclusions ont été confirmées en ce qu'elles ont d'essentiel par la méthode anatomoclinique, qui consiste à noter les lésions constatées à l'autopsie de sujets morts après avoir été frappés durant leur vie de paralysies isolées, et par la méthode expérimentale qui consiste à poursuivre dans les centres nerveux la trace des altérations consécutives à l'arrachement des muscles (Nissl et Marinesco). Il résulterait d'un relevé général très étendu, d'après Starr (2) que les noyaux du moteur oculaire commun occupent, de chaque côté de la ligne médiane, deux rangées parallèles et symétriques de la façon suivante :

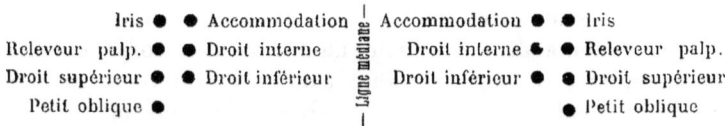

Iris ● ● Accommodation | Accommodation ● ● Iris
Releveur palp. ● ● Droit interne | Droit interne ● ● Releveur palp.
Droit supérieur ● ● Droit inférieur | Droit inférieur ● ● Droit supérieur
Petit oblique ● | ● Petit oblique
(Ligne médiane)

Ce résultat a été confirmé par les expériences récentes de Enrique B. Demaria (3).

(1) *Graefe's Archiv.* XXIV, 1878.
(2) *Journal of nervous and mental disease,* 1888.
(3) *Arch. d'Opht.* Juillet 1903.

Double
innervation
de l'abducens.

On relève avec intérêt la double innervation du muscle droit interne, d'après Huguenin, fait confirmé par Duval et Laborde. Ce muscle recevrait, d'après ces auteurs, outre le rameau direct, qui lui vient de son noyau propre, un rameau croisé émané de l'abducens. Un même noyau, celui de l'abducens, pourrait ainsi, actionnant ensemble le droit externe d'un côté et le droit interne de l'autre, mettre en mouvement les deux yeux dans la même direction latérale, comme fait la double rêne au mors des chevaux attelés par deux.

On interprètera dans le même sens la semi-décussation indiquée pour d'autres filets musculaires de l'oculomoteur commun.

Centres
d'intellection.
Intellection des
réflexes.

2. Les excitations de tous nerfs de la sensibilité sont excito-motrices oculaires, et produisent des mouvements variés. Cette diversité d'effet consécutive à l'impression diversement combinée des mêmes nerfs sensibles, phénomène d'intelligence, implique la sélection et la distribution des courants nerveux, en raison des tensions et des résistances, entre les fibrilles et cellules des foyers de réflexion nerveuse : foyers des réflexes, instincts et volontés, qui chacun ont un siège déterminé dans les étages superposés du cerveau.

Les faits suivants fixent le siège des intellections et réflexions primaires ou des *réflexes* oculo-moteurs : les photomoteurs, tactilomoteurs et auditivomoteurs oculaires.

Centre
photomoteur.

Si l'on sectionne et que l'on isole de toutes attaches supérieures l'isthme de l'encéphale au-dessus des corps quadrijumeaux, on voit encore les yeux s'ouvrir et suivre, ainsi que la tête, les déplacements de la lumière ; on les voit fuir sous la paupière et se fermer, et la tête elle-même se détourner quand la lumière est trop vive. Tels sont, avec la contraction de la pupille les réflexes oculomoteurs lumineux ou photomoteurs. Ils cessent de se produire quand on a excisé les tubercules quadrijumeaux antérieurs.

L'excitation galvanique (Adamük) des tubercules quadrijumeaux antérieurs produit, suivant que l'on en touche la partie antérieure, moyenne, ou postérieure, des mouvements conjugués latéraux, supérieurs, ou inférieurs, avec dilatation pupillaire, et des mouvements convergents avec constriction pupillaire ; l'excitation portant à droite, les yeux tournent à gauche et inversement; et, si l'on sépare les tubercules suivant la ligne médiane, l'œil du côté excité participe seul au mouvement. On n'obtient pas la contraction isolée de chaque muscle, phénomène que caractérise seule l'excitation directe des cellules ou des fibres des nerfs oculomoteurs.

Une masse de cellules nerveuses forme dans la profondeur le ganglion du tubercule quadrijumeau antérieur. En contact par ses arborisations antérieures avec la rétine, et par ses arborisations postérieures avec les noyaux d'origine des nerfs moteurs oculaires, ce ganglion est le centre intellectuel des réflexes photomoteurs.

Si l'on a sectionné l'isthme de l'encéphale au-dessous des tubercules quadrijumeaux antérieurs, il arrive que, les réflexes lumineux ayant totalement disparu, les impressions auditives et tactiles conservent au contraire tout leur pouvoir pour produire les mouvements oculaires réflexes : l'œil est pris de secousses sous l'influence des bruits intenses et des excitations tactiles générales violentes ; il fuit et la paupière se ferme aux attouchements de la cornée. Ce sont les réflexes auditivo-moteurs et tactilomoteurs.

Centres tactilomoteur et auditicomoteur.

Le lieu de leur intellection et répercussion, situé au-dessous des tubercules quadrijumeaux est à chercher dans les multiples ganglions, homologues des cornes postérieures de la moëlle dans la protubérance et dans le bulbe sous le plancher du IVᵉ ventricule, que l'on décrit comme appartenant aux racines de l'auditif, du trijumeau et d'autres nerfs de la sensibilité. Articulés d'une part avec ces racines, articulés aussi entre eux et avec les noyaux d'origine des nerfs moteurs, interposés entre les uns et les autres, ces ganglions sont à considérer comme des foyers d'intellection et de répercussion des réflexes.

Le gros noyau de Deiters aboutissant de la racine vestibulaire du nerf auditif, est considéré comme étant plus particulièrement le centre des réflexes oculomoteurs de l'audition ; on y localise en pathologie le syndrome de Bonnier (1) fait de troubles d'orientation statique avec vertige, angoisse et nausées, de bruissements d'oreilles, de douleurs en diverses régions du trijumeau et enfin de troubles oculomoteurs.

Centres d'intellection instinctive.

3. Comme tous les instincts, en général, les instincts oculaires survivent à la destruction de l'écorce cérébrale et disparaissent avec l'ablation totale des hémisphères cérébraux et du cervelet. Je rappelle les mouvements instinctifs qui se produisent après la décortication cérébrale (Goltz) : les animaux sont paresseux, comme hébétés, mais ils vont et viennent tant bien que mal, ayant peine toutefois à se guider dans des lieux pourtant connus ; ils marchent donc, comme aussi ils allaitent leurs petits. En ce qui concerne la vision, ces animaux, qui conservent tous les réflexes, dirigent le regard suivant les nécessités de l'acte qu'ils accomplissent ; ils exercent les mouvements coordonnés de convergence, de divergence et de latéralité non plus immédiatement et sous l'influence exclusive de telle ou telle excitation, mais comme en obéissant à l'impulsion complexe du déplacement de la tête ou du corps vers un lieu déterminé.

Ils survivent à la décortication cérébrale.

Ces mouvements sont l'indice d'un va et vient continu de réflexions et de contre-réflexions allant d'un sens à un autre et encore à un autre, pour revenir au premier ou à tel autre, entrecoupé d'actions motrices qui produisent elles-mêmes de nouvelles réflexions, et ainsi de suite ; cela suppose annexé au circuit des réflexes tout à l'heure exposé, un étage entier d'intellections secondaires nombreuses et variées.

Leur siège dans les ganglions cérébraux et le cervelet.

Or l'anatomie cérébrale, conforme aux nécessités de la physiologie, a peuplé l'intérieur des hémisphères cérébraux de foyers cellulaires volumineux autant que nombreux, en contact

(1) *Syndrome du noyau de Deiters*, 1902.

direct et indirect avec les terminaisons centrales des nerfs sensibles et des nerfs moteurs. L'anatomie enseigne en particulier qu'une partie importante des fibres issues du dernier plan cellulaire nerveux rétinien, après avoir accompagné celles qui se rendent aux corps quadrijumeaux antérieurs donnent deux faisceaux aux ganglions cérébraux : l'un au corps genouillé externe, l'autre au pulvinar.

Elle enseigne aussi que les noyaux oculomoteurs sont en relation tant avec le cerveau, qu'avec le cervelet (par son pédoncule supérieur), et l'on sait que le cervelet communique lui-même avec les centres ganglionnaires cérébraux.

Des troubles d'orientation de l'espace signalent les lésions du cervelet. Le vertige en est le symptôme prédominant, il doit disparaître avec la fermeture des paupières si sa cause est exclusivement visuelle. Le nystagmus, mouvement de balancement oscillatoire des globes oculaires, l'accompagne parfois ; il signifie que l'orientation visuelle est en cause, et paraît représenter les mouvements compensateurs accomplis par les yeux pour redresser des déplacements imaginaires de l'espace.

En résumé : l'intellection et la répercussion des instincts oculaires a lieu : 1° dans le corps genouillé externe et le pulvinar aboutissants directs des impressions optiques ; 2° dans tous les ganglions des hémisphères cérébraux aboutissants d'impressions aptes à éveiller les instincts oculaires ; 3° dans le cervelet équilibrateur de tous ébranlements sensoriels et cérébraux, centre généralisateur des réflexes statiques ou de l'orientation de l'espace, centre en particulier de l'orientation visuelle. Reliés entre eux, et articulés finalement aux centres déjà décrits des réflexes, les ganglions et le cervelet cérébraux, foyer commun des instincts, sont aussi le centre commun des mouvements oculaires instinctifs.

4. Les actes volontaires, actes dépendants de la connaissance, appartiennent à l'enchaînement illimité des mouvements de la pensée que l'on nomme idées. Si inextricable que paraisse

Centres d'intellection supérieure.

Leur siège cortical.

cet enchaînement, on lui reconnaît pour point de départ l'impression sensible, pour auxiliaire le souvenir qui en est la survivance dans la pensée, et pour point terminal l'expression sous la forme du mouvement musculaire; les mouvements volontaires sont donc réfléchis en dernière analyse au même titre que l'instinct et les réflexes. Liée à l'intégrité de l'écorce des hémisphères cérébraux, la connaissance et les actes qui en dépendent disparaissent par sa destruction; la connaissance a son siège dans l'écorce cérébrale.

Points oculomoteurs de la zone motrice.

L'excitation électrique, entre les mains de Fritsch et Hitzig, de Ferrier, et de ceux qui répètent leurs expériences, enseigne que l'on produit la contraction musculaire quand on touche, au sommet du manteau cortical, la zone motrice centralement placée à égale distance des zones diverses de l'impression sensorielle dans le lobe frontopariétal que traverse le sillon de Rolando (sillon crucial des carnassiers).

La zone motrice comprend : 1° toute la circonvolution frontale ascendante et toute la pariétale descendante, 2° le lobule paracentral qui unit vers le haut les deux circonvolutions précitées, 3° le pli de passage fronto-pariétal inférieur ou opercule Rolandique, qui unit ces deux mêmes circonvolutions à leur partie inférieure.

Le point plus spécialement oculomoteur est situé en avant et près de la partie supérieure; son excitation dirige les yeux du côté opposé, et provoque en même temps, par des contractions du cou, la rotation de la tête dans le même sens.

Retentissement moteur de la zone sensorielle.

On obtient aussi les mouvements des yeux du côté opposé, avec déviation en haut et en bas, par l'excitation de points situés au sommet du lobe occipital, que nous avons appris à reconnaître comme le lieu où aboutissent les impressions d'ordre visuel. On tend à voir dans ce fait non un phénomène d'excitation motrice directe, mais le résultat indirect d'une excitation du domaine sensoriel. Le rapport entre l'excitation sensorielle et la fonction oculo-motrice ressort par ailleurs de la coexistence fréquente de l'hémianopie avec la déviation conjuguée des yeux.

Le fait que des mouvements de latéralité des deux yeux dans la même direction succèdent aux excitations d'un seul hémisphère cérébral a déterminé M. Grasset à donner aux communications intracérébrales des foyers oculomoteurs corticaux avec les racines des nerfs oculomoteurs dans la protubérance la dénomination pratique de « nerfs dextrogyres » et « lévogyres ».

Nerfs oculogyres intracérébraux de Grasset.

Émanés de l'un et de l'autre centres corticaux, ces faisceaux cheminent vers la capsule interne en deux segments : l'antérieur, voisin des fibres du facial aux lésions duquel il participe quelquefois ; le postérieur entièrement mêlé aux radiations optiques, d'où la coexistence ordinaire de l'hémianopie avec les déviations conjuguées propres aux lésions de ce faisceau postérieur.

L'entrecroisement de ces nerfs aurait lieu dans la région protubérantielle supérieure, avant celui des fibres du facial, à en juger par le syndrome de Foville, où l'oculogyre d'un côté est paralysé en même temps que le facial et les membres du côté opposé. (1)

(1) *Les mouvements associés des yeux et les nerfs oculogyres*, par A GAUSSEL. Paris, 1905, Masson, édit.

CHAPITRE XLIII

Phylogénie et pathologie de la locomotion

SOMMAIRE

1. Phylogénie. — Tentacules et pédicules. Motilité oculaire propre aux orbites latérales. Motilité oculaire propre aux orbites frontales.

2. Strabisme. — Définition, modalités, mesure. Variété myopique. Variété hypermétropique. Variété anisopique.

3. Nystagmus. — Définition, modes. Variétés amblyopique, *a vertigine*, de fatigue et d'impuissance, professionnelle, bégayante.

4. Total-déplacement. — Mesures d'écartement. Mesures de position. Exophtalmie, énophtalmie, parophtalmie.

5. Ophtalmoplégie. — Signes généraux. Localisations musculaires. Localisations nerveuses. Attaques convulsives.

Un même chapitre doit grouper ici l'évolution phylogénique ou les progrès de la locomotion oculaire dans la série animale et sa pathologie aux aspects connus du populaire, le strabisme, le tremblement ou Nystagmus, le total-déplacement, les attaques (paralysie et convulsion) ou Ophtalmoplégies.

Phylogénie.

1. Dans beaucoup d'êtres inférieurs, les yeux sont dépourvus de tout mouvement propre, incrustés dans un tégument immobile et faisant corps avec l'animal. La mobilité du regard est alors celle du corps lui-même.

Tentacules et pédicules.

Les premiers déplacements autonomes de l'œil apparaissent dans les yeux tentaculés. L'œil est tentaculé quand les parties qui le portent sont des appendices mobiles (communément rétractiles) non articulés. Nombre de Mollusques ont des yeux ainsi faits, témoin les bivalves lamellibranches, dont les tentacules entourent en grand nombre le bord du manteau. La perfection dans ce genre me paraît être la disposition propre aux yeux céphaliques de l'escargot. Lorsque l'on voit cheminer ces animaux, les deux yeux portés en avant par deux tentacules que la contraction raidit et place symétriquement, on ne peut se défendre de l'impression qu'une pareille tenue comporte une autre fonction que celle d'accroître l'étendue du champ visuel et doit être d'orientation.

L'articulation vient ensuite, distincte de la simple disposition tentaculaire. Les mouvements de l'œil articulé obéissent, par le squelette, par les ligaments et par les tendons, aux exigences d'une statique perfectionnée, ils sont ceux d'un mécanisme de précision. Leur relativité exactement déterminée assure à la sensation des documents plus précis et plus riches d'autant. Le premier degré en est fourni par les insectes et autres arthropodes porteurs d'yeux immobiles dans la tête articulée au thorax ; l'article de la tête y est en réalité celui d'un œil unique. Certains crustacés, appelés pour ce fait podophtalmes, ont, portés à l'extrémité d'appendices articulés et fort longs, qui sont de vrais membres, des yeux multiples et indépendants ; le mécanisme de l'articulation pédiculée y est à son apogée.

Il se peut enfin, et je serais étonné que les crustacés n'en offrent pas l'exemple, que des liens de conjugaison unissent les mouvements des yeux articulés, comme elle semble unir ceux des yeux tentaculés de l'escargot, liens de solidarité, non matérielle comme par le joug qui unit la tête des bœufs, mais physiologique et dépendante de la seule innervation. Deux possibilités sont en présence, comme nous l'allons voir pour les vertébrés : la binocularité conjuguée par continuité des champs visuels latéraux, et la binocularité conjuguée par fusion des champs visuels antérieurs.

Latéralement dirigés, les yeux de la plupart des vertébrés associent les champs visuels contigus de l'un et de l'autre œil, dont l'étendue embrasse la sphère entière de l'espace, hémisphère postérieur aussi bien qu'antérieur. La conjugaison y est réalisée

Motilité oculaire propre aux orbites latérales.

par la stabilité de la verticale rétinienne, à démontrer comme suit.

Soit tout d'abord marquée de façon apparente la direction d'un méridien de la cornée ; on peut le faire par le tatouage ; on peut le faire plus simplement par la fluorescéine. J'ai dit ailleurs (p. 468) qu'une dose forte de cette substance, injectée sous la peau, fait apparaître après peu de temps une ligne fluorescente derrière le méridien vertical de la cornée dans la chambre antérieure (ligne d'Ehrlich), et que cette ligne, liée au méridien vertical, en suit tous les mouvements. Or la ligne d'Ehrlich conserve sa verticalité dans les déplacements de la tête du lapin ; elle signale comme d'un drapeau l'orientation solidaire immuable de ses deux yeux. Qu'un lapin élève la tête, l'abaisse où la décline latéralement en ses bonds les plus audacieux ; toujours ses méridiens oculaires conservent la même relation, par rapport à l'horizon, toujours le méridien vertical de sa cornée est vertical. C'est donc que les mouvements des yeux de cet animal, inverses des mouvements de sa tête, tendent à les compenser. Tel est le principe simple par lequel est réalisé, pour les yeux latéralement placés dans la tête, le mécanisme de l'orientation visuelle dans l'espace : celui de la stabilité des méridiens de la cornée.

Plus simples en apparence, que les mouvements de l'œil humain, ceux du lapin comme de tous les animaux aux yeux latéraux n'en exigent pas moins des muscles aussi nombreux : quatre droits et deux obliques. Les muscles obliques diffèrent de ceux de l'homme par leur direction et leur insertion. Tendus d'arrière en avant perpendiculairement à l'axe des muscles droits, l'un en haut, l'autre en bas, insérés sur le méridien vertical de l'œil, ils ont pour effet, l'œil étant dans la position de repos, de le tourner purement et simplement autour de son axe. Leur activité suffirait seule à établir la stabilité du champ visuel, si les mouvements de la tête étaient exclusivement rotateurs autour du même axe ; elle est insuffisante parce que les mouvements de la tête sont multiples, le concours des quatre droits devient indispensable pour compenser les déclinaisons de la tête. Mais l'activité des obliques est de beaucoup la plus importante et ainsi s'explique leur extrême développement, coïncidant avec un moindre développement des muscles droits.

Le lapin possède en outre, avec la plupart des vertébrés qui ont les yeux semblablement dirigés, un muscle rétracteur ou « choanoïde », dont l'action est d'attirer l'œil en arrière, en même temps que de projeter la troisième paupière au devant de la cornée par l'intermédiaire de son cartillage ; il agit dans la direction de l'axe visuel qui est aussi l'axe des rotations. Il n'y a donc pas de centre fixe des rotations.

Les yeux de l'homme, du singe et d'un certain nombre d'autres vertébrés, dirigés non plus latéralement mais en avant, superposent leurs deux regards et la pensée fusionne en une perception unique les impressions venues de l'un et de l'autre œil. Ce phénomène, qui n'est pas précisément congénital, mais s'acquiert peu après la naissance dans un temps variable de quelques jours à quelques semaines, compense la perte d'une importante étendue de champ visuel, celle de tout l'hémisphère postérieur, par les avantages multiples qui en dérivent comme suit.

Motilité oculaire propre aux orbites frontales.

Une absolue superposition des champs visuels n'étant possible que pour le lieu même de croisement des regards, à cause de l'écartement des yeux, il en résulte une vision plus aiguisée pour ce point et la région immédiatement avoisinante. Le développement de la vision centrale en est la conséquence ; il a pour corollaire la multiplication des éléments nerveux dans la partie correspondante de la rétine et la formation de la fossette centrale, qui n'existe guère que dans les yeux de l'homme et du singe.

La faculté de retirer le globe de l'œil dans le fond de l'orbite (muscle rétracteur) ayant fait place à la fixité du centre de rotation, il en naît un mode nouveau d'orientation topographique celui de l'orientation des mouvements vers la position primaire, et sa conséquence la fixation binoculaire du regard dans la plus grande étendue du champ visuel.

Les mouvements de convergence gradués avec l'éloignement du point fixé assurent une mesure angulaire simple et précise des distances.

De la superposition des champs visuels naît cette merveilleuse appréciation du relief, vision stéréoscopique, dont il a été traité en un chapitre de la sensation.

Je rappelle enfin que les torsions compensatrices de l'œil du lapin persistent pour l'homme en deux circonstances. Elles accompagnent les déclinaisons de la tête d'un essai de compensation par redressement de la cornée, essai fort incomplet, et qui peut être considéré comme un souvenir atavique. Elles accompagnent les mouvements de convergence en bas et en haut pour les nécessités de la concordance rétinienne qui exigent le parallélisme des méridiens au lieu de l'obliquité résultante (voir p. 564) de rotations purement équatoriales.

Strabisme.

2. On observe exceptionnellement sur l'homme, et l'on observerait sans doute en les recherchant sur tous les animaux doués de vision binoculaire, des irrégularités dans la position relative des deux yeux : le *strabisme*, dont l'étude est pleine d'enseignements pour la physiologie.

Définition, modalités, mesure.

Le nom de strabisme (œil tors, de στρέφω = tourner), ou loucherie, s'applique universellement dans le langage usuel, et même scientifique, aux fausses positions relatives des deux yeux, quelle qu'en soit la variété. D'aucuns, et nous suivrons leur exemple, le réservent pour désigner ces anomalies lorsqu'elles coïncident avec la pleine conservation de la motilité en tous sens. On lui affecte alors plus spécialement l'appellation de « strabisme concomitant «, par quoi l'on entend indiquer que les ordinaires conjugaisons entre les mouvements des deux yeux sont intégralement maintenues malgré la fausse position. Il arrive donc qu'un des deux yeux paraît normalement dirigé sur l'objet fixé, tandis que l'autre semble regarder ailleurs, en dedans, en dehors, en haut, en bas (strabisme interne ou convergent, externe ou divergent, supérieur, inférieur), mais qu'en réalité la vue des deux yeux est dirigée sur le même point ; et cela indique une anormale concordance des rétines.

La nouvelle et paradoxale concordance des rétines dans le strabisme est confirmée par l'expérience journalière de l'oculiste.

Cette expérience montre le strabique doué de la sensation binoculaire complète avec appréciation des distances et perception du relief. Presque jamais un strabique ne se plaint de diplopie, et jamais non plus il ne commet de ces erreurs grossières dans l'estimation des distances, comme de verser à côté du verre à la manière du borgne. On a constaté la perception du relief dans la vision au stéréoscope (Schoeler); et l'on a vu des strabiques l'avoir perdue du fait de la correction chirurgicale.

Les malconcordances rétiniennes peuvent être permanentes ou bien passagères (strabisme intermitent); elles peuvent s'établir alternativement aux dépens de l'un et de l'autre œil (strabisme alternant), ou bien d'un œil seulement, (strabisme gauche ou droit). Mais quelle qu'en soit la modalité, la nouvelle concordance n'implique pas l'abandon de la droite et ordinaire position de chaque œil fonctionnant seul : l'œil prend la direction normale quand on masque l'autre, et c'est alors celui-ci qui louche sous le masque. Il est cependant des cas exceptionnels où, même fixant seul, l'œil dévié maintient sa fausse direction.

On mesure l'angle du strabisme à l'aide du cinémomètre : placer l'œil dévié au centre de l'appareil; déterminer par la kératoscopie à quel point de l'arc correspond le milieu de sa cornée, quand l'œil, fixant seul, est dirigé vers le sommet de l'arc ; faire ensuite regarder l'autre œil au loin droit devant soi, ce qui amène le premier en position strabique, et déterminer par la kératoscopie à quel point nouveau du cinémomètre correspond le milieu de la cornée. L'écart entre les deux points mesure l'angle du strabisme.

Veut-on faire cette mesure sur un œil incapable de fixer l'objet qu'on lui montre, alors on tâtonne pour l'amener dans la bonne posture en s'aidant de l'œil sain.

Quand il y a de la diplopie, ce qui est, nous venons de le dire, un cas exceptionnel, les doubles images peuvent être employées à une mesure cinémométrique analogue à celle que fournit la kératoscopie. On place l'œil dévié au centre de l'arc, en dirigeant l'autre œil droit devant lui le regard au loin en position primaire sur la flamme d'une bougie, et l'on fait indiquer par le sujet l'exacte position de la double image

38

sur l'arc. Une seule lecture d'angle suffit alors à le mesurer.

L'oculiste appelé à remédier au strabisme par les moyens orthopédiques, dans lesquels l'usage de prismes correcteurs convenablement gradués joue un rôle, mesure encore le strabisme à l'aide des prismes appliqués à la correction de la diplopie, quand il est possible de la réveiller. On y aide en masquant l'œil sain d'un verre rouge pour différencier nettement son image, et en atténuant au besoin sa puissance visuelle par l'adjonction au verre rouge d'un verre fumé. Le moindre prisme par lequel on réussit à fusionner les doubles images d'une même flamme placée à distance mesure le strabisme par son angle et en détermine la direction par son inclinaison. La géométrie enseigne que l'angle du prisme ainsi placé égale approximativement la moitié de l'angle du strabisme.

Le chirurgien estime enfin quelquefois le degré du strabisme à la déviation linéaire apparente mesurée en millimètres. On l'obtient approximativement en prenant pour point de repère le centre de la pupille et en mesurant à la règle millimétrique ou au compas l'écart entre la position strabique et la droite position. Cette mesure, qui est celle de la longueur dont il faut avancer ou reculer l'insertion musculaire pour obtenir une correction au point de vue purement esthétique, sert d'indice à l'opérateur et doit être complétée par la connaissance exacte de l'amplitude des mouvements en toutes directions.

Phénomène d'ordre tératologique, le strabisme est associé à trois sortes d'anomalies : la myopie, l'hypermétropie et l'inégalité de vue ou anisopie.

Variétés myopiques :

Quand, ayant donné un objet approché à fixer à un myope, on masque d'une main l'un de ses yeux, nous savons déjà (voir myopie) que l'œil masqué, au lieu d'être dirigé vers l'objet, demeure écarté en dehors. On s'en assure par l'observation derrière le masque légèrement soulevé et aussi par le mouvement de retour à la droite position, qui succède à l'enlèvement du masque. L'explication du phénomène est simple. On sait que l'acte de converger, étroitement lié à celui d'accommoder, en

divergence latente,

suit les allées et les venues dans l'état emmétropique, au point
qu'une mesure similaire leur étant appliquée, angle-mètre dans
un cas, dioptrie dans l'autre, les valeurs en sont égales ; et l'on
sait aussi qu'il n'en est pas de même pour le myope, s'il n'est
exactement corrigé : myope d'une dioptrie, son accommodation
à 1 mètre égale 0 dioptrie, tandis que la convergence demeure
1 *Am* ; et s'il s'approche davantage, la convergence dépasse
toujours d'1 *Am* l'effort de l'accommodation ; la convergence
dépassera de 2 *Am* l'effort d'accommodation si la myopie est de
deux dioptries, et ainsi de suite à proportion, comme l'indique
le tableau suivant :

			Convergence mesurée en angles-mètres.					
			5	4	3	2	1	0
Accommodation mesurée en dioptries.		Emmétropie	5	4	3	2	1	0
		Myopie = 1	4	3	2	1	0	0
		— = 2	3	2	1	0	0	0
		— = 3	2	1	0	0	0	0
		— = 4	1	0	0	0	0	0
		— = 5	0	0	0	0	0	0

Libérée du contrôle visuel par le masque, obéissante au seul
appel synergique de l'accommodation, la convergence de l'œil
masqué subit donc en cas de myopie un retard inévitable. C'est
la cause de la déviation sous le masque, *divergence latente*, faussement nommée jadis « insuffisance musculaire ». On en mesure
le degré par celui du prisme (à base interne) qui l'annule.

L'insuffisance vraie de la convergence est fréquente dans la
myopie, tant à cause de la nécessité de tenir les objets très
approchés pour les bien voir, qu'à cause de l'allongement
myopique du globe oculaire, qui en rend les excursions plus
laborieuses. Elle entraîne l'abandon de la fixation binoculaire
un œil fixe seul, tantôt l'un tantôt l'autre, tandis que son congénère demeure écarté dans la position manifeste de divergence.
D'abord intermittente, la divergence du myope tend à devenir
définitive, et alors s'établit une concordance nouvelle des rétines,
le *strabisme myopique externe*. Très ordinairement les deux concordances rétiniennes subsistent, ce que l'on reconnaît à l'éveil de

strabisme externe.

la diplopie quand on place un verre rouge devant l'un des yeux seulement.

On évite le développement du strabisme externe des myopes par la correction au moyen des verres concaves.

Les verres doivent être décentrés (centres de concavité plus écartés que les pupilles) pour en obtenir un effet prismatique divergent et en soulager d'autant l'effort de convergence. On se contente de prismes quand l'acuité visuelle affaiblie interdit le port constant des verres concaves. Souvent même, renonçant de propos délibéré à la vision binoculaire, on rejette tout essai de correction, pour éviter absolument les efforts de convergence et leurs effets désastreux sur les progrès de la myopie. Le strabisme myopique externe ne doit être opéré que sous la réserve d'une étude minutieuse de ces diverses circonstances.

strabisme interne.

Indifférents à la vision lointaine, certains yeux myopes de degré élevé, ont établi à leur remotum, limite distante de leur exacte vision, leur posture habituelle de repos équivalente au parallélisme des emmétropes. Ces yeux, lorsqu'ils regardent plus près que le remotum convergent normalement et disposent à cet effet de leur entière amplitude de convergence ; dans la vision lointaine, ils restent convergents vers le remotum et louchent par conséquent en dedans. C'est le *strabisme myopique interne* avec deux concordances rétiniennes : la normale qui sert à la vision prochaine, et la strabique, qui sert à la vision distante ; un verre rouge placé devant l'un des yeux est seul capable d'éveiller la diplopie dans le regard lointain.

La déviation du strabisme myopique interne est neutralisée pour la vision à distance par les prismes à base externe ou simplement par le rapprochement des verres concaves correcteurs de la myopie, qu'il suffit de décentrer en dedans pour leur donner la vertu de prismes à base verticale externe.

Variété hyper-métropiques

Trois mêmes sortes de déviations s'observent comme conséquences de l'hypermétropie : la convergence latente, le strabisme interne et le strabisme externe.

convergence latente,

Moins régulièrement que pour le myope, mais assez souvent cependant pour bien établir la relation qui l'unit à l'hypermé-

tropie, on observe la déviation de l'œil masqué. Elle s'y produit
en sens inverse de la déviation myopique et mérite le nom de
convergence latente. Elle résulte de l'effort commun de la pensée
pour actionner deux fonctions synergiques ici discordantes :
l'accommodation et la convergence ; l'accommodation de l'hypermétrope, en avance, entraîne la convergence comme l'accommodation myopique en retard entrainait la divergence,
ainsi qu'il ressort de leur tableau comparatif.

Angles-mètres de convergence	**0**	**1**	**2**	**3**	**4**	**5**
emmétropie	0	1	2	3	4	5
hypermétropie = 1	2	3	4	5	6	
Dioptries — = 2	3	4	5	6	7	
d'accommodation — = 3	4	5	6	7	8	
= 4	5	6	7	8	9	
— = 5	6	7	8	9	10	

*strabisme
interne.*

Le *strabisme interne des hypermétropes* ne reconnaît pas d'autre
cause que la convergence latente, ainsi qu'il fut exposé pour la
première fois par Donders. Il apparaît à l'âge où l'enfant commence à s'intéresser au détail des choses. Son début est hâté
par les exercices attachants de vue approchée, ceux-là surtout
que l'on impose, tels la couture et la lecture. D'abord intermittent, il ne se produit qu'au moment de la fixation approchée ; plus tard il s'établit et persiste même dans la vision lointaine. Exceptionnellement il cède avec l'âge, et tel a louché
jusqu'à ses douze ou quinze ans, qui ne louche plus à vingt.
Ce strabisme est souvent « alternant » portant alternativement
sur un œil et sur l'autre ; c'est le cas surtout au début ; plus
tard il tend à se fixer et choisit l'œil le moins parfait.

Conséquence physiologique naturelle de l'hypermétropie, ce
strabisme n'en est pourtant pas la manifestation obligée, et,
quoique assez fréquent en somme, il est plutôt une exception
relativement au nombre avéré des hypermétropes.

On se demande pourquoi il en est ainsi, comme on se
demande aussi pourquoi on l'observe dans maintes hypermétropies faibles alors que des hypermétropies fortes en sont
exemptes. La raison en doit être cherchée dans le besoin non

moins physiologique de superposer les champs visuels : placé entre deux alternatives, de troubler l'accord ordinaire des champs visuels ou l'accord entre l'accommodation et la convergence, le sujet hésite et prend le parti qui lui paraît le plus profitable.

Il faut noter avec Mannhardt qu'un écartement exagéré des yeux paraît pousser au strabisme en exigeant plus d'effort pour la convergence.

Ayant une fois opté pour le strabisme, l'hypermétrope louche franchement et d'une quantité assez grande pour éloigner la double image, la rendant ainsi moins gênante. Cela explique qu'il n'y ait aucune proportionnalité entre le degré du strabisme et celui de l'hypermétropie.

On traite le strabisme hypermétropique interne en corrigeant l'hypermétropie au moyen de verres convexes. L'intervention chirurgicale n'est indiquée que dans les cas invétérés et après l'échec du moyen précédent, alors que semble établie une habitude insurmontable de fausse concordance, en même temps qu'une rétraction matérielle des muscles et des ligaments articulaires.

strabisme externe.

Beaucoup moins fréquent, le *strabisme hypermétropique externe* figure cependant pour un quart dans le nombre total des convergences strabiques. La cause en est, comme dans la myopie, la fatigue et l'insuffisance du pouvoir convergent. Tout le monde, même dans le jeune âge, n'est pas apte à fournir l'effort extrême que nécessite la surconvergence, qui fait le strabisme interne de l'hypermétrope ; alors le sujet renonce plutôt à accommoder exactement et compense le défaut d'accommodation par l'agrandissement de l'image au moyen du rapprochement exagéré des objets ; il renonce en même temps à la vision binoculaire et à la convergence, d'où le strabisme externe. Justiciable de la correction hypermétropique par les verres convexes, le strabisme divergent hypermétropique est en même temps opérable avec chance de succès toutes les fois que l'on constate de la tendance au fusionnement dans la droite position.

Variétés anisopiques.

L'inégalité de vue ou anisopie est enfin une dernière cause

assez fréquente de strabisme, qu'elle soit provoquée par la mauvaise réfraction de l'un des yeux, par des opacités de la cornée ou plus simplement par des imperfections rétiniennes, celles surtout qui occasionnent le scotome central.

L'explication paraît devoir en être tirée tout entière des difficultés apportées à la vision par la superposition d'une image défectueuse à la nette figure de l'image fournie par le bon œil. Placé entre les deux alternatives de perdre le bénéfice de la vision binoculaire exacte, ou d'en subir les inconvénients, le sujet choisit inconsciemment au mieux de ses intérêts. S'il préfère le strabisme, alors la question se présente de choisir le mode de strabisme. L'observation enseigne que, s'il n'est pas de raison particulière empruntée à la réfraction de l'œil sain (l'hypermétropie par exemple et son entraînement à la convergence), le mauvais œil se place en strabisme externe ; cette position est celle du moindre effort.

Le chirurgien mis en présence du strabisme anisopique a recours d'abord aux corrections par les verres propres à améliorer la vue de l'œil défectueux, puis aux exercices de fusionnement avec ces verres aidés des prismes et du stéréoscope ; il s'assure enfin, qu'à réveiller la concordance normale des rétines, on n'amène pas une gêne intolérable dans la vision, et alors seulement il opère. Le but à atteindre par l'opération est surtout esthétique, car, à de rares exceptions près, un mauvais œil dévié et remis à la bonne place est plus gênant qu'utile.

3. On observe très exceptionnellement, et sous des influences à déterminer, un état de mobilité involontaire des yeux, le *nystagmus*. *Nystagmus.*

Le nom de nystagmus (un mot dérivé du grec νυστάζω qui exprime l'acte de balancer les yeux et la tête en s'endormant) désigne une sorte d'oscillation rythmique, tremblement ou balancement oculaire qu'accompagne quelquefois le balancement de la tête. *Définition modes.*

Le nystagmus affecte tantôt le mode « oscillatoire » et tantôt le mode « rotatoire ».

Il est produit par des causes diverses qui en constituent les variétés, ce sont :

1° Les défectuosités de la vue ;

2° Le vertige d'origine cérébrale et auditive ;

3° La fatigue ;

4° Le balancement professionnel des mineurs ;

5° L'hésitation intellectuelle.

N ambiyopique. Accompagnant les défectuosités de vue les plus diverses lorsqu'elles sont congénitales ou au moins acquises en bas âge (anomalies de réfraction, opacités des milieux transparents, albinisme, lacunes de la rétine et des nerfs optiques), le nystagmus le plus fréquent est l'amblyopique (de ἀμβλυώπια, vue obtuse). Il coïncide souvent avec le strabisme de même origine. Les oscillations oculaires en sont de toutes directions : horizontales, verticales, obliques et rotatoires. Elles frappent communément les deux yeux de mouvements parallèles. Exceptionnellement ce nystagmus est monoculaire et propre à la fixation exclusive par l'œil qui en est atteint. Des mouvements de la tête l'accompagnent fréquemment ; ils sont tantôt de même direction et tantôt de direction différente, quelquefois de direction exactement inverse. Il semble que le regard ainsi oscillant enrichisse la sensation de constatations multiples, comme s'il léchait en divers sens le contour des objets, et qu'il faille en conséquence reconnaître en cette affection inguérissable un moyen naturel d'obvier aux lacunes de la sensation.

N. avertigine. Compensatrice du vertige de cause étrangère à la vue, une autre forme de nystagmus est un indice de vertige, comme la titubation en est un autre. On le rencontre surtout comme symptôme de lésions des centres coordinateurs du mouvement et en particulier du cervelet, ou des altérations de l'oreille interne, associé au vertige qui en est la presque constante manifestation. C'est un accident fréquent des injections dans la cavité du tympan. Trombetta et Ostino (1) l'ont reproduit par

(1) *Nystagmus et canaux semi-circulaires*, Florence, 1900 (*Revue gén. d'opht.*, 1902, p. 557).

l'expérience comme suit : Après avoir mis à nu, sur le chien, les canaux semi-circulaires, ils les soumettent à l'action irritative de l'eau oxygénée, de l'alcool, de l'eau phéniquée, et observent après cinq ou six minutes un nystagmus intense bilatéral ; ce nystagmus est horizontal quand l'irritation a porté sur le canal semi-circulaire horizontal, il est vertical quand elle a touché le canal vertical, il est mixte enfin, quand elle atteint le canal supérieur ; le nystagmus cesse brusquement par l'ablation du labyrinthe de l'oreille.

Phénomène de fatigue, un certain tremblement nystagmique est observé universellement dans l'extrême latéralité du regard, quand l'effort en est trop longtemps soutenu. Le même fait se présente dans la période de guérison des paralysies oculaires lorsqu'on fait porter le regard dans la direction du mouvement encore incomplètement rétabli. *N. de fatigue et impuissance.*

Phénomène professionnel, conséquence d'un travail prolongé outre mesure dans des conditions particulièrement mauvaises, le nystagmus atteint les ouvriers au sortir de la mine dans une proportion qui peut atteindre sept pour cent du nombre total des mineurs. Le balancement oculaire y est du type rotatoire elliptique ; il est celui du regard qui tantôt s'abaisse quand la tête s'élève avec la pioche et tantôt s'élève en sens inverse quand la tête s'abaisse, l'objet fixé étant la roche immobile. Il est accompagné de vertige et de l'illusion que les objets extérieurs sont mouvants. Cet état cède à quelques semaines de repos. L'explication en est simple si l'on admet que le mineur continue hors de la mine le mouvement coutumier du regard pendant le travail, comme le marin fraîchement débarqué conserve la démarche balançante de son bord, et que l'on reconnaisse ici dans le vertige la conséquence, non la cause du nystagmus. *N. professionnel*

Enfin, en atteignant les yeux comme elle atteint la parole, phénomène d'ordre psychique, l'hésitation peut atteindre les mouvements du regard et provoquer une forme de bégaiement nystagmique bien remarquable dans l'observation que voici : Un jeune garçon, voulant contracter pour le régiment un engagement volontaire, ne lit pas les lettres de l'échelle visuelle *N. bégayant*

quand c'est le médecin-major qui les lui montre, alors qu'il les
distingue fort bien à la même distance quand il est seul. Conduit à l'oculiste, il se trouve présenter des oscillations horizontales des globes oculaires causées par l'émotion de l'examen, et
qui deviennent particulièrement intenses dans l'épreuve de la
vision monoculaire. Cet accident a disparu spontanément dans
l'espace de quelques mois.

*Total
déplacement.*

4. La question de l'emplacement des yeux, précédemment
effleurée au point de vue anatomique général et anthropolo-
gique (chap. **XXIII**), offre de l'intérêt dans le domaine de la motilité, et c'est pour ce motif que l'étude détaillée en a été renvoyée
à cette place. On considère l'emplacement des globes oculaires :
1º dans leur relation mutuelle ou l'écartement des centres oculaires ; 2º dans leurs rapports avec les parois de l'orbite.

*Mesures
d'écartement.*

On détermine approximativement l'écartement des centres
oculaires à l'écartement des pupilles. L'observateur se contente
ordinairement de placer une règle millimétrique sur la racine
du nez de l'observé et de mesurer en visant alternativement
l'œil droit avec son propre œil gauche et inversement. Mais des
méthodes plus précises ont été préconisées, et voici quelles
sont les principales.

On détermine l'écartement des centres de rotation par le procédé de Landolt (1). Ce procédé consiste à placer une règle
horizontalement à quelque distance devant les yeux à examiner
parallèlement à la face, et, au milieu entre la règle et les yeux
une aiguille. Visant l'aiguille alternativement avec l'un et l'autre
œil, le sujet indique quels sont à chaque fois les points masqués
par elle sur la règle. Leur écartement mesure celui des centres
de rotation.

V. Hasner met un compas aux mains du sujet, et, le faisant
fixer au loin, il l'invite à en amener les pointes à recouvrir
simultanément pour les deux yeux le même point distant de

(1) *Traité complet d'Opht.*, 1, p. 726 et suiv.

l'espace. Ou bien il lui donne une plaque de verre à la main sur laquelle il doit marquer par deux taches l'écartement nécessaire pour obtenir le même résultat. Zehender a placé au fond d'une boîte carrée un miroir plan, et au devant de lui deux tiges mobiles. Le sujet voyant dans le miroir l'image réfléchie de ses deux yeux amène les tiges à en couvrir les pupilles et en mesure alors l'écartement. Snellen évite de recourir aux indications du sujet en l'observant au moyen d'une lunette au devant de laquelle sont placés deux miroirs superposés à la manière des lames de l'ophtalmomètre d'Helmholtz, et occupant l'un la moitié supérieure, l'autre la moitié inférieure de la lunette. Croisés perpendiculairement l'un sur l'autre et inclinés de 45° sur l'axe de la lunette, ces miroirs réfléchissent l'image des yeux du sujet projetée par deux autres miroirs fixés perpendiculairement aux précédents sur les deux extrémités d'une tige graduée. L'écartement de ces derniers donne la mesure cherchée lorsqu'on amène les deux pupilles à se superposer exactement.

On peut enfin déterminer approximativement l'écartement des centres oculaires avec Alfred Smee au moyen de deux tubes étroits, parallèles, reliés transversalement par une tige millimétrique. Fixant au travers avec les deux yeux un objet éloigné, ce sujet doit le voir identiquement placé au centre des deux orifices ; l'écartement des axes tubulaires donne la mesure cherchée.

Mesuré par l'une ou l'autre de ces méthodes, l'écartement des centres pupillaires a été trouvé osciller entre 55 et 70 millimètres, et mesurer par conséquent en moyenne 62,5 mm.

Un écartement exagéré, anomalie congénitale, a été trouvé fréquemment associé au strabisme hypermétropique par Mannhardt, et l'on a voulu voir en ce fait une cause prédisposante à l'éclosion de cette forme de strabisme (voir p. 598) ; et certes cela peut bien être, car l'écartement des centres de rotation augmente l'angle de convergence et, partant, l'effort auquel on attribue la production du strabisme hypermétropique.

Le rapprochement exagéré des yeux, anomalie également congénitale ne paraît donner lieu à aucune difficulté de mouvement.

Mesures de position.

La situation de l'œil dans l'orbite doit être déterminée en latéralité, en hauteur et en profondeur.

La latéralité de l'un et de l'autre œil est estimée d'après l'écartement de la pupille par rapport à la ligne médiane dans le regard au loin. Une règle millimétrique ou un compas suffisent à cette mesure.

La hauteur est déterminée d'après la distance de la pupille à l'horizon frontal passant par le sommet des arcades sourcilières, le regard étant dirigé horizontalement en avant. Une règle marque l'horizon frontal et une autre règle verticalement placée sert à la mesure, que l'on pratique en visant le centre de la pupille.

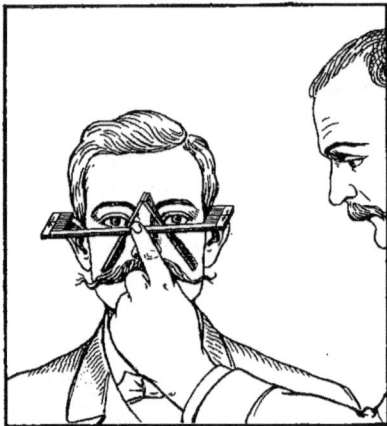

Fig. 66. — *Modèle de protrusiomètre.*

La profondeur enfin a été mesurée d'après la distance du sommet de la cornée : 1° au fil à plomb tombé du bord supérieur de l'orbite au devant de la pupille (H. Cohn) ; 2° à la ligne qui joint la concavité des deux bords orbitaires externes (V. Hasner) ; 3° au plan frontal prolongé (Coccius) ; 4° aux deux axes, vertical (milieu des bords supérieur et inférieur) et horizontal (milieu des bords externe et interne), de chacun des orifices orbitaires (Ambialet) (1). Je crois préférable pour ma part d'estimer la profondeur des yeux par rapport au plan commun des orifices orbitaires déterminé par la glabelle frontale et les deux saillies zygomatiques : un plan caractéristique de la physionomie auquel certainement se rapporte le jugement de la vie ordinaire concernant la saillie ou l'enfoncement des yeux.

(1) *Annales d'oculistique*, sept. 1903.

J'ai construit pour cette mesure le petit appareil représenté dans la figure 25. Il se compose : 1° d'un compas fait de deux planchettes excavées dans leur partie moyenne, et; 2° pivotant sur l'une de ses branches, d'une règle en fer à cheval graduée millimétriquement à ses extrémités. Le sommet du compas étant sur la glabelle frontale, ses branches sur les arcades zygomatiques, et la règle tenue horizontalement devant le milieu des orbites : on détermine, en visant par côté le long des traits millimétriques prolongés, quel est pour chaque œil le trait tangent au sommet de la cornée. Le zéro de la graduation marque le niveau du plan profond du compas, qui est en même temps le plan des orifices orbitaires; et ces chiffres marchent en deux sens, de valeur positive en avant, négative en arrière.

Il résulte des observations que j'ai prises avec cet instrument que la situation de profondeur des cornées est normalement négative d'environ deux millimètres. Ce résultat est conforme à ce que l'on sait de notre race pour laquelle les yeux à fleur de tête sont l'exception.

Les anomalies de position ont mérité les noms d'exophtalmie, enophtalmie et parophtalmie :

Exophtalmie, Enophtalmie, Parophtalmie.

On appelle « exophtalmie » l'état de saillie anormale des yeux. Elle n'est que simulée par l'allongement extrême du globe de l'œil dans la myopie axile, et en réalité toujours la conséquence d'un développement exagéré des organes situés derrière l'œil : hypertrophie graisseuse, œdème et hyperplasie du tissu conjonctif associés au goître dans la maladie de Basedow, tumeurs de toutes sortes développées aux dépens des tissus de l'orbite ou bien aux dépens des organes avoisinants. Déplacé en avant, l'œil ne souffre pas en ses mouvements, autrement que par de la limitation en tous sens.

On appelle « enophtalmie » l'état d'enfoncement anormal des yeux. Elle peut être simulée par l'aplatissement postérieur du globe oculaire qui cause l'hypermétropie axile, mais est en réalité le fait exclusif d'une atrophie des parties molles de l'orbite. L'enophtalmie fait les yeux caves caractéristiques de l'extrême amaigrissement. On l'observe comme suite tardive de la paralysie du nerf sympathique cervical (p. 383). Nulle conséquence appréciable ne résulte de l'enophtalmie au point de vue de la motilité.

On peut appeler enfin « parophtalmie » l'état produit par le déplacement du globe oculaire de côté, en haut ou en bas. Elle est produite par les déformations traumatiques des parois orbitaires et par les tumeurs. La motilité peut n'en être pas altérée, et s'adapter au contraire remarquablement à la situation nouvelle, au point de conserver intactes la perception des distances et du relief qui sont l'apanage de la vision binoculaire. La motilité atteinte se manifeste par de la gêne des mouvements et sa conséquence la diplopie; elle est la conséquence habituelle des néoplasies développées latéralement au nerf optique dans l'intérieur de l'entonnoir musculaire. Un apparent déplacement parophtalmique du globe oculaire peut résulter d'une inégalité dans le développement des deux moitiés de la face, défaut de conformation, qui rend les deux yeux inégalement distants de la ligne médiane et du front. Cet état n'entraîne par lui-même aucun obstacle aux mouvements des yeux ; si on le voit parfois accompagné de strabisme c'est à cause du développement simultanément inégal des globes oculaires et des vices de réfraction qui en sont la conséquence.

Ophtalmo-plégie.

5. On observe enfin très fréquemment des paralysies et convulsions dans le domaine de la locomotion oculaire.

Le terme *ophtalmoplégie* (de πλῆσσω = attaquer) mérite d'être appliqué indifféremment aux unes et aux autres.

Attaques paralytiques :

L'ophtalmoplégie paralytique est aisément reconnaissable à ses signes généraux multiples : la perte de l'orientation ou vertige, la diplopie, la déviation du port de tête, la déviation de l'œil paralysé, la déviation secondaire de l'œil sain et la restriction du champ du regard tant monoculaire que binoculaire.

signes généraux.

Sitôt qu'il en est frappé, le sujet atteint d'ophtalmoplégie est pris de vertige pour avoir perdu la faculté de s'orienter dans l'espace par la vue. Le borgne en est atteint comme le voyant binoculaire, mais pour moins longtemps. Cet inconvénient finit toujours par disparaître à la longue, cédant à une auto-éducation nouvelle aidée de tous les sens.

Les objets paraissent doublés à qui regarde avec les deux yeux ; ce phénomène, la diplopie, est causé par l'impossibilité d'amener simultanément le regard de l'un et de l'autre œil sur le même point. La diplopie s'étend à toute la partie du champ de regard qu'anime la fonction paralysée, augmente dans sa direction, diminue et même disparaît dans la direction contraire. La position respective des doubles images varie : on les dit « homonymes » quand elles sont placées chacune du côté de l'œil qui la perçoit, et cela correspond à l'impuissance des mouvements de latéralité externe ; on les dit « croisées » quand elles occupent la position relative inverse correspondante à l'impuissance des mouvements de latéralité interne ; écartées en hauteur elles signalent de l'impuissance dans les mouvements d'élévation ou d'abaissement ; inclinées enfin l'une vers l'autre et rapprochées par le haut ou par le bas, elles signalent le retard dans les mouvements de torsion.

Promptement instruit par l'expérience sur les moyens propres à combattre la gênante diplopie, le sujet ou bien tient un œil fermé, ou bien utilise exclusivement la partie saine du champ de regard en changeant le port de la tête qu'il tient tournée de côté, abaissée, élevée ou oblique suivant les cas. L'inclinaison de la face indique alors comme une flèche la direction du mouvement défaillant.

L'œil paralysé, dévié par la force des antagonistes, paraît loucher. Cette sorte de loucherie, parfois très apparente, peut être d'autres fois presque nulle et difficile à déceler. Un moyen certain de la rendre manifeste est l'épreuve du masque, par laquelle le médecin, couvrant d'une main l'œil malade, donne de l'autre un doigt à fixer : l'œil masqué brusquement découvert est trouvé dévié dans la direction du mouvement défaillant, et tend à se redresser pour se mettre en place.

Une déviation plus prononcée encore a lieu du côté sain si c'est lui que l'on a masqué ; et l'on parle alors de « déviation secondaire. » Ce phénomène est la conséquence de l'étroite intimité qui unit dans la pensée les mouvements solidaires des deux yeux ; il marque l'exagération de l'effort intellectuel nécessité pour la mise en œuvre de la motilité engourdie.

On constate enfin la restriction du mouvement ou restriction du champ de regard monoculaire et binoculaire et l'on en mesure au besoin le degré par la cinémométrie.

localisations musculaires,

Pour localiser le muscle ou les muscles frappés de paralysie, il faut avoir présente à la mémoire l'action propre de chacun

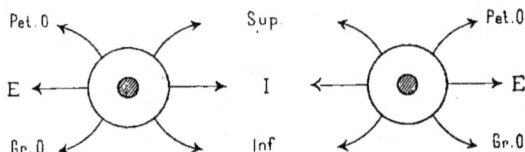

Fig. 67. — *Pour rappeler les mouvements de la cornée effectués par chaque muscle au départ de la position primaire.*

telle qu'elle fut précédemment exposée, et que rappelle la figure 67. Voici du reste la symptomalologie propre aux divers muscles considérés isolément.

La paralysie du droit interne porte la tête horizontalement à gauche ou à droite ; elle place l'œil en divergence naturellement et sous le masque ; elle limite le champ du regard en dedans et produit enfin une diplopie croisée avec images parallèles et de même hauteur. La paralysie du droit externe produit les phénomènes inverses.

La paralysie du grand oblique porte la tête en bas, face oblique à gauche ou à droite vers le côté de l'œil paralysé ; elle place l'œil en convergence faible avec déviation en haut et rotation de la cornée dans la même direction (en haut et en dedans) ; elle limite le champ de regard en bas et en dehors ; elle produit enfin une diplopie homonyme avec différence de hauteur des images et inclinaison de l'une d'elles : l'image de l'œil paralysé est plus basse, son sommet est incliné en dedans. La paralysie du droit inférieur produit les phénomènes inverses, avec prédominance de la déviation en hauteur et ses conséquences.

La paralysie du petit oblique redresse la tête avec obliquité du visage à droite ou à gauche vers le côté de l'œil paralysé ; elle place l'œil en convergence avec faible déviation et rotation de la cornée dans la même direction (en bas et en dedans) ; elle limite le champ du regard dans la direction opposée ; elle produit enfin une diplopie homonyme avec différence de hauteur des images et inclinaison de l'une d'elles : l'image de l'œil paralysé est plus haute, son sommet est incliné en dehors. La paralysie du droit supérieur est l'inverse de celle du petit oblique, avec prédominance de la déviation en hauteur et ses conséquences.

Au point de vue des localisations nerveuses quatre groupes doivent être distingués : celui de la motilité proprement dite, celui de l'intellectualité réflexe, celui des fonctions instinctives et celui de la volonté. *localisations nerveuses.*

Les paralysies de l'étroite motilité nerveuse, paralysies *pré-radiciennes* et *radiciennes*, symptomatiques de destructions des nerfs moteurs ou de leurs racines dans le plancher ventriculaire, sont intéressantes surtout par leurs groupements dont voici les principaux.

La paralysie de la troisième paire de nerfs cérébraux est caractérisée par l'inaction de tous les muscles excepté le droit externe et le grand oblique. L'œil est en état de divergence et mobile à peine vers le côté externe. La pupille est en même temps dilatée par la paralysie du sphincter pupillaire. La vision de près est rendue difficile par la paralysie de l'accommodation. La paupière devient tombante par la paralysie du releveur palpébral. Charcot a donné à cet aspect caractéristique le nom de « facies de Hutchinson. » *ophtalmoplégies pré-radiciennes et radiciennes,*

La paralysie de la troisième paire associée à l'hémiplégie des membres du côté opposé constitue le « syndrome de Weber », caractéristique des lésions de la partie postérieure et interne du pied du pédoncule cérébral, intéressant l'émergence de la troisième paire.

39

La paralysie de la sixième paire est celle du muscle droit externe. Associée à celle du facial et à l'hémiplégie des membres du côté opposé, elle constitue le «syndrôme de Millard-Gubler» caractéristique des lésions préradiciennes de la partie inférieure de la protubérance. On pourrait croire, en vertu des dispositions anatomiques qui font partir du noyau d'origine de l'abducens un filet destiné au droit interne du côté opposé, et, du noyau du droit interne un filet destiné à l'abducens de l'autre côté, que l'on devrait observer dans la catégorie des localisations radiciennes la paralysie caractérisée des mouvements binoculaires associés de latéralité. Il n'en est rien, et cela tient sans doute à l'exiguité du filet secondaire.

circum-radiciennes,

Les paralysies de l'intellectualité réflexe, paralysies *circum-radiciennes*, intéressent, pour les réflexes tactiles et auditifs, les noyaux semés autour des racines oculomotrices, et, pour les réflexes photomoteurs, les tubercules quadrijumeaux antérieurs.

A ce groupe appartiennent les paralysies de convergence et de divergence décrites pour la première fois par Parinaud (1), et dont voici les caractéristiques. Appelés à fixer un objet approché, certains sujets sont pris de vertige et de diplopie croisée, et demeurent incapables de converger. La contraction pupillaire synergique fait défaut, et souvent aussi l'accommodation est impuissante. D'autres sujets, appelés au contraire à fixer des objets plus éloignés que le point sur lequel leur attention se trouve momentanément dirigée, sont impuissants à l'acte d'écarter les yeux pour la vision lointaine, pris de vertige et de diplopie homonyme. Les uns et les autres portent sans difficulté le regard en toutes directions latérales.

Au même groupe doivent appartenir certaines paralysies des mouvements de collatéralité décrites parmi les déviations conjuguées.

capsulo-thalamiques,

Les paralysies de l'intellectualité instinctive, paralysies *capsulo-thalamiques*, sont symptomatiques de lésions plus haut placées au voisinage des ganglions cérébraux profonds. Elles produisent la déviation conjuguée ou déviation des deux yeux

(1) Soc. franç. d'opht., 1886.

dans la même direction de latéralité. De faibles mouvements à l'appel des pincements de la peau, ou de la lumière, ou du bruit, indiquent la survivance des réflexes immédiats ; mais les mouvements latéraux proprement dits manquent totalement dans les mouvements instinctifs, comme à l'appel de la volonté néanmoins existante. On relève, en ce qui concerne le côté de la localisation, que, contrairement aux déviations conjuguées spasmodiques, qui sembleront fuir la lésion, les déviations paralytiques ont le regard dirigé vers elle. De la déviation de la tête dans le même sens accompagne habituellement la déviation conjuguée paralytique. Très exceptionnellement il est arrivé que la tête soit passagèrement tournée en sens inverse, en vertu d'un phénomène convulsif accidentel.

Très différentes sont les paralysies de la volonté. Ici les *corticales.* fonctions instinctives sont intactes : le regard suit le bruit et la lumière; il obéit aux nécessités de la marche et des autres mouvements complexes d'ordre instinctif. Mais le regard n'obéit pas à la volonté, que le sujet y pense de lui-même ou qu'on l'y invite. Ainsi agissent les destructions morbides de l'écorce cérébrale donnant lieu à l'impossibilité soit de converger, soit de diverger, soit de porter le regard de côté, quand la volonté s'en mêle. Ainsi encore agissent les interférences, sommeils partiels par lesquels sont isolés des champs plus ou moins étendus du clavier cortical, dans la migraine et l'hystérie. C'est là le tableau de l'ophtalmoplégie *corticale*, symptôme des altérations qui ont leur siège dans l'écorce cérébrale en ses deux foyers et surtout dans l'antérieur, qui est le foyer proprement moteur de l'œil : forme de paralysie plus troublante pour celui qui en est l'objet qu'apparente à l'observateur, affection généralement passagère, même si la lésion est durable, à cause des suppléances et de l'auto-éducation possibles.

Des signes inverses de ceux de la paralysie caractérisent les *Attaques* attaques *d'ophtalmoplégie convulsive.* On note le vertige, la *convulsives.* diplopie, le détournement de la tête, et des yeux, et il est aisé d'en déduire quels sont les muscles ou les nerfs intéressés. Elles sont tantôt intermittentes et par secousses (cloniques) et tantôt soutenues (toniques).

Les convulsions cloniques s'observent sous la forme de mouvements conjugués brusques du regard porté en tous sens, en haut, en bas, latéralement, en convergence ou en divergence. On les rencontre surtout dans l'encéphalite superficielle et méningée; elles y sont interprétées comme des signes d'irritation de l'écorce cérébrale.

Les convulsions toniques sont observées sous la forme de déviations conjuguées latérales passagères avec torsion de la tête vers la même direction, dans les hémorragies cérébrales et autres chocs soutenus tant de la profondeur que de la surface du cerveau. Il en est aussi de durables, vraies contractures qui appartiennent au syndrôme de l'hystérie. Les parties du cerveau dont l'excitation entraîne les mouvements oculaires sont plus spécialement, on s'en souvient du précédent chapitre, les ganglions du tubercule quadrijumeau antérieur et l'écorce au voisinage du sillon de Rolando.

Se rappeler que la déviation convulsive des yeux et de la tête porte dans la direction opposée au côté lésé de l'encéphale, et que par conséquent le regard, contrairement à ce qui a lieu pour la déviation paralytique, semble fuir la lésion.

CHAPITRE XLIV

Mouvements des paupières

SOMMAIRE

Sensoriels par leur participation à l'acte visuel et à la défense de l'organe, jusqu'à servir par le geste à exprimer la pensée, les mouvements des paupières sont ici étudiés aux divers points de vue :

1° de l'élémentaire motilité ;

2° de la mimique ;

3° de l'impression communiquée aux traits du visage ou physionomie ;

4° de l'innervation ;

5° de la physiologie comparée ;

6° de la pathologie.

Motilité.

1. La motilité des paupières repose sur leur disposition anatomique employée aux mécanismes inverses de l'ouverture et de la fermeture.

Structure des paupières.

L'opercule palpébral revêt la surface de l'œil et masque l'entière cavité orbitaire. Il est limité en bas par le sillon orbitopalpébral inférieur qui le sépare de la joue, en haut par le sillon orbito-palpébral supérieur qui le sépare du sourcil. La fente palpébrale le partage horizontalement en deux parties : la paupière supérieure et l'inférieure, dont l'écartement fait l'orifice des paupières. Les bords de la fente constituent le bord libre, ou la marge des paupières. Le sourcil, tête, corps et queue, appartient à titre annexe aux paupières, qu'il protège elles-mêmes par sa saillie et ses poils. La paupière supérieure est partagée horizontalement à mi-hauteur par un sillon que l'ouverture de l'œil creuse et surmonte du bourrelet infra-sourcilier.

L'orifice palpébral comprend : une partie moyenne démasquant la cornée ; une partie externe ou petit angle, au sommet appointi ; une partie interne ou grand angle ouvert sur le lac des larmes et le pli semilunaire de la conjonctive, et terminé par un golfe ovalaire où apparaît la caroncule lacrymale. Ses dimensions sont d'environ 30 millimètres en longueur et 12 à 15 millimètres en hauteur. Sa direction, à peu près horizontale paraît s'incliner extérieurement quand les paupières se ferment ; mais ce n'est là qu'une fausse apparence due à l'effacement du bourrelet infrasourcilier.

Le bord libre, allongé de la commissure externe à l'entrée du golfe ovalaire, possède une partie plane, la face marginale, et deux arêtes : l'arête postérieure au devant de laquelle sont rangés les pertuis des glandes de Meibomius, et l'arête antérieure portant les cils. Dans la fermeture des paupières, les faces marginales s'appliquent l'une contre l'autre très exactement et non pas comme on l'a dit longtemps par leur seule arête antérieure. A l'entrée du golfe ovalaire, les deux arêtes se rapprochent pour enserrer l'orifice du conduit lacrymal et se confondre en une arête unique dépourvue de cils, la rive du golfe.

Quatre plans composent l'épaisseur des paupières : le cutané, le musculeux, le fibreux et le muqueux.

La peau des paupières est très fine, plissée, couverte de poils follets sur toute sa surface, de cils sur l'arête externe de la marge. Des glandes sébacées accompagnent ces diverses sortes de poils. Des glandes sébacées énormes, les glandes de Meibomius ont leurs orifices sur la face marginale. Des glandes sudoripares de petite dimension sont semées en grand nombre entre les poils follets ; il en est de plus grandes entre les cils et terminées en simple cul de sac au lieu de glomérule (glandes de Moll). De grosses cellules pigmentaires sont rencontrées dans le derme palpébral.

Sous la peau, séparée d'elle par un tissu conjonctif à mailles très lâches, est le plan musculeux fait de fibres striées. Il se continue dans l'épaisseur du bord libre sur toute l'étendue de la face marginale traversé en ce point par les follicules des cils, les glandes de Moll et le canal excréteur des glandes de Meibomius.

Le plan fibreux vient ensuite. Il est formé par le tarse, de consistance cartilagineuse et contenant dans son épaisseur les glandes de Meibomius, par l'aponévrose orbitotarsienne et ses épaississements ligamenteux. Des fibres musculaires lisses doublent le plan fibreux dans sa partie aponévrotique. Le tarse sert de squelette aux paupières. Concave en arrière et en forme de calotte moulée exactement sur la surface de l'œil, il est partagé horizontalement par la fente palpébrale en tarse supérieur et tarse inférieur. Une aponévrose qu'épaississent horizontalement les ligaments palpébraux interne et externe, relie le tarse à l'entier pourtour de l'orifice orbitaire ; elle sert d'attache à la paupière et non de ligament de fermeture à l'orbite comme le prétendent les auteurs (Zinn, Henle, Merkel) qui la désignent sous le nom de septum orbitale; ce rôle est dévolu au diaphragme qui relie le bord orbitaire à l'équateur de l'œil et sert de ligament capsulaire à son articulation. L'importance de ce point d'anatomie paraît en chirurgie dans l'emploi du blépharostat, l'instrument qui sert à tenir les paupières écartées : il suffit, l'ayant appliqué, de le soulever avec les paupières loin du contact avec le globe de l'œil, pour empêcher que l'œil n'en subisse la compression.

La muqueuse enfin, membrane conjonctive palpébrale, revêt intérieurement la paupière. Elle est formée d'un épithélium unistratifié, cylindrique ou caliciforme, et d'un derme infiltré de cellules lymphatiques reposant directement sur le tarse, mais séparé de sa continuation aponévrotique et musculaire par du tissu cellulaire lâche.

Deux mouvements animent les paupières : celui d'ouverture et celui de fermeture.

Ouverture et son mécanisme. L'ouverture de l'orifice palpébral, livre l'œil à l'accès de la lumière. Son mécanisme est emprunté pour la paupière inférieure à la force de la pesanteur et à la force musculaire, et pour la paupière supérieure à la force musculaire seule.

Trois muscles président à l'ouverture des paupières : le muscle releveur de la paupière supérieure ; le dilatateur de l'orifice palpébral, et accessoirement le muscle frontal.

Le muscle releveur de la paupière supérieure, composé de fibres striées, naît du fond de l'orbite immédiatement au-dessus du droit supérieur, double ce muscle dans toute son étendue, devient tendineux près de l'orifice orbitaire, traverse le diaphragme ligamenteux, le renforce de sa propre gaîne, s'infléchit en ce point et s'insère enfin plus bas par deux feuillets superposés, en partie sur le tarse, en partie à la face profonde de la peau de la paupière supérieure. L'insertion tarsienne renforcée de fibres musculaires lisses se confond avec le muscle de Müller étudié ci-après. L'insertion cutanée est faite de fibres conjonctives dispersées en éventail à travers l'épaisseur du muscle orbiculaire et continuées jusque dans le derme.

Le muscle écarteur palpébral de H. Müller, dilatateur de l'orifice, est fait des fibres musculaires lisses enfermées en grand nombre dans l'aponévrose orbito-tarsienne, particulièrement dans la partie supérieure insérée au tendon du muscle releveur, partie dont elle représente le feuillet postérieur. Ses fibres ont une direction verticale ; elles existent à la paupière inférieure aussi bien qu'à la paupière supérieure. Muscle de fibres lisses, le palpébral de H. Muller a les contractions lentes et involontaires de ses congénères. Sa fonction paraît être, en soutenant d'un effort continu l'ouverture des paupières, d'alléger l'effort intermittent du releveur aux contractions plus rapides et plus rapidement éteintes, et de collaborer à l'action de la pesanteur pour la paupière inférieure.

Le muscle frontal prend naissance à l'aponévrose épicranienne (qui recouvre comme d'une calotte la convexité du crâne, adhère à la peau, glisse sur le périoste et s'insère, renforcée du muscle occipital sur la ligne courbe supérieure de l'occiput). Mince et large lame quadrilatère, il recouvre les deux moitiés du front, s'insinue sous le bord des muscles sourcilier et orbiculaire, entremêle ses fibres avec les leurs, les traverse et s'insère finalement à la face profonde de la peau du sourcil et de l'espace intersourcilier. En ce dernier point, il confond ses fibres avec celles du muscle pyramidal, venu en direction opposée des faces osseuse et cartilagineuse du nez. L'action de ce muscle, liée à celle de l'occipital avec lequel il forme en somme un seul tout, est, en raccourcissant l'aponévrose épicranienne, de plisser la peau du front et d'entraîner en haut le sourcil avec la peau de la paupière supérieure ; il devient par le fait un élévateur accessoire de cette paupière.

La fermeture de l'orifice palpébral prive l'œil de l'accès de la lumière et le protège en même temps contre les chocs du dehors. Son mécanisme est emprunté pour la paupière supérieure à la force de la pesanteur et à la force musculaire, et pour la paupière inférieure à la force musculaire seule.

Fermeture et son mécanisme :

La fermeture des paupières offre des degrés et variétés allant, pour la durée, du clignement, qui est la fermeture d'un instant à l'occlusion établie, et pour la force, de la fermeture passive à la contraction simple et à la contraction violente avec entraînement final de la peau des joues et du sourcil.

Des muscles nombreux président à la fermeture des paupières. Il forment deux groupes : 1° celui des constricteurs ordinaires de l'orifice, les sphincters ou orbiculaires palpébraux, et
2° celui des constricteurs accessoires.

*constricteurs
palpébraux
ordinaires.*
Les constricteurs ordinaires sont au nombre de trois, composant les parties d'un tout habituellement décrit sous le nom
de muscle orbiculaire des paupières : l'orbiculaire moyen ou
tarsien, l'orbiculaire interne ou marginal, et l'orbiculaire externe
ou péripalpébral. L'action de ces diverses parties est assez indépendante pour leur mériter la qualité de muscles distincts.

L'orbiculaire tarsien est fait des faisceaux musculaires sous-
cutanés qui recouvrent les tarses et l'aponévrose orbito-tarsienne. Les fibres, disposées concentriquement à la fente palpébrale, ont leur insertion au feuillet antérieur du ligament
palpébral interne, qui en représente le tendon, et, par lui, au
bord orbitaire en avant du sac lacrymal. Ce muscle, contracté
seul, provoque l'occlusion simple des paupières. Il est l'agent
unique du clignement. Circonstance remarquable, ce muscle est
de couleur pâle ; or l'excitation des muscles pâles du lapin provoque leur contraction brusque, rapidement croissante et aussi
rapidement effacée (Ranvier). Le muscle du clignement, contraction la plus rapide peut-être et la plus fugace qui soit en
tout l'organisme, devait appartenir à cette catégorie.

L'orbiculaire marginal comprend des faisceaux qui courent
sous la face du bord libre et sous ses deux arêtes. Il se continue le long des conduits lacrymaux jusqu'au sac lacrymal. Son
insertion a lieu par une partie tendineuse, le feuillet postérieur
du ligament palpébral interne, sur l'arête de l'unguis, derrière
le sac lacrymal. Son action semble être surtout d'agir sur les
paupières déjà fermées, et, en les tendant, d'aider à l'ouverture
des conduits lacrymaux confiée en sens inverse au muscle de
Horner.

L'orbiculaire péripalpébral comprend la partie excentrique de
l'orbiculaire, celle qui recouvre le bord orbitaire. L'action de
ce muscle est une constriction de l'entier pourtour cutané de
l'orbite, avec froissement de la peau des paupières elles-mêmes.

Son entrée en jeu marque le commencement de la fermeture violente.

Les constricteurs accessoires sont : le muscle sourcilier, le pyramidal, les zygomatiques, l'élévateur de la lèvre supérieure et d'autres encore : <comment>marginal note: constricteurs accessoires.</comment>

Le muscle sourcilier double postérieurement le péripalpébral dans sa partie supérieure. Il naît de l'extrémité interne de l'arcade sourcilière, se dirige obliquement en haut et en dehors et s'insère finalement dans la peau du sourcil au dessus de l'orbiculaire, à trois ou quatre centimètres de son origine. Ses contractions attirent en dedans et en bas la peau du sourcil ramassée en rides verticales dans la région inter-sourcilière. Employé concurremment avec l'orbiculaire, il est palpébro-constricteur accessoire réservé à l'extrême fermeture.

Le muscle pyramidal, situé sur le dos du nez et dans la région intersourcilière, prend naissance en bas sur les cartilages latéraux et les os propres du nez, et s'insère à la peau de l'espace intersourcilier, où il entrelace ses fibres avec les terminaisons du muscle frontal en ce point. Son action est d'attirer en bas la peau de la région inter-sourcilière et de la plisser horizontalement. Employé concurremment avec l'orbiculaire, il joue un rôle de constriction palpébrale extrême.

L'élévateur propre de la lèvre supérieure, large et fort muscle étendu du bord orbitaire inférieure à la lèvre, fait saillir la peau de la joue et monter la lèvre inférieure. Contracté en même temps que l'orbiculaire, il participe également à la fermeture poussée à ses dernières limites.

L'élévateur commun de l'aile du nez et de la lèvre supérieure, qui prend naissance sur le bord orbitaire en avant du ligament palpébral interne, et s'insère dans la peau de l'aile du nez et de la partie avoisinante de la lèvre supérieure, agit de même façon que le précédent.

Le grand et le petit zygomatiques, étendus de l'os malaire à la commissure des lèvres exercent une action semblable, soulevant la peau, la plissant dans les parties externes de la joue, et participant à ce titre à l'occlusion exaspérée des paupières.

Mimique

2. L'expression de la pensée par les gestes, qui constitue la *mimique*, emprunte aux mouvements d'ouverture et de fermeture des paupières des éléments fort importants utilisés seuls ou en combinaison. Je me propose dans ce qui suit de dissocier les mouvements palpébraux en leurs ultimes éléments; de noter le sens mimique attaché à chacun; de relever le sens des combinaisons des mouvements palpébraux entre eux, avec les mouvements du regard, avec la sécrétion des larmes; d'indiquer enfin le sens de 'quelques-unes des combinaisons des mouvements palpébraux avec ceux de la face, de la tête et des membres.

Alphabet palpébral idéomimique et ses combinaisons.

Si l'on compte le nombre des mouvements palpébraux dissociés d'après celui des muscles palpébraux et de leurs auxiliaires, une douzaine en tout, ou plutôt d'après le nombre des actes nettement déterminés du relèvement, du surélèvement, et de l'écartement, pour l'ouverture, de l'abaissement de la constriction et du battement, pour la fermeture, du rapprochement et de l'abaissement des sourcils, en tout huit signes, on composera ce que l'on pourrait appeler l'*alphabet palpébral* : alphabet à huit voyelles — les mouvements palpébraux peuvent leur être assimilés pour les besoins de l'explication, — alphabet riche de consonnes en grand nombre représentées par les mouvements associables du regard, de la face, de la tête, des épaules et des larmes.

Cet alphabet, dont les signes représentent des idées, est idéomimique. Les sourds-muets l'utilisent en leur langage primitif; et il n'est pas douteux qu'il ne soit susceptible d'un degré de perfectionnement analogue à celui qu'atteint l'écriture idéographique entre les mains des Chinois. Je ne saurais tenter d'en exposer l'entier vocabulaire, non plus que la grammaire et la syntaxe à l'imitation des anciens Romains qui s'y sont, nous dit-on, délectés; qu'il me suffise d'en tracer en physiologiste les linéaments, et d'indiquer que, les langues mimiques pouvant être multiples comme les langues parlées, on aurait tort d'attacher à chaque signe ou combinaison de signes un sens unique et définitif.

Duchesne de Boulogne (1) a signalé, en fixant l'action des muscles de la face, quel est leur rôle mimique le plus saillant ; son œuvre commande la question qu'ont illustrée aussi les écrits de Lavater, Ch. Bell, Piderit, Darwin (2) et autres.

Gestes palpébraux d'ouverture.

Les éléments mimiques de l'ouverture palpébrale sont au nombre de trois : le relèvement, l'écartement, et le surélèvement.

Le relèvement des paupières supérieures, action du releveur, premier terme de l'acte de voir, éveille en tous ceux qui en sont rendus témoins l'idée de « voir ». On invite à « regarder » quand, tenant les yeux ouverts, on porte le regard de la direction de l'interlocuteur, vers un objet déterminé. La paupière ouverte dans l'état de repos général des muscles marque l' « extase ». Détourner le regard de la direction de l'interlocuteur, sans le fixer ailleurs, implique l'idée de « négation », qu'accuse plus expressément encore le détournement simultané de la tête. Porter le regard en haut, comme on fait quand on s'adresse à plus grand que soi peut impliquer l'idée de « prière », qu'accuse davantage encore l'action simultanée d'élever les mains et de fléchir les genoux.

L'écartement des paupières par le muscle à fibres lisses d'H. Müller augmente la grandeur de l'orifice palpébral et lui donne la fixité. Il marque une intensité plus grande dans l'acte visuel. S'il y a brusquerie dans l'apparition du phénomène, alors tous les autres muscles de la face sont immobiles, détendus, la mâchoire inférieure tombe, la bouche s'entrouvre, c'est le tableau expressif de la « surprise ».

Le surélèvement des paupières marque l'entrée en scène du releveur accessoire, le frontal. Une surprise exagérée devient de l' « étonnement ». Alors le sourcil est relevé et des plis horizontaux apparaissent dans la région du front ; ces phénomènes sont produits, l'un et l'autre par la contraction du muscle frontal. Si l'étonnement est mêlé de « crainte », il survient une

(1) *Mécanique de la physionomie humaine*, Paris, 1862.
(2) *Expression des émotions*, trad. franç., 1877.

brusque inspiration avec ouverture de la bouche. Ensuite la respiration s'arrête et un commencement d'asphyxie en résulte avec dilatation de la pupille, c'est le tableau caractéristique de l' « effroi », complété finalement par la pâleur de la peau, la sueur (sueur froide, exsangue) et le redressement des cheveux, effet de répercussion psychique sur le système musculaire des vaisseaux et du derme cutanés.

Gestes palpébraux de fermeture, leur double signification :

Les mouvements de fermeture palpébrale ont donné naissance à une double mimique, phénomène analogue à la synonymie des mots dans le langage parlé, suivant que l'incitation lumineuse ou l'incitation tactile en ont inspiré le geste.

Gestes d'inspiration protectrice lumineuse.

Voici les principaux gestes de fermeture empruntés à l'acte de protection des yeux contre la lumière.

L'abaissement des paupières supérieures, fermeture passive des orifices oculaires, accompagne le sommeil ; employé comme geste, l'abaissement des paupières exprime l'idée de « sommeil », qu'accentue et complète la direction du regard en haut, habituelle au sommeil. Les paupières tenues entrouvertes marquent l'effort infructueux d'ouverture. On accentue l'expression en laissant choir aussi la tête avec les bras et finalement en faisant mine de s'affaisser. Ces gestes impliquent en même temps l'abandon de toute résistance et par extension l'idée d' « acquiescement ». On donne à l'acquiescement le sens actif de l' « affirmation » en faisant succéder à l'abaissement des paupières leur contraction par le muscle margino-palpébral. C'est par élision que la fermeture active d'emblée prend le sens de l'affirmation. La fermeture d'un œil seul exprime le « doute » sur l'affirmation d'autrui. Si l'on jette la tête en arrière, en même temps qu'on abaisse la paupière en regardant de haut en bas, on fait le geste d'un homme de haute stature devant un plus petit supposé plus faible ; c'est le geste du « dédain », qui devient du « mépris » par l'abaissement des coins de la bouche fermée, et du « dégoût » si la bouche s'entrouvre comme pour vomir.

La fermeture active des paupières pour abriter les yeux de la

lumière implique l'idée du « recueillement ». On ferme les
paupières pour n'être pas distrait par la vue des objets extérieurs
quand on s'abandonne à des pensées préoccupantes ; c'est le
geste de l'homme qui pense. L'acte de fermer les paupières à
moitié, tout en fixant le regard, marque un but à l'objet de la
pensée, il exprime l' « attention » (sens diamétralement opposé
à celui d' « inattention » qu'exprime la paupière tombante mi-
close avec le regard vague ou caché). La participation des constricteurs accessoires accentue le geste et marque l'extrême
attention.

Par élision, la contraction du muscle sourcilier (qui rapproche
les sourcils, soulève entre eux un pli vertical de la peau et
produit ainsi le trait le plus saillant du groupe), exprime à elle
seule l' « extrême attention », et, lorsque le regard est vague,
l'activité distraite de la pensée, ou la « préoccupation ».

Le muscle pyramidal abaisse les sourcils et marque de plis
horizontaux la racine du nez ; son action associée à celle du
sourcilier la continue et l'exagère avec une nuance de gravité.
Son expression est celle de la « préoccupation grave ». Unie à
l'abaissement des coins de la bouche, elle est accentuée dans le
sens des « préoccupations déprimantes ».

Voici d'autre part les principaux gestes de fermeture empruntés à l'acte de protection tactile.

*Gestes
d'inspiration
protectrice
tactile.*

L'acte de fermer les paupières pour protéger les yeux contre
les chocs extérieurs éveille l'idée de la « douleur ». Ce geste
rappelle que la douleur succède aux attouchements de la cornée,
qui est le lieu de la sensibilité tactile la plus aiguë. Je ne saurais
admettre comme valable l'explication qui l'attribue (Ch. Bell,
Darwin) à la nécessité de protéger l'œil contre la congestion
sanguine veineuse consécutive à l'acte de crier qui est une
autre expression de la douleur. L'entrée en scène des constricteurs auxiliaires marque l'exaspération du phénomène.

Réflexe des contacts douloureux de la cornée, et geste universel exprimant la douleur, « les pleurs » (voir au chapitre
suivant le fonctionnement mimique des larmes) signalent leur
venue par un battement répété des paupières, avec formation

de plis verticaux près de l'angle interne ; on dit du sujet qu'alors il avale ses larmes, et l'on a raison, car ces mouvements, produits par l'orbiculaire margino-palpébral, contribuent à l'évacuation des larmes. Portés à leur summum, les pleurs sont accompagnés de « sanglots » qui sont des mouvements saccadés d'inspiration ayant pour effet d'évacuer les larmes par aspiration de l'air des fosses nasales. Le paroxysme de la douleur est signalé par des convulsions étendues à tous les muscles non seulement de la face, mais du tronc et des membres « tordus par la douleur ».

Le muscle sourcilier esquissant à lui seul la participation des muscles auxiliaires, le rapprochement des sourcils suffit à l'expression de la douleur en vertu du principe déjà rencontré de l'élision.

L'abaissement des sourcils est un phénomène du même ordre que le précédent. Il est produit surtout par le muscle pyramidal qui agit sur la tête du sourcil, tandis que l'orbiculaire par sa portion supérieure unie au sourcilier complète à volonté l'abaissement du reste de l'organe. L'abaissement du sourcil donne à la douleur la note de préoccupation grave déjà reconnue dans le groupement précédent ; il précède le travail intellectuel de réaction que nous appelons « colère », et signale sa venue que manifeste pleinement ensuite le resserrement des dents comme pour mordre.

La contraction des constricteurs auxiliaires inférieurs, releveur de l'aile du nez et de la lèvre, ajoutée aux précédentes marque la colère jusqu'à la « rage » qui découvre les dents à la manière des fauves avant de mordre.

Sourire et rire des paupières.   Les paupières expriment enfin diverses nuances du « plaisir ». Elles se ferment dans le repos de toute contraction pour marquer la « volupté ». Elles se plissent transversalement dans le « sourire » par la contraction des muscles auxiliaires de fermeture, qui sont en même temps des élévateurs et écarteurs des angles de la bouche. Le sourire palpébral est donc un phénomène accessoire, mais il peut dans certaines physionomies prendre une importance presque égale au sourire labial. Dans le « rire palpébral », l'ensemble des constricteurs palpébraux entre en mouvement, en même temps que des secousses expiratrices produisent le rire vocal. Exceptionnellement le rire est accompagné de larmes, ce phénomène en marque le degré le plus intense : celui du « rire jusqu'aux larmes ».

3. L'habitude des gestes fixe l'expression générale de la face, conjointement avec ses contours et son profil, et cet ensemble est ce qu'on nomme la physionomie du visage.

Physionomie.

Les paupières contribuent pour une large part à la physionomie du visage ; leur « port » habituel est une de ses caractéristiques dominantes. On connaît la physionomie « franche et ouverte » des yeux largement ouverts, au regard résolument porté sur les objets et les personnes. Elle est « fermée » quand, les paupières étant moins béantes, les lèvres sont en même temps serrées, comme pour retenir les paroles au passage. Elle est « fausse » lorsqu'un regard furtif et « en dessous » s'échappe de paupières à demi closes. Elle est « louche » quand le regard jamais fixé prend un faux air de loucherie. Elle est douloureusement « préoccupée » par l'apparition de la ride verticale qui signale le rapprochement des sourcils dû à la contraction habituelle des muscles sourciliers. Elle est rendue « grave » « triste » et « sombre » par l'abaissement des sourcils et l'apparition des rides transversales que produit sur la base du nez l'habitude de contracter les muscles pyramidaux. Elle est « souriante » par certaine patte d'oie trop décriée, qui marque de ses plis transversaux l'habitude du sourire.

Le port des paupières,

Une relation existe entre la physionomie des paupières et la puissance relative des muscles du globe oculaire. Stevens (1) a consacré à ce sujet une longue étude basée sur l'examen de plus de deux mille personnes dont il a relevé par la photographie l'expression faciale en même temps qu'il recherchait d'autre part la puissance relative des muscles oculaires. Cet auteur appelle

ses relations avec la motilité oculaire locomotrice,

(1) *Annales d'ocul.*, octobre 1892.

40

« orthophorie » le port tel qu'il résulte de l'état d'équilibre parfait
de la motilité oculaire, « ésophorie » celui que dessine la prédominance des muscles internes, « exophorie » celui que développe la prédominance des externes, « hyperphorie » celui
qu'amène l'inéquilibre entre les deux yeux dans le sens vertical
(voir p. 565 et p. 566 où ce dernier terme a été faussement
appliqué au lieu d'exophorie). Il note qu'à l'orthophorie correspond l'aspect calme et reposé des muscles de la face ; dans
l'ésophorie, la physionomie prend un aspect de tristesse et de souf-
france avec rapprochement des sourcils ; dans l'exophorie, les
sourcils écartés et cintrés donnent au visage un aspect d'étonnement ; dans l'hyperphorie enfin, on noterait de l'inégalité de
contraction entre les deux côtés de la face.

Chose remarquable, ces divers états auraient leur répercussion sur l'intelligence et le caractère : l'ésophore aurait de la
tendance aux travaux approchés qui demandent de la précision,
et serait positif, réaliste ; l'exophore paraîtrait abstrait, idéaliste ;
dans les asiles d'aliénés, les sujets sombres seraient surtout
ésophores et les sujets loquaces exophores. Tout cela est vrai,
mais doit être interprété en sens inverse. A converger habituellement pour voir de près on grossit les muscles de la convergence, comme on gagne des jambes à la marche, en vertu de
l'hypertrophie fonctionnelle commune à tous les muscles ; et
l'effort de convergence, qui est en même temps celui de l'extrême
palpébral attention, entraîne le geste de l'attention, qui est, nous
le savons, le rapprochement des sourcils ; ce geste enfin devenant habituel donne à la physionomie son caractère d'exceptionnelle gravité. De même on devient exophorique par l'habitude de
négliger, avec l'examen détaillé des choses, l'usage de la vision
approchée, et cette négligence est marquée par le geste du
muscle frontal, antagoniste du sourcilier. L'inégalité de physionomie des deux moitiés de la face propre à l'hyperphorie mérite
aussi une explication fonctionnelle tirée de la tenue habituellement oblique du regard commandée par la nature de certaines
occupations coutumières.

*ses relations avec
la réfraction,*

La réfraction imprime certains traits à la physionomie par

les nécessités de mouvement attachée à chacune de ses formes.

Les sourcils approchés et le pli vertical du front signalent parfois l'hypermétropie. L'explication paraît être la suivante : nous savons l'hypermétrope condamné à une accommodation excessive en même temps que soutenue, qui exige l'effort incessant du regard et de l'attention et doit par conséquent agir comme l'effort de la convergence avec laquelle du reste il est étroitement lié.

La tenue mi-close des paupières dans l'acte de voir de loin, coutumière aux myopes, qui en ont la vue améliorée, caractérise la myopie. C'est elle qui lui a valu son nom. On enseigne en effet que les grecs ont tiré le mot μύωψ de μύειν = fermer, le même qui, appliqué à la bouche, a donné naissance au mot mystère.

Une différence de grandeur des globes oculaires, cause d'inégale réfraction, peut avoir pour résultat de l'inégalité dans la saillie et l'écartement des paupières. L'anisométropie peut donc aussi marquer sa trace dans la physionomie.

ses relations avec les états pathologiques.

La microphtalmie et l'enophtalmie ont pour effet de réduire la fente palpébrale. La mégalophtalmie et l'exophtalmie ont le résultat contraire.

Les paupières tenues fermées d'un seul côté pour obvier à la diplopie sont un signe de strabisme paralytique.

Enfin les paralysies et spasmes oculaires et palpébraux ont leur physionomie propre déjà décrite à leur propos, et sur laquelle il serait oiseux de revenir. Je rappelle entre autres le facies de Hutchinson, qui est celui de la paralysie complète de la troisième paire : le regard oblique et comme en dessous des paralysies du grand oblique, et je signale le relèvement en circonflexe des sourcils pour suppléer à la chûte partielle de la paupière supérieure.

Innervation.

4. Des nerfs sensitifs, des nerfs moteurs et des centres multiples président à l'innervation des mouvements palpébraux.

Points de départ sensibles.

L'innervation sensible, qui est à l'origine de la motilité palpébrale a son point de départ dans la sensibilité visuelle et la sensibilité oculaire tactile. Une lumière modérée ouvre les yeux du dormeur. Une lumière vive a pour effet de provoquer l'occlusion des paupières, telle la lumière du soleil pénétrée par les volets brusquement ouverts, éveille le dormeur, et l'empêche d'ouvrir les yeux. Un accroissement plus considérable de l'intensité lumineuse amène la sécrétion des larmes. Un degré plus élevé encore fait déborder l'excitation dans le champ de la motilité respiratoire : le sujet éternue et tousse en même temps qu'il larmoie et ferme les yeux. Le contact du froid et celui de la chaleur, celui des poussières, des vapeurs et des liquides provoquent le clignement et l'occlusion.

Accessoirement la sensibilité auditive est à l'origine des mouvements palpébraux, puisque l'on ferme les yeux à l'ouïe de bruits intenses.

Et il en est de même d'impressions de toutes sortes lorsqu'elles atteignent une haute intensité. La section du nerf trijumeau qui supprime la sensibilité de la cornée et de la conjonctive, et la section du nerf optique qui supprime celle de la rétine, tarissent en majeure partie la source des excitations sensorielles palpébromotrices.

Nerfs moteurs.   L'innervation motrice suit des trajets multiples.

Celle des muscles ordinaires et accessoires de la fermeture est fournie par le nerf de la VII° paire cérébrale ou nerf facial. Ses filets, considérés en montant à partir de la surface des muscles, réunis d'abord en deux branches (temporo-faciale et cervico-faciale), convergent au-devant de la glande parotide et se confondent dans son épaisseur en un seul tronc qui pénètre par l'orifice mastoïdien dans l'aqueduc de Faloppe, et par lui dans la boîte crânienne. Il entre dans le cerveau par la fossette latérale, susolivaire, du bulbe, immédiatement en dehors de la protubérance, en dehors de l'abducens, pour joindre le plancher du quatrième ventricule, y contourner l'éminentia teres, noyau d'origine de l'abducens, et redescendre enfin dans la partie inférieure de la protubérance, où est sa racine composée de grandes cellules multipolaires.

On suppose, par analogie avec ce qui a été constaté pour quelques mammifères, qu'une partie des fibres du nerf facial traversent dans leur trajet bulbo-protubérantiel, la ligne médiane, qu'il subit par conséquent un entrecroisement partiel.

Bien que nerf par excellence de la fermeture, le nerf facial fournit cependant un filet à action inverse, celui du muscle frontal, qui est un muscle accessoire d'ouverture, capable même de suppléer en une certaine mesure à la défaillance du releveur palpébral.

L'innervation du muscle releveur est fournie par un filet du moteur oculaire commun, dont nous avons précédemment exposé l'origine bulbaire au plancher de l'aqueduc de Sylvius conjointement avec celle du muscle droit supérieur.

L'innervation du muscle écarteur d'H. Müller appartient au nerf sympathique cervical. L'excitation de ce nerf provoque l'écartement des paupières, sa section produit un résultat contraire ; on en poursuit les origines dans la moëlle et jusque dans le bulbe où elles sont en relation avec les aboutissants de toutes sortes d'impressions, y compris les visuelles.

L'intellectualité des mouvements palpébraux est de tous degrés : synergique, réflexe, instinctive et volontaire ; ses foyers sont disséminés à tous les étages de l'encéphale. *Centres d'intellectualité.*

Synergiquement les mouvements de l'orifice palpébral sont liés aux mouvements des yeux dans le déplacement du regard en haut et en bas. Il n'y a pas d'intervalle entre les deux actes, ce qui exclut toute possibilité d'une origine réflexe. La synergie, née d'une commune incitation, a-t-elle conquis sa consécration anatomique dans quelque articulation nerveuse internucléaire ; cela est en quelque sorte évident, étant donnée, avec la contiguïté des noyaux d'origine des deux nerfs releveurs, oculaire et palpébral, l'impossibilité d'expliquer la solidarité de leurs actes autrement que par une transmission d'influx nerveux de noyau à noyau.

Réflexes sont les mouvements de fermeture qui obéissent aux incitations vives de la lumière, comme aux attouchements de la cornée. La fermeture est réflexe pendant le sommeil. Réflexe est aussi l'ouverture lorsqu'elle obéit aux excitations visuelles, auditives ou tactiles qui inopinément attirent le regard. L'ablation de l'encéphale au-dessus des corps quadrijumeaux ne supprime pas les réflexes palpébraux visuels ; ils disparaissent seulement quand on a extirpé les tubercules antérieurs, reliés d'une part à la rétine par le nerf optique et d'autre part aux noyaux des nerfs moteurs palpébraux. Les tubercules antérieures semblent en conséquence être le siège intellectuel des réflexes visuels palpébromoteurs comme de tous autres réflexes photomoteurs. Les réflexes palpébraux tactiles survivent au contraire à l'ablation des tubercules quadrijumeaux. Leur intellection a donc lieu plus bas. Elle appartient à la continuation des cornes postérieures de la moëlle dans le bulbe, aux noyaux inférieur, moyen et supérieur du trijumeau, tous trois situés sur les côtés du plancher du IV- ventricule, et articulés certainement avec les racines des nerfs moteurs palpébraux.

Aux instincts appartiennent les mouvements d'ouverture et de fermeture liés à l'accomplissement des actes qui les rendent nécessaires, et pour lesquels ils ont pris force d'habitude. On ouvre les yeux pour marcher, on les ferme pour plonger dans l'eau ; et l'on sait qu'il est toute une mimique instinctive, celle qui fait fermer les yeux à la vive douleur et les fait ouvrir à l'effroi. Greffée sur les foyers des réflexes, l'intelligence instinctive conduit aux noyaux profonds des hémisphères cérébraux et du cervelet. Les voies cérébrales sont représentées par des fibres nerveuses qui, des noyaux du trijumeau se dirigent en dedans, s'entrecroisent sur le raphé avec celles du côté opposé, se redressent ensuite vers le haut pour se mêler aux fibres de la portion fondamentale du ruban de Reil et gagner avec elles le thalamus ; un certain nombre vont au ruban de Reil directement, sans s'entrecroiser.

Volontaires sont enfin toutes sortes de mouvements liés à l'acte de la vision ou de la mimique. Leurs voies nerveuses conduisent à l'écorce cérébrale siège de la connaissance et de la volonté. La zone motrice de l'écorce, située au sommet du manteau pariétal, possède à sa partie antérieure et à sa partie postérieure les organes nerveux d'exécution volontaire pour l'ouverture et la fermeture des paupières. Une excitation de ces points provoque les mouvements palpébraux en même temps que les mouvements du globe oculaire. Sur le chien, où le réflexe palpébral visuel ne se produit pas généralement, mais est remplacé par la réaction dite d'effroi (faite de dilatation pupillaire et de mouvements de fuite), l'extirpation de la sphère corticale visuelle a pour effet de faire apparaître le réflexe en même temps que disparaît la réaction d'effroi (Levinsohn) (1).

5. Deux mécanismes distincts ont été mis en jeu par la nature, dans l'art employé par elle à travers les âges pour masquer et démasquer l'œil : l'invagination et l'operculation.　　*Phylogénie.*

L'invagination apparaît la première. Elle est remarquablement développée dans les Mollusques. L'œil céphalique de l'escargot en offre le type parfait. Placé à l'extrémité d'un long pédicule, cet œil peut reculer dans son intérieur jusqu'à la base, qui forme bourrelet et qui à la fin disparaît elle-même masquée derrière le tégument contracté.　　*Invagination.*

Un vestige d'invagination existe encore dans le monde des vertébrés ; il y est représenté par la rétraction du globe de l'œil, fonction à laquelle préside un muscle spécial, le muscle rétracteur. Ce muscle existe dans la tortue, les crocodiles, les lézards, les batraciens anoures, tous les mammifères enfin, hormis le singe et l homme ; sa disparition coïncide pour ces derniers avec la fusion binoculaire des champs visuels, qui rend nécessaire l'immobilité des centres de rotation. Appelé aussi muscle choanoïde, parce qu'il a la forme d'un cornet ou entonnoir, le muscle rétracteur a son insertion fixe au fond de l'orbite, en dehors du trou optique ; le nerf optique le pénètre par dedans pour se placer au centre de l'entonnoir ; il est placé immédiatement sous les quatre muscles droits et inséré finalement derrière l'équateur de l'œil.

L'operculation palpébrale manque à la plupart des poissons.　　*Operculation,*

(1) *Archives de Graefe*, t. LIX.

Mais déjà un certain nombre d'entre eux présentent un bourrelet
tégumentaire fixe dessinant le bord inférieur, et surtout le bord
supérieur de l'orbite (genres Trigla, Serranus, Priacanthus des
poissons osseux), pouvant aussi entourer l'œil d'un anneau
complet (Cottus scorpius, orthagoriscus). Seuls les Sélaciens
possèdent des paupières mobiles sous la forme de replis cutanés
s'avançant d'en haut et d'en bas au devant de l'œil (Requins,
Torpilles) ; la paupière inférieure des raies est seule mobile,
tandis que la supérieure est représentée par un bourrelet adhérent à la sclérotique.

Les paupières du Caméléon sont circulaires et fermées par un
sphincter à la manière d'une pupille.

Les paupières des serpents existent, quoi qu'on en ait dit,
mais elles sont transparentes et soudées sur toute leur
longueur. Elles sont formées d'un épiderme, du derme et d'un
épithélium postérieur aux cellules aplaties (Leidig).

3e paupière.   Une membrane clignotante ou troisième paupière est le
complément ordinaire de l'opercule palpébral. Formée d'un repli
de l'angle interne de la conjonctive, renforcée d'une lame de cartilage, elle s'avance au devant de l'œil en même temps que les
paupières se ferment, et que l'œil se rétracte. Sa présence est
liée à celle du muscle rétracteur; elle manque au singe et à
l'homme, et n'est plus représentée dans ces espèces que par le
pli semilunaire immobile de la conjonctive (il contient encore
un cartilage dans l'œil du singe). La rétraction de l'œil provoque
à elle seule le déplacement de la troisième paupière dans tous
les mammifères.

Un appareil musculaire spécial est affecté à la membrane
clignotante dans les lézards, les crocodiles, les tortues, les
oiseaux. Les mouvements de la membrane clignotante sont alors
indépendants de ceux des paupières; tel est le cas du rapide clignement qui balaie sans cesse la cornée des oiseaux tandis que
les paupières demeurent ouvertes. L'appareil clignotant des
oiseaux, le plus perfectionné de tous, est armé de deux
muscles : le carré et le pyramidal, déjà connus de Sténon. Tous
deux ont leur insertion fixe derrière l'équateur sur l'œil même,
l'un en haut, l'autre en bas, et se dirigent en arrière sur la

surface de l'œil. Le premier est porteur à son extrémité libre d'une longue coulisse faisant fonction de poulie, dans laquelle s'engage le mince tendon du second. Le second contourne en s'aidant de la poulie le nerf optique, revient en avant, traverse le muscle choanoïde, s'attache finalement au cartilage de la membrane. Le retrait du tendon et le retrait de la poulie, par l'effort de la contraction simultanée des deux muscles, ajoutent leurs deux effets pour augmenter le résultat final. C'est, je crois, la plus hardie de toutes les transmissions connues de mouvement par les tendons.

6. Les troubles de la motilité palpébrale sont d'ordre spasmodique et d'ordre paralytique ; ils ont nom blépharospasme et blépharoplégie. *Pathologie.*

On observe trois variétés de blépharospasmes : le constricteur ou de fermeture, le releveur, l'écarteur. *Blépharospasmes.*

Le blépharospasme constricteur est dit nictitant quand il est fait de contractions cloniques simulant le clignement. Les convulsions toniques entraînent l'occlusion prolongée, elles intéressent tous les muscles de fermeture y compris parfois les auxiliaires. On observe la première forme comme signe de fatigue ; la seconde est une des variétés du tic facial, symptôme de nervosisme ou reliquat d'une paralysie du nerf facial. En ce dernier cas il persiste de la contracture entre les crises de spasme.

Le blépharospasme releveur, affection rare, survenant aux deux yeux donne à la physionomie le caractère de l'étonnement mêlé d'effroi ; survenant à un œil seulement, il lui donne un aspect étrangement asymétrique. J'ai observé deux faits de cette dernière sorte : l'un accompagnait à titre de synergie la fixation attentive du regard, il concernait un sujet guéri de mal de Pott, et qui souffrait, disait-il, de ce tic, dès son enfance ; l'autre se produisait avec les mouvements de fermeture de la mâchoire dans la mastication, et concernait un jeune soldat en pleine santé, qui en était affecté aussi dès l'enfance. On a observé des faits analogues avec chute relative des paupières et impuissance de les relever à volonté (W. Sinclair) (1) ; ces derniers me paraissent rentrer dans la catégorie des convulsions post-paralytiques, tandis que les précédents appartiendraient au nervosisme et aux tics.

Le blépharospasme écarteur, convulsion du muscle orbito-tarsien à fibres lisses de H. Müller, produit l'écartement des deux paupières. Phénomène d'irritation du nerf sympathique, il est un des signes pathognomoniques de la maladie de Basedow ou goître exophtalmique. L'écartement palpébral y précède l'exophtalmie ; on le reconnaît d'abord au défaut d'abaissement des paupières dans le regard dirigé en bas (signe de Graefe) et à la rareté du clignement (signe de Stellwag).

Blépharoplégies :   On observe deux sortes principales de blépharoplégies : l'inocclusion et l'inouverture.

Bl. de fermeture.   L'inocclusion palpébrale ou *lagophtalmus* (œil de lièvre), ainsi nommé parce que le lièvre est censé garder toujours les yeux ouverts, est de cause myopathique ou de cause névropathique.

On observe le lagophtalmus myopathique dans la paralysie amyotrophique progressive de la face, qui, de bonne heure, intéresse l'orbiculaire palpébral. Il faut encore ranger dans les myopathies l'insuffisance sénile de l'orbiculaire marginal qui produit le renversement de la paupière inférieure.

Le lagophtalmus névropathique est symptomatique des paralysies du nerf facial. Il en est d'infra-nucléaires, de nucléaires et de supra-nucléaires suivant que la lésion qui les provoque a son siège dans le nerf même, dans sa racine, ou au-dessus d'elle. Les paralysies *infra-nucléaires* du nerf facial sont presque toujours unilatérales ; elles sont accompagnées de troubles du goût et de l'ouïe, quand la lésion siège à l'intérieur du canal de Faloppe, à cause des anastomoses nerveuses qui s'y trouvent et du voisinage de l'oreille. Elles sont accompagnées d'hémiplégie et même d'hémi-anesthésie alternes (c'est-à-dire de la moitié

(1) Mouvements associés anormaux des paupières, *Opht. Review* oct. 1891 (*Annales d'oculistique*, 1896).

opposée du corps), quand leur siège est dans la partie inférieure de la protubérance et qu'il intéresse le faisceau pyramidal. Leurs causes sont : la névrite infectieuse (paralysie dite *a frigore*, tétanos, lèpre, etc.) ou toxique (diabète), la fracture du rocher par le forceps ou autrement, les compressions et inflammations propagées (affections de l'oreille moyenne, gommes). La paralysie *nucléaire* du nerf facial est observée isolément ou associée à la paralysie d'autres nerfs voisins dans la paralysie infantile ; elle peut être congénitale. Les paralysies *supra-nucléaires* du nerf facial relèvent des lésions cérébrales pédonculaire, capsulaire, sous-corticale et corticale. Elles sont peu apparentes et passent souvent inaperçues, parce que les mouvements réflexes sont conservés, et que les mouvements, même volontaires, associés à ceux des muscles correspondants de l'autre moitié de la face obéissent à l'incitation de leurs congénères en vertu d'un phénomène de synergie. Mais on les reconnaît cependant à quelque paresse ou retard de mouvement et, très rarement, à de la contracture subséquente ; on les reconnaît surtout à l'impossibilité d'obtenir par l'effort de la volonté les mouvements isolés du côté paralysé.

Il reste à connaître enfin des paralysies de l'ouverture, manifestes à la chute des paupières ou ptose palpébrale. *Bl. d'ouverture.*

La chute de la paupière est le signe des paralysies du releveur palpébral, innervé, nous le savons, par le nerf moteur oculaire commun, et de l'écarteur innervé par le sympathique. Les formes myopathiques de cette affection sont, je crois, inconnues. Les formes névropathiques sont en revanche très fréquentes. Elles appartiennent, pour le releveur, à toutes les variétés déjà rencontrées de la paralysie du nerf moteur oculaire commun. La paralysie du sympathique est rendue manifeste par la demi-chute de la paupière supérieure (avec conservation des mouvements volontaire), coïncidant avec le rétrécissement de la pupille, l'inégalité de vascularisation et de température des deux moitiés de la face, tardivement enfin avec l'enophtalmie et l'hémiatrophie faciale. Cette paralysie succède aux lésions destructives du nerf sympathique soit au

cou, soit dans le plexus brachial, soit enfin dans la moëlle ;
elle est symptomatique des tumeurs cervicales et thoraciques,
de la paralysie radiculaire inférieure du plexus brachial, de la
syringomyélie.

*
* *

Sensoriels au même titre que les précédents par la participation de l'ondée lacrymale à la réfraction lumineuse, par son
rôle protecteur de l'organe visuel, et par la fonction mimique
qui en est dérivée, les mouvements des larmes doivent être
étudiés :

1o Dans l'acte de sécrétion ;
2e Dans l'acte d'évacuation ;
3o Dans leur phylogénie et leur pathogénie.

CHAPITRE XLV

Mouvements des larmes (Sécrétion)

SOMMAIRE

1. Glandes lacrymales. — Glande orbitaire et glande palpébrale. Glandes conjonctivales.

2. Flux lacrymal. — Quantité. Provenance. Composition.

3. Fonctions lacrymales. — Fonction optique, réflexe opto-lacrymal. Fonction mécanique, réflexe tactilo-lacrymal, Fonction respiratoire, réflexe naso-lacrymal. Fonction digestive, réflexe œsophago-lacrymal. Fonction mimique.

4. Innervation. — Nerfs sensibles. Nerf excito-sécrétoire (facial). Nerf fréno-sécrétoire (sympathique). Centres d'intellectualité : c. réflexe : c. instinctif : localisation d'un centre cérébral de la douleur.

L'étude de la sécrétion lacrymale comporte un aperçu des glandes qui la produisent, l'étude du flux lacrymal en ses quantités, provenance et qualités, l'étude de ses fonctions, celle enfin de leur innervation.

1. Diverses glandes participent à la production des larmes : la glande lacrymale proprement dite en ses deux parties, orbitaire et palpébrale et les glandes de la conjonctive.

Glandes lacrymales.

Située derrière le bord de l'orbite, dans sa partie supéro-externe, la glande lacrymale proprement dite est divisée en deux parties par l'aponévrose diaphragmatique, et plus spécialement par l'expansion fibreuse, qui, du muscle droit supérieur et de son tendon, se rend au côté externe du bord orbitaire. Sa partie rétrocapsulaire, ou orbitaire, logée dans la fossette lacry-

Gl. orbitaire,

Gl. palpébrale.

male de l'os frontal, a la forme et la grosseur d'une amande.
Sa partie précapsulaire, ou palpébrale, plus petite, est faite de
lobules alignés au devant de la première, dont elle n'atteint pas
tout à fait la longueur.

Les canaux excréteurs sont au nombre d'une douzaine. Trois
ou quatre conduits proviennent de la glande orbitaire, traversent
la palpébrale et en recueillent quelquefois la sécrétion, tandis que
les autres viennent de la palpébrale seule. Les orifices sont alignés dans le cul de sac conjonctival à sa partie supérieure
externe ; ils sont rendus manifestes par tous les colorants
appliqués en solution à la surface de la conjonctive.

La structure histologique de la glande lacrymale est celle
d'une glande en grappes analogue aux glandes salivaires, divisée
en lobes, lobules et acini ou courts tubuli.

L'épithélium sécréteur de la glande lacrymale est formé d'une
rangée unique de cellules au protoplasma opaque, granuleux
dans l'état de repos, clair et comme alvéolaire après la fatigue
telle qu'on l'obtient par l'excitation prolongée du nerf lacrymal.
Les alvéoles y sont formées (G. Dubreuil (1) d'une goutte de
liquide tenant en suspension un grain albumoïde, le « grain de
ségrégation ». Liquide et grain formeront, après une maturation
nécessaire, l'un se dissolvant dans l'autre, le produit de sécrétion
entièrement liquide qui traversera par osmose la paroi cellulaire.
Une striation apparaît près de la base après que la cellule s'est
vidée du produit de sécrétion, marquant des divisions du protoplasma ; on lui attribue le rôle d'élaborer les grains de ségrégation. On rencontre en outre dans la cellule épithéliale des grains
fuchsinophiles et des grains lipoïdes, ces derniers de plus grande
dimension.

Autour de la cellule épithéliale, la séparant de la membrane
vitrée qui sert d'enveloppe conjonctive à l'acinus, des cellules
petites, rameuses forment un réseau continu : *les cellules en
panier* de Fr. Boll. J. Renaut et Lacroix leur attribuent la
qualité d'un myo-épithélium et la fonction de contribuer par leur
contraction à expulser le liquide sécrété.

_____

(1) Thèse de Lyon 1907 (*Rev. gén. d'opht.*, p. 339).

Les artères de la glande lacrymale, branches de l'artère de ce nom, forment autour de chaque acinus un réseau capillaire à mailles étroites lâchement appliquées sur la membrane conjonctive. Ses veines se jettent en arrière dans l'ophtalmique. Ses lymphatiques sont représentés par les interstices conjonctifs péri-acineux.

Les nerfs de la glande lacrymale sont formés en majeure partie de fibres sans myéline, qui suivent dans la glande le trajet des vaisseaux et des canaux excréteurs, se divisent en branches de plus en plus petites et viennent former autour de chaque acinus un réseau à mailles étroites. De fines ramifications en émanent, qui se réunissent en un second réseau placé à la base et autour des cellules épithéliales. Il n'y aurait pas de terminaisons libres (Dogiel) (1).

Gl. conjonctivales

Des glandules sont disséminées dans la moitié externe des culs de sac de la conjonctive. Petits grains d'un demi millimètre de diamètre ou un peu moins, au nombre d'une quarantaine pour la paupière supérieure, et d'une dizaine à peine pour l'inférieure. Elles sont situées dans l'épaisseur du tissu conjonctif et jusque dans le tarse (Wolfring). Ce sont des glandes acino-tubuleuses faites d'un canal central avec diverticules ou acini plus ou moins nombreux, le tout formé d'épithélium glandulaire et revêtu du derme lymphoïde particulier à la conjonctive.

Des glandes utriculaires, très petites, sont groupées autour de la cornée. Signalées par Mantz dans la conjonctive du porc, elles y forment des vésicules semblables à des calebasses au col rétréci remplies de cellules épithéliales polygonales. Pour les mettre en évidence dans la conjonctive de l'homme, il est nécessaire d'étaler la conjonctive bulbaire et de l'humecter d'un colorant nucléaire. On aperçoit alors dix-huit à trente points plus fortement colorés qui présentent un orifice arrondi à la surface de la conjonctive. Sur des coupes transversales, on reconnaît une membrane d'enveloppe tapissée d'un épithélium

(1) *Archiv. f. micr Anat.*, vol. 42 (*Revue gén. d'ophtalm.*, 1895).

stratifié. La cavité glandulaire est occupée par des cellules et par un détritus granuleux (Théodoroff) (1).

On ne peut appeler glandes les plis de la conjonctive, qui, sur les coupes microscopiques prennent l'aspect de glandes (glandes tubuleuses de Henle). Mais l'entière conjonctive de la paupière et du cul de sac, dont l'épithélium est unistratifié, cylindrique ou caliciforme, est le siège évident d'une certaine sécrétion et doit être considérée comme une surface glandulaire.

Des glandes sébacées sont situées dans la caroncule où elles accompagnent les poils follets que l'on y rencontre. Les glandes de Meibomius, autres glandes sébacées, s'ouvrent sur le bord palpébral près de l'arête interne.

Flux lacrymal.

2. La sécrétion lacrymale consiste en un flux d'apparence continue avec exacerbations torrentielles. Humeur torrentielle et humeur continue doivent être étudiées distinctement au point de vue des quantités de la sécrétion, de sa provenance et de sa composition chimique.

Quantités.

Au point de vue de la quantité :

Le flux torrentiel est le plus facile à recueillir parce que débordant naturellement sur les joues, et d'un volume appréciable dans la durée d'un sanglot ou d'une irritation cornéenne. Mais la quantité d'humeur sécrétée dans un sanglot est difficile à mesurer, l'humeur qui déborde pouvant seule être recueillie.

Sur un homme aux paupières renversées et par là même exposées à des excitations lacrymales incessantes, Magaard a pu récolter une quantité de 6 à 7 centimètres cubes en vingt-quatre heures (2).

Pour mesurer la sécrétion continue, Schirmer (3) s'est adressé à des sujets dont le sac lacrymal avait été précédemment extirpé, et a eu recours à l'artifice suivant :

(1) *Centralbl f. Augenheilk*, 1895 (*Ann. d'ocul.*, CXV, p. 226).
(2) *Virchow's Archiv.* VIII (*Arch. d'Opht.*, 1883).
(3) *Graefe's Archiv.*, 1903 LVI. 2.

Des bandelettes de papier filtre de 0,5 C^m en largeur sur 3,5 C^m en longueur, sont préparées à l'avance, et tarées au point de vue de leur faculté d'imbibition par les larmes. On les introduit par une extrémité légèrement incurvée sous la paupière inférieure et l'on compte le temps nécessaire pour les humecter entièrement. Cinq minutes fut la durée nécessaire; et l'on compta que cela représentait une sécrétion journalière de 0,40 centimètre cube. Ce chiffre est évidemment trop faible de la quantité d'humeur exposée à l'évaporation, et l'auteur en vient à estimer la sécrétion continue à un total de 1 centimètre cube en vingt-quatre heures.

Quant à la provenance des deux variétés :   *Provenance.*

L'humeur torrentielle est très diminuée par l'excision de la glande orbitaire ; elle est diminuée en moindre proportion par celle de la glande palpébrale, et ne disparaît pas absolument par l'excision des deux. D'où l'on doit conclure que les glandes orbitaire, palpébrale et conjonctivales participent au flux torrentiel proportionnellement à leur volume. La participation de ces dernières fut particulièrement évidente dans un fait relaté par Laffay, où l'on vit pleurer un sujet amputé de la glande orbitaire et de la glande palpébrale (1).

L'humeur apparemment continue est-elle, comme d'aucuns l'ont prétendu, produite exclusivement par les glandes de la conjonctive ? Ce qui tendrait à le prouver, c'est : 1° que l'atrophie de la conjonctive entraîne la sécheresse habituelle de la cornée et l'opacification qui en est la conséquence, et : 2° que l'ablation de la glande lacrymale entière, au dire des chirurgiens qui l'ont pratiquée, n'entraîne pas la sécheresse de la cornée. Mais ce ne sont pas là des preuves irréfutables, l'atrophie de la conjonctive pouvant entraîner l'opacification de la cornée par la seule oblitération d'une partie de ses vaisseaux nourriciers, et la sécheresse qui l'accompagne n'être pas aussi complète qu'il a pu paraître au simple examen. D'autre part, le flux de la glande lacrymale venant à manquer, la conjonctive sécrète davantage,

(1) Thèse de Bordeaux, 1896, p. 21.

41

véritable suppléance physiologique tôt suivie de l'hypertrophie de ses glandes. Certainement les glandes de la conjonctive contribuent au flux continu, certainement aussi elles peuvent y suffire, mais il n'est pas prouvé qu'à l'état physiologique elles en soient la seule source.

Composition. Quant à la composition chimique :

L'humeur aqueuse, diaphane et incolore, de saveur salée, est de réaction alcaline.

Son coefficient osmotique ne fut pas étudié directement. On indique seulement d'après Massart (1) que les solutions de chlorure de sodium furent tolérées dans la conjonctive sans nulle sensation désagréable pour des concentrations variables entre 1,32 et 1,46 pour cent,

Son poids spécifique fut dans l'observation de Lerch de 1,0086 à 20° de température.

Trois analyses sont bien connues. Deux furent faites par Frerichs (2) sur l'humeur recueillie en partie d'yeux sains, en partie d'yeux enflammés, après irritation de la surface oculaire. Une troisième, faite par Lerch et rapportée par Arlt (3), concerne l'humeur recueillie en un cas de destruction presque totale de la conjonctive par le lupus, avec ménagement des orifices glandulaires ; cette humeur provenait donc exclusivement des glandes lacrymales. (Une quatrième, de Magaard (4), serait de source analogue, je n'ai pu m'en procurer les résultats authentiques.)

Voici ces analyses :

	I (Frerichs)	II (Frerichs)	III (Lerch)
Eau	99,06	98,70	98,233
Matières solides	0,94	1,30	1,77
Chlorure de sodium	} 0,72	} 0,88	1,257
Autres sels			0,016
Albuminoïdes	0,08	0,10	0,50
Mucus	0,14	0,32	traces
Graisse	traces	traces	traces

(1) *Archives de Biologie*, 1889.
(2) R. *Wagner's Handwoerterbuch*, III 1. 1846.
(3) *Graefe's Archiv.*, t. II, 1855.
(4) *Virchow's Archiv.*, 1882.

L'humeur lacrymale contient donc de l'eau dans la proportion de 98,23 à 99,06 et des matières solides dans la proportion de 0,94 à 1,77 pour cent. Ces matières sont formées essentiellement de chlorure de sodium 0,7 à 1,30 et contiennent de l'albumine, du mucus, des traces de graisse, une minime proportion de phosphates alcalins et terreux. Elle peut être définie en somme une solution physiologique de sel marin au titre d'un centième environ.

On doit considérer que ces analyses ont porté toutes sur une humeur produite par l'irritation, et concernent par conséquent la variété torrentielle. Il me paraît probable, à juger d'après l'analogie avec l'humeur aqueuse, que les matières albuminoïdes, très mal définies dans leur espèce, et en tous cas incomplètement coagulables par la chaleur, y sont, ainsi que les sels, plus abondantes que dans l'humeur continue.

Au point de vue de la provenance des matières, il est évident que les glandes sébacées de la caroncule et des bords palpébraux fournissent seules les traces de graisse.

Il est non moins certain que les glandes de la conjonctive fournissent aux larmes le mucus qu'elles contiennent. Et la preuve en est que dans l'observation de Arlt, où la conjonctive était presque totalement détruite, on n'en a trouvé que des traces.

3. Diverses circonstances favorisent la production des larmes. Elles en déterminent les fonctions au nombre de cinq : optique, mécanique, respiratoire, digestive, mimique.

Fonctions lacrymales :

La *fonction optique* des larmes est liée aux phénomènes de la réfraction, puisque c'est l'humeur lacrymale et non directement la cornée qui reçoit la première les rayons lumineux à leur entrée dans l'œil, et que la cornée elle-même, lame aux faces parallèles entre deux milieux de même indice, est sans pouvoir réfringent.

f. optique, réflexe opto-lacrymal.

La fonction optique des larmes, réflexe opto-lacrymal, obéit à l'impression lumineuse. Une lumière vive frappant la rétine fait pleurer sur la joue. Les variations ordinaires de la lumière appellent la sécrétion dans la mesure des quantités ordinairement éconduites par le canal nasal. Les opacités accidentelles de la surface cornéenne provoquent la sécrétion lacrymale ; un trouble visuel attribué par erreur à cette origine, témoin certaines opacités pathologiques brusques des milieux profonds, a le même résultat, et cela prouve que l'impression visuelle suffit à le produire indépendamment de toute intervention tactile.

f. mécanique, réflexe tactilo-lacrymal,

La *fonction mécanique* des larmes est d'assurer le glissement des paupières, comme fait la synovie sur les surfaces articulaires osseuses. Ce n'est pas là son unique rôle.

Les larmes lavent incessamment la cornée et la nettoient des poussières qui s'y attachent. Elles diluent et entraînent les vapeurs qui la pourraient ronger. Elles réchauffent ou rafraîchissent sa surface. Cette fonction est celle d'un réflexe cornéolacrymal ; elle répond aux attouchements de l'œil. La sécrétion est abondante quand les attouchements sont grossiers, caustiques, brûlants ou froids. La sécrétion est de quantité ordinaire quand les attouchements se bornent aux ordinaires contacts de l'air atmosphérique calme et de moyenne température.

f. respiratoire, réflexe naso-lacrymal,

La *fonction respiratoire* des larmes consiste à entretenir, par leur déversement dans les fosses nasales, l'humidité de ces conduits, et, par elle, celle de l'air inspiré. Il ne paraît pas à en juger d'après les effets de l'occlusion du canal nasal que l'importance en soit extrême, comme l'ont prétendu certains auteurs, et en tous cas qu'il ne puisse y être suppléé par les sécrétions nasales proprement dites. Mais on ne saurait la nier, et preuve en soit l'existence et le fonctionnement du sac lacrymal.

La fonction respiratoire des larmes obéit aux appels de l'air inspiré, qui, nous le verrons, préside par aspiration à l'évacuation du sac lacrymal. Le baillement qui est un mouvement profond d'inspiration suscite la sécrétion des larmes.

La sécrétion lacrymale est provoquée par la simple dessication de la muqueuse nasale et par tous les attouchements, qu'ils soient uniquement mécaniques ou bien chauds, froids, caustiques enfin. Elle représente dans ces conditions le réflexe naso-lacrymal.

Une sorte de *fonction digestive* peut être prêtée aux larmes, à titre annexe de la sécrétion salivaire, et ayant pour rôle de lubréfier tout au moins le bol alimentaire. La première mention qui en ait été faite est de date récente. Elle est due à M. Carnot décrivant sous le nom de réflexe œsophago-lacrymal une abondante sécrétion de larmes provoquée par l'introduction de la sonde œsophagienne en même temps que de la sécrétion salivaire et nasale, sans douleur ni émotion. Le bol alimentaire serait apte à lui seul à produire une sécrétion moindre et pour l'ordinaire inaperçue (1). Ne sait-on pas du reste que du larmoiement accompagne l'acte de vomir, et que souvent l'on pleure, à mordre dans un fruit trop acide.

f. digestive, réflexe œsophago-lacrymal,

La *fonction mimique* des larmes réside dans la production du flux torrentiel qui signale les émotions vives et la douleur.

f. mimique.

Elle est le propre exclusif de l'homme et de rares espèces animales : le singe, l'éléphant, le chien, et, dit-on, le cerf.

Son apparition (elle manque au premier mois de l'existence), coïncide avec celle de la mimique faciale. L'enfant pleure quand il commence à sourire, et en même temps aussi qu'il donne les premiers signes d'articulation verbale ; c'est là son premier langage.

Signe d'intelligence avancée, les pleurs sembleraient devoir appartenir au fonctionnement de l'intelligence supérieure. Et pourtant ils ne sont pas sous la dépendance de la volonté. On évoque à volonté des images aptes à faire pleurer, mais on ne pleure pas à volonté.

La genèse de ce geste instinctif n'a rien que de très facilement explicable. On sait que la sensibilité tactile atteint dans la cornée son summum d'acuité, et que la douleur y est vive. Or

---

1) Clinique ophtalmologique, 10 avril 1905 (article de Micas),

la sécrétion lacrymale est le réflexe de toute irritation de la
cornée. Il arrive donc que les deux phénomènes pleurs et
douleur sont liés dans le souvenir de l'enfant, et que ce souvenir, évoqué par des émotions quelconques, physiques ou
morales, agit à la manière de l'impression sur la cornée. C'est
ainsi que les larmes, primitivement réflexe local, deviennent
par l'évocation du souvenir le geste expressif et involontaire de
l'acuité de l'émotion.

Naturelle et simple explication. Elle me paraît devoir remplacer avec avantage les théories actuelles : celle de Darwin,
liant les pleurs au cri et à l'occlusion palpébrale, qui provoquerait la sécrétion en congestionnant les glandes ; celle de Wundt,
qui voit dans les pleurs un effort inconscient pour chasser
avec les poussières de la cornée les obnubilations affligeantes
de la pensée ; et d'autres explications empruntées à l'imagination
vagabonde des psychologues.

Innervation :

4. Des nerfs en grand nombre participent à ces multiples fonctions : des nerfs sensitifs ; un nerf excito-sécrétoire, le facial ;
un nerf fréno-sécrétoire, le sympathique ; des centres, le bulbo-
protubérentiel ou des réflexes, le nucléo-cérébral ou mimique.

Nerfs sensibles.

Les voies nerveuses centripètes, ou impressionnelles, du
réflexe lacrymal sont déterminées par les fonctions lacrymales
qui viennent d'être exposées. Ce sont : le nerf optique, organe
de la sensibilité visuelle, le nerf trijumeau facial, organe de la
sensibilité tactile oculaire et nasale, peut-être le glossopharyn-
gien et le pneumogastrique en leur qualité de nerfs sensibles
de l'appareil respiratoire et digestif, enfin les nerfs sensibles de
la totalité du corps en tant que générateurs de la douleur.

On en fera la preuve expérimentale en montrant le réflexe
disparu dans le domaine de chaque nerf après sa section, et
réveillé ensuite par l'excitation du bout central. Cette preuve
a été fournie pour le nerf optique et pour le trijumeau facial
par Herzenstein (1) et confirmée ensuite par d'autres. L'exci-

(1) *Med. Centralbl.*, 1867.

tation de l'optique d'un seul côté provoque la sécrétion dans les deux yeux; celle du trijumeau la provoque dans l'œil du même côté seulement. La même preuve a été fournie par Demtschenko (1) pour tous les nerfs sensibles de la tête, y compris ceux qui viennent de la moëlle épinière. L'insensibilisation tactile superficielle de la cornée par la cocaïne diminue la sécrétion (Schirmer).

Un rôle franchement excito-sécrétoire est dévolu au nerf facial. Goldzieher (2), le premier, a attiré l'attention sur ce point en publiant une observation de paralysie faciale avec impossibilité de pleurer. Vulpian et Journac (3) l'ont éclairé en signalant qu'une véritable inondation de l'œil succède à l'irritation de la caisse du tympan, et que ce phénomène n'a pas lieu lorsque le nerf facial a été préalablement détruit. L'élongation du facial telle qu'on l'a pratiquée en chirurgie pour la guérison des tics de la face a produit le même résultat entre les mains des praticiens. Enfin l'excitation galvanique du facial, mis à nu dans le crâne des chiens et des singes, a fait de même (Laffay, Campos) (4). *Nerf excito-sécrétoire, le facial.*

La destruction du facial supprime donc les larmes et son excitation les éveille. Il est le nerf de la mimique lacrymale comme il est le nerf par excellence de la mimique palpébrale.

Mais toutes les paralysies du facial n'entraînent pas l'impossibilité de pleurer, témoin celles où le nerf est détruit dans le canal de Fallope au-dessous du ganglion géniculé (Goldzieher). Les fibres lacrymales du facial se détachent donc du tronc nerveux à la hauteur de ce ganglion ; elles suivent le nerf pétreux superficiel et le nerf vidien qui lui fait suite, traversent le ganglion sphéno-palatin et joignent le nerf lacrymal par le rameau orbitaire du maxillaire supérieur. Elles arrivent ainsi à la glande en empruntant le chemin d'une branche terminale du

(1) Thèse de Saint-Pétersbourg, 1871.
(2) *Pester med. chir. Presse*, 1876 et *Revue génér. d'ophtalm.*, 1894, n° 1.
(3) Acad. des sc., 1879.
(4) *Arch. d'ophtalm*, 1897.

trijumeau, et c'est ainsi qu'a pu s'accréditer l'erreur qui a valu jadis à ce nerf la vertu lacrymo-sécrétoire.

L'action du nerf facial ne peut s'exercer, vu l'absence d'autre explication plausible, que par l'intermédiaire des ganglions vasomoteurs, dont il est des éléments (cellules nerveuses) jusque dans les parois vasculaires. Il apparaît comme étant le nerf vaso-dilatateur de la glande lacrymale.

Nerf fréno-sécrétoire, le sympathique

Un rôle fréno-sécrétoire a été attribué par Laffay (1) au nerf sympathique, dont l'excitation au cou a paru momentanément modérer la sécrétion lacrymale. Cette action s'explique par le pouvoir vaso constricteur du sympathique. Il est vrai de dire que le résultat de l'expérience est inconstant, et, pour quelques-uns même, contradictoire.

Centres d'intellectualité.

Les centres nerveux de l'intellect sécrétoire sont enfin à déterminer. Ils sont de deux ordres correspondants aux deux groupes principaux des fonctions lacrymales : les réflexes et les mimiques.

Les *centres lacrymaux d'intellectualité réflexe* sont à chercher dans les noyaux qui avoisinent les origines bulbaires et protubérentielles des nerfs de la sensibilité, ceux qui servent de point de départ sensible à la sécrétion lacrymale, et dont l'articulation est évidente avec le noyau voisin moteur du facial.

Le *centre mimique*, d'un ordre plus élevé, ayant à recueillir et diriger des impressions multiples, venues de côtés très divers de la sensibilité, ne peut être dans les noyaux bulbaires et protubérentiel que lient entre eux des communications limitées aux étroites fonctions réflexes. Il ne peut résider davantage dans l'écorce cérébrale, dont les manifestations appartiennent à la volonté consciente, et dont l'excitation (elle a pu ouvrir et fermer les paupières, manifester ainsi sa puissance sur le nerf facial) n'a jamais fait pleurer. Sa place est entre deux dans le domaine subcortical des gros noyaux cérébraux, qui est celui de l'élaboration des instincts. Or Bechterew

(1) Thèse de Bordeaux, 1896.

aurait démontré que la couche optique est un centre de l'écoulement des larmes, en même temps qu'un centre mimique plus généralisé, son excitation par les tumeurs pouvant déterminer une tendance irrésistible au rire (1).

A-t-on jamais songé combien intéressant au point de vue de la physiologie générale est le fait de l'instinct lacrymal considéré en tant qu'effet universel de la sensation de douleur? Il suppose une concentration des courants impressionnels vers un foyer commun, centre intellectuel de la douleur, dont il est la commune expression. La douleur est, en d'autres termes, un phénomène de localisation intellectuelle plus que de sensation; et il doit en être de même du plaisir et de son action sur le centre voisin du rire.

(1) *Revue gén. d'ophtalmologie*, 1904, p. 13.

CHAPITRE XLVI

Mouvements des larmes (Évacuation)

SOMMAIRE

1. Appareil. — Collecteurs. Réservoir et son émonctoire. Structure des voies lacrymales. Muscle lacrymal

2. Fonctionnement. — Acte de collection. Acte de suspension. Actes d'écoulement, le siphonnement, la compression palpébrale, l'aspiration pulmonaire.

Une fois sécrétées, les larmes ne sont qu'exceptionnellement rejetées par dessus le bord des paupières. Leurs fonctions les plus ordinaires les destinent à l'évacuation par des voies propres, à étudier dans l'appareil de l'évacuation et dans le fonctionnement de cet appareil.

Appareil.

1. Les voies lacrymales évacuatrices conduisent les larmes de la surface de l'œil dans le nez. Elles comprennent des collecteurs, un réservoir, un émonctoire.

Collecteurs

Les collecteurs lacrymaux sont : le lac, les ampoules et les conduits lacrymaux.

Le lac lacrymal est la surface découverte de l'angle interne de l'œil, de la caroncule aux points lacrymaux, dans laquelle se dessine le pli semi-lunaire de la conjonctive.

Les points lacrymaux (supérieur et inférieur), orifices toujours béants, d'un quart de millimètre de diamètre, situés au sommet des tubercules lacrymaux, dirigés obliquement en arrière, baignent dans le lac lacrymal, le supérieur un peu plus près de la racine du nez. Les points lacrymaux conduisent dans l'ampoule lacrymale, petite excavation du tubercule, haute de $2^{mm},5$, large de plus d'un millimètre, souvent resserrée au milieu en forme de clepsydre, ouverte latéralement dans les conduits lacrymaux.

Les conduits lacrymaux, nés de l'ampoule, placés sous la surface de l'arête palpébrale, qu'ils suivent jusqu'à l'angle interne de l'œil, sont aplatis d'avant en arrière, formés de deux parois verticales hautes d'un demi-millimètre, ordinairement accolées l'une contre l'autre, écartées seulement pour le passage des larmes ; ils s'abouchent ensemble ou séparément dans le réservoir des larmes.

Le réservoir lacrymal est formé du sac lacrymal et du canal nasal composant ensemble une seule et même cavité cylindroïde, verticale, aux parois rigides ayant une hauteur totale de 25 à 30 millimètres, et un diamètre de 5 à 7 millimètres, avec aplatissement latéral, ayant enfin une capacité de 1/2 à 3/4 de centimètre cube. Sa partie supérieure ou orbitaire (sac lacrymal proprement dit), haute de 12 à 15 millimètres occupe dans l'angle nasal inférieur de l'orbite le sillon osseux formé par la fossette de l'unguis unie à l'apophyse montante du maxillaire ; elle est pontée extérieurement par les deux feuillets d'insertion du muscle orbiculaire ; les conduits lacrymaux la pénètrent par sa face latérale. Sa partie inférieure (canal nasal des auteurs), de même élévation, quelque peu plus étroite, entièrement cerclée d'os repose par sa base sur la muqueuse nasale. Le réservoir lacrymal est toujours trouvé empli de liquide suivant sa capacité ; on n'y trouve jamais d'air à l'état sain, soit que l'on dissèque des cadavres frais, soit que, par la pression des paupières à l'angle interne de l'œil, on en cherche la trace au bruissement caractéristique d'air échappé connu de la pathologie des voies lacrymales.

L'émonctoire lacrymal continue à sa partie inférieure le réservoir. C'est un conduit ouvrant dans le méat nasal inférieur, à

Réservoir et son émonctoire.

trois centimètres des narines, tantôt au sommet de la voûte, tantôt, et c'est le cas le plus fréquent sur la paroi externe, qu'il traverse obliquement.

Structure des voies lacrymales. Muscle lacrymal.

La structure des voies lacrymales est celle d'une muqueuse, qui se continue en haut au niveau des points lacrymaux avec la conjonctive et en bas avec la pituitaire. Sur les points lacrymaux, sur les ampoules et les conduits, elle est formée d'un épithélium épidermoïde reposant sur un chorion épais, riche en fibres élastiques. Dans le réservoir, la muqueuse se rapprocherait du caractère de la pituitaire avec épithélium vibratile et chorion infiltré de cellules lymphoïdes. Le périoste de l'os remplacé à la face externe du sac par un pont fibreux forme au réservoir une carapace. Les ampoules sont rigides et incompressibles de par leur forme sphéroïde et l'épaisseur de leurs parois ; il ne semble pas possible, comme le prétend Merkel que les fibres musculaires qui les entourent en puissent obstruer la lumière non plus que l'orifice (point lacrymal).

Un muscle, le muscle lacrymal de Horner (1) est annexé aux voies lacrymales. Ses attaches internes sont sur la face de l'unguis, immédiatement en arrière de l'arête de cet os et aussi, quoiqu'il n'en soit pas fait mention habituellement, sur la paroi contiguë du sac lacrymal. Ses attaches externes sont en deux branches le long de la face postérieure des conduits lacrymaux jusqu'aux tubercules ; en ce point, les fibres passent des deux côtés de l'ampoule et l'entourent. Sa contraction creuse les conduits en écartant leur face postérieure de l'antérieure ; en même temps, par les fibres qui entourent l'ampoule, elle incline vers le lac les points lacrymaux. Par ses fibres insérées sur le sac elle paraît devoir opérer une dilatation de ce réservoir en prenant un appui en dehors sur les points et conduits lacrymaux. Le muscle de Horner est sous la dépendance du nerf facial.

Fonctionnement.

2. De leur point d'émission au haut du sac de la conjonctive,

(1) *Philadelphia-Journal*, 1824. (Ne pas confondre l'anatomiste Horner avec le clinicien Fritz Horner de beaucoup postérieur).

les larmes s'épandent sur l'œil, régulièrement étalées par la pesanteur et la pression des paupières qui les pousse vers l'angle interne, où une excavation se présente pour leur faire place, le lac lacrymal. C'est dans le lac que viennent puiser les orifices des conduits. L'évacuation à partir de ce point comporte trois actes principaux, celui du déversement dans le sac ou de la collection lacrymale, celui de la suspension des larmes dans le sac et celui de leur écoulement.

L'acte de la collection des larmes par les conduits lacrymaux nécessite l'ouverture des conduits et la plongée des tubercules dans le lac ; il accompagne le battement des paupières. *Acte de collection,*

Sur le point de pleurer, et voulant s'y opposer, les hommes exécutent des mouvements rapides de fermeture palpébrale (liés à des mouvements non moins rapides d'inspiration pulmonaire et finalement à un mouvement de déglutition) l'acte d'avaler ses larmes. C'est le battement ou clignement appuyé des paupières. Le battement des paupières est un mouvement combiné de l'orbiculaire et du muscle lacrymal, son antagoniste au point de vue lacrymal. Associé en effet à l'action de l'orbiculaire marginal, auquel il fait suite, le muscle lacrymal est un muscle de fermeture palpébrale. Mais en même temps le muscle lacrymal tire sur la paroi interne des conduits sur lesquels il a son attache, tandis que l'orbiculaire tire en sens inverse sur la paroi externe : joint à lui pour ouvrir la lumière des conduits (P. Bérard)(1), il est donc à la fois constricteur palpébral et dilatateur des conduits lacrymaux dans leur continuité.

La plongée des tubercules en arrière est le résultat du même mouvement. Quand la paupière se ferme, les tubercules lacrymaux sont invertis et leurs orifices plongés dans le lac sous l'action du muscle lacrymal par ses fibres extrêmes enroulées autour des ampoules. La constatation du phénomène est aisée ; il suffit pour le voir d'écarter avec les doigts les paupières contractées en fermeture.

Il resterait à déterminer si le muscle lacrymal, par certaines attaches sur la paroi membraneuse du sac, n'opère pas sa

(1) Cité *in physiologie de Longet*, II, p. 274.

dilatation, et, par elle, une sorte de succion suivant la théorie jadis émise par Roser (1). En faveur de cette hypothèse, il y a d'abord le fait de la constante dilatation du sac lacrymal obstrué par en bas (tumeur lacrymale des oculistes) ; il y a aussi le fait que l'on peut sentir du doigt le ligament palpébral interne soulevé dans l'acte de l'occlusion palpébrale, ce qui doit entraîner, semble-t-il, quelque écartement de la paroi molle d'avec la paroi osseuse et partant une dilatation du sac. Il y a cet autre fait encore : ayant partagé la tête sur la ligne médiane pour donner libre accès à l'orifice nasal des voies lacrymales, j'ai constaté sur le cadavre que la liqueur lacrymale, naturellement perlante à l'orifice nasal, fuit et remonte dans le conduit à chaque traction de la paupière. C'est là certainement un indice de dilatation du sac, sinon par la contraction du muscle, au moins par une traction comme il peut la produire. J'ai enfin tenté une expérience sur le vivant et choisi dans ce but le cheval, (il y a longtemps, en 1874, avec l'aide du directeur de l'école des vétérinaires Mac Gillavry à Utrecht). Un mano- mètre à air libre, consistant en un tube de verre convenable- ment incurvé et empli de liquide coloré, était introduit dans le sac lacrymal par l'un des conduits ; et l'on provoquait l'oc- clusion des paupières par l'attouchement de la cornée. Je dois confesser qu'il nous fut impossible de jamais observer ainsi un effet quelconque sur la pression du manomètre, et cela même en obstruant le canal à son ouverture dans le nez. Certes un pareil résultat ne saurait être définitif, et je crois que l'on en doit appeler à des expériences manométriques nouvelles, telles qu'on pourrait les pratiquer sur l'homme au moyen d'un manomètre à aiguille passé directement à travers la paroi du sac. J'y ai plus de confiance qu'en des inductions tirées, d'après Schirmer (2), de la rapidité de l'écoulement des larmes sous l'influence du battement des paupières.

Acte de suspension,   *L'acte de la suspension des larmes dans le sac* est plus simple à reconnaître et à expliquer.

(1) *Virchows Archiv*, 1851.
(2) *Graefe-Saemisch Handb. der Augenheilkunde*, 2ᵉ éd. 1904.

On sait que ce réservoir tient en suspension le liquide dont il est toujours plein, alors même qu'il n'y a pas d'occlusion possible de son orifice inférieur. La cause en est l'occlusion des conduits lacrymaux pendant le repos des paupières et l'occlusion même des paupières quand, par le battement, les conduits sont ouverts. C'est la pression atmosphérique qui, dans ces conditions, suffit à empêcher tout écoulement, de la même manière qu'elle tient emplies les pipettes dont on tient fermée l'ouverture supérieure. Elle agit directement sur l'orifice de l'émonctoire quand il est placé à la voûte du cornet nasal. Elle agit par l'intermédiaire de la muqueuse quand l'orifice est latéralement placé. En ce dernier cas, la partie de muqueuse qui forme la paroi interne de l'émonctoire s'applique contre la partie externe et semble tenir lieu de valvule ; mais une valvule n'est nullement nécessaire pour retenir le liquide, tous les anatomistes s'accordent à dire, et j'en ai renouvelé l'épreuve, qu'il est des muqueuses rigides autour d'émonctoires béants sur des sujets dont les voies lacrymales fonctionnaient bien.

L'écoulement des larmes obéit au triple mécanisme du siphonnement de la compression palpébrale et de l'aspiration.

Le siphonnement fut indiqué par J. L. Petit. Il est évident que les paupières étant en état de fermeture contractée, les points lacrymaux plongés dans le lac, les conduits ouverts et pleins de liquide, l'appareil entier représente en son ensemble un siphon amorcé, par où le contenu du lac se peut écouler. L'écoulement s'arrête sitôt le lac vidé ; il cesse également par l'ouverture des paupières puisqu'elle coïncide avec l'aplatissement ou fermeture des conduits. J'ai tenté de démontrer le siphonnement par l'expérience et dois reconnaître qu'ici encore le résultat n'a pas répondu à l'attente. Un tube étroit de métal fut introduit sur un sujet docile dans l'un des conduits lacrymaux dilaté à cet effet, empli d'eau et plongé dans un godet : l'appareil fonctionnant comme un siphon devait vider le godet, ce qui n'eut pas lieu.

La compression des paupières closes exercée sur toute l'étendue du globe oculaire au moment où s'ouvrent les conduits lacrymaux tend à en expulser le contenu, aidée en cela par le

Actes d'écoulement :

siphonnement,

compression palpébrale,

mouvement de succion qu'opère l'ouverture des mêmes conduits.

L'aspiration, enfin, a lieu par les fosses nasales sous l'influence de la dépression atmosphérique qu'y provoque l'inspiration pulmonaire. Supposé dès longtemps, entre autres par Sédillot (1) ce phénomène a été vérifié expérimentalement par v. Hasner (2), et je l'ai pour ma part contrôlé sans peine dans mes expériences d'Utrecht sur le cheval. Ayant, comme je l'ai dit précédemment, introduit le manomètre dans le sac par l'un des conduits lacrymaux, j'ai vu le liquide servant d'index attiré violemment à chaque inspiration de l'animal, emporté même quand les inspirations étaient profondes. Le mécanisme de cet entraînement, identique à celui de la trompe à faire le vide, est la raréfaction de l'air à l'orifice de l'émonctoire lacrymo-nasal. Son existence affirme la fonction respiratoire des larmes, agent huméfiant de l'air inspiré ; il explique la présence d'un réservoir lacrymal ouvert dans les voies respiratoires. Le sanglot, corollaire des pleurs abondantes, n'est autre qu'une succession d'inspirations saccadées marquant l'effort instinctivement appliqué à l'évacuation des larmes.

Des causes multiples interviennent donc dans le mécanisme de l'éduction des larmes et non pas une seule comme l'ont prétendu souvent les défenseurs trop zélés de l'une ou de l'autre. Mais de toutes ces causes la plus puissante est certainement l'aspiration.

(1) Cité *in* Longet, II, p. 874, 3ᵉ éd.
(2) Prague, 1850.

CHAPITRE XLVII

Mouvements des larmes (Phylogénie et pathologie)

SOMMAIRE

1. Phylogénie. — Particularités diverses, dispositions propres aux serpents. Glande de Harder. Glande de Lor.
2. Pathologie. — Troubles de sécrétions. Troubles d'évacuation.

1. Les larmes apparaissent dans la série animale avec les paupières qu'elles servent à lubréfier. Elles manquent aux animaux inférieurs ; elles manquent aux Poissons ; mais elles sont constantes dans les autres classes de Vertébrés, les Serpents y compris.

Phylogénie

La glande lacrymale de l'homme est plus développée que celle de tous les animaux, en raison sans doute de la fonction mimique des larmes qui atteint dans l'espèce humaine son summum d'activité.

Particularités diverses, dispositions propres aux serpents.

Le mécanisme d'évacuation des larmes semble être partout le même que celui de l'homme. Un conduit lacrymal remplacé dans plusieurs espèces par une fente allongée ouverte à la face interne des paupières (rongeurs, oiseaux), un réservoir plus ou moins développé dans sa partie membraneuse (oiseaux, reptiles), ou dans sa partie osseuse (mammifères), un émonctoire ouvert dans le bec des oiseaux ou le museau des mammifères, rien de tout cela n'entraîne des différences physiologiques appréciables.

Seuls les Serpents offrent une particularité remarquable en ceci, qu'épanchées comme toujours à la surface de la cornée, les larmes n'y sont pas en contact avec l'extérieur, mais séparées de lui par la membrane transparente que forment au devant de

42

l'œil les paupières soudées ; elles circulent dans l'espace clos de la conjonctive pour être directement entraînées dans les fosses nasales; leur fonction n'est plus optique, encore moins mimique; elle est exclusivement respiratoire et digestive.

Glande de Harder.

Ceux des Vertébrés qui sont porteurs d'une membrane clignotante (3° paupière), possèdent, à côté de la glande lacrymale et des annexes que nous lui connaissons, un autre appareil glandulaire : la glande du corps clignotant ou *glande de Harder*. Cette glande est située dans l'angle interne de l'œil, derrière la queue du cartilage clignotant; elle contribue par son volume à le pousser en avant lorque l'œil se retire sous l'effort du muscle rétracteur. Ses dimensions, variables suivant les espèces animales, sont très grandes dans les diverses espèces de Rongeurs et en particulier dans le lapin où elle vient à recouvrir tout le segment antérieur de l'œil pendant son occlusion. Sa structure est d'une glande acineuse. Son produit est un liquide laiteux riche en mucus et en graisse ; le déversement en a lieu dans le fond du cul de sac de la conjonctive, sous la nictitante où sont placées les ouvertures de ses canaux excréteurs. Vulpian et Journac ont démontré, par leur expérience désormais classique de l'irritation de la caisse du tympan, que la sécrétion de cette glande est sous la dépendance du nerf facial, comme celle de toutes les autres glandes lacrymales. Il se joint en effet au flot de larmes, produit par l'irritation de la corde du tympan, du liquide lactescent en quantité très apparente.

Glande de Lor.

Une glande lacrymale surnuméraire, existerait dans la partie inférieure de l'orbite du lapin, elle a été décrite par Lor (1).

Pathologie.

2. La sécrétion et l'évacuation des larmes ont chacune leur pathologie.

Troubles de sécrétion,

La sécrétion lacrymale est accrue par les états d'irritation des nerfs tactiles de la surface oculaire ; c'est ainsi que l'excès

(1) *Journal de l'anatomie*, 1898.

de sécrétion lacrymale est un signe des inflammations de la cornée et des névralgies oculaires. L'hypersécrétion accompagne les états neurasthéniques avec exagération des réflexes, dans le tabes, l'hystérie, etc., (1). L'excitation vésanique des centres intellectuels supérieurs produit enfin les pleurs dans les formes mélancoliques de la folie.

La diminution des larmes s'observe dans les anesthésies de la cornée. L'anesthésie de la rétine agit de même d'une façon moins apparente. L'hypocrinie est encore un signe de la paralysie du nerf facial, et nous avons déjà dit p. 647 que, lorsqu'elle se présente, il y a lieu de localiser le siège de la lésion au-dessus du ganglion genouillé. On connaît enfin des douleurs et des tristesses intenses qui n'amènent pas de larmes, ce sont celles qu'accompagne une extrême préoccupation intellectuelle.

Les défauts de l'évacuation lacrymale ont pour effet commun de provoquer le débordement habituel des larmes sur la joue : l'habituel larmoiement ou *épiphora*. Ils sont manifestes dans les trois actes de la fonction.

Troubles d'évacuation.

Le déversement dans le sac est empêché par l'obstruction congénitale ou acquise des points lacrymaux. Il est empêché par l'inaction du muscle lacrymal, son impuissance à ouvrir les conduits et à tourner vers le lac lacrymal leur orifice oculaire (épiphora sénile). On observe le larmoiement dans les paralysies musculaires du nerf facial (épiphora paralytique) quand les rameaux sécréteurs de ce nerf ont conservé leur intégrité de sorte qu'il existe des paralysies faciales avec ou sans larmoiement.

Le déversement des larmes dans le sac est encore empêché par le défaut de coaptation des paupières, tel qu'il succède aux enflures de la conjonctive, au renversement cicatriciel des paupières, et quelquefois par l'inaction du muscle palpébral de Müller auquel incomberait un effet de coaptation de la paupière inférieure (Pétrolacci) (1), à la paralysie du nerf sympathique cervical.

(1) *Petrolacci*, Thèse de Montpellier, 1880.

La suspension des larmes venant à manquer, on trouve le sac lacrymal empli d'air, ce que l'on constate sans peine au bruit d'échappement de gaz produit par la pression du doigt sur l'angle interne de l'œil. C'est un signe de béance des conduits et en même temps de non coaptation des points lacrymaux. On l'observe surtout à la suite de la dilatation chirurgicale mal dirigée des conduits lacrymaux.

L'écoulement final des larmes à travers l'émonctoire est rendu impossible par son obstruction. On observe alors de la dilatation du sac lacrymal, empli d'une humeur muqueuse sécrétée par les parois même du sac. Souvent putréfiée, cette humeur entraîne la purulence, l'abcès et la fistule lacrymale.

FIN

TABLE DES CHAPITRES

DEUXIÈME PARTIE. MÉCANIQUE
Actes nutritifs

Actes sensoriels

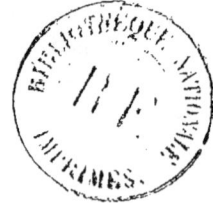

TABLE DES MATIÈRES

DEUXIÈME PARTIE. MÉCANIQUE

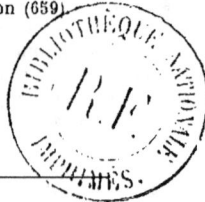

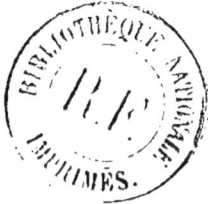

ERRATA

Page 40, 10ᵉ ligne. — Au lieu de *deux*, lisez *quatre* éperons.

Page 96, 4ᵉ ligne. — Au lieu de *apparente*, lisez *préjugée*.

Page 144. — Ajoutez le chiffre **1** omis en tête de l'article.

Page 313 et page 315, titre-courant. — Au lieu de chap. *XXII*, lisez *XXI*.

Page 319, titre-courant. — Au lieu de chap. *XXIII*, lisez *XXII*.

Page 566, 6ᵉ ligne. — Au lieu de *hyperphorique*, lisez *exophorique*.

Angers, Imprimerie J. Siraudeau. — 09-5487.

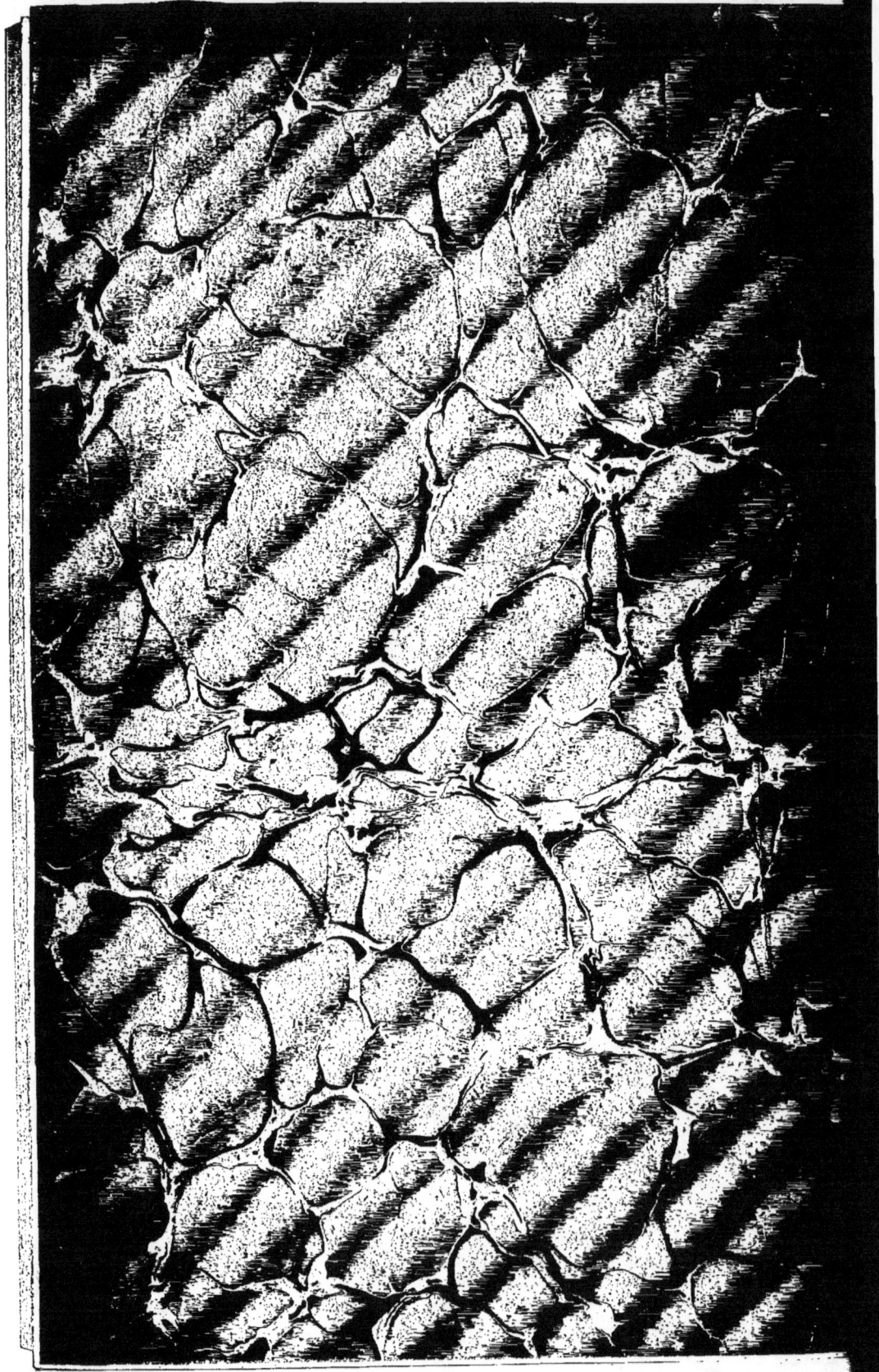

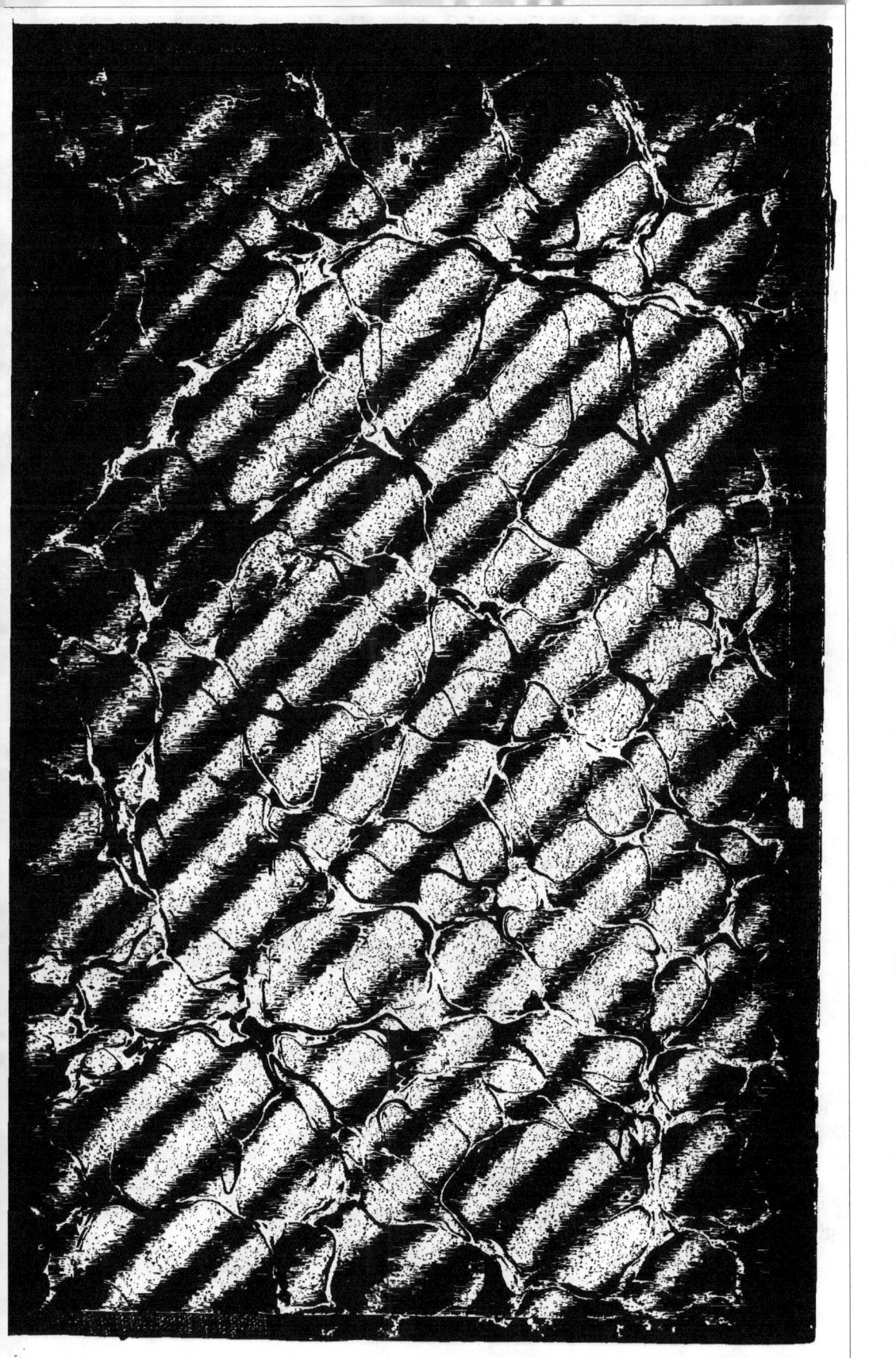